Kinderkardiologie in Deutschland
50 Jahre Deutsche Gesellschaft für Pädiatrische Kardiologie
1969–2019
Paediatric Cardiology in Germany
50 Years of the German Society of Paediatric Cardiology
1969–2019

Kinderkardiologie in Deutschland
50 Jahre Deutsche Gesellschaft für Pädiatrische Kardiologie 1969–2019

Paediatric Cardiology in Germany
50 Years of the German Society of Paediatric Cardiology 1969–2019

Herausgeber/Editors
Jochen Weil
Hans Carlo Kallfelz
Angelika Lindinger
Achim A. Schmaltz

Mitherausgeber/Co-editors
Sven Dittrich
Peter Kinzel
Wolfram Köhler
Johanna Meyer-Lenz
Kai Rüenbrink
Frank Uhlemann
Herbert E. Ulmer

Mit freundlicher Unterstützung der Deutschen Herzstiftung e.V.

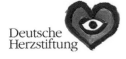

ELSEVIER

ELSEVIER
Hackerbrücke 6, 80335 München, Deutschland
Wir freuen uns über Ihr Feedback und Ihre Anregungen an books.cs.muc@elsevier.com

ISBN 978-3-437-23821-5

Alle Rechte vorbehalten
1. Auflage 2019
© Elsevier GmbH, Deutschland

Bibliografische Information der Deutschen Nationalbibliothek
Die Deutsche Nationalbibliothek verzeichnet diese Publikation in der Deutschen Nationalbibliografie; detaillierte bibliografische Daten sind im Internet über http://www.d-nb.de/ abrufbar.

19 20 21 22   5 4 3 2 1

Der Verweis auf die jeweilige Abbildungsquelle befindet sich bei allen Abbildungen im Werk am Ende des Legendentextes.

Bei der Erstellung der vorliegenden Druckschrift haben wir uns nach bestem Wissen und Gewissen bemüht, alle Copyright-Inhaber der verwendeten Abbildungen zu ermitteln. Leider gelang dies nicht in allen Fällen. Sollten wir jemand übergangen haben, bitten wir, sich mit uns in Verbindung zu setzen.

Das Werk einschließlich aller seiner Teile ist urheberrechtlich geschützt. Jede Verwertung außerhalb der engen Grenzen des Urheberrechtsgesetzes ist ohne Zustimmung des Verlages unzulässig und strafbar. Das gilt insbesondere für Vervielfältigungen, Übersetzungen, Mikroverfilmungen und die Einspeicherung und Verarbeitung in elektronischen Systemen.

Um den Textfluss nicht zu stören, wurde bei Personen und Berufsbezeichnungen die grammatikalisch maskuline Form gewählt. Selbstverständlich sind in diesen Fällen immer Frauen und Männer gemeint.

Planung: Ursula Jahn, München
Projektmanagement und Redaktion: Michaela Mohr/Michael Kraft, mimo-booxx|textwerk., Augsburg
Bildredaktion: Petra Taint, Wortschatz, München
Satz: FotoSatz Pfeifer GmbH, Gautinger Straße 19, 82152 Krailling
Druck und Bindung: Drukarnia Dimograf Sp. z o. o., Bielsko-Biała/Polen
Umschlaggestaltung: Spiesz Design, Neu-Ulm

Aktuelle Informationen finden Sie im Internet unter www.elsevier.de.

Zum Geleit
Foreword

Die Deutsche Gesellschaft für Pädiatrische Kardiologie ist im 50. Jahr ihres Bestehens eine blühende und aktive wissenschaftliche Fachgesellschaft, die optimistisch in die weitere Zukunft blicken darf.

In keinem anderen Gebiet der Herzmedizin konnte in den letzten Jahrzehnten eine solch eindrucksvolle Verbesserung der Behandlungsergebnisse mit einer so dramatischen Senkung der Sterblichkeit erreicht werden wie in der Versorgung angeborener Herzfehler. Das Erlangen organisatorischer und wissenschaftlicher Freiheit und Selbstständigkeit mit dem Herauslösen aus dem Mutterfach Kinder- und Jugendheilkunde war hierfür eine unabdingbare Voraussetzung.

Von ebenso großer Bedeutung sind Nähe und Gemeinsamkeit zur Herzchirurgie und ihrer wissenschaftlichen Fachgesellschaft, der Deutschen Gesellschaft für Thorax-, Herz- und Gefäßchirurgie, die sich seit einigen Jahren auch in der parallelen Ausrichtung der wissenschaftlichen Jahrestagungen niederschlägt.

Bei der Gründung der Historischen Kommission 2015 konnte ich der Versuchung einer Mitarbeit nicht widerstehen. Nun verbietet es aber die Höflichkeit in meiner doppelten Funktion als Autor und Mitarbeiter der Festschrift sowie als Präsident unserer Gesellschaft, die vorliegende Schrift gebührend zu würdigen – aber ich bin sehr zuversichtlich ob Ihres Urteils als Leser dieses Buches.

Im Namen des Vorstandes bedanke ich mich bei allen Mitgliedern der Historischen Kommission, den Herausgebern, allen Autoren und allen Mitgliedern der DGPK, die Informationen und Materialien zur Verfügung gestellt haben, für das herausragende Engagement, die Entstehung und das Gedeihen dieser Fachgesellschaft in dem vorliegenden Buch zu fixieren.

Die DGPK wünscht allen Lesern beim Schmökern vergnügliche Erinnerungen und Inspiration für die Zukunft.

Sven Dittrich
Präsident der Deutschen Gesellschaft für Pädiatrische Kardiologie

Vorwort
Preface

Die deutsche Gesellschaft für Pädiatrische Kardiologie (DGPK) feiert im Jahr 2019 ihr 50-jähriges Bestehen. In diesen fünf Dekaden hat sich das noch relativ junge Fach der Kinderkardiologie rasant entwickelt. In den 1930er- und 1940er-Jahren erfolgten weltweit die ersten Versuche einer systematischen Kategorisierung, einer invasiven Diagnostik und operativen Therapie von angeborenen Herzfehlern. In Deutschland wurde 1960 das erste Extraordinariat für Kinderkardiologie in Göttingen eingerichtet.

Das 50-jährige Jubiläum der DGPK ist eine gute Gelegenheit, zurückzublicken und sich bewusst zu werden, welche Errungenschaften in Deutschland auf dem Gebiet der Kinderkardiologie erzielt wurden. Die Chance, im Erwachsenalter ein normales Leben zu führen, ist heutzutage bei Kindern auch mit komplexen angeborenen Herzfehlern sehr hoch. Doch der Weg dahin war sehr weit und steinig. Nur wer weiß, wie herausfordernd und schwierig die ersten Schritte der Diagnostik und Therapie von angeborenen Herzfehlern waren, kann die Leistung ermessen, die heute diesen Patienten zugutekommt.

Hatte zum Beispiel ein Kind vor 50 Jahren eine schwere Stenose der Pulmonalklappe, so wurde diese vom Chirurgen in einem risikoreichen Eingriff ohne gute Sicht auf die Anatomie „gesprengt". Heute dagegen wird diese Enge nichtoperativ mittels einer Ballondilatation im Herzkatheterlabor als einem Standardverfahren mit sehr gutem Erfolg und niedrigem Risiko behandelt.

Hatte ein Säugling Mitte des letzten Jahrhunderts eine Transposition der großen Arterien, so war das Risiko, daran zu versterben, sehr hoch. Heute haben diese Kinder durch eine (eventuell) vorangehende Herzkatheterintervention (Ballonatrioseptostomie) und die darauf folgende Korrekturoperation mit Umverlagerung der großen Gefäße und der Koronararterien (arterielle Switch-Operation) die Chance, sich wie herzgesunde Kinder zu entwickeln.

Aus der 1969 gegründeten „Arbeitsgemeinschaft Kinderkardiologie" ging 1973 die Deutsche Gesellschaft für Pädiatrische Kardiologie hervor. Sie hatte das Ziel, in der Bundesrepublik Deutschland und ab 1991 im wiedervereinigten Deutschland alle Belange dieses Faches bezüglich Krankenversorgung und Wissenschaft zu koordinieren. In der Deutschen Demokratischen Republik übernahm diese Aufgabe die 1961 gegründete „Arbeitsgemeinschaft für Kinderkardiologie".

Aus den Anfangszeiten der beiden Fachgesellschaften und der kinderkardiologischen Arbeit gibt es nur noch wenige Zeitzeugen. Es besteht die Gefahr, dass wertvolles Wissen über die Herkunft unseres Fachgebiets verloren geht. Ist doch die Kenntnis um die Vergangenheit eine Voraussetzung, die Gegenwart zu verstehen und die zukünftigen Anforderungen zu meistern.

Der Vorstand der DGPK empfand es als Verpflichtung, anlässlich des 50-jährigen Bestehens der Fachgesellschaft die Entwicklung der Kinderkardiologie in Deutschland von den Anfängen bis zur Jetztzeit festzuhalten und zu dokumentieren. Im Jahr 2015 wurde daher die historische Kommission ins Leben gerufen und beauftragt, die Geschichte der Kinderkardiologie in Deutschland in Form einer Festschrift darzustellen.

Die historische Kommission hat sich dieser Aufgabe mit großem Engagement gewidmet. Nach vielen Überlegungen und Diskussionen kam man überein, die Entwicklung der Kinderkardiologie in folgenden thematischen Abschnitten darzustellen:

Vorwort

Den Einstieg bildet die Aufzeichnung eines Zwiegesprächs über die Anfänge der Kinderkardiologie und der Kinderherzchirurgie in Deutschland durch zwei Zeitzeugen des jeweiligen Fachs.

Danach wird Raum gegeben für die Darstellung der Entwicklung der Fachgesellschaften in der Bundesrepublik Deutschland und in der Deutschen Demokratischen Republik. Die Versorgung von Patienten mit angeborenen Herzfehlern in Deutschland, die Qualitätssicherung und das Kompetenznetz für angeborene Herzfehler werden in den darauffolgenden Kapiteln dargestellt.

Im Folgenden wird in einem längeren Abschnitt die Geschichte von einzelnen diagnostischen und therapeutischen Verfahren beschrieben.

Die Geschichte der Kinderkardiologie ist auf das Engste mit der Chirurgie für angeborene Herzfehler verbunden. Ohne die bahnbrechenden Erfolge in der Kinderherzchirurgie wären Fortschritte in der Kinderkardiologie nicht möglich gewesen. Deshalb wurde der Beschreibung der kinderherzchirurgischen Entwicklung ein der Bedeutung entsprechend ausführlicher Beitrag eingeräumt. Auch wurde eine Reihe von neuen therapeutischen Dimensionen durch Katheterinterventionen, häufig in Kooperation mit Kardiochirurgen, von deutschen Kinderkardiologen angestoßen. Der Schwerpunkt dieses Abschnitts liegt in der spezifischen Darstellung der Entwicklung in Deutschland – wohl wissend, dass diese nur im Kontext einer weltweiten Entwicklung des Faches möglich war. Auf dieses Wechselspiel zwischen nationaler und internationaler Entwicklung wird in den einzelnen Beiträgen eingegangen.

Die Entwicklung der Fächer Kinderkardiologie und Kinderherzchirurgie spiegelt sich auch in der Leistung international bekannter und herausragender Persönlichkeiten wider. Schlaglichtartig werden deshalb kurze wissenschaftlich basierte und biografische Texte über „Sternstunden der Herz-Kreislauf-Medizin", „Meilensteine der Entwicklung" und die „Meister ihres Fachs", die von weichenstellender Bedeutung waren, eingestreut.

Der abschließende Beitrag der Festschrift widmet sich dem Thema der Grundlagenforschung und den zukünftigen wissenschaftlichen Herausforderungen.

Wir möchten uns von ganzem Herzen bei allen bedanken, die an der Fertigstellung der vorliegenden Festschrift Zeit und Engagement investiert haben. Das trifft insbesondere für die Autorinnen und Autoren der jeweiligen Beiträge zu. Unser Dank gilt insbesondere der Mitarbeiterin der Geschäftsstelle der DGPK, Talke Theisen, für die kompetente organisatorische Begleitung der Arbeit der historischen Kommission.

Die Festschrift konnte nur durch die finanzielle Unterstützung der Deutschen Herzstiftung e.V., (fast) aller kinderkardiologischen Zentren in Deutschland und des Vorstands unserer Fachgesellschaft realisiert werden. Dafür sei allen sehr herzlich gedankt.

Wir hoffen sehr, dass dieser zusammenfassende Überblick zur Geschichte der Kinderkardiologie in Deutschland das Interesse der Leserschaft findet und mit Freude und intellektuellem Gewinn genutzt werden kann.

Jochen Weil
für die Herausgeber und die Mitglieder der historischen Kommission

Autorenverzeichnis
List of Authors

Prof. Dr. med. Hashim Abdul-Khaliq
Direktor der Klinik für Pädiatrische Kardiologie
Universitätsklinikum des Saarlandes
Kirrberger Straße
Gebäude 9
66421 Homburg/Saar

Dr. med. Jens Bahlmann
Helmstedter Straße 130
38103 Braunschweig

Dr. med. Ulrike Bauer
Geschäftsführerin
Kompetenznetz Angeborene Herzfehler e.V.
Nationales Register für angeborene Herzfehler e.V.
Augustenburger Platz 1
13353 Berlin

Prof. em. Dr. med. Dr. h. c. Günther Breithardt
Ehem. Direktor der Medizinischen Klinik und
Poliklinik C (Kardiologie und Angiologie) des
Universitätsklinikums Münster
Albert-Schweitzer-Straße 33
48149 Münster

Prof. Dr. med. Sven Dittrich
Leiter der Kinderkardiologischen Abteilung
Universitätskinder- und Jugendklinik
Loschgestraße 15
91054 Erlangen

Dr. med. Karl-Otto Dubowy
Zentrum für Angeborene Herzfehler
Herz- und Diabeteszentrum NRW
Georgstraße 11
32545 Bad Oeynhausen

Prof. Dr. med. Peter Ewert
Direktor der Klinik für Kinderkardiologie und
angeborene Herzfehler
Deutsches Herzzentrum München der
Technischen Universität München
Lazarettstraße 36
80636 München

Prof. Dr. med. Alfred Hager
Klinik für Kinderkardiologie und angeborene
Herzfehler
Deutsches Herzzentrum München der
Technischen Universität München
Lazarettstraße 36
80636 München

Prof. Dr. med. Siegfried Hagl
Ehem. Direktor der Abteilung für Herzchirurgie
Chirurgische Universitätsklinik
Im Neuenheimer Feld 110
69120 Heidelberg

Prof. Dr. med. Hedwig H. Hövels-Gürich
Klinik für Kinderkardiologie
Universitätsklinik RWTH Aachen
Pauwelsstraße 30
52074 Aachen

Prof. Dr. med. Michael Hofbeck
Ärztlicher Direktor
Universitätsklinikum Tübingen
Klinik für Kinder- und Jugendmedizin
Abteilung Kinderkardiologie
Hoppe-Seyler-Straße 1
72076 Tübingen

Prof. Dr. Dr. med. Harald Kaemmerer
Klinik für Kinderkardiologie und angeborene
Herzfehler
Deutsches Herzzentrum München der
Technischen Universität München
Lazarettstraße 36
80636 München

Prof. em. Dr. med. Hans Carlo Kallfelz
Ehem. Direktor der Abt. für Pädiatrische
Kardiologie und Intensivmedizin
Medizinische Hochschule Hannover
Am Walde 6b
30916 Isernhagen

Adressen

Prof. Dr. med. Deniz Kececioglu
Direktor des Kinderherzzentrums/Zentrums
für Angeborene Herzfehler
Herz- und Diabeteszentrum NRW
Georgstraße 11
32545 Bad Oeynhausen

Dr. med. Peter Kinzel
Klinik für Pädiatrie/Kinderkardiologie
Herzzentrum Leipzig GmbH
Strümpellstraße 39
04289 Leipzig

PD Dr. med. habil. Wolfram Köhler
Ehemaliger Leiter der Abt. Kinderkardiologie
Medizinische Hochschule Erfurt
Am Drosselberg 49
99097 Erfurt

Prof. Dr. med. Hans-Heiner Kramer
Direktor der Klinik für angeborene Herzfehler
und Kinderkardiologie
Universitätsklinikum Schleswig-Holstein
Campus Kiel
Schwanenweg 20
24105 Kiel

Prof. Dr. med. Angelika Lindinger
Ehem. Klinik für Pädiatrische Kardiologie
Universitätsklinikum des Saarlandes
Am Edelhaus 10
66424 Homburg/Saar

Prof. em. Dr. med. Hans Meisner
Ehem. Direktor der Klinik für Herz- und
Gefäßchirurgie
Deutsches Herzzentrum München der
Technischen Universität München
Lazarettstraße 36
80636 München

Dr. phil. Johanna Meyer-Lenz
Universität Hamburg
Forschungsverbund zur Kulturgeschichte
Hamburgs
Wrangelstraße 18
20253 Hamburg

Prof. em. Dr. med Prof. h.c. Dr. med. h.c.
Heinrich Netz
Ehem. Direktor der Abteilung für Kinderkardiologie und Pädiatrische Intensiv-Medizin
Campus Großhadern, Klinikum der LMU
Marchioninistraße 15
81377 München

Prof. Dr. med. Renate Oberhoffer
Direktorin des Lehrstuhls für Präventive Pädiatrie
Technische Universität München
Georg-Brauchle-Ring 60–62
80992 München

Prof. Dr. em. Hellmut Oelert
Ehem. Direktor der Klinik für Herz-, Thorax-
und Gefäßchirurgie der Johannes Gutenberg-
Universität Mainz
Langenbeckstraße 1
55131 Mainz

Dr. med. Christoph Parlasca
Ev. Krankenhaus Oberhausen
Kinderkardiologie
Virchowstraße 20
46047 Oberhausen

Prof. Dr. med. Thomas Paul
Direktor der Klinik für Pädiatrische Kardiologie
und Intensivmedizin mit Neonatologie und
Pädiatrischer Pneumologie
Universitätsklinikum der Georg-August-
Universität
Robert-Koch-Straße 40
37075 Göttingen

Kai Rüenbrink
Sprecher des Aktionsbündnis Angeborene
Herzfehler
Deutsche Herzstiftung e.V.
Bockenheimer Landstraße 94–96
60323 Frankfurt am Main

Dr. med. Sabine Schickendantz
Ehem. Klinik und Poliklinik für Kinderkardiologie
Herzzentrum der Universitätskliniken zu Köln
Kerpener Straße 62
50937 Köln

Adressen

Prof. Dr.med. Prof. h.c. Achim A. Schmaltz
Geschäftsführer DGPK
Ehem. Direktor der Klinik für Kinderkardiologie
Universitätsklinikum Essen
Weg zur Platte 98
45133 Essen

Prof. Dr. med. Peter Schneider
Ehem. Direktor Klinik für Kinderkardiologie
Herzzentrum Universität Leipzig
Schenkendorfstraße 1A
04275 Leipzig

Prof. Dr. med. Ludger Sieverding
Universitätsklinik für Kinder- und
Jugendmedizin
Abteilung Kinderkardiologie, Pulmologie,
Intensivmedizin
Hoppe-Seyler-Straße 1
72076 Tübingen

Prof. Dr. med. Heiko Stern
Klinik für Kinderkardiologie und angeborene
Herzfehler
Deutsches Herzzentrum München der
Technischen Universität München
Lazarettstraße 36
80636 München

Univ. Prof. Dr. med. Brigitte Stiller
Direktorin der Klinik für Angeborene
Herzfehler und Pädiatrische Kardiologie
Universitäts-Herzzentrum Freiburg-Bad
Krozingen
Mathildenstraße 1
79106 Freiburg

Dr. med. Frank Uhlemann
Direktor der Pädiatrie 3 – Zentrum für
Angeborene Herzfehler Stuttgart, Pädiatrische
Intensivmedizin, Pulmologie und Allergologie
Zentrum für Angeborene Herzfehler Olgahospital Stuttgart
Kriegsbergstraße 60
70174 Stuttgart

Prof. Dr. med. Herbert Ulmer
Ehem. Ärztlicher Direktor der Klinik für
Kinderheilkunde II – Pädiatrische Kardiologie/
Angeborene Herzfehler
Universitätsklinikum Heidelberg
Am Aukopf 5
69118 Heidelberg

Martin Vestweber
Geschäftsführer
Deutsche Herzstiftung e.V.
Bockenheimer Landstraße 94–96
60323 Frankfurt am Main

Prof. Dr. med. Jochen Weil
Ehem. Direktor der Klinik für Kinderkardiologie
Universitäres Herzzentrum Hamburg
Jetzt:
Klinik für Kinderkardiologie und angeborene
Herzfehler
Deutsches Herzzentrum München der
Technischen Universität München
Lazarettstraße 36
80636 München

Dr. med. Friederike Wippermann
Technische Universität München
Lehrstuhl für Präventive Pädiatrie
Georg-Brauchle-Ring 60–62
80992 München

Inhaltsverzeichnis
Content

Dialog zwischen den Disziplinen
Dialogue between the Experts
Hans Carlo Kallfelz, Hellmut Oelert und Johanna Meyer-Lenz 1

Zusammenwachsen von Kinderkardiologie und Kardiochirurgie
Convergence of Paediatric Cardiology and Cardiac Surgery 2

I Geschichte der Kinderkardiologie in Deutschland vor und nach der Wiedervereinigung
History of Paediatric Cardiology in Germany before and after the Reunification

Die Anfänge der Kinderkardiologie in Deutschland
First Steps in Paediatric Cardiology in Germany
Hans Carlo Kallfelz und Achim A. Schmaltz 11

Wurzeln der Kinderkardiologie (Ur)Mütter der Kinderkardiologie
Maude Elisabeth Abbott (Angelika Lindinger) 26
Helen Brooke Taussig 27

Die Entwicklung der Kinderkardiologie in der Bundesrepublik Deutschland bis 1991
The Development of Paediatric Cardiology in the Federal Republic of Germany up to 1991
Achim A. Schmaltz, Johanna Meyer-Lenz und Hans Carlo Kallfelz 29

Pionier der Pädiatrischen Kardiologie in Deutschland
Alois J. Beuren (Angelika Lindinger) 36

Die Geschichte der Kinderkardiologie in der DDR bis 1991
Historical Development of Paediatric Cardiology in the GDR until 1991
Peter Kinzel, Wolfram Köhler, Johanna Meyer-Lenz und Frank Uhlemann........................ 38

Sternstunden der Herz-Kreislauf-Medizin
William Harvey: „De motu cordis" (Angelika Lindinger) 58

Geschichte der DGPK von 1991 bis zur Gegenwart
History of the DGPK from 1991 up to now
Achim A. Schmaltz und Johanna Meyer-Lenz 60

II Verbindung zu benachbarten Fachgesellschaften
Relationship with Neighbouring Medical Societies
Hans Carlo Kallfelz

Beziehung zur Deutschen Gesellschaft für Kardiologie – Herz- und Kreislaufforschung e.V. (DGK)
Relationship with the German Cardiac Society................................. 89

Beziehungen zur Deutschen Gesellschaft für Kinder- und Jugendmedizin (DGKJ)
Relation with the German Society of Paediatric and Adolescent Medicine.................. 90

Inhaltsverzeichnis

Beziehungen zur Association for European Paediatric Cardiology (AEPC)
Relationship with the Association for European Paediatric Cardiology (AEPC)............. 92

Beziehung zur Deutschen Gesellschaft für Thorax-, Herz- und Gefäßchirurgie e.V. (DGTHG)
Relation with the German Society of Thoracic and Cardiacvascular Surgery................ 93

Meister ihres Fachs
Abraham Morris Rudolph (Herbert E. Ulmer).. 98

III Die Versorgung von herzkranken Kindern in Deutschland
Medical Care for Children with Cardiac Diseases in Germany

Stationäre Versorgung von herzkranken Kindern in Deutschland
Inpatient Care for Children with Cardiac Diseases in Germany
Jochen Weil und Achim A. Schmaltz..101

Übersicht über die Klinikdirektoren/Leiter und Habilitierten in den Herzzentren/Kliniken
List of Directors and Associate Professors (PhD) in the Departments of Paediatric Cardiology
Jochen Weil und Achim A. Schmaltz..106

Arbeitsgemeinschaft in allgemeinpädiatrischen Kliniken tätiger Kinderkardiologen (AAPK)
Working Group of Paediatric Cardiologists Active in General Paediatric Hospitals
Christoph Parlasca 114

Meister ihres Fachs
Gerald R. Graham (Angelika Lindinger und Hans Carlo Kallfelz) 118

Ambulante Versorgung herzkranker Kinder
Outpatient Care of Children with Heart Disease
Hans Carlo Kallfelz und Jens Bahlmann 120

Psychosoziale Versorgung
Psychosocial Care
Hedwig H. Hövels-Gürich, Sabine Schickendantz und Karl-Otto Dubowy 128

IV Eltern- und Patientenorganisationen
Parents and Patients Organisations

Patientenorientierte assoziierte Organisationen
Parents and Patients Organisations
Kai Rüenbrink...135

Patientenorientierte Organisationen
Parents and Patients Organisation
Martin Vestweber und Herbert E. Ulmer 140

Wurzeln der Kinderkardiologie
René Théophile Laënnec (Herbert E. Ulmer) 146

Sternstunden der Herz-Kreislauf-Medizin
Nikolai Sergejevic Korotkow (Angelika Lindinger)..147

Sternstunden der Herz-Kreislauf-Medizin
Scipione Riva-Rocci (Angelika Lindinger) 148

V Qualitätssicherung und Fortbildung
Quality Management and Postgraduate Education

Nationale Qualitätssicherung angeborener Herzfehler
German Quality Assurance for Congenital Heart Disease
Sven Dittrich 149

Leitlinien der deutschen Gesellschaft für Pädiatrische Kardiologie (DGPK)
Guidelines of the German Society of Paediatric Cardiology (DGPK)
Jochen Weil, Herbert E. Ulmer und Achim A. Schmaltz 153

Akademie der DGPK
Postgraduate Education within the DGPK
Michael Hofbeck und Heinrich Netz 159

Kompetenznetz Angeborene Herzfehler
Competence Network for Congenital Heart Defects
Ulrike M. M. Bauer, Hashim Abdul-Khaliq und Achim A. Schmaltz 161

Meilensteine der Entwicklung
William J. Rashkind (Herbert E. Ulmer) 174

VI Entwicklung der Diagnostik und Therapie bei angeborenen Herzfehlern
Development of Diagnostics and Therapy of Congenital Heart Defects

Die Entwicklung der Echokardiografie – mit einem Ultraschallstrahl zum Herzen und zurück
The Development of Echocardiography – Using an Ultrasound Beam to the Heart and Back
Deniz Kececioglu und Achim A. Schmaltz 177

Entwicklung der Kernspintomografie in Deutschland
History of Cardiovascular Magnetic Resonance Imaging in Germany
Heiko Stern und Ludger Sieverding 182

Kardiale Computertomografie
Cardiac Computed Tomography
Sven Dittrich 190

Sternstunden der Herz-Kreislauf-Medizin
Werner Forßmann – die verhinderte akademische Laufbahn eines Nobelpreisträgers
(Angelika Lindinger) 192

Entwicklung der diagnostischen und interventionellen Katheterverfahren bei angeborenen Herzfehlern
Development of Diagnostic and Interventional Cardiac Catheterisation for Congenital Heart Disease
Peter Ewert, Hans Carlo Kallfelz und Jochen Weil 196

Inhaltsverzeichnis

Sternstunden der Herz-Kreislauf-Medizin
Werner Porstmann und der interventionelle Duktusverschluss (Angelika Lindinger)............218

Pädiatrische Elektrophysiologie
Paediatric Electrophysiology
Thomas Paul...220

Entwicklung der Intensivmedizin im Bereich der Kinderkardiologie
The Development of Intensive Care in Paediatric Cardiology
Hans Carlo Kallfelz und Brigitte Stiller..230

Belastungsuntersuchungen und Sport
Exercise Testing and Sports
Karl-Otto Dubowy und Alfred Hager..244

Meilensteine der Entwicklung
Robert E. Gross (Herbert E. Ulmer)..250

Geschichte der Kinderherzchirurgie
History of Congenital Cardiac Surgery
Hans Meisner und Siegfried Hagl..252

Erwachsene mit angeborenem Herzfehler (EMAH)
Grown-Up Congenital Heart Disease Patients (GUCH)
Hans Carlo Kallfelz, Günther Breithardt und Harald Kaemmerer..........................282

Meister ihres Fachs
Jane Somerville (Herbert E. Ulmer)..290

VII Prävention
Prevention

Prävention kardiovaskulärer Erkrankungen im Kindes- und Jugendalter
Prevention of Cardiovascular Diseases in Childhood
Renate Oberhoffer und Friederike Wippermann..293

Meilensteine der Entwicklung
Francis M. Fontan (Herbert E. Ulmer)..300

VIII Wissenschaft und Grundlagenforschung
Science and Basic Research

50 Jahre kinderkardiologische Forschung in Deutschland
50 Years of Science and Basic Research in Paediatric Cardiology in Germany
Sven Dittrich und Hans-Heiner Kramer..303

Anhang
Appendix

Sternstunden der Herz-Kreislauf-Medizin
William Withering – der Generalist an der Schwelle zur modernen Medizin (Angelika Lindinger) 330

Sternstunden der Herz-Kreislauf-Medizin
Die Geschichte von der Entwicklung der Elektrokardiografie – Augustus Desiré Waller,
Willem Einthoven und viele mehr (Angelika Lindinger) 332

Meister ihres Fachs
Stella van Praagh, Richard van Praagh (Herbert E. Ulmer) 340

Meister ihres Fachs
Alexander S. Nadas (Herbert E. Ulmer) 342

Meister ihres Fachs
Robert M. Freedom (Herbert E. Ulmer) 344

Meilensteine der Entwicklung
Alfred Blalock und Vivien T. Thomas (Herbert E. Ulmer) 345

Meilensteine der Entwicklung
John H. Gibbon jr. (Herbert E. Ulmer) 348

Meilensteine der Entwicklung
Clarence Walton Lillehei (Herbert E. Ulmer) 350

Meilensteine der Entwicklung
Åke Senning und William T. Mustard (Herbert E. Ulmer) 352

Meilensteine der Entwicklung
Adib D. Jatene (Herbert E. Ulmer) 354

Meilensteine der Entwicklung
William I. Norwood (Herbert E. Ulmer) 356

Pioniere der Kinderkardiologie
Pionier der dreidimensionalen Bildgebung des Herzens – Nikolaus Schad (Frank Uhlemann) ... 358

Personenregister
Index of Persons 361

Dialog zwischen den Disziplinen
Dialogue between the Experts

Hans Carlo Kallfelz, Hellmut Oelert und Johanna Meyer-Lenz

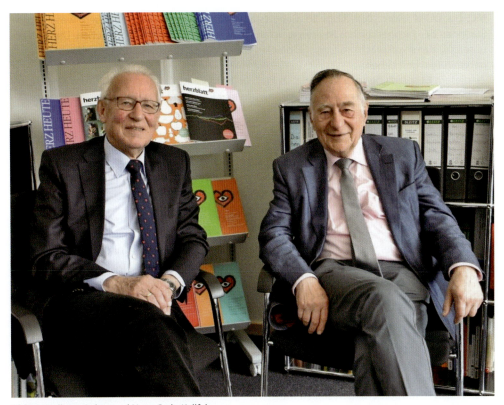

Abb. 1: Hellmut Oelert und Hans Carlo Kallfelz
(Quelle: J. Meyer-Lenz)

Hans Carlo Kallfelz und Hellmut Oelert: zwei Weggefährten blicken zurück.
(Gespräch aufgezeichnet im Sitz der Deutschen Herzstiftung e.V., Frankfurt am Main, am 17. März 2017)

K = Hans Carlo Kallfelz
Oe = Hellmut Oelert
ML = Johanna Meyer-Lenz

Dialog zwischen den Disziplinen

Zusammenwachsen von Kinderkardiologie und Kardiochirurgie
Convergence of Paediatric Cardiology and Cardiac Surgery

Einleitung

ML: Die DGPK feiert 2019 ihren 50. Geburtstag. Gelegenheit, zurückzuschauen, wesentliche Stationen der Fachgeschichte Revue passieren zu lassen und eine Bilanz zu ziehen. Dies soll in unserem „Kamingespräch" mit zwei Pionieren der Pädiatrischen Kardiologie und der Kinderherzchirurgie geschehen.
Zu diesem Gespräch begrüße ich herzlich Prof. Dr. Hans Carlo Kallfelz, Pädiater und Kinderkardiologie, und Prof. Dr. Hellmut Oelert, Herzchirurg für Kinder und Erwachsene.

Herr Kallfelz, Sie haben Ihre Ausbildung in Bonn erhalten und sich dort auch habilitiert. 1974 haben Sie den Ruf an die neu gegründete Medizinische Hochschule Hannover auf die Professur als Direktor der Abteilung Kinderheilkunde III, Pädiatrische Kardiologie und Kinderintensivmedizin, angenommen. Sie waren verantwortlich für den Neuaufbau der kinderkardiologischen Diagnostik und Intensivbehandlung und leisteten dies in enger Zusammenarbeit mit der Klinik für Thorax-, Herz- und Gefäßchirurgie.

Herr Oelert, Sie kamen 1968 an die Medizinische Hochschule Hannover als Mitglied der Abteilung für Thorax- und Kardiovaskularchirurgie, die Hans G. Borst nach seinem Ruf nach Hannover dort ins Leben rief. Sie spezialisierten sich in diesem Zusammenhang auf die Kinderherzchirurgie und waren nach der Habilitation 1973 und der Ernennung zum apl. Professor 1976 bis 1985 leitender Oberarzt der Klinik für Thorax-, Herz- und Gefäßchirurgie der Medizinischen Hochschule Hannover. Danach nahmen Sie den Ruf auf die C4-Professur der neu zu gründenden Klinik für Herz-, Thorax- und Gefäßchirurgie in Mainz an.

Sie beide haben die Anfänge Ihrer Fächer, der Kinderkardiologie wie der Kinderherzchirurgie, in enger Kooperation in Hannover geprägt. Sie beide haben damals Fachgeschichte geschrieben in einer Zeit, in der beide Fächer nach den ersten Anfängen in den 1950er- und 1960er-Jahren besonders in den USA und Großbritannien – und ab den 1970er-Jahren auch in Deutschland – sich neuen Herausforderungen stellen mussten.

Können Sie beide diese Ausgangssituation in Hannover und die Herausforderungen, vor denen Sie standen, kurz umreißen?

Dialog der Experten (Hans Carlo Kallfelz, Hellmut Oelert)
Dialogue between the Experts

Oe: Ja, wir gehörten mit zu den Ersten, die eine fast symbiotisch zu nennende Kooperation zwischen Kinderkardiologen und Kinderherzchirurgen in Hannover umgesetzt haben.

K: Es war eine interessante und sehr erfolgreiche Zeit. Unser erstes Zusammentreffen war 1973. Da warst du noch in London und wir haben uns zum ersten Mal in Bonn getroffen und ein Vorgespräch darüber geführt, was wir gemeinsam in Hannover aufbauen könnten. Wir hatten damals schon sehr klar ein Ziel entsprechend dem Vorbild des Great Ormond Street Hospital (GOS) in London vor Augen, wo man bereits Mitte der 1960er-Jahre begonnen hatte, herzkranke Kinder in frühem Lebensalter zu operieren.

Oe: Das ist richtig, wobei ich sagen muss, dass ich nach den ersten Anfängen in Hannover noch sehr unvorbereitet nach London ging und zuerst großen Zweifel daran hatte, ob ich mich überhaupt dieser schwierigen Chirurgie annähern könne. Das ist mir nur gelungen, weil mein Chef, Hans Borst, mich zu einem Besuch nach London mitnahm, um mich dort einzuführen. Mr. Waterston und Mr. Stark haben zugestimmt, dass ich sofort als Senior Surgical Registrar eingestellt werden konnte, das heißt auf einer Ebene, wo ich direkt mit an den Operationstisch kam und sofort Verantwortung für die postoperative Behandlung der frisch operierten Kinder hatte.

K: Ja. Hellmut, da warst du in der gleichen Richtung unterwegs wie viele andere aus Deutschland, die nach London kamen, um dort zu lernen. Es waren weniger die Chirurgen als vielmehr pädiatrische Kardiologen, die eine mehr oder weniger lange Zeit in London bei Dick Bonham-Carter, David Waterston, Jarda Stark und vor allem Gerald Graham lernen konnten. Das ist prägend gewesen für alle und hat bei vielen im weiteren Verlauf zu einer Änderung der Strategie bei der Betreuung dieser Kinder geführt. Aber ich kann, glaube ich – ohne übermäßigen Stolz – sagen: Wir waren die Ersten, die diese Kooperation gemeinsam nach Hannover transferiert haben.

Oe: Vor allem haben wir in London erfahren, dass Kardiologen und Herzchirurgen die „Cardiac Conferences" immer zusammen abgehalten haben und die Herzchirurgen dabei viel zu Diagnostik und Indikationsstellung lernen konnten. Die Ergebnisse der Diagnostik und die Konzeption der notwendigen Operationen wurden intensiv miteinander diskutiert. Es gab eine Art Gesetz, wonach beide Disziplinen das gleiche Ziel verfolgten, nämlich das herzkranke Kind zu einem möglichst frühen Zeitpunkt zu operieren, das heißt bereits im Neugeborenen- respektive Säuglingsalter. Die Kardiologen in London haben sich lediglich aus der postoperativen Intensivpflege komplett herausgehalten.

K: Ja, in Europa waren die Londoner führend. Und einen ganz wesentlichen Teil in dieser Neuentwicklung spielte dabei der Übergang von der Oberflächenhypothermie zur Operation mit der Herz-Lungen-Maschine (HLM).

Oe: Ich erinnere mich tatsächlich noch gut, dass in London die ersten Kinder, die als Neugeborene operiert wurden, zuerst in Eisbeutel eingepackt wurden, bis die Körpertemperatur auf etwa 28 °C gesunken war. Dann erst öffnete der Chirurg den Brustkorb, um das Herz freizulegen. In Hannover haben wir mit der Oberflächenhypothermie gar nicht erst angefangen, sondern die Kinder gleich an die HLM angeschlossen und an ihr gekühlt, wie es auch heutzutage üblich ist, wenn man die Kinder in Hypothermie, egal ob in milder oder tiefer Hypothermie, operiert.

K: Ich möchte noch einen Schritt zurückgehen zu der Zeit vor der HLM bei kleinen Kindern: Der große Ventrikelseptumdefekt beim Säugling, der meist zu einer Herzinsuffizienz und damit oft zum frühen Tod der Kinder geführt hat, war für uns Kinderkardiologen ein großes Problem. Um diesen unglücklichen Verlauf zu vermeiden, haben wir bis in die 1970er-Jahre als erste Palliativoperation ein Pulmonalis Banding durchgeführt. Das hat viele Kinder zunächst einmal vor dem Tod bewahrt. Zu einem späteren Zeitpunkt wurde dann das Pulmonalis-Bändchen wieder entfernt und der VSD verschlossen. Dieses in jeder Hinsicht ungünstige zweizeitige Vorgehen konnten wir dadurch vermeiden, dass wir nach deiner Rückkehr aus London den kleinen Patienten direkt zur Primärkorrektur übergeben konnten.

Oe: Ich greife jetzt ebenfalls einmal zurück. Das Banding war tatsächlich weltweit die Erstmaßnahme, um am geschlossenen Herzen einen VSD hämodynamisch zu kontrollieren. Aber es war dann immer die Frage: „Wie eng ziehe ich das Bändchen an? Wie stark reduziere ich den Pulmonalisdruck?" Das bedurfte der engen Kommunikation zwischen Kardiologen und Herzchirurgen, nicht selten direkt am OP-Tisch. Nach Monaten oder gar einem Jahr kam dann die Frage: „Wann soll das Bändchen wieder entfernt und der VSD verschlossen werden?" Dieses Zusammenspiel zwischen Kinderkardiologen und Herzchirurgen ist hier immer eine Conditio sine qua non gewesen, das erst recht später, als wir die Operation des VSD in das frühe Säuglingsalter verlegten, ohne ein Banding voranzustellen – was fast ohne Sterblichkeit gelungen ist.

Diese enge Abstimmung miteinander war wahrscheinlich das Erfolgsgeheimnis
This Close Cooperation Probably was the Key to Success

K: Im weiteren Verlauf der Entwicklung war es für uns beide sehr wichtig, alle Therapieentscheidungen gemeinsam zu treffen, indem wir uns immer vor den Operationen zusammensetzten und sorgfältig die Hämodynamik und die Anatomie (am Tagarno anhand der Angiografie) durchsprachen und uns über Zeitpunkt und das chirurgische Vorgehen einigten. Dieser Punkt der engen Abstimmung untereinander war wahrscheinlich das Erfolgsgeheimnis. Denn auf diese Weise waren Chirurg und Kinderkardiologe gemeinsam in die Verantwortung für das Kind eingebunden.

Oe: Ich möchte dies ganz besonders unterstreichen: Wir waren damals, in den Zeiten des Anfangs froh, dass wir miteinander diskutieren konnten – auch ohne die heutigen diagnostischen Möglichkeiten. Anatomie und Hämodynamik der Fehler waren zwar eindeutig erfasst, aber die Anatomie im Detail erkannte man erst intraoperativ. Hier waren zunehmende eigene Erfahrungen aber auch die an Herzpräparaten gewonnenen Erkenntnisse von großer Bedeutung. Später, als die Echokardiografie hinzukam, wurde mit der detaillierteren Darstellung der Anatomie dem Chirurgen das Operieren deutlich erleichtert. Ich kann nur sagen, dass solche Gespräche damals im Anfangsstadium meiner Tätigkeit eminent wichtig waren. Dabei waren wir uns durchaus auch der Risiken bewusst, dass zum Beispiel ein AV-Block auftreten könnte, wenn das His-Bündel etwa beim AV-Kanal-VSD atypisch verläuft.

K: Es war für uns ganz großartig zu sehen, dass der Chirurg die VSDs operierte, ohne einen AV-Block zu verursachen. Wir haben innerhalb der großen Zahl der VSD-Verschlüsse nur ganz wenige AV-Blöcke gesehen. Das lag unzweifelhaft daran, dass du natürlich auch schon in London sehr gut auf die Vermeidung dieser Komplikation vorbereitet worden warst.

Ich will noch ein weiteres Gebiet ansprechen, Hellmut, das wir beide sehr intensiv bearbeitet haben. Das ist der Herzfehler der Transposition der großen Arterien (TGA). Die Londoner waren die Ersten, die im großen Umfang nach einem von Mustard inaugurierten und von Aberdeen[1] standardisierten

---

[1] Eoin Aberdeen war 1963–1971 Consultant Thoracic Surgeon in Great Ormond Street. Bekannt wurde er durch seine Operationstechnik der Transposition der großen Arterien und seine minutiös geführten Operationsprotokolle sowie den hohen Standard der postoperativen Begleitung.

Konzept diese Patienten operierten und postoperativ behandelten. Du hattest das adaptiert – allerdings dann in Hannover wesentlich modifiziert, nachdem sich bei mehreren Kindern pulmonal- und systemvenöse Stenosen entwickelt hatten. Wir hatten eine Serie von über 400 Patienten, die du nach dem Prinzip der Mustard-Methode operiert hast. Wir standen staunend davor; denn es war festzustellen, dass von den über 400 Patienten in Folge bis auf zwei zunächst alle überlebten.

Oe: Die meisten Kinder hatten eine „einfache TGA" ohne schwere Zusatzanomalien wie Pulmonalstenose und/oder VSD. Den ursprünglichen Mustard-Patch, der die Blutumleitung in den Vorhöfen bewirkte und damit die TGA rein funktionell korrigierte, hatten wir komplett modifiziert. Das hat vor allem dazu geführt, dass die heranwachsenden Kinder dann frei von Hohlvenen- oder Lungenvenenobstruktionen blieben, die häufigste Komplikation des vorherigen Mustard-Patches. Was wir nicht verhindern konnten, war, dass die Kinder auch mit der Neugestaltung des Umkehrflickens später im Leben oft eine Insuffizienz des Systemventrikels erlitten, weil der rechte Ventrikel nicht in der Lage war beziehungsweise ist, den Systemkreislauf über Jahrzehnte zu tragen. Hinzu kamen Vorhofarrhythmien, die oft einen Herzschrittmacher verlangten. Die meisten Kinder oder Erwachsenen, die heutzutage als EMAH-Patienten (Erwachsene mit angeborenem Herzfehler) mit einer operierten TGA aus unserer Zeit noch leben – und das sind sehr viele – leiden eben nicht selten an einer Herzschwäche respektive Herzrhythmusstörung. Und deshalb war es nur folgerichtig, dass man nach der Entwicklung der Koronarchirurgie daranging – Jatene in Buenos Aires und Yacoub in London – in der operativen Technik auf die Umsetzung der großen Arterien (einschließlich der Koronararterien) überzugehen, die sogenannte arterielle Switchoperation.

K: Erstaunlich viele Mustard-Patienten, die mittlerweile 35, 40 Jahre alt sind, befinden sich noch in einem sehr guten Zustand. Ob das mit allen Patienten nach der arteriellen Switchoperation so sein wird, wissen wir noch nicht genau.

Oe: Es hat aber den Anschein, obwohl auch hier Probleme insbesondere an der Aortenwurzel (Koronararterien) und Stenosen der Pulmonalarterie auftreten können. Dennoch ist auch dem Herzchirurgen bei der anatomischen Korrektur heutzutage wohler als mit dem funktionellen Approach durch Umverlagern der Blutflüsse in den Vorhöfen, sodass auch wir in Hannover trotz der extrem erfolgreichen Mustard-Serie auf den arteriellen Switch umgestiegen sind.

K: Ich möchte noch auf einen weiteren Punkt der Entwicklung hinweisen, auf die pharmakologische Manipulation des persistierenden Ductus arteriosus (PDA). Bei der TGA hatten wir als erstes „Rettungsmanöver" die Ballonatrioseptostomie nach Rashkind durchgeführt und damit ein gutes Überleben bis zu einem halben oder einem Jahr, manchmal sogar bis zu zwei Jahren erreicht, sodass die Mustard-Operation danach an einem etwas größeren Herzen unter stabileren Bedingungen gefahrloser stattfinden konnte.

Später, in den 1980er-Jahren, mit der Einführung der Prostaglandine E1, E2 war es möglich geworden, den Ductus offen und damit auch die TGA-Patienten über einige Tage bis zur Switchoperation stabil zu halten, wenn eine ausreichend große Öffnung im Vorhofseptum bestand. Diese Substanzen waren aber noch wichtiger bei allen ductusabhängigen Vitien. Wir hatten nun die Möglichkeit, zum Beispiel bei Patienten mit Pulmonalatresie oder präduktaler Aortenisthmusstenose Lungen- und Großkreislaufperfusion adäquat aufrechtzuerhalten.

Oe: Das gilt auch für das hypoplastische Linksherz. Nur war für den Chirurgen der offen gehaltene Ductus insofern gelegentlich ein Problem, als er – fragil geworden – bei der Operation verschlossen werden musste, zumindest, wenn man korrigierend operierte. Heutzutage ist das durch die Kreislaufentlastung an der HLM sowie die myokardprotektiven Maßnahmen ein erstaunlich kleines Problem geworden.

K: Die Erfolge sind der Evolution der Chirurgie, aber auch der Anästhesie und der Intensivmedizin zu verdanken. Viele herzoperierte Kinder wären ohne eine Intensivtherapie mit dieser Intensität, wie wir sie in Kooperation Tag und Nacht (!) betrieben haben, und mit dem Wissen und der Erfahrung, die wir im Laufe der Jahre gesammelt hatten, nicht am Leben geblieben.

In unsere Zeit fällt die Entwicklung noch weiterer neuer Operationsmethoden. Ich denke hier vor allem an die Fontan-Operation, zunächst nur gedacht für die Behandlung des hypoplastischen Rechtsherzens. Vorläufer war die Glenn-Operation.

Oe: Carlo, die Glenn-Operation war eine der ersten Operationen, den zyanotischen Kindern zu helfen, als man die HLM noch nicht zur Verfügung hatte. Die dabei geschaffene Verbindung zwischen der oberen Hohlvene und der rechten Lungenarterie gehörte mit zu den ersten lebensrettenden Maßnahmen für Kinder mit hypoplastischem Rechtsherzsyndrom. Fontan verband das rechte Herzohr direkt mit dem Pulmonalstamm und verwendete später dafür einen Conduit – sogar mit integrierter Herzklappe –, was aber wegen zu vieler Spätkomplikationen wieder aufgegeben werden musste. Das Operationsverfahren wurde stattdessen dahingehend neu konzipiert, dass man nach der Glenn-Operation nun in einem zweiten Schritt auch das Blut aus der unteren Hohlvene der Lungenarterie zuleitete, anfangs transatrial, später extrakardial, was heute zur Standardmethode geworden ist.

Was trägt: Vertrauen und beiderseitige Verantwortung für den Patienten
What Counts is Confidence and Mutual Responsibility for the Patient

K: Ich möchte noch einmal einen Bogen schlagen zu den Anfangszeiten. Die enge Kooperation zwischen Kinderkardiologie und Kinderherzchirurgie kennzeichnete bereits die Zusammenarbeit von Helen Taussig und Alfred Blalock. Taussig hatte nur begrenzte Möglichkeiten, mit wenigen Mitteln ihre Diagnose zu stellen und Blalock zu sagen, was er tun sollte. Das war der Beginn einer besonderen Form der Kooperation und der gemeinsamen Verantwortung für den Patienten.

Oe: Diese Zusammenarbeit hat sich unverändert fortgesetzt: Für die Chirurgen war und ist es bis heute selten ein Problem, die Indikationsstellung des Kinderkardiologen anzunehmen. Das geschieht nicht nur im Vertrauen darauf, dass Diagnose und Indikation richtig gestellt sind, sondern auch im dem Verlassen darauf, nach der Operation unbedingt zueinanderzustehen. Dazu gehört im Problemfall die Indikation zum Nachkathetern und Nachoperieren, aber auch das Gespräch mit den Eltern, sodass auch sie merkten, da stehen Kardiologe und Herzchirurg zusammen und kümmern sich um ihr Kind. Und gerade wenn die Operation nicht gut ausgegangen ist, versuchten wir gemeinsam zu trösten und zu erklären, warum es zu der einen oder anderen Komplikation kommen konnte. Wir haben uns nie gescheut, das Glück, aber auch das Unglück miteinander zu teilen.

K: Ja. Und zwar uneingeschränkt. Eine Schuldzuweisung, wenn irgendetwas nicht hundertprozentig gelaufen war, hat bei uns nie stattgefunden.

Oe: Das ist richtig. Auch ich kann mich an keine Situation erinnern, wo wir ernsthaft Diskrepanzen hatten. Wir haben uns zwar in der Sache intensiv auseinandergesetzt, nie aber persönlich auseinanderdividiert, wenn oder weil wir verschiedener Meinung waren.

Einander annähern
The Approach to Each Other

Oe: Ich möchte dich, Carlo, jetzt noch etwas fragen. Der Chirurg verrichtet seiner Hände Arbeit, die durch den Kopf gesteuert wird, mithilfe perfektionierter Instrumente. Er wird, indem er sich auf seine Tätigkeit voll konzentriert, so in die Operation eingespannt, dass er sein Umfeld nahezu vergisst. Das heißt, ich begebe mich so in die Operation hinein, dass ich nur noch das Operationsfeld und nicht mehr das Kind als Menschen, als Patienten, wahrnehme. Das bedeutet, ich steige ab oder auf – wie auch immer du es nennen willst – zu dem rein Handwerklichen, das mir gelingen muss. Der Chirurg ist danach meistens glücklich. Ich habe immer empfunden: Wenn etwas schön geworden ist, dann war es auch gelungen. Wenn etwas nicht „schön" aussieht, wenn etwas überschießend oder zu eng ist, weiß man sofort: Pass auf, das musst du noch einmal machen – oder es geht eben nicht besser. Immer taucht man tief in das Operationsfeld ein, aus dem man erst wieder auftaucht und Hunger oder Durst verspürt, wenn die Operation zu Ende gekommen ist. Ist das bei euch auch so?

K: Ich kann das sehr gut nachvollziehen. Vielleicht liegt ein Grund darin, dass mein Vater Chirurg war und ich so eine besondere Affinität zur Chirurgie habe. Aber ich erinnere mich auch an gleiche Empfindungen nach gut gelungenen Katheterinterventionen, wenn der Ductus verschlossen oder die Pulmonalklappe gut dilatiert war. Aber das ist ja ebenso wie euer filigranes Handwerk.

Oe: Dass die Kinder- und Erwachsenenkardiologen heute halbwegs Chirurgen sind, das haben die Chirurgen schnell erfasst, nachdem viele Maßnahmen der Intervention an die Kardiologie abgetreten worden sind beziehungsweise der Kardiologe den technischen Fortschritt aufgegriffen hat und ihn mit dem Herzkatheter umsetzt. Insofern habt ihr den Weg vom „Guck mal, was der Chirurg macht!" bis zu dem „Jetzt mache ich es selbst!" mutig beschritten. Die Rhythmuschirurgie, die Klappenchirurgie, die Koronarchirurgie, alles fing in der Kardiochirurgie an. Und heute? Der Kardiologe implantiert den Stent, er vollzieht die TAVI und abladiert die akzessorische Bahn. Die Pionierleistung indessen entstammt dem herzchirurgischen Lager!

K: Du weißt ja sehr genau, Hellmut, dass das Wort χειρουργός (kheirourgós) der Handwerker heißt. Ich habe euch nie so betrachtet, aber vom Wort her ist es zutreffend. Das ist es, was manche Leute auch in der Kinderkardiologie fasziniert hat und erklärt auch den Schritt, mit diesen Interventionen einen Teil des Handwerks der Chirurgen in die Kardiologie respektive Kinderkardiologie zu übernehmen. Aber das ist nicht der einzige Grund. Hauptgrund für den Übergang in die interventionelle Kardiologie war es, einen Weg zu finden, die Kinder weniger invasiv, weniger traumatisch zu behandeln und in vielen Fällen damit eine Operation, die unter Umständen sehr frühzeitig hätte stattfinden müssen, auf einen späteren Zeitpunkt zu verschieben oder ganz zu vermeiden. Insofern ist auch das eine echte Kooperation im Interesse des Patienten, aber auch im Interesse der engen Zusammenarbeit beider Fachgebiete.

Oe: Da stimme ich dir voll zu. Das Öffnen des Brustkorbs, der Blutverlust, die Stressfaktoren für den Körper bis hin zur psychischen Belastung, das hat den Patienten, insbesondere wenn er in das Erwachsenenalter eintritt, sehr beschäftigt und letzten Endes mit dazu geführt, dass der Patient heutzutage davon überzeugt ist, dass die minimalinvasiven Verfahren ihm nachhaltiger helfen. Seitdem die Technologien entwickelt worden sind, Koronarstents und Herzklappen über den Herzkatheter ins Herz einzubringen, sind die Therapieentscheidungen in vielen Fällen ganz neu definiert worden. Das sind doch ungeheure Fortschritte, die den Patienten und euch jetzt zugutekommen. Ihr nehmt dem Herzchirurgen so manches operative Vorgehen ab, leider jedoch bleibt für ihn häufig nur das Problematische und Komplizierte zu richten übrig.

Dialog zwischen den Disziplinen

Gerade deshalb ist es so wichtig, dass beide im Herzteam eng zusammenarbeiten und der eine weiß, wie der andere das macht und wo das Problem liegt, wenn etwas nicht gelingt. Diese Kooperation ist durch die minimalinvasiven respektive interventionellen Verfahren keineswegs abgeschlossen. Sie ist eher intensiviert worden, was sich in der Erwachsenenkardiologie unter dem Begriff des Herzteams einen Namen gemacht hat. In der Kinderkardiologie und in der Kinderherzchirurgie habe ich diesen Begriff noch nicht so intensiv gehört.

K: Aber er wird so gelebt und zwar von Beginn an. Die Spitze dieser Kooperation ist das, was man heute als Hybrideingriff bezeichnet, wo also wirklich beide am Tisch stehen und dafür verantwortlich sind, dass der Patient optimal versorgt wird.

Oe: Es gibt noch ein weiteres Gebiet, das für die Entwicklung unseres Faches von ganz besonderer Bedeutung war. Die wesentliche Frage, mit der man sich darin auseinandersetzt, lautet: „Wie gehe ich mit dem Herzen um, um es still zu stellen und anschließend wiederzubeleben?" Anfangs hat man am schlagenden Herzen operiert. Das war in den späten 1950er-Jahren. Dann hat man das Herz bei aufrechterhaltener Durchblutung elektrisch induziert flimmern lassen, bis die korrigierende Maßnahme durchgeführt worden war. Aber noch angenehmer war es natürlich für den Herzchirurgen, das Herz still zu stellen, wozu die kardioplegischen Lösungen Einzug in den Ablauf einer Herzoperation hielten: Bretschneider-Kardioplegie, Blutkardioplegie, Kirsch-Kardioplegie etc. Heutzutage wird das Operieren in milder Hypothermie (28 bis 32 °C) und Blutkardioplegie favorisiert. Dieser „künstliche" Stillstand des Herzens – das heißt ihn biochemisch herbeizuführen und das Herz bis zu einer Stunde nicht schlagen zu lassen, um es dann wiederzubeleben – war eine phänomenale Entwicklung von der Konzeption bis hin zur Routine.

Ich möchte noch einen anderen letzten wichtigen Punkt ansprechen: Zu unserer Zeit gab es 32 Kliniken in Deutschland, die Kinderherzchirurgie betrieben. Heutzutage versucht man die durchzuführenden Kinderherzoperationen auf wenige hoch kompetente Kinderherzzentren zu konzentrieren. Wie ist da deine Sicht?

K: Das ist absolut richtig und die Konzentration müsste eigentlich viel weiter fortschreiten als sie derzeit schon ist. Wir liegen nämlich immer noch bei mindestens 25 Herzkinder operierenden Institutionen. Das ist immer noch zu viel! Man sollte die Größenordnung von 15 bis 16 anstreben!

Oe: Diese Frage steht unter anderem auch eng im Zusammenhang mit der Durchführung von Herztransplantationen bei Kindern, und ich erweitere sie auf die Operation zum Beispiel des hypoplastischen Herzens. Die Erfahrung spricht einfach dafür, dass die Operationen komplizierter angeborener Herzfehler auf wenige Zentren konzentriert sein sollten und das – entsprechend dem Beispiel Hannover – zusammen mit einer großen Kinderintensivmedizin, die bereit ist, die schwer kranken Kinder auch von anderen Kliniken her zu übernehmen. Zu unserer Zeit, als wir zu Beginn der 1970er-Jahre anfingen, herzkranke Kinder an der Medizinischen Hochschule zu versorgen, wurden noch viele Patienten ins Ausland geschickt! Das ist heutzutage nicht mehr nötig, im Gegenteil, inzwischen sind wir so weit, dass wir unser Wissen gen Osten weitergeben können und – von Ausnahmen wie in Entwicklungsländern abgesehen – die Kinderherzchirurgie weltweit etabliert ist.

K: Ja, gar keine Frage und es war eigentlich auch ein besonderes Verdienst von Hans Borst, dass er sehr häufig junge Chirurgen aus dem Ausland bei sich hat arbeiten lassen – und das ist auch heute unter Axel Haverich noch so –, um auf diese Weise Wissen, Kenntnisse und Erfahrungen auch in andere Länder zu transferieren!

Oe: Hans Borst hat dieses Jahr seinen 90. Geburtstag. Und sollte es dazu kommen, dass man ihm begegnet oder ein paar Worte auf ihn spricht, dann ist genau das der Punkt, der an unseren Lehrern so herausragend war, dass sie nämlich Führungspersönlichkeiten waren, die nicht nur operieren konnten, sondern auch das Gespür für die Förderung ihrer Mitarbeiter, die Auswahl wissenschaftlicher Schwerpunkte und die Entwicklung ihrer gesamten Einrichtung hatten.

Diese Qualitäten im Hinführen von Mitarbeitern auf die nächsthöhere Position – besser zu sein als man selbst –, das, muss ich sagen, haben Zenker und Borst, wie ich es erlebt habe, in vorbildlicher Art und Weise getan. Man selbst hat es natürlich dann ähnlich versucht.

DGPK und DGTHG – Die gemeinsamen ersten zwei Jahrestagungen (2016/2017)
DGPK and DGTHG – The First Two Joint Annual Meetings (2016/2017)

Oe: Carlo, wir haben ja bisher von der Kooperation zwischen uns beiden in der Person eines Kinderkardiologen und eines Herzchirurgen gesprochen. Die gemeinsame Zusammenarbeit hat jetzt einen gewaltigen Schritt nach vorn getan, indem unsere Fachgesellschaften sich zur gemeinsamen Jahrestagung zusammengefunden haben. Ich habe nun in Leipzig zweimal hintereinander auf diesen gemeinsamen Jahrestagungen eine unglaubliche gegenseitige Bereicherung erfahren, nicht nur im Zweiergespräch, sondern auch im breiteren Diskurs.

K: Ja, vollkommen richtig. Ich war erstaunt, wie gut das funktioniert. Eigentlich sind die Kinderkardiologen ja mehr – so empfinden sie sich vielleicht nicht, aber die Erwachsenenkardiologen würden das so sehen – Kinder der Erwachsenenkardiologen. Sie haben diese Kinder aber nie richtig haben wollen. Sie waren ihnen zu problematisch, es war alles zu klein und zu kompliziert. Also haben wir den Weg zu den Kardiochirurgen gesucht und es hat sich gezeigt, dass das wirklich eine hervorragende Entscheidung für beide Fachgesellschaften war. Denn die Kooperation zwischen den Kardiochirurgen und den Kinderkardiologen, wie wir sie gelebt haben, wird im Grunde dort in großem Maßstab weitergeführt.

Die Kooperation schafft natürlich neue Herausforderungen. Du hast zum Beispiel die Konzentration auf wenige Herzkliniken oder Herzzentren angesprochen, um die Ergebnisqualität zu verbessern. Um das zu erreichen, muss neben der Kooperation der beiden vor allem die gemeinsame Infrastruktur verbessert werden. Aus leidvoller Erfahrung befürchte ich hierbei aber keine Verbesserung aus eigenem Antrieb, sondern möchte eher voraussagen, dass wir zur Konzentration der chirurgischen Zentren auch politisch gedrängt oder sogar gezwungen werden.

Oe: Es geht dabei auch um die Zukunft einer Ausbildung zum Kinderherzchirurgen. Du kannst an zu vielen kleinen Zentren nicht so viel kompetenten Nachwuchs ausbilden wie an wenigen großen Zentren. Eine gute Ausbildung kann nur in einer gefestigten Institution stattfinden, die mit „Kopf und Hand" die kleinen Patienten durch die stürmischen Gewässer zu führen in der Lage ist. Und das gilt nicht nur für den sogenannten einfachen, sondern vor allem auch für den sehr komplexen angeborenen Herzfehler und gipfelt in der Herztransplantation. Diese haben wir zu meiner Zeit zwar noch nicht in Hannover durchgeführt, du warst aber schon dabei, als sie in den 1980er-Jahren unter Hans Borst und Roland Hetzer dort wie an anderen universitären Herzzentren, heutzutage vorrangig Gießen, auch an Kindern und sogar Säuglingen vorgenommen wurde. Einige heranwachsende Kinder werden als sogenannte EMAH-Patienten wegen Herzversagens ihres „ausoperierten" Herzfehlers auf uns zukommen. Der Mangel an Spenderherzen gerade auch in dieser Altersgruppe unterstreicht ein weiteres Mal die Wichtigkeit weniger, aber perfekt funktionierender Kinderherzzentren mit Kinderintensivstationen.

Dialog zwischen den Disziplinen

Ausblick: Differenzierung, Spezialisierung und Kommunikation
Future Perspectives: Differentiation, Specialisation and Communication

Oe: Um nochmals den Bogen zu unserer Geschichte zu schlagen, möchte ich den Gedanken von eben noch einmal aufgreifen: Der Weg beider Fächer ging aus von der reinen Diagnostik bei den Kinderkardiologen und der reinen Operation bei den Herzchirurgen durch die 1940er-, 1950er- und 1960er-Jahre. Dann ist die Kooperation entscheidend dadurch verbessert worden, dass der Chirurg mehr und mehr in die Indikationsstellung mit einbezogen wurde und heutzutage beide in diagnostischen und therapeutischen Kategorien denken und handeln.

K: Ja, ja! Vollkommen richtig.

Oe: Das ist für mich Fortschritt. Er gipfelt im Augenblick nicht in der Verschmelzung – so weit wollen wir nicht gehen –, aber in der Annäherung beider Disziplinen in einer gemeinsamen Jahrestagung.

K: In dem Zusammenhang kommt mir noch ein Gedanke, der mir für die Zukunft wichtig erscheint. Die Kinderkardiologen haben sich vor 40 Jahren von der allgemeinen Pädiatrie gewissermaßen abgenabelt, sind selbstständig, haben einen eigenen Schwerpunkt gebildet. Die Erwachsenenkardiologie hat einen ähnlichen Weg genommen und sich von der Inneren Medizin gelöst, die Kardiochirurgie von der Allgemeinchirurgie. Das ist ungefähr alles in derselben Zeit passiert, um die 1970er-Jahre herum. Jetzt ist es eigentlich an der Zeit, auch den Chirurgen für angeborene Herzfehler eine Eigenständigkeit zu geben, Abteilungsleiterstellen einzurichten, ihnen auf jeden Fall zu vermitteln, dass **sie** ein wichtiger und unverzichtbarer Teil der Kardiochirurgie sind. Ich glaube, dass das nur an großen Kliniken funktionieren kann, wo natürlich die Kooperation mit der Kardiochirurgie bestehen bleibt. Sonst wäre ein Austausch, der im Sinne einer Ausbildungsrotation zwingend erforderlich ist, auf allen Altersbereichen und in allen Operationsmethoden nicht möglich.

Oe: Ich möchte auf deinen ersten Satz in diesem Dialog zurückkommen. Heutzutage ist jeder Herzchirurg immer noch stolz darauf, wenn er schreibt: Chirurg – Herzchirurg, oder wenn der Kardiologe schreibt: Internist – Kardiologe. Das heißt sie beide möchten dokumentieren, dass sie aus einer großen Schule kommen, in der alles möglich war. Das ist vorbei. In Zukunft wird der Herzchirurg „nur" Herzchirurg sein und er rotiert (abgesehen vom Einstieg in den Common Trunk) nicht mehr durch die Basischirurgie, um das gesamte Fachgebiet zu lernen. Er spezialisiert sich auf eine Art, die ihn tatsächlich auf den Spezialisten fokussiert, der sich ausschließlich auf Operationen am Herzen und den herznahen Gefäßen konzentrieren wird.

Aber er darf trotzdem nicht vergessen auszubilden. Und das kann er nur, wenn er genügend Fallzahlen hat und genügend interessierten Nachwuchs. Ich sehe dafür in Deutschland immer noch ausreichend Potenzial. Es gibt weiterhin sehr viele junge Menschen, die in das Fach Herzchirurgie möchten. Es kommen auch viele junge Ärztinnen und Ärzte aus dem Ausland hinzu, die bei uns nicht nur ausgebildet werden, sondern auch bleiben möchten. Diese sollten allerdings nicht nur operationstechnisch, sondern auch wissenschaftlich umfassend ausgebildet werden. Darum plädiere ich dafür, dass die großen herzchirurgischen Zentren immer auch akademische Ausbildungsstätten sind.

K: Da kann ich dir absolut Recht geben. Das ist sozusagen die Essenz, ohne die sich die Disziplin nicht in ihrer vollen Breite auf Dauer entwickeln kann.

Oe: Es würden sich anderenfalls nur ein Standardniveau und kein wachsender Fortschritt entwickeln. Manche – zuerst sogar spektakulär anmutende – Entwicklungen haben sich zwar als Fehlinvestitionen erwiesen; dennoch hat Fortschritt immer stattgefunden, der ausschlaggebend dem gemeinsamen Denken, der Zusammenarbeit und der gegenseitig befruchtenden Kritik zu verdanken ist.

I Geschichte der Kinderkardiologie in Deutschland vor und nach der Wiedervereinigung
History of Paediatric Cardiology in Germany before and after the Reunification

Die Anfänge der Kinderkardiologie in Deutschland
First Steps in Paediatric Cardiology in Germany

Hans Carlo Kallfelz und Achim A. Schmaltz

„Tief ist der Brunnen der Vergangenheit", so beginnt Thomas Mann seine Trilogie „Joseph und seine Brüder". Bis zum Grunde hinabzusteigen, um etwa Babylons Keilschriftentafeln zu erforschen, würde uns überfordern. Dennoch sollten wir um einiges weiter über den kalendarischen Beginn unseres Fachs hinaus zurückschauen, um Herkunft, Geschichte und Entwicklung der Kinderkardiologie besser zu verstehen. Und wir müssen einen Blick werfen auf die große Zahl derer, die mit ihrer Arbeit, ihren innovativen Ideen und ihrer Gestaltungskraft das Fach gefördert haben. Ein langer Weg liegt hinter uns von den ersten Beschreibungen angeborener Herzfehlbildungen bis zu den heute verfügbaren diagnostischen und therapeutischen Möglichkeiten.

Die Stellung des Kindes in der Gesellschaft war und ist vielerorts noch immer schwach. So blieb auch die Beschäftigung mit dem kranken Kind in der Medizin für lange Zeit im Hintergrund und wurde bis in das 19. Jahrhundert hinein fast nur von Gynäkologen, Internisten und Hausärzten wahrgenommen [1]. Die Kinderheilkunde erlangte erst vor kaum mehr als 100 Jahren eine gewisse Eigenständigkeit. Aus dieser Zeit stammt übrigens auch die im deutschen Arztrecht festgelegte Beschränkung der ärztlichen Tätigkeit der Kinderärzte auf den Lebensabschnitt „bis zum Abschluss des Wachstums".

Dank der stark patientenorientierten klinischen Arbeit, intensiver Forschung und kindgerechter Behandlungsverfahren der Kinderärzte ist die Säuglings- und Kindersterblichkeit seitdem dramatisch zurückgegangen und hat damit den weitaus größten Beitrag zur Verlängerung der durchschnittlichen Lebenszeit geleistet. Waren dafür hauptsächlich unter anderem die erfolgreiche Bekämpfung der Infektionskrankheiten und die ständig verbesserte Versorgung der Neugeborenen und Säuglinge verantwortlich, so kommt der Kinderkardiologie in der zweiten Hälfte dieser Pädiatrie-Epoche ebenfalls ein herausragender Verdienst zu.

Diesen Weg nachzuzeichnen, die Ärzte und Forscher als Wegbereiter der Erfolge sichtbar zu machen und ihre Leistungen zu würdigen, möge das Ziel unseres Beitrags zur Geschichte der Kinderkardiologie sein – auch unter Berücksichtigung anderer benachbarter Fachgebiete und des internationalen Umfelds.

Die Vorläufer und Wegbereiter
The Ancestors and Pioneers

In früherer Zeit betrachtete man angeborene Fehlbildungen als „Spielereien der Natur". In Europa sind, beginnend mit Leonardo da Vinci bis weit in das 19. Jahrhundert hinein fast nur Einzelfälle beschrieben worden, so zum Beispiel bereits 1671 die Fallot-Tetralogie (in Kombination mit der sehr seltenen Ectopia cordis von Nicolaus Steno), über 200 Jahre vor der Beschreibung durch Fallot (Willius; zitiert nach [2]). Erst im enzyklopädisch geprägten 19. Jahrhundert begann eine systematischere Bearbeitung und Gliederung angeborener Fehlbildungen, vor allem in England von T. Peacock, C. P. Bailye, J. R. Farre [2]. Retrospektiv darf man die Darstellung der „Scheidewanddefekte des Herzens" von Carl von Rokitanski (1875) [3], einem Wiener Pathologen, als Ausgangspunkt einer strukturierten Betrachtung von Missbildungen einordnen. Es musste aber weit mehr als ein halbes Jahrhundert vergehen, bevor dieser Ansatz konsequent weiterverfolgt wurde. Maude Abbott [4] (s. S. 26), eine kanadische Pathologin, die unter anderem in Wien und Zürich studiert hatte, veröffentlichte 1936 ihren „Atlas of Congenital Cardiac Disease", eine erste systematische Beschreibung angeborener Herzfehlbildungen. Grundlage und Ausgangspunkt für ihre Arbeit war eine umfangreiche Sammlung von Präparaten angeborener Fehlbildungen der McGill-Universität, Montreal. Damit wurde sie nicht nur für die USA zu einer Wegbereiterin der „Kardiologie der angeborenen Herzfehler".

Von klinischer Seite gab es jedoch zunächst keinerlei Resonanz, da man keine Behandlungsmöglichkeiten sah. Erst mit Helen Brooke Taussig (s. S. 27), die eine Kardiologie- und Pädiatrie-Ausbildung am Johns Hopkins Hospital, Baltimore, MD, USA erhalten hatte und sich seit den frühen 1930er-Jahren in der dortigen Kinderklinik zunächst mit der rheumatischen Karditis und dann mit den „Blue Babies" befasste, begann eine neue Ära – die pädiatrische Kardiologie. Sorgfältige und systematische klinische Untersuchung und der Vergleich mit den Befunden der Pathologie ließ Helen Brooke Taussig über Jahre hinweg ein umfassendes Wissen über angeborene Herzfehler sammeln und in ihrem Standardwerk „Congenital Malformations of the Heart" [5], das im Jahr 1947 erschien, darstellen.

Eine bemerkenswerte zeitliche Koinzidenz ist mit den beiden wahrscheinlich ersten chirurgischen Eingriffen bei angeborenen Herz- und Gefäßfehlern verbunden: 1938, getrennt durch den Atlantik, unterbinden Robert E. Gross [6] in Boston und Emil K. Frey [7] in Düsseldorf erstmalig und ohne voneinander zu wissen einen offenen Ductus arteriosus erfolgreich. Die klinische Diagnose war in Boston von dem Kinderarzt Hubbard gestellt worden. Somit handelte es sich hier um die erste dokumentierte pädiatrisch-kardiochirurgische Zusammenarbeit, wie sie dann wenig später von Helen Brooke Taussig und Alfred Blalock exemplarisch praktiziert wurde und über die Jahrzehnte bis heute weitergeführt wird. Die Operation der Ductusligatur war bereits 1907 detailliert von John Munro beschrieben worden, der sie an verstorbenen Neugeborenen nach eigenen Angaben mehrfach ausgeführt hatte, aber die Pädiater nicht von Sinn und Durchführbarkeit des Eingriffs hatte überzeugen können [39].

Erst sechs Jahre später (1944) wurde von Clarence Crafoord über die erfolgreiche Resektion einer Aortenisthmusstenose berichtet [8]. Die Operationstechnik hatte Alexis Carrell bereits 1912 beschrieben (zitiert nach [38]). Im selben Jahr erschien die Publikation über den Blalock-Taussig-Shunt [9], der, obwohl nur palliativ wirkend, Tausenden Kindern mit Fallot-Tetralogie und ähnlichen Fehlbildungen zunächst ein Überleben sicherte. Bei all diesen Patienten war die Diagnose nur aufgrund klinischer Befunde gestellt worden. Eine invasive Diagnostik existierte noch nicht und außer Röntgenaufnahmen und -durchleuchtung war bis dahin keine weitere Bildgebung möglich, sodass die Chirurgen nur über die klinisch gestellte Diagnose, nicht aber über die Morphologie der Fehlbildung informiert waren.

Aus heutiger Sicht hätte die Entwicklung einen für die deutsche Kardiologie ganz anderen Verlauf nehmen können, wenn nicht die Arbeiten von Werner Forßmann [10–12] (s. S. 192), der in heroischen Selbstversuchen die praktisch gefahrlose Anwendung eines Katheters zur Herzsondierung und Kontrastmittelinjektion bewiesen hatte, abrupt abgebrochen worden wären infolge der vernichtenden Aussage eines berühmten deutschen Chirurgen: Ferdinand Sauerbruch, Berlin.

Es vergingen beinahe zehn Jahre, bis, fernab von Europa und den USA, A. Castellanos, R. Pereiras und A. Garcia in Havanna 1938 [13] über die (periphere) Angiokardiografie beim Kind berichteten und damit erstmalig das Verfahren speziell für die Diagnostik angeborener Herzfehler einsetzten. Hier hatten sich drei Disziplinen – Pädiatrie, Radiologie und Innere Medizin – zusammengefunden, um gemeinsam einem Anliegen zum Erfolg zu verhelfen. Während bei diesem Projekt die morphologische Darstellung der Fehlbildungen im Vordergrund stand, konzentrierte sich ab 1941 in den USA eine ähnlich multidisziplinär zusammengesetzte Arbeitsgruppe um den Internisten André F. Cournand, die Kinderärzte J. S. Baldwin und Dickinson W. Richards und den Chirurgen A. Himmelstein auf die Pathophysiologie bei angeborenen Herzfehlern [14]. Nicht unerwähnt bleiben sollen aber auch die für das Verständnis der Pathophysiologie angeborener Herzfehler wichtigen Publikationen von Richard Bing, einem gebürtigen Nürnberger, et al. [15] und William Dexter et al. [16] aus den USA. Die Arbeiten aus Kuba und den USA blieben, bedingt durch die Ereignisse des Zweiten Weltkriegs, in Europa zunächst ohne Resonanz. Eine späte Ehrung erhielt Werner Forßmann zusammen mit André F. Cournand und Dickinson W. Richards 1956 mit der Verleihung des Nobelpreises für Medizin.

Die Geburtshelfer der deutschen Kinderkardiologie
"Midwives" of German Paediatric Cardiology

In Deutschland waren in der Zeit des Nationalsozialismus unter den Vorstellungen der Eugenik angeborene Fehlbildungen allgemein außerhalb des Fokus der kurativen Medizin. So war hier schon vor dem Krieg das Interesse an Herzkrankheiten bei Kindern gering. Die pädiatrischen Lehrbücher enthielten nur allgemeine Hinweise auf angeborene Herzfehler und durch Scharlach oder das rheumatische Fieber erworbene Karditiden. Das war natürlich auch der fehlenden Perspektive für eine erfolgreiche Behandlung geschuldet. Bis zu dieser Zeit stand die Kriegschirurgie personell und fachlich im Mittelpunkt der Medizin und hatte kaum Raum für andere Bereiche gelassen. Aber auch nach Kriegsende wirkte zunächst noch der Gedanke der Eugenik in der Ärzteschaft nach.

So ist bemerkenswert, dass Karl F. Klinke 1950 [17], seinerzeit Direktor der Kinderklinik an der Charité in Berlin, eine erste Monografie zum Thema: „Diagnose und Klinik der angeborenen Herzfehler" (Abb. I.1) veröffentlichte, worin das bis dahin vorhandene Wissen knapp zusammengefasst worden war, ohne dass er selbst über eine größere eigene Erfahrung auf diesem Gebiet verfügte. Klinke war es aber, der in seiner Klinik, erstmalig in Deutschland, der Betreuung herzkranker Kinder besondere Beachtung schenkte.

Auch in Göttingen in der von Hans Kleinschmidt geleiteten Kinderklinik hatte sich bereits vor 1950 eine kleine Arbeitsgruppe zur Versorgung von Herzkindern gebildet, der Prof. H. Nauman als Internist, Fritz Rehbein als Kinderchirurg und K. Nitsch als Kinderarzt angehörten. Wilhelm Heck aus der Kinderklinik fasste die klinischen Befunde von 240 eigenen Patienten – Säuglingen und Kleinkindern – mit großer Sorgfalt zusammen und berichtete darüber 1955 in einer Monografie

I Geschichte der Kinderkardiologie in Deutschland vor und nach der Wiedervereinigung

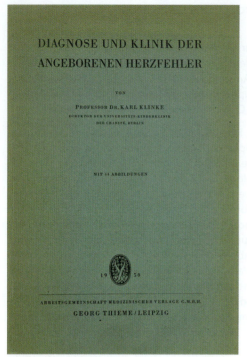 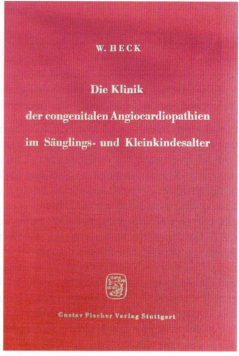

Abb. I.1: Erste deutsche Monografie zu angeborenen Herzfehlern von Karl F. Klinke (1950)
First German textbook on congenital heart disease, by Karl F. Klinke (1950)
(Quelle: H. C. Kallfelz)

Abb. I.2: Darstellung der ersten Göttinger Erfahrungen mit angeborenen Herzfehlern (1955)
Report on the first 240 young patients with congenital heart disease seen in Göttingen (1955)
(Quelle: H. C. Kallfelz)

([18], Abb. I.2). Invasive Untersuchungen hatten in Kooperation mit Internisten und Radiologen bei einigen Patienten stattgefunden, wobei Angiokardiografien und Herzkatheterisierungen zweizeitig vorgenommen wurden. Operationen waren nicht durchgeführt worden.

Unter günstigeren äußeren Bedingungen hatten sich in Zürich der Kinderchirurg M. Grob und der Kinderarzt Ettore Rossi aus der von Guido Fanconi geleiteten Kinderklinik mit der Diagnostik und Therapie angeborener Herzfehler beschäftigt und schon 1949 eine eingehende Beschreibung der Klinik und der Technik der diagnostischen Verfahren sowie eine auch aus heutiger Sicht bemerkenswert klare Systematik zur Differenzialdiagnose vorgelegt ([19], Abb. I.3).

Nur wenige Jahre früher (1946/47) hatten sich in der Bonner chirurgischen Universitätsklinik, durch die ersten Berichte aus den USA stimuliert, zwei Oberärzte aus der von von Redwitz geleiteten Klinik zusammengefunden. Ihr Ziel: die Behandlung operabler Herzkrankheiten: Ernst Derra und Robert Janker, der sich, aus der Chirurgie kommend, der Radiologie zugewandt und außerhalb des Bonner Universitätsklinikums ein universitäres Röntgeninstitut aufgebaut hatten [20], arbeiteten bei der kardialen Diagnostik eng mit der medizinischen Klinik unter Paul Martini zusammen. Hier wirkten vor allem die Oberärzte Franz Grosse-Brockhoff und Adalbert Schaede sowie Gerhard Neuhaus [22] mit. Zunächst auf Erwachsene mit erworbenen Herzklappenfehlern ausgerichtet, erwachte bald aber auch das Interesse an angeborenen Fehlern, nicht zuletzt forciert durch die Chirurgen, die schnell zu den spektakulären Operationserfolgen ihrer Kollegen in Übersee aufschließen wollten. Mit der Bonner Kinderklinik, seinerzeit unter der Leitung von Otto Ullrich, konnte eine unerwartete Kooperation entwickelt werden. Eine Mitarbeiterin der Kinderklinik, Hildegard Lotzkes, betreute die Kinder mit vermuteten Herzfehlern im „Kinderzimmer" der medizinischen Klinik. Sie war auch die erste Kinderärztin in Deutschland, die 1949 eine Herzkatheterisierung bei einem zwölf Jahre alten Jungen mit einer Fallot-Tetralogie vorgenommen hatte [23]. In den ersten fünf Jahren bis 1953 hatte diese Arbeitsgruppe bereits 750 Patienten mit angeborenen Herzfehlern invasiv untersucht, zu diesem Zeitpunkt die weitaus höchste Zahl in Deutschland [24], das jüngste Kind im dritten Lebensjahr. Da in Bonn zunächst nur offene Ductus- und Isthmusstenosen operiert werden konnten, verlegte man weitere Patienten zu Operationen nach Düsseldorf, wo seit 1949 Ernst Derra die chirurgische Klinik führte. Die Verlegung von Bonn nach Düsseldorf geschah in der ersten Zeit unter heute nicht mehr vorstellbaren Bedingungen: Der noch in Bonn ansässige Klinikchef nahm die Patienten am Montagmorgen im eigenen Wagen mit nach Düsseldorf zur Operation. Da beide Städte in der britischen Besatzungszone lagen, war das relativ unkompliziert möglich.

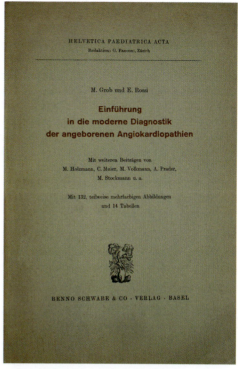

Abb. I.3: Erste deutschsprachige Darstellung zu angeborenen Herzfehlern aus Zürich (1949)
First description in German language on the diagnostic experience in congenital heart defects in Zurich (1949)
(Quelle: H. C. Kallfelz)

Dort traf Ernst Derra auf eine sehr aktive Gruppe von internistischen Kardiologen, die die Diagnostik von Herzfehlern ebenfalls zu hoher Perfektion geführt hatten: Otto Bayer, Franz Loogen und Hans H. Wolter. Sie veröffentlichten 1955 das erste deutschsprachige Werk zur Herzkatheterisierung, das lange Zeit die „Bibel" blieb [25]. 1954 wurde Franz Grosse-Brockhoff, bis dahin Oberarzt an der Bonner medizinischen Klinik, auf den Düsseldorfer Lehrstuhl für Innere Medizin berufen und betrieb zielstrebig zusammen mit Ernst Derra den Aufbau eines kardiologischen und kardiochirurgischen Zentrums. Welche Bedeutung die enge Kooperation von Grosse-Brockhoff und Derra in der Zukunft für die Düsseldorfer Herzchirurgie gewinnen sollte, zeigte sich bald. Der kanadische Herzchirurg Wilfred Gordon Bigelow [27] war auf experimentelle Arbeiten von Franz Grosse-Brockhoff und Wolfgang Schoedel zum Einfluss von Oberflächenhypothermie auf den Stoffwechsel bei narkotisierten Hunden aus den 1940er-Jahren aufmerksam geworden. Von deren Ergebnissen ausgehend, dass eine Herabsetzung der Körpertemperatur die Hypoxietoleranz verlängere, hatte er das Verfahren so weit entwickelt, dass man es für intrakardiale Operationen mit kurzem Kreislaufstillstand von sechs bis acht Minuten nutzen konnte [28]. Die Adaptation und Perfektionierung der Technik beim Menschen wurde durch den aus den USA nach Düsseldorf zurückgeholten Anästhesisten Martin Zindler (zitiert nach [29]) erreicht. Schließlich konnte im Februar 1955 in Düsseldorf der erste Eingriff mit diesem Verfahren zum Verschluss eines Vorhofseptumdefekts erfolgreich vorgenommen werden [29]. Es folgten 1850 weitere Eingriffe mit dieser Methode, die auch bei valvulären Pulmonal- sowie – seltener – bei Aortenstenosen eingesetzt wurde [30].

Nach den Berichten aus den USA von John Gibbon (1954) [31] und John W. Kirklin et al. (1955) [32] über die intrakardiale Chirurgie mithilfe der Herz-Lungen-Maschine (HLM) beziehungsweise C. W. Lillehei et al. (1955 [33]) durch kontrollierte Kreuzzirkulation setzte in Deutschland eine intensive Entwicklungsarbeit ein. So wurden eigene Herz-Lungen-Maschinen in Bonn, Göttingen, Tübingen, schließlich auch in Leipzig und Halle entwickelt. Die ersten beiden Eingriffe mit der HLM bei Fallot-Patienten führte Emil S. Bücherl 1957 in Göttingen durch [28]; die Kinder starben leider nach wenigen Tagen. In Marburg forcierte Rudolf Zenker zusammen mit dem aus den USA zurückgekehrten Hans G. Borst die Weiterentwicklung des Verfahrens. 1958 konnte dort die erste erfolgreiche Operation eines Vorhofseptumdefekts mit HLM in Deutschland vorgenommen werden. Nach Erhalt eines Rufes auf den Münchener Lehrstuhl für Chirurgie 1958 entfaltete Robert Zenker hier eine weltweit beachtete Aktivität (zu den kardiochirurgischen Aspekten s. „Geschichte der Kinderherzchirurgie").

Mit den rasch fortschreitenden Möglichkeiten, intrakardiale Eingriffe mit einem hohen Maß an Sicherheit und guten Erfolgsaussichten durchzuführen, wuchs die Prognose von Kindern mit angeborenem Herzfehler für eine Heilung oder zumindest eine Lebensverlängerung. Die Betreuung dieser Patienten, meist größere Kinder und Jugendliche, lag ursprünglich überwiegend in der Hand internistischer Kardiologen. Im Gegensatz zu den Pädiatern hatten sie fast alle vorher eine Ausbildung in der Physiologie oder Pathologie durchlaufen, ein unschätzbarer Vorteil bezüglich systematischer Arbeit und methodischen Verständnisses. Zunehmend entwickelte sich aber auch in den Kinderkliniken ein größeres Interesse an der Diagnostik angeborener Herzfehler. In den hierarchisch geführten Kliniken dieser Zeit hing die Einführung neuer Ideen und Methoden jedoch weitgehend von den Interessen und Vorstellungen der pädiatrischen Ordinarien ab, und es bedurfte häufig längerer Überzeugungsarbeit, um technische Verfahren wie zum Beispiel Herzkatheterisierungen als notwendige Voraussetzung für eine zielgerichtete Therapie akzeptieren zu lassen. Die Vorbehalte bezogen sich vor allem auf die mit möglichen Gefahren für das Kind verbundene Invasivität, die grundsätzlich mit Argwohn betrachtete Einführung von Technik und damit den „Abschied" von einer bis dahin rein konservativ denkenden und handelnden Kindermedizin.

Über alle diese Bedenken hinweg haben einige pädiatrische Ordinarien frühzeitig die Notwendigkeit einer Spezialisierung erkannt und der Kinderkardiologie in ihren Kliniken eine besondere Förderung zuteilwerden lassen: Neben dem Berliner Ordinarius Karl Klinke in der Charité sind hier vor allem zu nennen Otto Ullrich in Bonn, Hans Kleinschmidt und später Gerhard Joppich in Göttingen, Catel in Kiel, Windorfer in Erlangen, Karl-Heinz Schäfer in Hamburg, Philipp Bamberger in Heidelberg, Albrecht Peiper in Leipzig und Hermann Hilber in München-Schwabing.

Retrospektiv müssen wir erkennen, dass in Deutschland die medizinische Beschäftigung mit angeborenen Herzfehlern zunächst weit überwiegend von Internisten und Chirurgen ausging und von dieser Seite über die ersten zehn bis fünfzehn Jahre nach dem letzten Krieg dominiert wurde. Folgerichtig organisierte dann auch Ernst Derra 1957 die Jahrestagung der Deutschen Gesellschaft für Herz-und Kreislaufforschung in Bad Nauheim mit dem Hauptthema „Angeborene Herzfehler" [34]. Damit konnte auf die bis dahin geleistete, höchst verdienstvolle Arbeit hinsichtlich klinischer und invasiver Diagnostik und die chirurgischen Möglichkeiten und Erfolge aufmerksam gemacht werden. Allerdings waren nur drei der 19 Beiträge von Pädiatern: Ettore Rossi aus Zürich, Gerhard Burgemeister aus Ostberlin und I. Bor aus Prag.

Die ersten Kinderkardiologen in Deutschland
The first Paediatric Cardiologists in Germany

Die zunehmende Beschäftigung von Pädiatern mit ihren herzkranken Patienten hatte einen sehr handfesten Grund. Die aus der Historie erklärbare Dominanz der Internisten auf dem Gebiet der Herzkrankheiten ließ diese sich auch als Sachverständige für angeborene Herzfehler verstehen. Die Übertragbarkeit des erwachsenen Organismus auf das Kind fand allerdings seine Grenzen und die waren meist bei einem Alter unter fünf Jahren beziehungsweise einem Körpergewicht von unter 20 Kilogramm erreicht. Bis zu diesem Alter waren jedoch bereits mehr als 70 Prozent der Betroffenen verstorben. In die Hand der Internisten gelangten also fast nur Patienten mit einem relativ geringen Risiko. Wenn man aber für die Säuglinge und Kleinkinder die Prognose verbessern und deren hohe Mortalität senken wollte, mussten Diagnostik und eine mögliche chirurgische Therapie frühestmöglich einsetzen. Aus dieser täglichen Erfahrung in den Kinderkliniken erwuchs zwingend die Aufgabe, eine umfassende kardiologische Diagnostik, adaptiert auf die den Pädiatern geläufige Größenordnung, aufzubauen und die Kardiochirurgen mit der Kleinheit des Organs und der Komplexität der Fehlbildungen vertraut zu machen.

Unabdingbare Voraussetzung für jede chirurgische Therapie war die genaue Kenntnis der Hämodynamik und Pathoanatomie der Fehlbildungen, die damals nur mit einer sorgfältigen Herzkatheterisierung und ergänzenden Angiokardiografie zu erhalten war. Die Wege zu diesem Ziel verliefen von Klinik zu Klinik unterschiedlich. Bis in die frühen 1950er-Jahre verfügten in Deutschland West und Ost nur die Internisten über Erfahrungen mit invasiver Herzdiagnostik, und nur sie besaßen die Geräte zur intrakardialen und intravasalen Druckmessung sowie zur Blutgasanalyse. Geeignete Röntgenanlagen für Angiokardiografien waren außerordentlich teuer und existierten nur in wenigen Häusern. Nachdem die Chirurgen ihr besonderes Interesse an den konnatalen Angiokardiopathien anmeldeten, wurden auch diese Patienten bei den Internisten invasiv untersucht.

Über die Erfassung der hämodynamischen Grunddaten hinaus, wie sie für die meisten erworbenen Klappenfehler ausreichend waren, mussten bei diesen Patienten der quantitative Nachweis von Shunts und die möglichst genaue Darstellung der anatomischen Fehlbildung erfolgen, um die Operabilität festzustellen und gegebenenfalls das chirurgische Procedere festzulegen.

Da sich Kinderärzte in der Regel nicht mit komplizierteren Untersuchungstechniken befasst hatten und über Austauschtransfusionen bei Neugeborenen hinaus keine Erfahrungen mit invasiven Verfahren besaßen, mussten sie in die Lehre gehen. Das geschah auf unterschiedliche Art und Weise. Beispielhaft seien drei Wege dargestellt, die zum Teil auch kombiniert wurden:

1. Die Technik wird in Kooperation mit internistischen Kardiologen für die Kinderuntersuchungen weiterentwickelt und meist auch das Labor gemeinsam genutzt: zum Beispiel Grosse-Brockhoff – Lotzkes (Bonn), Bender – Hilgenberg (Münster), Blömer – Bühlmeyer (München), Zuckermann – Wagner (Halle), Bette – Ebeling (Homburg/Saar), Keck – Wolf (Heidelberg), Michel – Bock (Leipzig).
2. Künftige Kinderkardiologen gehen zur Erlernung des Handwerks ins angelsächsische Ausland oder nach Schweden: zum Beispiel Beuren (Göttingen), Blömer (München), von Bernuth (Ulm).
3. Weitgehend selbstständige Entwicklung: zum Beispiel Hockerts (Würzburg), Burgemeister (Berlin/Charité), Otto (Berlin/Kaiserin-Auguste-Victoria-Hospital), Heintzen (Kiel), Kallfelz (Bonn).

Der Aufbau der technischen Voraussetzungen für die erforderliche Diagnostik gestaltete sich häufig sehr schwierig, sodass die Zahl der voll funktionsfähigen pädiatrisch-kardiologischen Einheiten nur langsam wuchs. Ungeachtet vieler Probleme waren aber bis Ende der 1950er-Jahre in Gesamtdeutschland bereits mehr als 15 Arbeitsgruppen in der Lage, invasive kardiale Diagnostik durchzuführen (Tab. I.1). Bis in die Mitte der 1970er-Jahre blieben in Westdeutschland Düsseldorf, Göttin-

I Geschichte der Kinderkardiologie in Deutschland vor und nach der Wiedervereinigung

Tab. I.1: Chronologie der ersten Herzkatheteruntersuchungen bei Kindern mit Weiterentwicklung der Institutionen und den Amtsnachfolgern (BRD und DDR)
Chronology of the first heart catheterisations in Children (Federal Republic Germany and German Democratic Republic) and further development of the units and the successors in office

Jahr	Klinik	Leiter/-in	Nachfolger/-in im Amt	Quellen	2017 in Betrieb
1949	Medizinische Universitätsklinik Bonn	H. Lotzkes	Ab 1962 in Kinderklinik: H. C. Kallfelz, J. Keutel, D. Redel, Joh. Breuer	DMW 1952, 77:454 [23]	+
1950	Universitätskinderklinik Würzburg	Th. Hockerts	Klaus Sandhage	A. Derks, Dissertation Würzburg 1985 [35]	
1951	Kaiserin-Auguste-Victoria-Haus, Berlin (FU)	S. Otto (Internist)	F. Dressler, G. Bein (Übergang in DHZ Berlin)	L. Ballowitz, Geschichte des KAVH, 1987 [35]	
1952	Universitätskinderklinik Charité, Berlin	G. Burgemeister	J. Bartel, P. Lange, F. Berger	H. W. Rautenburg 1989 [35]	+
1953	Univesitätskinderklinik Göttingen	W. Heck	A. Beuren, J. Vogt, J. Bürsch, G. Hausdorf, Th. Paul	Die Klinik der congenitalen Angiokardiopathien im Säuglings- und Kleinkindesalter 1955 [18]	+
1953	Universitätskinderklinik Hamburg	H. Lotzkes	P. Müller-Brunotte, E. W. Keck, J. Weil, R. Kozlik-Feldmann	H. W. Rautenburg, 1989 [35]	+
1954	Universitätskinderklinik Leipzig	D. Michel (Internist)	K. Bock, P. Schneider, J. Janoušek, I. Dähnert	P. Kinzel, persönl. Auskunft	+
1954	Kinderklinik der TU München-Schwabing	H. Hilber*	Übergang in DHZ München	H. Blömer, persönl. Auskunft	
1955	Universitätskinderklinik LMU München	K. Bühlmeyer	Chr. Döhlemann, H. Netz, N. Haas	H. W. Rautenburg 1989 [35]	+
1955	Universitätskinderklinik Kiel	P. Heintzen	H.-H. Kramer	H. W. Rautenburg 1989 [35]	+
1955	Universitätskinderklinik Halle (Saale)	R. Zuckermann (Internist), G. Wagner	R. G. Grabitz	G. Wagner, persönl. Auskunft	+
1956	Medizinische Universitätsklinik Münster	F. Bender (Internist), F. Hilgenberg	J. Vogt, Chr. Jux	H. W. Rautenburg 1989 [35]	+
1958	Universitätskinderklinik Erlangen	H. Gutheil	H. Singer, S. Dittrich	H. W. Rautenburg 1989 [35]	+
1959	Universitätskinderklinik Frankfurt am Main	H. Vettermann	R. Hofstetter, D. Schranz	H. W. Rautenburg 1989 [35]	+
1959	Universitätskinderklinik Heidelberg	D. Wolf	H. E. Ulmer, M. Gorenflo	H. Ulmer, persönl. Mitteilung	+
1960	Medizinische Universitätsklinik, Homburg/Saar	L. Bette (Internist)	W. Hoffmann, H. Abdul-Khaliq	H. W. Rautenburg 1989 [35]	+
1960	Universitätskinderklinik Gießen	H. W. Rautenburg	H. E. Ulmer, D. Schranz, Chr. Jux	H.W. Rautenburg 1989 [35]	+

* Nur Kontrastmittelinjektion in beide Cubitalvenen

gen und München und in der DDR Leipzig, Halle und Berlin die führenden Herzkliniken für angeborene Herzfehler.

Bis zum Bau der Berliner Mauer im Jahr 1961 bestand weiterhin ein reger wissenschaftlicher Austausch zwischen West- und Ostdeutschland. In der Rückschau darf man feststellen, dass sich die Kinderärzte in der damaligen DDR früher mit angeborenen Herzfehlern beschäftigten und trotz eingeschränkter Möglichkeiten bis in die 1960er-Jahre bezüglich Diagnostik und Behandlung gleichauf lagen mit dem Westen. Vor allem die Leipziger Gruppe um den Kinderkardiologen Karl H. Bock leistete Außergewöhnliches. Als ein Beweis dafür dient die 1971 erschienene Monografie „Mißbildungen des Herzens und der großen Gefäße – Klinik und Therapie" von Karl H. Bock, Heinz Trenckmann, Martin Herbst und Ferdinand Spreer (Abb. I.4). Hier werden alle Facetten des Gebiets von der Embryologie über die Pathologie, die Klinik und die Untersuchungsverfahren bis zur operativen Behandlung ausführlich und auf dem damaligen Stand des Wissens dargestellt [39]. Zur Situation in der ehemaligen DDR s. „Die Geschichte der Kinderkardiologie in der DDR bis 1991".

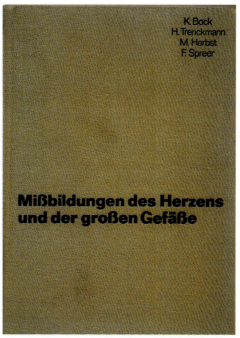

Abb. I.4: Erste umfassende deutsche Darstellung von angeborenen Herz- und Gefäßfehlbildungen (1971)
First comprehensive German textbook on congenital cardiovascular defects (1971)
(Quelle: H. C. Kallfelz)

Gründung weiterer kinderkardiologischer Einheiten
The Foundation of further Units of Paediatric Cardiology

Die Einrichtung des ersten Extraordinariats für pädiatrische Kardiologie an der Göttinger Kinderklinik 1960 und die Berufung von Alois Beuren, einem Schüler von Helen B. Taussig, als späteren ersten Ordinarius ließ eine Aufbruchsstimmung entstehen. Mit der Thematik wurden die Pädiater durch den von Gerhard Joppich, Direktor der Göttinger Kinderklinik, organisierten 59. Kinderärztekongress im September 1960 in Kassel bekannt gemacht. Die Sitzung zum Hauptthema „Angeborene Herzfehler" wurde von Alois Beuren geleitet. Der bereits erwähnte Nobelpreisträger Werner Forßmann war anwesend und Helen B. Taussig hielt das Hauptreferat.

In den folgenden zehn Jahren bis 1971 wurden jährlich ein bis zwei neue kinderkardiologische Arbeitsgruppen oder Abteilungen gegründet (Tab. I.2) Bis 1990 waren in Deutschland insgesamt 33 Abteilungen und Arbeitsgruppen entstanden.

I Geschichte der Kinderkardiologie in Deutschland vor und nach der Wiedervereinigung

Tab. I.2: Chronologie der Gründung weiterer kinderkardiologischer Einheiten in der BRD und der DDR 1961–1971
Chronology of the foundation of further departments of Paediatric Cardiology in the Federal Republic of Germany and in the German Democratic Republic 1961–1971

Jahr	Klinik	Leiter/-in	Nachfolger/-in im Amt	2017 in Betrieb
1962	Olga-Hospital Stuttgart	N. Schad	R. Quintenz, F. Uhlemann	+
1962	Universitätskinderklinik Bonn	H. C. Kallfelz	J. Keutel, D. Redel, J. Breuer	+
1964	Universitätskinderklinik Rostock	G. Teichmann (Internistin)	W. Kienast, M. Peuster	
1965	Universitätskinderklinik Freiburg	W. Kollmann	G. Schumacher, Schmidt-Redemann, R. Mocellin, D. Kececioglu, B. Stiller	+
1965	Medizinische Akademie Erfurt, Kinderklinik	H. Fiehring (Internist)	P. Becker, H. Schmidt, W. Köhler	
1966	Universitätskinderklinik Tübingen	J. Apitz	M. Hofbeck	+
1968	Universitätskinderklinik Mainz	B. K. Jüngst	Ch. Kampmann	+
1969	Universitätskinderklinik Düsseldorf	M. Bourgeois	K. O. Schmidt	
1971	Universitätskinderklinik Ulm	G. von Bernuth	D. Lang, Ch. Apitz	+
1973	Universitätskinderklinik Essen	J. Stoermer	A. A. Schmaltz	
1974	Kinderklinik Medizinische Hochschule Hannover	H. C. Kallfelz	G. Hausdorf, J. Wessel, Ph. Beerbaum	+
1980	Städtische Klinik Bremen	J. Keutel	T.-P. Lê, J.-H. Nürnberg, T.-P. Lê	
1980	Kinderklinik St. Augustin	P. Brode	L. Grävinghoff, M. B. E. Schneider	+
1983	Universitätskinderklinik Wuppertal	W. Liersch	A. Heusch	+
1985	Herzzentrum Bad Oeynhausen	H. Meyer	D. Kececioglu	+
1986	Klinikum Kaiserslautern	G. Rupprath	Th. Kriebel	+
1988	Deutsches Herzzentrum Berlin	P. E. Lange	F. Berger	+
1993	Herzzentrum Duisburg	O. Krogmann		+

Die Entwicklung der klinischen und invasiven Diagnostik
Development of the Clinical and Invasive Investigation

In den frühen Jahren bis 1960 beschränkte sich die Diagnostik auf die Klinische Untersuchung, EKG, Phonokardiogramme und das Röntgenbild. Pulskurven und später Indikatorverdünnungskurven wurden zum Teil ergänzend durchgeführt. Herzkatheterisierungen wurden bis in die frühen 1960er-Jahre fast nur bei größeren Kindern vorgenommen. Die seinerzeit auschließlich verfügbaren ionischen Kontrastmittel führten wegen ihrer hohen Osmolalität nicht selten zu Komplikationen.

Das Kathetermaterial war für die Verwendung bei Säuglingen nicht geeignet. Es war zu steif und zu großlumig. Die Einführung konnte nur über eine Venaesectio erfolgen; die Seldinger-Technik für Säuglinge stand erst im Verlauf der 1970er-Jahre zur Verfügung.

Neben der Angiokardiografie gab es bis zum Beginn der 1980er-Jahre kein weiteres bildgebendes Verfahren.

Frühe Organisation der Weiterbildung und wissenschaftlicher Austausch in Westdeutschland
Early Organisation of Postgraduate Training and Scientific Exchange in Western Germany

Einem an der Kreislaufphysiologie bei Kindern interessierten Allgemeinpädiater war es vorbehalten, die ersten Schritte zu einer Organisation der an Herz und Kreislauf interessierten Kinderärzte zu tun: Fritz Graser, seinerzeit noch Oberarzt an der Mainzer Kinderklinik, später Chefarzt der Wiesbadener Kinderklinik, lud unter dem Titel „Erstes pädiatrisches Kreislaufkolloquium" zu einer Zusammenkunft am 26. März 1960 nach Frankfurt am Main. Im Kreis der Referenten finden sich manche Namen, die vorangehend bereits aufgetaucht sind. Untersuchungstechniken und Fragen der Herz- und Kreislaufphysiologie standen zunächst im Mittelpunkt (Tab. I.3).

Tab. I.3: Teilnehmer und Referate beim ersten pädiatrischen Kreislaufkolloquium
Participants and Topics of the first Paediatric Cardiology Meeting

Referent	Ort	Thema des Referats
Th. Hockerts	Würzburg	Energiestoffwechsel des Herzens
Lüllmann	Mainz	Reizbildung und Erregungsausbreitung in Herzen
J. Stoermer	Göttingen	Besonderheiten des EKG im Kindesalter
D. Wolf	Heidelberg	Analyse und Vorkommen von Rhythmusstörungen
H. Berger	Mainz	Ballistokardiographie im Kindesalter
P H. Heintzen	Kiel	Phonokardiographie vom Säuglings- bis zum Reifungsalter
B. Keuth	Köln	Zur Blutdruckmessung im Kindesalter
A. Beuren	Göttingen	Herzkatheterisierung beim Kind
G. Burgemeister	Berlin/Charité	Angiokardiographie bei angeborenen Herzfehlern
F. Graser	Mainz	Schlag- und Minutenvolumenbestimmung
B. Keuth	Köln	Herzdynamik im Kindesalter
J. Wenner	Bonn	Das Fick'sche Prinzip
F. Graser	Mainz	Herz- und Kreislauffunktionsprüfungen im Kindesalter

Das zweite pädiatrische Kreislaufkolloquium fand am 11./12. April 1961 in Mainz statt und war dem Thema „Herz und Kreislauf des Neugeborenen" gewidmet. Fritz Graser war es gelungen, für nahezu alle Aspekte der perinatalen Kreislaufumstellung Referenten von höchster Kompetenz, vorwiegend aus dem angelsächsischen und skandinavischen Raum zu gewinnen. So begegneten die deutschen Teilnehmer erstmalig den Kollegen John Lind (Stockholm), Celander (Göteborg), J. Peltonen (Turku), Daws (Oxford), Gerald Graham (London) und Abraham Rudolph (New York).

Während anfangs die Vortragenden allein die Zuhörerschaft bildeten, kamen zum dritten Kreislaufkolloquium, das Fritz Graser am 13./14. Mai 1962 in Garmisch-Partenkirchen organisiert hatte, bereits eine größere Zahl passiver Teilnehmer hinzu. Es war dem Thema „Erworbene Herzkrankheiten im Kindesalter" gewidmet. Diagnose und Therapie infektiologischer und rheumatischer Prozesse waren Hauptthemen. Die Vorträge auf diesem Symposium wurde veröffentlicht [37], während die Beiträge auf allen anderen Kolloquien nicht publiziert wurden.

Eine Übersicht über die Organisatoren, Themen und prominente Teilnehmer der Kreislaufkolloquien findet sich in Tab. I.4. Einzelheiten zu Themen und Vortragenden sind in „Der Geschichte der Kinderkardiologie" 1989 von Hans W. Rautenburg [35] beschrieben.

I Geschichte der Kinderkardiologie in Deutschland vor und nach der Wiedervereinigung

Tab. I.4: Pädiatrische Kreislaufkolloquien 1960–1969
Colloquia on heart and circulation in children 1960–1969

Ort der Veranstaltung	Datum	Organisation	Themen	Besondere und eingeladene Referenten
Frankfurt/Main	26.3.1960	F. Graser	Diagnostische Methoden bei herzkranken Kindern	G. Burgemeister (Berlin/Charité), A. Beuren (Göttingen), Th. Hockerts (Würzburg)
Mainz	11./12.4.1961	F. Graser	Herz und Kreislauf perinatal und bei Neugeborenen	J. Lind und Celander (Schweden), Daws und G. Graham (UK), A. Rudolph (New York)
Garmisch-Partenkirchen	13./14.5.1962	F. Graser, E. Stöber	Erworbene Herzkrankheiten im Kindesalter	W. Hort (Düsseldorf), H. Stickl (München)
Mainz	22./23.4.1963	F. Graser	Physiologie und Pathologie des peripheren Kreislaufs	Celander und J. Lind (Schweden), N. Schad (Zürich), G. Graham (London)
Kiel	6./7.7.1964	F. Graser, P. Heintzen	Angeborene Herzfehler, Diagnostik und Therapie	N. Schad (Zürich), J. Koncz (Göttingen), B. Löhr (Kiel) und G. Rodewald (Hamburg)
Mainz	10./11.5.1965	F. Graser	Belastungsuntersuchungen, pulmonale Hypertonie	Klimt (Berlin-Buch), Kl. Thoren (Stockholm), G. Koch (Umea, Schweden)
Mainz	24./25.10.1966	F. Graser	Zyanotische Herzfehler, Gerinnungsstörungen, Dokumentation	N. Schad (Zürich), H. G. Lasch (Gießen), S. Koller (Mainz)
Hamburg	12./13.6.1967	F. Graser, E. W. Keck	Diagnostik und Therapie bei angeborenen Herzfehlern	P. Heintzen (Kiel), N. Schad (Zürich)
Gießen	7./8.10.1968	F. Graser, H. W. Rautenburg	Kardiologische Versorgung hirngeschädigter Kinder, Organisation und Struktur kinderkardiologischer Abteilungen	G. Graham (London), Klimt (Berlin-Buch), G. Koch (Umea), J. Weber (Bern)
Münster	13./14.10.1969	F. Graser, F. Hilgenberg	Transposition der großen Arterien, Pseudo-Truncus, Truncus arterosus communis	G. Graham (London)

Das zehnte Kreislaufkolloquium 1969 verbindet sich mit einem Meilenstein für die deutsche Kinderkardiologie durch die damals in Münster vollzogene Gründung der „Arbeitsgemeinschaft für Pädiatrische Kardiologie e.V." (Abb. I.5). Die Arbeitsgemeinschaft hatte 47 Gründungsmitglieder. Aus diesem Kreis wurden als erster Vorsitzender Paul Heintzen, als zweiter Vorsitzender Klaus Menner, als Schriftführer Hans Werner Rautenburg und als Beisitzer Joachim Stoermer und Ernst W. Keck gewählt. Wichtige Dokumente dieses Prozesses sind faksimiliert in der „Geschichte der Kinderkardiologie in Deutschland" von Hans W. Rautenburg [35] wiedergegeben.

Die Zusammensetzung des Vorstands blieb unverändert bis 1973. Bis dahin fanden noch vier Jahrestagungen der Arbeitsgemeinschaft statt: 1970 in Rottach-Egern am Tegernsee unter Vorsitz von K. Bühlmeyer, 1971 in Tübingen unter Leitung von J. Apitz, 1972 in Bonn-Bad Godesberg mit Tagungsleiter H. C. Kallfelz und schließlich 1973 in Erlangen unter dem Vorsitz von H. Gutheil.

Anlage 1

Protokoll

über die Gründungsversammlung der

"Arbeitsgemeinschaft für pädiatrische Kardiologie"

am 14.10.69

Ort der Versammlung: Waldhotel Krautkrämer
4403 Hiltrup bei Münster/Westf.

Zeit der Versammlung: 14. Oktober 1969
von 12.00 - 13.55 Uhr.

Zahl der anwesenden Mitglieder: 45 Personen

Beschlußfähigkeit(lt.Satzungsentwurf): vorhanden

Versammlungsleiter: Prof. Dr. Hans-Werner Rautenburg
aus 63 Gießen

Die Versammlung wurde zunächst öffentlich im Rahmen des "Pädiatrischen Kreislaufkolloquiums 1969" , d.h. ohne Beschränkung auf die späteren Mitglieder, begonnen. Ein Satzungsentwurf lag allen Interessenten an der "Arbeitsgemeinschaft" vor.

Herr Rautenburg schildert zunächst die Vorarbeiten, die seit dem vorjährigen "Pädiatrischen Kreislaufkolloquium in Gießen" am 7.+8.10.1968 geleistet wurden und erläutert den bereits im kleinen Kreis der kinderkardiologischen Abteilungsleiter besprochenen und verbesserten Satzungsentwurf.

Hierzu erfolgt dann die Satzungs-Diskussion aller Teilnehmer.

\- 2 -

Herr Heintzen fragt nach den konkreten Aufgaben des 1.Vorsitzenden.

Herr Keck fragt nach der Vertretung des Vorstandes der Arbeitsgemeinschaft im Vorstand der Deutschen Gesellschaft für Kinderheilkunde.

Herr Heintzen bittet um nähere Erläuterung zur Frage der ordentlichen Mitglieder hinsichtlich Mitgliedschaft bei anderen wissenschaftlichen (pädiatrischen) Gesellschaften.

Alle Fragen konnten im Hinblick auf die Satzung von Herrn R a u t e n b u r g ausreichend beantwortet werden.

Herr Rautenburg verliest eine juristisch notwendige Ergänzung des Satzungsentwurfs zu Punkt 7 (S.5, Absatz 1) hinsichtlich der Einberufung von außerordentlichen Mitglieder versammlungen.

Herr Wolf schlägt eine Einfügung in die Satzung unter Punkt 4a (S.2) hinsichtlich der Nominierung der Kandidaten zur Wahl des 1.Vorsitzenden und der Frage der Vorschlagsberechtigung bzw. Wählbarkeit vor.

Beide Satzungsergänzungen werden formuliert und in den Satzungsentwurf ohne Einspruch eingefügt.

Es folgt dann eine ausführliche Diskussion zur Frage der Einberufung von außerordentlichen Mitgliederversammlungen (Punkt 7, S.5 und neuaufgenommenen Ergänzung). Hauptsächliche Diskussionsredner hierzu waren die Herren Wolf, Stoermer, Menner und Kallfelz. In der formulierten Ergänzung wird "können" in "müssen" geändert, nachdem kein entscheidendes Gegenargument vorgebracht wird.

\- 3 -

Herr Wolf stellt den Antrag auf eine weitere Ergänzung des Punktes 7 (S.5) bzgl. vorheriger Bekanntgabe der Tagesordnung bei außerordentlichen Mitgliederversammlungen. Ein entsprechend formulierter Satz wurde ohne Gegenstimmen am Schluß des Punktes 7 der Satzung aufgenommen.

Danach erfolgen keine Diskussionsbemerkungen oder Änderungs- bzw. Ergänzungsvorschläge zum Satzungsentwurf, so daß die öffentliche Versammlung geschlossen wird.

Die Versammlung wird dann geschlossen nur für die eingetragenen Mitglieder (siehe Mitgliederliste) fortgesetzt. Es war kein Nichtmitglied mehr anwesend.

Per acclamationem wird Herr Prof. Dr. H.W. R a u t e n b u r g, Gießen, zunächst als Versammlungsleiter bestätigt (keine Gegenstimme, keine Stimmenthaltung).

Feststellung der Zahl der bei der Gründung eingeschriebenen Mitglieder anhand der Mitgliederliste: 47 Personen .

1) Abstimmung über die Annahme der Satzung (schriftlich, geheim):
Abgegebene Stimmen: 45
ja-Stimmen: 45
(Die Auszählung der Stimmen erfolgte immer vor der Versammlung durch die Herren Apitz und Menner, Schreiber: Herr Bürsch)

Damit ist der vorliegende, diskutierte und ergänzte Satzungsentwurf als Satzung der "Arbeitsgemeinschaft für pädiatrische Kardiologie e.V." einstimmig von allen Gründungsmitgliedern angenommen worden.

\- 4 -

2) Vorschläge zur Wahl des 1.Vorsitzenden:
Herren Heintzen, Stoermer, Beuren, Rautenburg, Keck und Hilgenberg.

Wahl des 1.Vorsitzenden (schriftlich, geheim):
Abgegebene Stimmen: 45

Herr Heintzen	:	27
Herr Hilgenberg:	:	11
Herr Beuren	:	3
Herr Rautenburg	:	3
Herr Keck	:	1
Herr Stoermer	:	0 Stimmen.

Damit ist Herr Heintzen lt. Satzung zum 1.Vorsitzenden gewählt worden. Herr Heintzen nimmt die Wahl an.

---

3) Vorschläge zur Wahl des Schriftführers:
Herren Rautenburg, Keck, Menner.

Wahl des Schriftführers (schriftlich, geheim):
Abgegebene Stimmen: 45

Herr Rautenburg	:	42
Herr Keck	:	2
Herr Menner	:	1

Damit ist Herr Rautenburg lt.Satzung zum Schriftführer gewählt. Der 1.Vorsitzende ist damit einverstanden; Herr Rautenburg nimmt die Wahl an.

Abb. I.5: Protokoll der Gründungsversammlung der Arbeitsgemeinschaft für Pädiatrische Kardiologie e.V. am 14.10.1969
Minutes of the Founding Assembly of the Working Group for Paediatric Cardiology on Oct 14th 1969
(Quelle: H. W. Rautenburg [34])

I Geschichte der Kinderkardiologie in Deutschland vor und nach der Wiedervereinigung

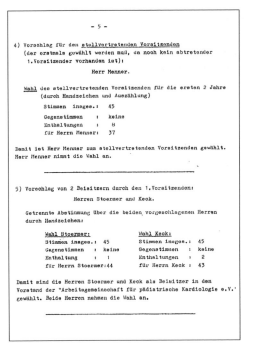

Abb. I.5 *(Fortsetzung)*

Summary

Paediatric cardiology started in Germany in many ways different from other western countries: congenital heart defects were taken care of by adult cardiologists and cardiac surgeons starting shortly after World War II continuing this way up to the early 1960s. Paediatricians interested in heart disease started to work in this field not before about 1955, mostly collaborating with adult cardiologists. The first centres developed in East-Berlin, Munich, Kiel, Göttingen and Leipzig. Up to 1960 however more than 15 paediatric university hospitals had started to catheterize patients with congenital heart defects and in most of them simple lesions could be operated on. In the following years up to 1971 nine more working groups or even departments of paediatric cardiology were founded, cooperating closely with heart surgeons.
In 1969 the German Working Group for Paediatric Cardiology was founded by the first 47 members and four years later the German Society of Paediatric Cardiology came into existence.

Literatur
References

[1] Peiper A. Chronik der Kinderheilkunde, Georg Thieme Verlag, Leipzig 1951
[2] Rashkind WJ. Congenital Heart Disease. Hutchinson Ross Publ. Co. Stroudsburg, Pennsylvania 1982
[3] von Rokitanski C. Defekte der Herzscheidewand, Wien 1875
[4] Abbott ME. Atlas of Congenital Cardiac Disease. McGill –Queen's University Press, Montreal & Kingston – London – Ithaca 1936 (Reprint 2006)
[5] Taussig HB. Congenital Malformations of the Heart, Harvard University Press, Cambridge, Massachusetts 1947
[6] Gross RE, Hubbard JP. Surgical Ligation of a Patent Ductus Arteriosus: Report of first successful case. Am Med Assoc J. 1939; 112: 729–731
[7] Kaemmerer H, Meisner H, Hess J and Perloff JK. Surgical Treatment of Patent Ductus Arteriosus: A New Historical Perspective. Am J Cardiol. 2004; 94: 1153–1154

[8] Craaford C and Nylin G. Congenital Coarctation of the Aorta and its Surgical Treatment. J Thorac Surg. 1945; 14: 347–361

[9] Blalock A and Taussig HB. Surgical Treatment of Malformations of the Heart, in which there is Pulmonary Stenosis or Pulmonary Atresia. Am Med Ass J 1945; 128: 189–202

[10] Forßmann W. Die Sondierung des rechten Herzens. Klin Wschr 1929; II: 2085

[11] Forßmann W. Selbstversuch, Erinnerungen eines Chirurgen. Droste Verl. Düsseldorf 1972

[12] Forßmann, W. Über die Kontrastdarstellung der Höhlen des lebenden rechten Herzens und der Lungenschlagader. Münch Med Wschr 1931; I, 489

[13] Castellanos A, Pereira R and Garcia A. Angiocardiography in the child, 7th Congress of the Panamerican Medical Asociation, Havana 1939; 75–82, 109–113

[14] Cournand AS, Baldwin J and Himmelstein A. Cardiac Catheterization in Congenital Heart Disease: A Clinical and Physiological Study in Infants and Children. The Commonwealth Fund, New York 1949; 4–29, 99–102

[15] Bing RJ, Vandamand D, Gray FD. Physiological Studies in Congenital Heart Disease. Johns Hopkins Hosp. Bull 1947; 80: 107–141

[16] Dexter L, Haynes FW, Burwell CS, Eppinger EC, Siebel RD and Evans JN. Studies of Congenital Heart Disease. J.Clin Invest 1947; 26: 547–576

[17] Klinke K. Diagnose und Klinik der angeborenen Herzfehler. Georg Thieme Verlag, Leipzig 1950

[18] Heck W. Die Klinik der congenitalen Angiokardiopathien im Säuglings- und Kleinkindesalter. Gustav Fischer Verlag, Stuttgart 1955

[19] Grob M, Rossi E. Einführung in die moderne Diagnostik der angeborenen Angiokardiopathien. Helv Paed Acta 1949; 4: 189–243

[20] Janker R. Apparatur und Technik der Röntgenkinematographie zur Darstellung der Herzinnenräume und der großen Gefäße. Fortschr Röntgenstr. 1949; 72: 513–520

[21] Grosse-Brockhoff F, Janker R, Neuhaus R, Schaede A. Zur Diagnostik der angeborenen Herzfehler. Ärztl Wschr 1951; 872–892

[22] Grosse-Brockhoff F, Neuhaus G, Schaede A. Diagnostik und Differentialdiagnostik der angeborenen Herzfehler. Dtsch Arch Klin Med 1950; 197: 621–676

[23] Schaede A und H Lotzkes. Ein Beitrag zu den diagnostischen Möglichkeiten der Herzkatheterisierung bei angeborenen Herzfehlern. DMW 1952; 77: 454–457

[24] Schaede A, H Lotzkes, HH Hilger. Zur Frage der körperlichen Entwicklung bei angeborenen Herzfehlern. Arch Kreisl. Forsch 1956; 24: 1–26

[25] Bayer O, Loogen F und Wolter H. Der Herzkatheterismus bei angeborenen und erworbenen Herzfehlern. Georg Thieme Verlag, Stuttgart 1954

[26] Bigelow WG, Lindsay WK, Harrison BC. General hypothermia for experimental cardiac surgery. Ann Surg 1950; 132: 531–539

[27] Lewis FJ and Taufic M. Closure of atrial septal defects with aid of hypothermia: Experimental accomplishments and the report of one successful case. Surgery 1953; 32: 52

[28] Bircks W. Geschichte der Herzchirurgie in Deutschland unter Berücksichtigung ihrer Beziehung zur Deutschen Gesellschaft für Kardiologie – Herz- und Kreislaufforschung. In: Lüderitz B u. Arnold G: 75 Jahre Deutsche Gesellschaft für Kardiologie – Herz- und Kreislaufforschung, Springer Verlag, Berlin, Heidelberg, New York 2002

[29] Leitz KH. Geschichte der Herzchirurgie in Deutschland. In: G Ziemer und A Haverich, Herzchirurgie, 3. A., Springer Verlag, Berlin, Heidelberg, NewYork 2010, 3–25

[30] Gibbon JH Jr. Application of a mechanical heart and lung apparatus to cardiac surgery. Minn Med 1954; 37: 171

[31] Kirklin JW, DuShane JW, Patrick RT et al. Intracardiac Surgery with the aid of a mechanical pump-oxygenator system (Gibbon type): Report of eight cases. Proc Staff Meetings Mayo Clinic 1951; 30: 201–206

[32] Lillehei CW et al. The direct vision intracardiac correction of congenital anomalies by controlled cross circulation: Results in thirty two patients with ventricular septal defects, tetralogy of Fallot and atrioventricularis communis defects. Surgery 1955; 38: 11–29

[33] Thauer R (Hrsg). Verhandlungen der Deutschen Gesellschaft für Kreislaufforschung, 23. Tgg: Kreislauf in Narkose und Hypothermie, Angeborene Herzfehler. D. Steinkopff Verlag, Darmstadt 1957

[34] Rautenburg HW. Geschichte der Kinderkardiologie in Deutschland, Gießen 1989

[35] Heintzen P. Geschichte der Deutschen Kinderkardiologie. In: 75 Jahre Deutsche Gesellschaft für Kardiologie – Herz- und Kreislaufforschung. Springer Verlag, Berlin, Heidelberg, New York 2002, 369–408

[36] Graser F (Hrsg). Die erworbenen Herzkrankheiten im Kindesalter. F. K. Schattauer, Stuttgart 1964

[37] Jeger E. Die Chirurgie der Blutgefäße und des Herzens, Springer Verlag, Berlin, Heidelberg 1913

[38] Munro JC. Ligation of the ductus arteriosus. Ann Surg 1907; 446: 335

[39] Bock K, Trenckmann H, Herbst M, Spreer F. Mißbildungen des Herzens, Klinik und Therapie. VEB Verlag Volk und Gesundheit, Berlin 1971

Wurzeln der Kinderkardiologie
(Ur)Mütter der Kinderkardiologie

Maude Elisabeth Abbott (18.3.1869–2.9.1940)

von Angelika Lindinger

Vor dem Wirken von Helen B. Taussig hat niemand mehr zur Gründung des Faches Pädiatrische Kardiologie beigetragen als Maude E. Abbott (Abb. 1).

Sie wurde 1869 in St. Andrews East, Quebec, Kanada, als Kind eines anglikanischen Geistlichen geboren und verwaiste im Alter von sieben Monaten, nachdem der Vater die Familie verlassen hatte und die Mutter an Tuberkulose verstorben war. Aufgezogen von einer verständnisvollen Großmutter konnte sie – nach einem erfolglosen ersten Anlauf an der McGill University in Montreal wegen ihres weiblichen Geschlechts – an der Faculty of Medicine at Bishop's College in Montreal Medizin studieren. Sie bestand ihr Examen im Jahr 1894 mit hohen Auszeichnungen (Senior Anatomy Prize und Chancellors Prize). Anschließend segelte sie nach Europa für ein dreijähriges Postgraduierten-Studium in Innerer Medizin und Pathologie in Wien. Zurück in Montreal eröffnete sie zuerst eine Praxis, was sie jedoch nicht ausfüllte. 1897 eröffnete sie eine unabhängige Klinik, die der Behandlung von Frauen und Kindern gewidmet war.

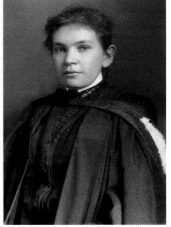

Abb. 1: Maude E. Abbott (1869–1940, Foto 1904)
(Quelle: McCord Museum, Kanada, Wikipedia)

Ihre erste Arbeit über „So-called functional heart murmurs" wurde auf dem General Meeting der Montreal Medico-Chirurgical Society von einem männlichen Kollegen vorgetragen, da Frauen nicht als Mitglieder zugelassen waren. Die Arbeit wurde jedoch nachträglich honoriert durch die Aufnahme von Maude Abbott als erstes weibliches Mitglied der Gesellschaft.

1899 wurde sie an der McGill-Universität in Montreal – jener Universität, die sie zehn Jahre früher nicht als Studentin akzeptiert hatte – leitende Kuratorin des Medical Museum, das eine Unzahl unsortierter pathologischer Präparate beherbergte. Auf Rat des Pathologen William Osler katalogisierte sie die Präparate, die bis 1823 zurückdatierten; sie stieß dabei unter anderem auf ein Herz, das zwei Vorhöfe, aber nur eine Kammer aufwies. Wiederum animiert von Osler sortierte sie in der Folge 412 Präparate mit angeborenen Herzfehlern und veröffentlichte sie 1908 im vierten Band des ersten Jahrgangs der „Modern Medicine". 1925 wurde sie schließlich zum Assistant Professor an der McGill-Universität berufen.

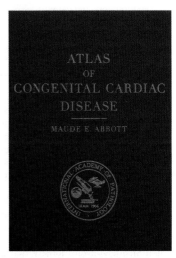

Abb. 2: Maude E. Abbott: Atlas of Congenital Cardiac Disease, 1. Auflage 1936; 1th edition

1931 zeigte sie in einer großen Ausstellungspräsentation systematisch geordnete und detailliert beschriebene Herzpräparate in der New York Academy of Medicine. Diese enthielt Abbildungen und Zeichnungen mit Angaben zu Ätiologie, Embryologie und Physiologie von angeborenen Herzanomalien einschließlich klinischer Anamnese, Röntgenbildern und EKG. Die gesamte Präsentation war 30 Fuß lang und 4 Fuß hoch. Maude Abbott verbrachte dieses Opus auch nach London auf das Centenary Meeting der British Medical Association. Der Inhalt wurde Basis ihres „Atlas of Congenital Cardiac Disease", der 1936 von der American Heart Association publiziert und

1954 in einer limitierten Edition erneut aufgelegt wurde (Abb. 2). Im gleichen Jahr wurde sie gegen ihren Willen im Alter von 67 Jahren emeritiert, jedoch mit der Ehrendoktorwürde der McGill-Universität geehrt.

Maude Abbott hat mit ihrer Pionierarbeit nicht nur Frauen den Weg in wissenschaftliche Positionen auf dem Gebiet der Medizin geebnet, sondern auch die Basis für die klinischen Erfolge bei angeborenen Herzfehlern gelegt. Sie gründete 1924 die Federation of Medical Women, die 1938 den Maude Abbott Memorial Scholarship Loan Fund etablierte. Sie hat über 140 Publikationen und Bücher veröffentlicht und war von 1914–1918 Herausgeberin des Canadian Medical Association Journals. 1938, nur zwei Jahre nach der Veröffentlichung ihres Atlas, wurde von Robert Gross am Boston Children's Hospital zum ersten Mal ein persistierender Ductus arteriosus ligiert.

Maude Abbott verstarb 1940 im Alter von 71 Jahren an einer Hirnblutung. Sie wurde 1994 posthum in die Canadian Medical Hall of Fame aufgenommen. Das „Adult Congenital Heart Programme" der McGill-Universität trägt ihren Namen. Im Jahr 2000 wurde ihr zu Ehren eine kanadische Briefmarke mit ihrem Portrait herausgegeben mit dem Titel „The Heart of the Matter".

Helen Brooke Taussig (24.5.1898–21.5.1986)

Helen B. Taussig (Abb. 3) wurde 1898 in Cambridge, Massachusetts, geboren, in dem Jahr, in dem Maude Abbott als Kuratorin das McGill Museum (Pathologisches Institut, Anm. d. Red.) übernahm. Ihr Vater, Frank W. Taussig, war Wirtschaftsprofessor in Harvard. Ihre Mutter, eine graduierte Biologin am Radcliffe College, starb an Tuberkulose, als Helen Taussig elf Jahre alt war.

Helen B. Taussig bewarb sich 1921 an der Harvard Medical School, die jedoch zu dieser Zeit noch keine Studentinnen akzeptierte. So besuchte sie medizinische Kurse sowohl an der Harvard Medical School als auch an der Boston University, wurde jedoch an beiden Instituten nicht zum Examen zugelassen. Auf Anraten ihres ersten Mentors, Alexander Begg, Anatomieprofessor an der Boston University, bewarb sie sich an der Johns Hopkins Cardiac Clinic, wo sie schließlich 1927 ihr medizinisches Examen absolvierte. Dr. Edwards Park, der den Lehrstuhl für Pädiatrie an der Hopkins Medical School innehatte, schuf 1930 dort die erste universitäre Einrichtung für eine pädiatrische Subspezialität und machte sie zur Leiterin der Kinderkardiologischen Klinik.

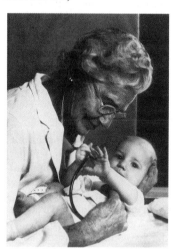

Abb. 3 Helen B. Taussig (1898–1986) (Quelle: Dan J. McNamara et al., JACC 1987; 10: 662–671)

Mit den diagnostischen Möglichkeiten der damaligen Zeit – sorgfältige klinische Untersuchung, Auskultation, EKG und Röntgendurchleuchtung – schuf sie die Voraussetzung für die ersten chirurgischen Eingriffe am kindlichen Herzen. Als 1941 Dr. Alfred Blalock als chirurgischer Direktor an die Klinik berufen wurde, hatte er bereits tierexperimentelle Erfahrung mit dem aortopulmonalen Shunt. Durch die Beobachtung Helen Taussigs, dass Kinder mit einer Fallot-Tetralogie weniger zyanotisch waren, solange sie einen offenen Ductus arteriosus aufwiesen, wurde die Basis für den Blalock-Taussig-Shunt geschaffen, der heute noch gehandhabt wird. Dr. Park kommentierte diese Pioniertat mit dem Ausspruch, dass *„Dr. Taussig in A. Blalock ihren mutigen jungen Mann auf dem fliegenden Teppich"* gefunden habe. Auch die Anwendung von Morphin bei hypoxämischen Anfällen von Fallot-Patienten war damals im Rahmen dieser Operationen erstmals beschrieben worden.

Helen Taussigs Hauptinteresse galt, nach initialen Arbeiten über das Myokard, den zyanotischen Herzfehlern. Sie publizierte in den 1930er- und 1940er-Jahren unter anderem die klinischen Profile der Fallot-Tetralogie, Trikuspidalatresie, Transposition der großen Arterien und der Ebstein-Anomalie.

1945 publizierten Alfred Blalock und Helen Taussig im JAMA den Artikel „The surgical treatment of malformations of the heart in which there is pulmonary stenosis or atresia", in dem über die ersten drei Patienten mit einem Blalock-Taussig-Shunt berichtet wurde. 1947 veröffentlichte Helen Taussig ihr Buch „Congenital Malformations of the Heart", die erste zusammenfassende Darstellung von Klinik und Diagnostik angeborener Herzfehler, die sofort zur „Bibel" in diesem Fachbereich avancierte (Abb. 4).

Vor allem aber waren akademische und klinische Lehre ein Hauptanliegen von Helen Taussig. Sie trainierte zwischen 1945 und 1963 ca. 130 kinderkardiologisch interessierte Kollegen, von denen 34 später selbst führende Positionen einnahmen.

Darüber hinaus war sie insbesondere am Langzeitverlauf der behandelten Patienten interessiert. In den frühen 1960er-Jahren reiste sie nach Deutschland, um – angeregt von Alois Beuren, Göttingen – die Thalidomid-Embryopathie zu studieren.

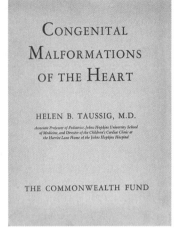

Abb. 4: Helen B. Taussig: Congenital Malformations of the Heart, 1947

Nach ihrer Emeritierung im Jahr 1963 widmete sie sich der Ätiologie angeborener Herzfehler mit Studien an Vögeln und Wirbeltieren. Die Ergebnisse veranlassten sie zu der Annahme, dass isolierte angeborene Herzfehler bei allen Säugetieren gleichartig sind.

Helen Taussig (Abb. 5) sind zeit ihres Lebens viele Ehrungen zuteil geworden. Es waren nach Angaben von McNamara 20 Ehrendoktorwürden und fast 50 weitere Auszeichnungen, darunter auch zwei Würdigungen der Medizinischen Fakultät der Universität Göttingen. Am meisten geschätzt hat sie jedoch die Ehrendoktorwürde der Havard University 1959 und die „Medal of Freedom of the United States", die ihr 1964 durch Lyndon B. Johnson überreicht wurde. 1965 wurde sie als erster Vertreter der Pädiatrischen Kardiologie und als erste Frau zur Präsidentin der American Heart Association gewählt. Ihr Vorgänger in diesem Amt, der Kardiologe Carleton Chapman, hat die Wertschätzung Helen Taussigs wohl am besten formuliert mit den Worten *„She was a persona grata all over the world"*. Auch ihre Schwerhörigkeit, unter der sie fast ein

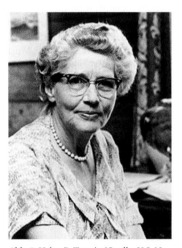

Abb. 5: Helen B. Taussig (Quelle: U.S. National Library of Medicine, Digital Collections. 8600 Rockville Pike, Bethesda, MD 20894)

Leben lang gelitten hat und die sie als Kinderkardiologin, die zur damaligen Zeit in hohem Maße von der Auskultation als diagnostischer Maßnahme abhängig war, besonders getroffen haben musste, konnte weder ihrem Arbeitsethos noch ihrem energischen Eintreten für herzkranke Kinder entgegenwirken.

Helen Taussig verstarb im Mai 1986 tragisch durch einen Autounfall.

Beide Wissenschaftlerinnen, Maude Abbott und Helen Taussig, wurden von kontemporären Kollegen als *„internationale Superstars"* und *„Ikonen"* der pädiatrischen Kardiologie (William N. Evans) bezeichnet. In der Tat hatten sie Pionierarbeit auf diesem Fachgebiet geleistet unter Bedingungen, die in mehrfacher Hinsicht weitaus schwieriger waren als die heutigen.

Die Entwicklung der Kinderkardiologie in der Bundesrepublik Deutschland bis 1991
The Development of Paediatric Cardiology in the Federal Republic of Germany up to 1991

Achim A. Schmaltz, Johanna Meyer-Lenz und Hans Carlo Kallfelz

Mit einer Satzungsänderung benannte sich die Arbeitsgemeinschaft auf ihrer Tagung am **20./21. September 1973** in Erlangen in **„Deutsche Gesellschaft für pädiatrische Kardiologie"** um.

Tagungen, Themen, Präsidenten
Meetings, Topics, Presidents

Wesentliches Instrument, die Ziele der Gesellschaft zu verwirklichen, war und ist die Jahrestagung. Sie ist Ort des wissenschaftlichen Austausches, der Kommunikation, der Präsentation, der Diskussion der Ergebnisse und des sozialen Kontaktes der Mitglieder. Der Gestaltung des Programms und der Dynamik des gesamten Ablaufs galten daher stets die besondere Aufmerksamkeit. Die Vorsitzenden der jeweiligen Jahrestagungen, die Tagungspräsidenten, wurden in der Mitgliederversammlung gewählt. Die in der Folge immer umfangreicheren Kongresse wurden in den ersten Jahren in der Regel am Dienstort des jeweiligen Tagungspräsidenten oder in der Nähe abgehalten. Parallel dazu entwickelte sich eine Industrieausstellung, deren Einkünfte es gestatteten, die Ausgaben voll zu finanzieren. Tab. I.5 gibt einen Überblick über die Tagungstermine und -orte ab 1970, die Vorsitzenden und die Hauptthemen, zu denen stets noch weitere freie Themen hinzukamen. Die Teilnehmerzahlen betrugen zu Beginn 40 bis 50 Personen; 1990 nahmen 400 Personen an der Jahrestagung der Gesellschaft in Würzburg teil.

Tab. I.5: Tagungen der Arbeitsgemeinschaft für Pädiatrische Kardiologie von 1970 bis 1973 und der Deutschen Gesellschaft für Pädiatrische Kardiologie ab 1974[1]
Dates and Venues of the Meetings, Chairmen and Main Topics from 1970 to 1977

1970 Rottach-Egern	K. Bühlmeyer	Angeborene Herzfehler, AV-Kanal, hypoplastisches Linksherz
1971 Tübingen	J. Apitz	Computereinsatz, Elektrokardiografie, angeborene Vitien
1972 Bonn	H. C. Kallfelz	Kardiopulmonale Anpassungsstörungen des Neugeborenen, Herzlageanomalien, Gefäßanomalien im Bereich der Lungen
1973 Erlangen	H. Gutheil	Transposition der großen Gefäße, arterielle Gefäßringe
1974 Kiel	P. H. Heintzen	Methodische Grundlagen und Entwicklungen zur Diagnostik von Herz-Kreislauf-Erkrankungen
1975 Rottach-Egern	K. Bühlmeyer	Frühkorrektur oder Palliativeingriff und Spätkorrektur azyanotischer und zyanotischer Herzfehler, postoperative Nachbehandlung
1976 Baden/Wien	M. Wimmer	Nicht rheumatische entzündliche Herzerkrankungen, Kardiomyopathien
1977 Gießen	H. W. Rautenburg	Schrittmacher im Kindesalter, Ergometrie, Klappenersatz im Kindesalter, Rechtshypertrophie

---
[1] Daten und Namen der Tagungspräsidenten bis 1989: Hans W. Rautenburg [3]

Tab. I.5: *(Fortsetzung)*

1978 Heidelberg	D. Wolf	Neugeborenen- und Säuglingskardiologie, Diagnostik und Therapie angeborener Angiokardiopathien
1979 Berlin	G. Bein	Genetik, erworbene und angeborene Erkrankungen des Koronarsystems
1980 Essen	J. Stoermer	Transposition der großen Gefäße
1981 Göttingen	A. J. Beuren	Der enge Ausflusstrakt des linken Ventrikels
1982 Frankfurt	H. Vettermann	Verlaufsbeobachtungen bei konnatalen Vitien
1983 Hannover	H. C. Kallfelz	Aortenisthmusstenose, Diagnostik von Herzrhythmusstörungen, Schrittmachertherapie
1984 Düsseldorf	M. Bourgeois	Kardiomyopathien, Rhythmusstörungen bei Neugeborenen und Säuglingen
1985 Graz/Steiermark	A. Beitzke	Pulmonalatresie, Reoperationen
1986 Aachen	G. von Bernuth	Komplette Transposition, quantitative Echokardiografie
1987 Freiburg	R. Mocellin	Koronaranomalie/Myokard, Fallot-Tetralogie beim Säugling
1988 Münster	F. Hilgenberg	Interventionelle Kardiologie, Komplikationen nach Herzchirurgie und Diagnostik
1989 Homburg	W. Hoffmann	Fetale Kardiologie, postoperative Rhythmusstörungen
1990 Würzburg	K. Sandhage	Pulmonale Hypertonie, palliative Herzchirurgie

Während der Jahrestagung findet satzungsgemäß eine ordentliche Vorstandssitzung statt. Bei Bedarf wurden zusätzlich im Lauf des Jahres außerordentliche Vorstandssitzungen einberufen. Protokolle dieser Vorstandssitzungen aus diesem Zeitraum liegen nicht mehr vor. Auf der jährlichen Mitgliederversammlung legt der Präsident einen Jahresbericht vor. Die Protokolle werden an die Mitglieder versandt. Alle zwei Jahre werden der Präsident und der Vizepräsident gewählt. In Tab. I.6 sind die Vorsitzenden beziehungsweise die späteren Präsidenten von 1969–1989, in Tab. I.7 die Schriftführer und Schatzmeister der Arbeitsgemeinschaft beziehungsweise der DGPK bis 1991 aufgeführt.

Tab. I.6: Vorsitzende und Präsidenten der DGPK seit 1969
DGPK Chairmen and Presidents since 1969

Jahr	Name	Ort
1969	Paul H. Heintzen	Kiel
1971	Konrad Bühlmeyer	München
1973	Ernst W. Keck	Hamburg
1975	Fritz Hilgenberg	Münster
1977	Jürgen Apitz	Tübingen
1979	Joachim Stoermer	Essen
1981	Hans Carlo Kallfelz	Hannover
1983	Hermann Gutheil	Erlangen
1985	Hans W. Rautenburg	Gießen
1987	Fritz Hilgenberg	Münster
1989	Jürgen Apitz	Tübingen

Tab. I.7: Schriftführer und Schatzmeister der DGPK seit 1969
DGPK Secretaries and Treasurers since 1969

Jahre	Name
1969–1985	H. W. Rautenburg
1986–1991	G. von Bernuth

Mitgliederentwicklung
Development of Membership

Aus den Anfangsjahren liegen die Mitgliederzahlen nicht vollständig und lückenlos vor. Die Besucherzahlen auf den Jahrestagungen waren zunächst ebenso gering wie die Mitgliederzahl: Die Arbeitsgemeinschaft zählte am 14. Oktober 1969 47 Gründungsmitglieder. Das gemeinsame Abendessen aller Tagungsteilnehmer fand in Tübingen 1971 noch an einer langen Tafel statt. Von 1974 an ist ein deutlicher Aufschwung der Mitgliederzahl zu beobachten (Abb. I.6). Die Mitgliederliste vom Oktober 1990 umfasst 233 Mitglieder aus elf verschiedenen Ländern. Die meisten Mitglieder stammten damals aus Deutschland (West), gefolgt von den Mitgliedern aus Österreich und der Schweiz.

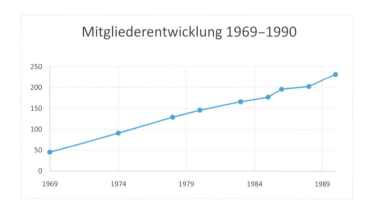

Abb. I.6: Mitgliederentwicklung der DGPK 1974–1990
Development of membership of the DGPK 1974–1990
(Quelle: DGPK)

Bei einem Jahresbeitrag von anfangs 10 DM (Abb. I.7), ab 1978 20 DM, konnte sich kein beziehungsweise nur recht langsam ein Vereinsvermögen bilden. Allerdings entwickelten sich die Jahrestagungen mit ihrer parallel stattfindenden Industrieausstellung mit den Jahren zu einem kleinen Gewinnbringer, sodass 1982 von der Mitgliederversammlung beschlossen wurde, aus den Zinserträgen aus mündelsicheren Anlagen in zweijährigem Abstand einen Forschungspreis der DGPK in Höhe von 5000 DM auszuloben [6]. Als 1987 das Finanzamt Gießen bei der Steuerprüfung mahnte, dass ein Vereinsvermögen von 85 000 DM zu hoch für einen gemeinnützigen Verein sei, wurden zusätzlich für die jüngeren Mitglieder Reisekostenzuschüsse angeboten, wenn ihre Vorträge beziehungsweise Poster angenommen worden waren.

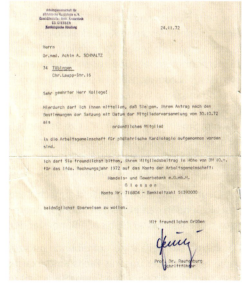

Abb. I.7: Aufnahmeerklärung von Achim A. Schmaltz aus dem Jahr 1972
Letter of admission of Achim A. Schmaltz in 1972
(Quelle: privat)

Standespolitische Aktivitäten der DGPK: erstes Teilgebiet der Kinderheilkunde
Professional Activities of the DGPK: first Subspeciality of Paediatrics

Mit der Konstituierung der Arbeitsgemeinschaft war das erste Ziel vorgegeben: Die Kinderkardiologie musste als Teilgebiet definiert und in der Weiterbildungsordnung festgeschrieben werden. Hier wurde die Arbeitsgemeinschaft beziehungsweise die spätere DGPK besonders erfolgreich durch Joachim Stoermer, damals Oberarzt in Göttingen und Vorsitzender des Facharztausschusses in der Landesärztekammer (LÄK) Niedersachsen, Paul H. Heintzen und Hans W. Rautenburg (Abb. I.8) vertreten. Zunächst galt es, in der Deutschen Gesellschaft für Kinderheilkunde die Bereitschaft zu wecken, innerhalb des Faches eine Subspezialisierung voranzutreiben, wie es die Innere Medizin und die Chirurgie praktiziert hatten. Es zeigte sich schnell, dass als unabdingbare Voraussetzung für die Realisierung zunächst die pädiatrische Weiterbildungszeit von vier auf fünf Jahre verlängert werden musste. Dies in Analogie zur Inneren Medizin, die eine Verlängerung von fünf auf sechs Jahre vorgenommen hatte. Hintergrund für diese Regelung war, dass man dann ein Jahr der erforderlichen zwei Jahre der Teilgebietsweiterbildung in die pädiatrische FA-Weiterbildung integrieren konnte. Entsprechende Verhandlungen von Heintzen und Störmer zu Beginn des Jahres 1970 mit dem damaligen Vorsitzenden der ständigen Konferenz der Facharztausschussvorsitzenden der Bundesärztekammer (BÄK), Prof. Hans J. Sewering, verliefen erfolgreich. Widerstand gab es zunächst aus der Deutschen Gesellschaft für Kinderheilkunde (DGfK) – Vorsitzender war seinerzeit Gustav-Adolf von Harnack aus Düsseldorf –, die die Verlängerung der Weiterbildungszeit auf fünf Jahre und die Schaffung eines Teilgebiets ablehnte. In weiteren Gesprächen mit dem folgenden Präsidenten der DGfK – Friedrich Linneweh aus Marburg – konnte jedoch im Lauf des Jahres 1970 eine Einigung zum Vorhaben der Kinderkardiologen erzielt werden. Beide Anträge sollten also, miteinander verknüpft, erneut vorgelegt werden.

Eine neue Hürde wurde dann aber von den Facharztausschussvorsitzenden der LÄK aufgebaut, die einen „niedergelassenen Kinderkardiologen" für nicht lebensfähig hielten und darüber hinaus Teile des vorgeschlagenen Weiterbildungskatalogs, zum Beispiel die Forderung nach mindestens 75 Herzkathetern, als überzogen ablehnten. Eine neue Initiative über mehrere Landesärztekammern (LÄK Niedersachsen, Hessen, Schleswig-Holstein) führte 1971 zu einer weiteren Vorlage beider Anträge beim Weiterbildungsausschuss der BÄK, die erneut abgelehnt und an die Gesellschaften und LÄK zurückverwiesen wurden. Der beharrlichen Arbeit des nicht zu entmutigenden Joachim Stoermer (Abb. I.8) ist es zu verdanken, dass die Deutsche Gesellschaft für Kinderheilkunde und die AG Kinderkardiologie die Anträge, unterstützt von einigen LÄK, erneut bei der BÄK und dem Deutschen Ärztetag 1972 in Westerland/Sylt einbrachten und hier mit einer knappen Mehrheit von 87 zu 79 Stimmen angenommen wurden [6].

Der Deutsche Ärztetag beschließt zunächst allerdings nur eine Musterweiterbildungsordnung, die anschließend in den einzelnen Bundesländern in Landesrecht umgesetzt werden muss. So dauerte es schließlich bis 1979, bis alle Bundesländer diesen Schritt endgültig vollzogen hatten.

Damit trug die vieljährige, aufreibende und zeitweise höchst ernüchternde Arbeit der beiden engagierten Vertreter unseres Fachs Kinderkardiologie am Ende Früchte. Ihnen verdankt die deutsche Kinderkardiologie ihre Eigenständigkeit und großartige Weiterentwicklung. Über Jahrzehnte hinweg blieb die Kinderkardiologie das einzige Teilgebiet der Kinderheilkunde, das seit 1992 als „Schwerpunkt" bezeichnet wird.

Joachim Stoermer war neben seiner Aktivität in der Landesärztekammer Niedersachsen lange Jahre der Vertreter der DGPK im Beirat der Deutschen Gesellschaft für Kinderheilkunde, der späteren

Die Entwicklung der Kinderkardiologie in der Bundesrepublik Deutschland bis 1991

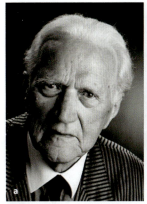
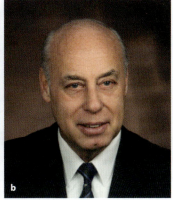
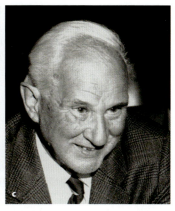

Abb. I.8 a)–c): Die „Väter" des Teilgebiets Kinderkardiologie:
a) Paul H. Heintzen (1925–2009), 1959 Habilitation in Kiel, 1965 außerplanmäßiger Professor, 1974–1992 Direktor der Klinik für Kinderkardiologie und der Abteilung biomedizinische Technik in Kiel (Quelle: Andree, Chr. Die Universitätskinderklinik der Christian-Albrechts-Universität, 2006)
b) Hans W. Rautenburg (1924–2013), 1965 Habilitation in Gießen, 1968 Wissenschaftlicher Rat und Professor, 1968–1989 Abteilungsdirektor Kinderkardiologie Gießen (Quelle: privat)
c) Joachim Stoermer (1925–2009), 1960 Habilitation in Göttingen, 1973–1989 Direktor der Klinik für Kinderkardiologie an der Universität Essen (Quelle: privat)
"Fathers" of the subspeciality of paediatric cardiology in Germany:
a) Paul H. Heintzen (1925–2009), 1959 habilitation in Kiel, 1965 Extraordinary Professor, 1974–1992 Head of Paediatric Cardiology and Department of Medical Technique in Kiel
b) Hans W. Rautenburg (1924–2013), 1965 habilitation in Gießen, 1968 Academic Councillor and Professor, 1968–1989 Head of the Department of Paediatric Cardiology Gießen
c) Joachim Stoermer (1925–2009), 1960 habilitation in Göttingen, 1973–1989 Head of the Department of Paediatric Cardiology at Essen University

Kommission für fachliche Zusammenarbeit. Außerdem initiierte er in der DGPK eine Kommission für die Regelung von „Angelegenheiten der kassenärztlichen Vereinigung". Im Jahr 1984 forderte diese Kommission, dass Echokardiografien bei Kindern nur von Kinderkardiologen abgerechnet werden durften – ohne sich jedoch damit durchsetzen zu können.

Eine Frage, mit der sich die DGPK ständig auseinandersetzen musste, betraf die Anzahl der kinderkardiologischen Abteilungen/Arbeitsgruppen (wie viele Abteilungen brauchen wir in der Bundesrepublik?) und – später – den Personalbedarf in den Abteilungen. So publizierte Ernst W. Keck 1980 einen „Grundriß einer Abteilung für pädiatrische Kardiologie", die ein Einzugsgebiet von drei bis vier Millionen Einwohnern haben und 3000 ambulante Untersuchungen mit EKG, Phonokardiogramm und Röntgen, 300 Herzkatheteruntersuchungen sowie 200 Herzoperationen durchführen sollte. Als personelle Voraussetzungen wären sechs Ärzte erforderlich, dazu Schwestern und technische Assistentinnen [2].

Zusammen mit der eigens zu diesem Zweck gebildeten sozialrechtlichen Kommission bemühte sich Jürgen Apitz (Abb. I.9) bereits in den 1980er-Jahren um eine gerechtere Einstufung der herzkranken Kinder in das Schwerbehindertenrecht. Wie schwierig war es, den Ministerialbeamten klarzumachen, dass Kinder keine kleinen Erwachsenen sind und die Leistungsdefinitionen andere als für Erwachsene sein mussten!

1988 wurden unter der Ägide der DGPK die ersten großen kooperativen wissenschaftlichen Studien zu den Interventionen (Ballondilatationen von Klappen und Gefäßstenosen) durchgeführt, die alle Abteilungen der Bundesrepublik umfassten und – in Teilen – in herausragenden Fachorganen und -zeitschriften publiziert werden konnten [5] Spätere Studien betrafen die infektiöse Endokarditis (Hans-Heiner Kramer) und den Langzeitverlauf bei angeborenen Herzfehlern (Peter E. Lange).

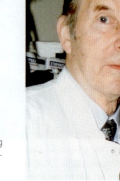

Abb. I.9: Jürgen Apitz (1932–2014), 1965 in Göttingen habilitiert, seit 1966 Aufbau der Kinderkardiologie in Tübingen; seit 1972 Lehrstuhlinhaber, zweimaliger Präsident der DGPK 1978–1980 und 1990–1992
Jürgen Apitz (1932–2014), 1965 habilitation in Göttingen, 1966 founding paediatric cardiology in Tübingen, since 1972 chair for paediatric cardiology, president of the DGPK 1978–1980 and 1990–1992
(Quelle: DGPK)

Ehrenmitglieder
Honorary Members

Auf der Jahrestagung 1990 wurden Hans Werner Rautenburg und Gerhard Joppich[2] zu den ersten Ehrenmitgliedern der DGPK ernannt. Hans W. Rautenburg wurde für seine Aufbauarbeit und für sein verbandspolitisches Geschick bei der Gründung und Weiterentwicklung unserer Fachgesellschaft geehrt, Gerhard Joppich dafür, dass er in Göttingen maßgeblich die Einrichtung der ersten Abteilung für Kinderkardiologie auf den Weg gebracht hatte.

Wissenschaftliche Preise
Scientific Awards

1983 beschloss die Mitgliederversammlung, alle zwei Jahre einen Forschungspreis der DGPK auszuloben. Der Preis war mit 5000 DM dotiert. Tab. I.8 gibt einen Überblick über die Preisträger und die Themen ihrer preisgekrönten Arbeiten.

Tab. I.8: Forschungspreise der DGPK 1984–1990
DGPK Research Awards 1984–1990

Jahr	Autor/en	Ort	Thema
1984	P. E. Lange, J.-H. Nürnberg und H. H. Sievers	Kiel	Anpassung des rechten Ventrikels an eine chronisch progressive Druckbelastung, hervorgerufen durch einen neu entwickelten Konstriktor zur Stenosierung der Pulmonalarterie

---

[2] Joppichs nicht unbedeutende Rolle innerhalb der Reichsjugendführung im Nationalsozialismus blieb dabei offensichtlich unberücksichtigt: Er trat am 1.3.1932 der NSDAP bei, engagierte sich beim Aufbau der Hitlerjugend, war Oberbannführer im Stab der Reichsjugendführung und Abteilungsleiter im Hauptamt für Volksgesundheit der NSDAP und war seit Herbst 1941 Ärztlicher Direktor des Kaiserin-Auguste-Viktoria-Krankenhauses in Berlin. Joppich war für die Anfang 1943 gegründete „Akademie für Jugendmedizin" als Leiter der „Forschungsstätte für jugendärztliche Forschung" vorgesehen [4]. Nach dem Krieg erwarb er sich – auch international – große Verdienste um die Einführung der Polioschluckimpfung.

Tab. I.8 *(Fortsetzung)*

Jahr	Autor/en	Ort	Thema
1986	H.-H. Kramer	Düsseldorf	Fehlbildungsmuster bei Kindern mit angeborenen Herzfehlern
1988	A. Wessel	Kiel	Echokardiografische Untersuchungen zur Adaptation des linken Ventrikels an die Lastbedingungen im Verlaufe der zweizeitigen anatomischen Korrekturoperation bei einfacher Transposition der großen Arterien
1990	C. F. Wippermann	Mainz	Neuere Aspekte zur Diagnostik und pathologischen Anatomie des Ventrikelseptumdefekts – Untersuchungen mittels Doppler-Echokardiografie

Summary

After changing the statutes, the former Working Group of Paediatric Cardiology was called "German Society of Paediatric Cardiology" (DGPK) on 21.9.1973. The meetings, main topics and presidents are listed until 1991. The number of members increased from 47 in 1969 to 233 in 1990, coming from 11 countries. The first important goal was to found the subspeciality of paediatrics and to establish regulations for postgraduate education. This was promoted mainly by Paul H. Heintzen, Hans W. Rautenburg and Joachim Stoermer. Honorary members and scientific awards are presented.

Literatur
References

[1] Heintzen PH. Geschichte der deutschen Kinderkardiologie. In Lüderitz B, Arnold G (Hrsg.): 75 Jahre Deutsche Gesellschaft für Kardiologie – Herz- und Kreislaufforschung. Springer Verlag, Berlin, Heidelberg 2002, S. 369–408

[2] Keck EW. Grundriß einer Abteilung für pädiatrische Kardiologie. Der Kinderarzt 1980; 11: 105–109

[3] Rautenburg HW. Geschichte der Kinderkardiologie in Deutschland (bis zum Jahre 1989). Gießen 1989

[4] Schäfer D. Pädiatrische Netzwerke im „Dritten Reich" – Helmut Seckel und seine Kollegen aus der Universitätskinderklinik Köln. Monatsschr Kinderheilkd 2017; 165: 1102–1108

[5] Schmaltz AA, Bein G, Grävinghoff L, Hagel K, Hentrich F, Hofstetter R, Lindinger A, Kallfelz HC, Kramer HH, Mennicken U, Mocellin R, Pfefferkorn R, Redel D, Rupprath G, Sandhage K, Singer H, Sebening W, Ulmer HE, Vogt J, Wessel A. Balloonvalvuloplasty of pulmonary stenosis in infants and children. Cooperative study of the German Society of Pediatric Cardiology. Eur. Heart J 1989; 10: 967–971

[6] Stoermer J, Rautenburg HW. Die Entwicklung der Kinderkardiologie in Deutschland. Informationsblatt der Dtsch Ges Kardiol, Düsseldorf 1996, Heft 2, 81–86

Pionier der Pädiatrischen Kardiologie in Deutschland

Alois J. Beuren (8.8.1919–1.7.1984)

von Angelika Lindinger

Alois J. Beuren hat 1966 im Vorwort zu seinem Atlas der „Angiographischen Darstellung kongenitaler Herzfehler" ein Zitat von Richard C. Capot (1868–1939, Arzt in Boston) vorangestellt: *„The secret of a joyful life is to live dangerously. You only live dangerously if you are perpetually trying to overcome your own inertia and trying to get the capacity to do great things. If you are only defensive, static, it is a waste of time."*

In diesem Sinn hat Alois J. Beuren (Abb. 1) Pioniergeist gehabt und gehandhabt. Er wurde1962 als Extraordinarius zum Leiter der ersten Abteilung für Pädiatrische Kardiologie in Deutschland und kurz darauf zum ordentlichen Professor ernannt. Er hat, wie er selbst schreibt, als Erster einen Atlas mit *„vollständiger Zusammenstellung von Angiokardiogrammen aller bekannten Herzfehler"* erarbeitet und aus den Anfängen der Kinderkardiologie in Göttingen die damals größte Abteilung für dieses Fachgebiet in Deutschland geschaffen.

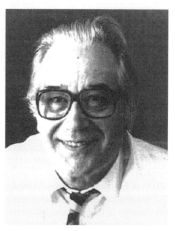

Abb. 1: Alois J. Beuren (1919–1984) (Quelle: Helen B. Taussig. Ped Cardiol 1985; 6: 1–2)

Alois J. Beuren wurde 1919 in Düsseldorf geboren. Während des Zweiten Weltkriegs entschied er sich bewusst für das Medizinstudium, das er in Breslau, Bonn und München absolvierte, wo er 1944 von A. E. Lampé an die Kardiologie herangeführt wurde. Nach 1945 hat er an verschiedenen Kliniken in München und Oberbayern gearbeitet und in dieser Zeit die Anerkennung als Facharzt für Innere Medizin erworben. 1950 ließ er sich als Internist in Murnau nieder, musste jedoch während dieser Zeit realisieren, dass sein eigentliches Interesse der wissenschaftlichen Tätigkeit galt. Er ging deshalb 1956 in die USA und studierte zuerst ein Jahr kardiovaskuläre Physiologie bei Richard J. Bing (1909–2010, geb. in Nürnberg) in St. Louis, Missouri. Es folgte ein Fellowship an der Klinik von Helen B. Taussig am Johns Hopkins Hospital, Baltimore, Maryland, wo er die Grundlagen der pädiatrischen Kardiologie erlernte und wo sein lebenslanges Interesse an diesem Fachgebiet entstand. Er arbeitete eng mit Helen B. Taussig zusammen und galt bald als einer der „Knights of Taussig". Die Freundschaft zwischen beiden sollte ein Leben lang halten. 1958 und 1959 arbeitete Alois J. Beuren in Baltimore auch bei E. C. Andrus und Richard Riley in der Erwachsenenkardiologie und der pulmonalen Physiologie.

1959 kehrte er nach Deutschland zurück und begann am 1. Oktober desselben Jahres seine Tätigkeit an der Universitätskinderklink in Göttingen bei G. Joppich. Er erhielt die Venia Legendi aufgrund von Untersuchungen zum Herzstoffwechsel in der Arbeitsgruppe von Richard Bing. 1962 wurde er zum Extraordinarius, kurz darauf zum ordentlichen Professor und Leiter der ersten Abteilung für Pädiatrische Kardiologie in Deutschland ernannt. In den folgenden Jahren baute er in Göttingen die Abteilung für Pädiatrische Kardiologie zur führenden Institution dieser Art in Deutschland aus. Der chirurgische Partner an seiner Seite war Josef Koncz, Direktor der Klinik für Thorax-, Herz- und Gefäßchirurgie, mit dem er das Göttinger Herzzentrum auf- und ausbaute. 1965 wurde dort die erste erfolgreiche Operation nach Mustard bei einem Säugling mit D-Transposition der großen Arterien in Deutschland durchgeführt. 1969 entstand in Göttingen, basierend auf gemeinsamen wissenschaftlichen Anstrengungen von H.-J. Bretschneider, Koncz und Beuren, der Sonderforschungsbereich 89 (Kardiologie).

Einen besonderen Stellenwert seiner damaligen wissenschaftlichen Aktivitäten nahmen die Untersuchungen zur Phokomelie ein, als 1961 in Deutschland die Thalidomid-Affäre ihren Höhepunkt erreichte. Er kehrte mit dem Wissen des ursächlichen Zusammenhangs zwischen der Substanz und den Neugeborenenmissbildungen für kurze Zeit in die USA zurück, und sein Bericht darüber trug dort – nach Aussage von Helen B. Taussig – einen großen Teil zur Prävention dieser Erkrankung bei.

Seine beiden Hauptinteressen jedoch galten der supravalvulären Aortenstenose und der Angiokardiografie. Die supravalvuläre Aortenstenose galt in Deutschland damals als ungewöhnlich häufig beschrieben und wurde zu diesem Zeitpunkt auf die Vitamin-D-Stoßtherapie bei jungen Säuglingen zurückgeführt. Auf Beurens Intervention hin wurde diese Form der Supplementierung zugunsten der täglichen Verabreichung in geringer Dosis abgeschafft. Die Erkrankung ist nach den beiden Autoren benannt, die dieses Syndrom 1961 und 1962 erstmals ausführlich beschrieben: dem in Auckland tätigen britischen Kardiologen J. C. P. Williams und A. Beuren in Deutschland.[1]

Beurens zweiter großer wissenschaftlicher Schwerpunkt lag in der Verbesserung der Herzkathetertechniken und der angiografischen Darstellung von angeborenen Herzfehlern. Diese Bemühungen mündeten schließlich in den 1966 von ihm verfassten Atlas der „Angiographischen Darstellung von kongenitalen Herzfehlern", in dem er – wie Helen Taussig in ihrem Vorwort erwähnte – allein 77 Angiografien zu den verschiedenen Formen und Ausprägungen der Aortenstenose darstellte.

Darüber hinaus stammte eine Vielzahl von Publikationen aus seiner Feder, so unter anderem Übersichtsartikel über den Herzstoffwechsel, den Ventrikelseptumdefekt und die Fallot-Tetralogie sowie zahlreiche Buchbeiträge.

Alois J. Beuren stand 25 Jahre lang mit großem persönlichem Einsatz der Abteilung für Pädiatrische Kardiologie in Göttingen vor, und aus seiner Schule ging eine Vielzahl von Kinderkardiologen hervor, von denen einige später selbst Lehrstuhlinhaber für Pädiatrische Kardiologie wurden. Eine Bereicherung für alle Mitarbeiter an seiner Institution waren die Gastprofessuren von Helen B. Taussig, Richard Rowe sowie Richard van Praagh und seiner Frau Stella.

Beuren war Mitglied der Deutschen Gesellschaft für Herz-Kreislauf-Forschung und Fellow of the American College of Cardiology.

Trotz seines immensen Arbeitspensums hatte er Zeit für private Interessen. Er liebte die klassische Musik und die Malerei. Seine sportlichen Favoriten waren Reiten und Jagen, ganz besonders die Hochwildjagd im Revier eines Jagdfreundes.

Alois J. Beuren erkrankte 1983 an einem Lungenkarzinom, an dem er 1984 verstarb. In einem Brief an Helen B. Taussig schrieb er, dass er hoffe, *„ausreichend für die Entwicklung der pädiatrischen Kardiologie in Deutschland getan zu haben"*.

Alois J. Beuren gehörte zu den Pionieren der Pädiatrischen Kardiologie in Deutschland. Seit 1960 hielt er Vorträge auf den Pädiatrischen Kreislaufkolloquien, aus denen 1969 die Arbeitsgemeinschaft für Pädiatrische Kardiologe hervorging, die Vorgängerinstitution der heutigen DGPK. Sein beispielhafter Auf- und Ausbau der Göttinger Kinderkardiologie sollte durch das weitere Wirken seiner Schüler in ganz Deutschland verbreitet werden.

---

[1] Seit 1993 ist bekannt, dass die Ursache des WBS eine Deletion von mindestens 20 Genen auf dem langen Arm des Chromosoms 7 im Bereich 7q11.23 ist.

Die Geschichte der Kinderkardiologie in der DDR bis 1991
Historical Development of Paediatric Cardiology in the GDR until 1991

Peter Kinzel, Wolfram Köhler, Johanna Meyer-Lenz und Frank Uhlemann

Anfänge
The Beginnings

Bis 1961 gab es trotz unterschiedlicher politischer Rahmenbedingungen in beiden deutschen Staaten noch enge wissenschaftliche Beziehungen. So waren die ostdeutschen Pädiater kooperativ bis zur Errichtung der Berliner Mauer im August 1961 in das Leben der Deutschen Gesellschaft für Kinderheilkunde integriert und nutzten die im VEB Georg Thieme Verlag Leipzig erscheinende Zeitschrift „Kinderärztliche Praxis" als Publikationsorgan. Das Ministerium für Gesundheitswesen in Berlin (Ost) förderte auch pädiatrische Tagungen, an denen Pädiater aus Ost- und Westdeutschland, dem Saarland, der Sowjetunion und anderen osteuropäischen Staaten teilnahmen – so 1950 in Leipzig die Tagung unter dem Vorsitz von Albrecht Peiper (1889–1968), 1953 die Tagung in Leipzig unter der wissenschaftlichen Leitung von Friedrich H. Dost (1910–1985) und Albrecht Peiper (1889–1968) sowie 1956 die Tagung in Halle (Saale) unter der wissenschaftlichen Leitung von Josef Dieckhoff (1907–1977). Viele Teilnehmer an diesen Kongressen hatten die Hoffnung, dass die deutsche Trennung überwunden werden kann.

Auf der von der Sozialistischen Einheitspartei Deutschlands (SED) im Jahr 1960 initiierten Weimarer Gesundheitskonferenz wurden die Grundlagen für die Neuordnung des gesundheitspolitischen Programms in der DDR beschlossen. Die im Vorfeld dieser Konferenz geplante offene Aussprache über die zunehmend fehlenden materiellen Ressourcen im Gesundheitswesen fand indessen nicht statt. Die Zahl der Konferenzteilnehmer wurde reduziert. Unter anderem kam es zur Forderung, nationale DDR-Medizingesellschaften zu gründen. Ein knappes Jahr nach dem Mauerbau wurde im Juni 1962 unter dem Druck von Partei und Regierung eine Sektion Pädiatrie bei der Gesellschaft für Klinische Medizin gegründet. Aus dieser entstand 1967 die Gesellschaft für Pädiatrie der DDR. Im Jahr 1970 beschloss die Gesellschaft, dass Mitglieder, die noch Mitglied der Deutschen Gesellschaft für Kinderheilkunde waren, aus dieser, nun als rein westdeutsch eingestuften Gesellschaft, austreten sollten. Der Vorstand der Gesellschaft für Pädiatrie der DDR nahm seine reguläre Tätigkeit auf und ab 1973 fungierte die „Kinderärztliche Praxis" als Publikationsorgan dieser Fachgesellschaft.

Zunehmender Geld- und Devisenmangel, Verschleiß von Technik und Gebäuden, Mangel an Fachpersonal und Isolation von der internationalen Entwicklung durch die Abschottung vom Erfahrungsaustausch mit Medizinern aus dem „Nichtsozialistischen Wirtschaftsgebiet" kennzeichneten das Umfeld, in dem die Arbeitsgemeinschaft Kinderkardiologie gegründet wurde.

Erste Treffen und Gründung der Arbeitsgemeinschaft Kinderkardiologie
First Meetings and Foundation of the Working Group Paediatric Cardiology

Die Beschäftigung einzelner Pädiater mit angeborenen Herzfehlern führte in den 1950er- und 1960er-Jahren zur Entwicklung des speziellen Fachgebiets Kinderkardiologie, das sich innerhalb der Pädiatrie in Zusammenarbeit mit Kardiologen und Herzchirurgen schon früh in Leipzig, Halle und Berlin herausbildete. Kinderkardiologisch interessierte Pädiater beteiligten sich an der zunächst durch Radiologen oder Internisten entwickelten invasiven Diagnostik im Herzkatheterlabor. Die zunehmenden Möglichkeiten der chirurgischen Behandlung angeborener Herzfehlbildungen steigerten die Erwartung an die Kinderkardiologie, nicht nur Spezialgebiet auf dem Feld der Diagnostik und perioperativen Versorgung zu sein, sondern auch die langjährige fachspezifische Begleitung der Herzpatienten abzusichern. Es entstand eine Situation, welche die Gründung einer Arbeitsgemeinschaft zum Austausch fachlicher Aspekte und zur Vertretung gemeinsamer Interessen sinnvoll erscheinen ließ.

Zunächst fand am 2. Februar 1968 in Leipzig ein Treffen kinderkardiologisch interessierter Pädiater statt. Anwesend waren Kolleginnen und Kollegen aus Leipzig, Halle, Jena, Rostock, Pirna, Dresden, Bad Gottleuba, Magdeburg, Greifswald, Karl-Marx-Stadt (Chemnitz) und Erfurt. Zentrale Punkte und die weitere gemeinsame Vorgehensweise wurden auf diesem Treffen abgestimmt.

Die kinderkardiologische Arbeitsgemeinschaft wurde am 16. Oktober 1970 in Halle gegründet. Gründungsmitglieder waren Karl H. Bock (Leipzig), Joachim Bartel (Berlin, Charité), Gisbert Wagner (Halle), Paul Becker (Erfurt); H. Reeps (Rostock) und O. R. Seer (Greifswald). Die Gründungsversammlung wählte Karl H. Bock als Leiter, Joachim Bartel als seinen Stellvertreter und H. Richter (Leipzig) als Schriftführer in den ersten Vorstand der Arbeitsgemeinschaft. Aktuelle Themen des konstituierenden Treffens waren die Erarbeitung einer Arbeitsordnung (Vorlage für den Vorstand der Gesellschaft für Pädiatrie der DDR), die Befürwortung der Subspezialisierung für Herz-Kreislauf-Erkrankungen im Kindesalter sowie die Abgrenzung der Einzugsbereiche der fünf Zentren (Rostock, Berlin, Halle, Leipzig, Erfurt/Bad Berka). Hier wurde ein Konsens gefunden (Tab. I.9).

Tab. I.9: Entwicklung der Kinderkardiologie und der Kinderherzchirurgie in der DDR 1952–1990
Development of Paediatric Cardiology and Paediatric Cardiac Surgery in the GDR 1952–1990

Institution	Jahr	Erster Herzkatheter	Jahr	Kinderkardiologen/ selbstständige Leiter	Jahr der ersten OP mit HLM	Herzchirurgen
Berlin/Charité	1952	G. Burgemeister	1954	G. Burgemeister, J. Bartel	1963	J. Serfling, H. Warnke
Erfurt/ Bad Berka	1965	H. Fiehring (Internist)	1969	P. Becker, H. Schmidt, W. Köhler	1968	E. Hasche, W. Ursinus
Halle	1955	R. Zuckermann (Internist)	1970	G. Wagner	1962	K. Schober, R. Panzner
Leipzig	1954	D. Michel (Internist)	1954	G. Gruner, K. Bock, P. Schneider	1962	M. Herbst, K.-F. Lindenau
Rostock	1965	G. Teichmann (Internistin)	1987	H. Reeps, W. Kienast	1967	J. H. Huth, K. Emmrich

Statut der Arbeitsgemeinschaft für Pädiatrische Kardiologie der Gesellschaft für Pädiatrie der DDR [1]
Statute of the Working Group Paediatric Cardiology of the Society for Paediatrics in the GDR

§ 1 Bildung der Arbeitsgemeinschaft

(1) Der Vorstand der Gesellschaft für Pädiatrie der DDR beschließt auf Grundlage des Statuts der Gesellschaft die Bildung der Arbeitsgemeinschaft für Pädiatrische Kardiologie.

(2) Die Arbeitsgemeinschaft ist organischer Bestandteil der Gesellschaft für Pädiatrie der DDR und führt die Bezeichnung AG Pädiatrische Kardiologie der Gesellschaft für Pädiatrie der DDR.

§ 2 Aufgaben der Arbeitsgemeinschaft

(1) Die Tätigkeit der Arbeitsgemeinschaft erfolgt auf der Grundlage des Statuts der Gesellschaft für Pädiatrie der DDR

(2) Im Rahmen der im Statut der Gesellschaft festgelegten Ziele und Aufgaben stellt sich die Arbeitsgemeinschaft insbesondere folgende Aufgaben:
1. *Zusammenarbeit und gegenseitige Förderung der praktisch und wissenschaftlich tätigen Kinderkardiologie an den fünf Herzzentren der DDR.*
2. *Qualifizierung der kardiologisch tätigen Kinderärzte der DDR (Subspezialisierung) mit dem Ziel, in Verbindung mit den kardiologischen Zentren in großen Einzugsbereichen eine fachspezifische Vorfelddiagnostik und Dispensairebetreuung zu übernehmen.*
3. *Aus- und Weiterbildung der Fachärzte für Kinderheilkunde und der noch in Ausbildung befindlichen Kinderärzte, Jugendärzte und Sportärzte auf dem Gebiet der Kinderkardiologie.*
4. *Zusammenarbeit und gegenseitige Abstimmung bei wissenschaftlichen Forschungsprojekten auf dem Gebiet der Kinderkardiologie*
5. *Die Arbeitsgemeinschaft betrachtet sich nicht als Sondergruppe, sondern als integrierter Bestandteil im gesellschaftlichen System der gesundheitlichen Betreuung.*

§ 3 Zugehörigkeit zur Arbeitsgemeinschaft

(1) Die Mitgliedschaft in der Arbeitsgemeinschaft setzt die Mitgliedschaft in der Gesellschaft für Pädiatrie voraus.

(2) In der Arbeitsgemeinschaft sind die Mitglieder der Gesellschaft vereinigt, die in dem Spezialgebiet Kinderkardiologie arbeiten, den Aufgaben der Arbeitsgemeinschaft interessiert gegenüberstehen und sich für deren Lösung aktiv einsetzen.

(3) Mitglieder, die in der Arbeitsgemeinschaft mitarbeiten wollen, erklären ihre Bereitschaft hierzu gegenüber der Leitung der Arbeitsgemeinschaft.

§ 4 Leitung der Arbeitsgemeinschaft

(1) Die Leitung der Arbeitsgemeinschaft besteht aus einem Leiter, einem stellvertretenden Leiter und einem Schriftführer.

(2) Die Leitung wird bei der Bildung der Arbeitsgemeinschaft durch den Vorstand der Gesellschaft eingesetzt und in der Folgezeit alle zwei Jahre auf einer allgemeinen Zusammenkunft aller Mitglieder der Arbeitsgemeinschaft mit einfacher Stimmenmehrheit gewählt.

(3) Die Leitung nimmt die Aufgaben der Arbeitsgemeinschaft wahr und arbeitet mit dem Vorstand der Gesellschaft eng zusammen. Sie ist diesem gegenüber und allen Mitgliedern der Arbeitsgemeinschaft für ihre Arbeit verantwortlich.

(4) Der Leiter der Arbeitsgemeinschaft und im Verhinderungsfall sein Stellvertreter nehmen an den Veranstaltungen der Gesellschaft teil, in denen Probleme der Arbeitsgemeinschaft behandelt werden.

§ 5 Aufgaben des Leiters

(1) Der Leiter der Arbeitsgemeinschaft ist für die ordnungsgemäße Einberufung und Durchführung von Leitungssitzungen und Veranstaltungen verantwortlich. Er legt die Tagungsordnung fest.

(2) Der Leiter der Arbeitsgemeinschaft hat zu gewährleisten, dass über die Leitungssitzungen und Veranstaltungen Protokolle geführt und diese dem Vorstand zur Kenntnisnahme übersandt werden.

(3) Der Leiter der Arbeitsgemeinschaft berichtet dem Vorstand der Gesellschaft regelmäßig über die Tätigkeit der Arbeitsgemeinschaft.

§ 6 Zusammenkünfte der Mitglieder

(1) Die Arbeitsgemeinschaft führt mindestens einmal im Jahr eine Zusammenkunft aller Mitglieder durch.

(2) In der Zusammenkunft werden durch die Mitglieder die neue Leitung gewählt, der Arbeitsplan der Leitung bestätigt und wichtige Fragen der Tätigkeit der Arbeitsgemeinschaft beraten und beschlossen.

(3) Alle Entscheidungen in der Zusammenarbeit der Mitglieder erfolgen mit einfacher Stimmenmehrheit.

§ 7 Vertretung der Arbeitsgemeinschaft

(1) Die Arbeitsgemeinschaft wird im Rechtsverkehr durch den Vorstand der Gesellschaft vertreten.

(2) Der Vorstand kann in einzelnen Angelegenheiten den Leiter der Arbeitsgemeinschaft zur Vorbereitung im Rechtsverkehr bevollmächtigen.

§ 8 Veranstaltungen der Arbeitsgemeinschaft

Wissenschaftliche Veranstaltungen der Arbeitsgemeinschaft werden in Abstimmung mit dem Vorstand der Gesellschaft geplant und durchgeführt.

§ 9 Finanzierung

(1) Die Mittel für die Arbeit der Arbeitsgemeinschaft werden aus dem Fonds der Gesellschaft bereitgestellt.

(2) Der Leiter der Arbeitsgemeinschaft ist dem Vorstand der Gesellschaft für die ordnungsgemäße Verwendung der Mittel unmittelbar rechenschaftspflichtig.

§ 10 Änderungen der Arbeitsordnung

Änderungen oder Ergänzungen der Arbeitsordnung beschließt der Vorstand der Gesellschaft nach vorheriger Beratung in der Arbeitsgemeinschaft.

§ 11 Auflösung der Arbeitsgemeinschaft

Über die Auflösung der Arbeitsgemeinschaft entscheidet der Vorstand der Gesellschaft.

Das Statut macht deutlich, dass die Arbeitsgemeinschaft eine streng in die Gesellschaft für Pädiatrie der DDR eingebundene Arbeitsgruppe war, die ihre Außenvertretung ausschließlich über die Gesellschaft gestalten konnte (Tab. I.10, Tab. I.11).

Tab. I.10: Vorsitzende und Vorstandsmitglieder der AG Kinderkardiologie
Chairmen and Council Members of the WG Paediatric Cardiology

Von	Bis	Vorsitzender	Klinik für Kinderkardiologie
1970	1984	K. Bock	Leipzig
1984	1990	G. Wagner	Halle
1990	1991	G. Wagner	Halle
Von	**Bis**	**Stellvertretender Vorsitzender**	**Klinik für Kinderkardiologie**
1970	1990	J. Bartel	Berlin
1990	1991	P. Schneider	Leipzig
Von	**Bis**	**Schriftführer**	**Klinik für Kinderkardiologie**
1970	1984	H. Richter	Leipzig
1984	1991	J. Syska	Halle
Satzungsänderung 1984: Erweiterung des Vorstands um die Leiter der Zentren			
Seit 1984		W. Kienast	Rostock
		K. H. Bock	Leipzig
		P. Schneider	Leipzig
		H. Schmidt	Erfurt/Bad Berka
		W. Köhler	Erfurt/Bad Berka
		D. Joachim	Görlitz – Vertreterin der nicht universitären Einrichtungen

Tab. I.11: Jahrestagungen der Arbeitsgemeinschaft für Kinderkardiologie in der DDR 1971–1990
Annual Meetings of the Working Group Paediatric Cardiology in the GDR 1971–1990

Datum	Ort	Schwerpunktthemen
2.10.1971	Leipzig	Konstituierung, Arbeitsordnung, inhaltliche Aufgaben, Mitgliederversammlung (28 Mitglieder): Bestätigung des Vorstands der AG Kinderkardiologie, Beschluss jährlicher Arbeitstagungen
3.4.1972	Dresden	Probleme der Säuglingskardiologie, Datenverarbeitung
17./18.5.1973	Leipzig	Diagnostik und Therapie bei Neugeborenen und Säuglingen, medizinische und chirurgische Therapie spezieller Herzfehler: TGA, kompletter AV-Block
5.3.1974	Berlin	Transposition der großen Arterien
13./14.11.1975	Bad Berka	Organisation der Herzchirurgie in der DDR, Organisation der Diagnostik und Therapie, Aus- und Weiterbildung, Subspezialisierung
3.–7.4.1976	Ahrenshoop	Erworbene Herzerkrankungen und Kreislaufregulationsstörungen, ambulante kinderkardiologische Betreuung, Fortschritte in der Kinderkardiologie (Nuklearmedizin, Echokardiografie)
8./9.9.1976	Karl-Marx-Stadt	Primäre Prävention von Herz-Kreislauf-Erkrankungen des Erwachsenen im Kindesalter (Gäste aus der ČSSR)
16.–20.3.1977	Schwerin	Lageanomalien von Herz und großen Gefäßen, Problemfälle, Mortalität
12.–14.4.1978	Kyffhäuser	Kardiomyopathien, synkopale Anfälle, nichtinvasive Diagnostik
10.–12.4.1979	Friedrichsbrunn	Therapeutische Aspekte erworbener und angeborener Herzfehler, Langzeitbetreuung
13.5.1980	Erfurt	Herzfunktion bei angeborenen Herzfehlern: gemeinsames Symposium mit der Gesellschaft für Kardiologie/Angiologie der DDR
28.–31.1.1981	Bad Schandau	Moderne Methoden und Trends in der Kinderkardiologie, Herzchirurgie, ambulante Herzdiagnostik, Betreuungsaufgaben

Die Geschichte der Kinderkardiologie in der DDR bis 1991

Tab. I.11 *(Fortsetzung)*

Datum	Ort	Schwerpunktthemen
17.–20.5.1982	Rauschenbach	Morphologie angeborener Herzfehler, Genetik, Aortenstenose
21.–24.9.1983	Oberhof	Pathologische Anatomie kongenitaler Kardiopathien, nichtinvasive Diagnostik, Ultraschalldiagnostik, Probleme der konservativen und operativen Therapie
3.–6.10.1984	Görlitz	Kardiologie des Neugeborenen, das chronisch herzkranke Kind
11.–14.10.1985	Kühlungsborn	Ergebnisse und kardiale Leistungsfähigkeit nach Herzoperationen, isolierte und kombinierte Aortenisthmusstenose
08.–10.10.1986	Frankfurt/Oder	Herzrhythmusstörungen, Kardiomyopathien
18.–21.5.1987	Friedrichsbrunn	Funktionsdiagnostik des Herzens, diagnostische Aspekte, medikamentöse und chirurgische Therapie
25.–28.10.1988	Elbingerode	Langzeitbetreuung bei Patienten mit angeborenen Herzfehlern, Herzbeteiligung bei primär extrakardialen Erkrankungen, Hypertonie-Prävention
6.–9.3.1990	Schwarzenberg	Präventivkardiologie, Intensivtherapie

Die Tagungen wurden von den Kinderkardiologen vor Ort oder den Leitern beziehungsweise Direktoren der Abteilungen organisiert, für das wissenschaftliche Programm war der jeweilige Vorsitzende der Arbeitsgemeinschaft verantwortlich. Ein wesentlicher Aspekt der Jahrestagungen war die Einladung von Gastreferenten aus aller Welt. Dies war unter Berücksichtigung der politischen Situation in der DDR für Gäste aus nichtsozialistischen Ländern nicht einfach und oft erst durch langwierige Interventionen im Ministerium für Gesundheitswesen realisierbar. Oft wurden die Gäste im Nachgang zu den Jahrestagungen der Arbeitsgemeinschaft auf der Basis persönlicher Kontakte in die Zentren eingeladen. Auf dieser Ebene fand dann ein fachlicher und persönlicher Austausch statt, den die Kinderkardiologen der DDR dringend benötigten. Die Auflistung der Gäste, die zu den Tagungen persönlich eingeladen wurden (Tab. I.12), ist möglicherweise nicht ganz vollständig.

Tab. I.12: Eingeladene Gäste in alphabetischer Reihenfolge der Länder
Invited Guests in Alphabetical Order of the Countries

Land	Gäste
Bulgarien	P. Ninova (Sofia), T. Slavkov (Sofia), S. Tomova (Sofia)
Bundesrepublik Deutschland	J. Apitz (Tübingen), H. C. Kallfelz (Hannover), F. Hilgenberg (Münster), A. Lindinger (Homburg), R. Mocellin (Freiburg), G. von Bernuth (Aachen), P. Brode (St. Augustin), H.-W. Rautenburg (Gießen), U. Sauer (München), J. R. Pfefferkorn (Münster)
CSSR	M. Šamanek, J. Škovránek, J. Janoušek, R. Horvát, T. First (alle Prag), B. Vítek (Brno), J. Mašura (Bratislava), O. Reich (Prag), J. Endrys (Hradec Kralove), J. Birčák (Bratislava), V. Hroboová (Prag), E. Čižmárová (Prag), V. Povýšilová (Prag), B. Hučín (Prag), B. Kopecká (Prag), S. Tùma (Prag)
Finnland	E. Wallgren (Helsinki)
Großbritannien	R. H. Anderson (London), G. Graham (London), M. Tynan (London), F. J. Macartney (London), S. G. Haworth (London)
Italien	U. Squarcia (Parma)
Jugoslawien	V. Fabecic-Sabadi (Zagreb)
Niederlande	A. C. Gittenberger-de Groot (Leiden), E. Harinck (Utrecht), V. de Villeneuve (Rotterdam)
Norwegen	P. G. Björnstad (Oslo)
Polen	S. K. Dymnicka (Gdańsk), L. Goldstein (Łódź), W. Kawalec, K. Kubicka, K. Grenda-Kosiec (alle Warschau)

I Geschichte der Kinderkardiologie in Deutschland vor und nach der Wiedervereinigung

Tab. I.12 *(Fortsetzung)*

Land	Gäste
Schweden	N. R. Lundström (Lund)
Schweiz	I. Oberhänsli (Genf), F. Stocker (Bern)
UdSSR	J. Falkowski (Moskau), A. V. Ivanitzky (Moskau), I. A. Businova (Moskau)
Ungarn	P. Fekete-Farkas, E. Horváth, J. Kamarás, A. Kiss (alle Budapest), P. Tekulics (Szeged), M. Katona (Szeged), L. Bendig (Budapest)
USA	W. J. Rashkind, A. R. Castaneda (Boston)

Reisen von Kinderkardiologen aus der DDR zu Tagungen oder Studienaufenthalten im westlichen Ausland
Participation of Paediatric Cardiologists of the GDR in Meetings or Study Visits in Western Countries

Das Schreiben, das Karl H. Bock weisungsgemäß an das zuständige Ministerium richtet (Abb. I.10), belegt, dass 1974 lediglich drei Kinderkardiologen aus der DDR zur Tagung der AEPC nach London fahren konnten. Diese Zahl wurde auch in den folgenden Jahren bis zur Wiedervereinigung Deutschlands nicht überschritten. Um in das sogenannte nichtsozialistische Ausland aus beruflichem Grund reisen zu dürfen, musste man Reisekader werden. Reisekader waren im Sprachgebrauch der DDR Personen, die einen Reisepass erhielten und für welche die vorherrschende Beschränkung der Reisefreiheit gelockert wurde. Die Überprüfung und Bestätigung der infrage kommenden Personen erfolgte durch die Hauptabteilung XIX des Ministeriums für Staatssicherheit (MfS) – kurz „Stasi". Zu diesem Zweck befragten Mitarbeiter des MfS Nachbarn und Kollegen des potenziellen Reisekaders. Man wollte sichergehen, dass der Inhaber eines Reisepasses „zuverlässig" und loyal gegenüber dem Staat war. Wissenschaftler, denen man aufgrund ihrer familiären Verhältnisse oder ihrer politischen Einstellung unterstellte, dass sie die DDR bei sich bietender Gelegenheit verlassen würden, erhielten keinen Reisepass. Jede geplante Reise musste darüber hinaus noch einmal behördlicherseits offiziell genehmigt werden. Nach der Rückkehr in die DDR waren die Reisekader verpflichtet, einen politischen und ein fachlichen Bericht zu verfassen.

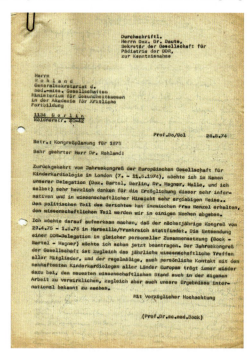

Abb. I.10: Schreiben von Karl H. Bock an das Ministerium nach dem Besuch der AEPC-Tagung in London 1974
Letter by Karl H. Bock to the Ministry of Health after visiting the AEPC meeting 1974 in London
(Quelle: Klinikarchiv Kinderkardiologie Leipzig)

Entwicklung der AG Kinderkardiologie
Development of the WG Paediatric Cardiology

Tab. I.13 zeigt die Entwicklung der Mitgliederzahlen der Arbeitsgemeinschaft Kinderkardiologie.

Tab. I.13: Mitgliederentwicklung
Development of Membership

Jahr	Anzahl der Mitglieder	Zusätze
1971	28	
1972	45	
1970er-Jahre	115	
1980er-Jahre	138*	davon: 73 weiblich

* Davon sind 2/3 im staatlichen Gesundheitswesen und 1/3 in Universitätskliniken tätig.

Die Versorgung von herzkranken Kindern in der DDR
Medical Care for Children with Cardiac Diseases in the GDR

Die stationäre Versorgung der kinderkardiologischen Patienten erfolgte im Wesentlichen durch die fünf universitären Herzzentren: Berlin (Charité), Erfurt/Bad Berka (Medizinische Akademie mit Bad Berka/Zentralklinik für Herz- und Lungenkrankheiten), Halle (Martin-Luther-Universität), Leipzig (Karl-Marx-Universität) und Rostock (Wilhelm-Pieck-Universität).

In Ergänzung zu den Zentren sicherten Kinderkardiologen in Kinderkliniken und Polikliniken die ambulante und die stationäre Basisversorgung. Auf kardiologische Expertise wurde neben pädiatrischen Spezialbereichen insbesondere in neonatologischen Zentren Wert gelegt. Wie auch andere Schwerpunktdisziplinen der Pädiatrie waren die Kinderkardiologen flächendeckend mit unterschiedlich großen Einzugsarealen über das Gebiet der DDR verteilt und kooperierten mit dem jeweils zuständigen Herzzentrum.

Die AG Kinderkardiologie betrachtete die Verbesserung der Patientenversorgung als ihre Hauptaufgabe, wovon ein reger Schriftverkehr mit dem Ministerium für Gesundheitswesen zeugt. Leider blieb das Ergebnis dieses Schriftverkehrs in der Regel hinter den Erwartungen der Mediziner zurück. Als ein Beleg sei ein Schreiben von Karl H. Bock aus dem Jahre 1974 nach Zuarbeit von

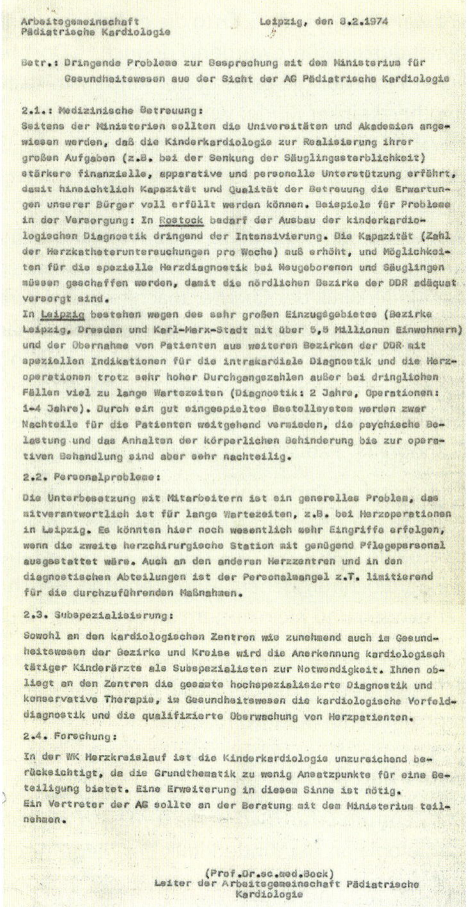

Arbeitsgemeinschaft
Pädiatrische Kardiologie

Leipzig, den 8.2.1974

Betr.: Dringende Probleme zur Besprechung mit dem Ministerium für Gesundheitswesen aus der Sicht der AG Pädiatrische Kardiologie

2.1.: Medizinische Betreuung:
Seitens der Ministerien sollten die Universitäten und Akademien angewiesen werden, daß die Kinderkardiologie zur Realisierung ihrer großen Aufgaben (z.B. bei der Senkung der Säuglingsterblichkeit) stärkere finanzielle, apparative und personelle Unterstützung erfährt, damit hinsichtlich Kapazität und Qualität der Betreuung die Erwartungen unserer Bürger voll erfüllt werden können. Beispiele für Probleme in der Versorgung: In Rostock bedarf der Ausbau der kinderkardiologischen Diagnostik dringend der Intensivierung. Die Kapazität (Zahl der Herzkatheteruntersuchungen pro Woche) muß erhöht, und Möglichkeiten für die spezielle Herzdiagnostik bei Neugeborenen und Säuglingen müssen geschaffen werden, damit die nördlichen Bezirke der DDR adäquat versorgt sind.
In Leipzig bestehen wegen des sehr großen Einzugsgebietes (Bezirke Leipzig, Dresden und Karl-Marx-Stadt mit über 5,5 Millionen Einwohnern) und der Übernahme von Patienten aus weiteren Bezirken der DDR mit speziellen Indikationen für die intrakardiale Diagnostik und die Herzoperationen trotz sehr hoher Durchgangszahlen außer bei dringlichen Fällen viel zu lange Wartezeiten (Diagnostik: 2 Jahre, Operationen: 1–4 Jahre). Durch ein gut eingespieltes Bestellsystem werden zwar Nachteile für die Patienten weitgehend vermieden, die psychische Belastung und das Anhalten der körperlichen Behinderung bis zur operativen Behandlung sind aber sehr nachteilig.

2.2. Personalprobleme:

Die Unterbesetzung mit Mitarbeitern ist ein generelles Problem, das mitverantwortlich ist für lange Wartezeiten, z.B. bei Herzoperationen in Leipzig. Es könnten hier noch wesentlich mehr Eingriffe erfolgen, wenn die zweite herzchirurgische Station mit genügend Pflegepersonal ausgestattet wäre. Auch an den anderen Herzzentren und in den diagnostischen Abteilungen ist der Personalmangel z.T. limitierend für die durchzuführenden Maßnahmen.

2.3. Subspezialisierung:

Sowohl an den kardiologischen Zentren wie zunehmend auch im Gesundheitswesen der Bezirke und Kreise wird die Anerkennung kardiologisch tätiger Kinderärzte als Subspezialisten zur Notwendigkeit. Ihnen obliegt an den Zentren die gesamte hochspezialisierte Diagnostik und konservative Therapie, im Gesundheitswesen die kardiologische Vorfelddiagnostik und die qualifizierte Überwachung von Herzpatienten.

2.4. Forschung:

In der WK Herzkreislauf ist die Kinderkardiologie unzureichend berücksichtigt, da die Grundthematik zu wenig Ansatzpunkte für eine Beteiligung bietet. Eine Erweiterung in diesem Sinne ist nötig.
Ein Vertreter der AG sollte an der Beratung mit dem Ministerium teilnehmen.

(Prof.Dr.sc.med.Bock)
Leiter der Arbeitsgemeinschaft Pädiatrische Kardiologie

Abb. I.11: Auflistung der Probleme in der kinderkardiologischen Versorgung in einer Stellungnahme der AG Kinderkardiologie aus dem Jahr 1974
List of problems in medical care of children with heart diseases – statement of the WG Paediatric Cardiology 1974
(Quelle: Klinikarchiv Kinderkardiologie Leipzig)

Horst Reeps (Rostock), Gisbert Wagner (Halle) und Paul Becker (Erfurt) angeführt (Abb. I.11). In diesem Schreiben werden Probleme der Kinderkardiologie benannt, die der Vorstand der Gesellschaft für Pädiatrie der DDR (Vorsitzender Prof. Wolfgang Plenert) in seinen ab 1974 regelmäßig geplanten Konsultationen mit dem Ministerium für Gesundheitswesen zur Sprache bringen sollte.

Die Schilderung der Probleme erfolgte in dem Schreiben der Kollegen äußerst moderat. Die aufgeführten Wartezeiten auf Diagnostik und notwendige Operationen bedeuteten für den betroffenen Patienten in der Realität nicht selten eine kritische Verschlimmerung seines Gesundheitszustandes und in nicht wenigen Fällen den Tod.

Geschichte und Struktur der fünf Zentren
History and Structure of the five Centres

Berlin

In Gesamtdeutschland waren die Kinderkliniken der Charité und am Kaiserin-Auguste-Victoria-Krankenhaus (KAVH) in Berlin die ersten, die sich der Diagnostik von Herzfehlern widmeten. Karl F. Klinke amtierte 1947–1951 als Direktor der Kinderklinik der Charité. Gerhard Burgemeister hatte an der Charité bereits 1952 die erste Herzkatheterisierung bei einem Kind vorgenommen. Ein Jahr zuvor war im KAVH von S. Otto die erste Herzsondierung bei einem Patienten mit angeborenem Herzfehler durchgeführt worden. Friedrich H. Dost hatte 1951 zunächst kommissarisch, dann als ordentlicher Professor die Leitung der Kinderklinik Charité übernommen und die Förderung der Betreuung herzkranker Kinder weitergeführt. Während die kardiologische Diagnostik und Behandlung im KAVH kontinuierlich weiterlief, kam es in der Charité trotz Förderung durch Josef Dieckhoff, den Nachfolger von Friedrich H. Dost, in den frühen 1960er-Jahren zu Einschränkungen. Die invasive Diagnostik ging vollkommen an das Institut für kardiopulmonale Diagnostik unter der Leitung von Werner Portstmann und ab 1982 Wolfgang Münster über. Das änderte sich auch nicht nach der Berufung von Joachim Bartel 1974 zum Leiter der neu geschaffenen Abteilung Kinderkardiologie an der Kinderklinik der Charité. Joachim Bartel verband eine jahrelange wissenschaftliche Zusammenarbeit mit dem Leiter der Kinderklinik der militärmedizinischen Akademie Bad Saarow. Dietmar Mücke, der Leiter im Rang eines Oberst der Nationalen Volksarmee und selbst Kinderkardiologe, verfügte in seiner Klinik über eine Abteilung für spezielle pädiatrische Elektrokardiografie und Phonokardiografie, in der ein pädiatrisches EKameter entwickelt wurde. 1979 erschien die zweibändige Monografie „Pädiatrische Elektrokardiographie" von Dietmar Mücke und Joachim Bartel.

Chirurgischer Partner war zunächst Joachim Serfing, ein Allgemeinchirurg aus Greifswald, der 1963 an der Charité die erste Operation in extrakorporaler Zirkulation durchgeführt hatte. Später übernahm Harry Warnke, der bei Aldo Castañeda und Åke Senning Fachwissen erworben hatte, die kardiochirurgischen Aufgaben und berichtete 1984, dass jährlich über 160 Operationen an Säuglingen und Kleinkindern an der Charité durchgeführt wurden [7].

Nach der Wiedervereinigung blieb die kinderkardiologische Abteilung bestehen, wurde aber bald in Personalunion mit der Klinik für Kinderkardiologie/Angeborene Herzfehler am Deutschen Herzzentrum Berlin geführt.

Erfurt/Bad Berka

Das Zentrum Erfurt/Bad Berka umfasste zwei Standorte (Abb. I.12, Abb. I.13): Die Abteilung Kinderkardiologie an der Kinderklinik der Medizinischen Akademie Erfurt[3] (Direktor Helmut Patzer) und

---

[3] Medizinische Akademien waren den Universitäten gleichgestellte Hochschulen.

Die Geschichte der Kinderkardiologie in der DDR bis 1991

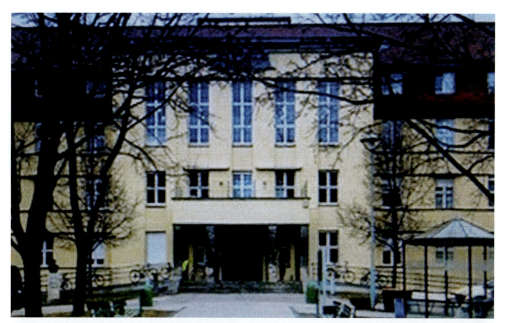

Abb. I.12: Medizinische Akademie Erfurt. Kliniken für Chirurgie und Radiologie, Standort der Herzkatheterlabors
Medical Academy of Erfurt. Hospitals for Surgery and Radiology, location of the cardiac catheterisation laboratories
(Quelle: W. Köhler)

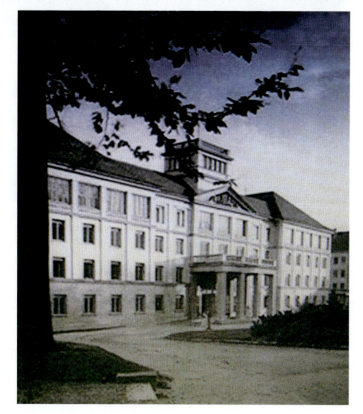

Abb. I.13: Zentralkliniken für Herz- und Lungenkrankheiten in Bad Berka
Hospital for Heart and Lung Diseases at Bad Berka
(Quelle: Klinikarchiv Bad Berka)

I Geschichte der Kinderkardiologie in Deutschland vor und nach der Wiedervereinigung

die dem Gesundheitsministerium – nicht dem Hoch- und Fachschulministerium – direkt unterstehende Zentralklinik für Herz- und Lungenkrankheiten Bad Berka (Direktor Wolfgang Ursinus, Abb. I.14).

Das Versorgungsgebiet der Kinderkardiologie Erfurt/Bad Berka entsprach mit den damaligen Bezirken Erfurt, Gera und Suhl ziemlich genau dem heutigen Bundesland Thüringen, dazu kam ein westsächsischer Bereich um die Wismut-Kinderklinik Rabenstein. Das Einzugsgebiet umfasste etwa 2,8 Millionen Einwohner [6].

Die erste Herzsondierung eines Kindes an der Medizinischen Akademie Erfurt erfolgte 1965 durch den Internisten Hermann Fiehring. In den Folgejahren erlernte der Pädiater Paul Becker (Abb. I.15) bei Fiehring die Sondierungstechnik und legte den Keim für die kinderkardiologische Abteilung an der Kinderklinik.

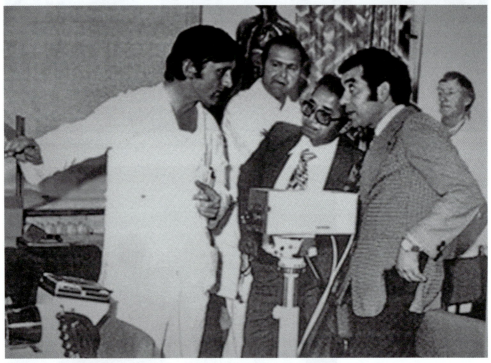

Abb. I.14: Wolfgang Ursinus (2. v.l.) bei einer Visite des libyschen Gesundheitsministers (3. v.l.)
Wolfgang Ursinus (2nd f.l.) on the occasion of the visit of the Minister of Health of Libya (3rd f.l.)
(Quelle: Klinikarchiv Bad Berka)

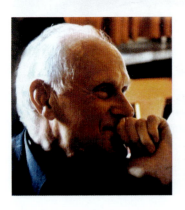

Abb. I.15: Paul Becker, Begründer der Abteilung Kinderkardiologie an der Medizinischen Akademie Erfurt
Paul Becker, M. D., Founder of the Department of Paediatric Cardiology, Medical Academy Erfurt
(Quelle: Familie Becker)

Die Geschichte der Kinderkardiologie in der DDR bis 1991

Die organisatorischen und räumlichen Bedingungen damals waren schwierig und sind für heutige Verhältnisse kaum vorstellbar: Die Kinder, darunter viele Neugeborene, wurden am Untersuchungstag zunächst aus der Kinderklinik in das am anderen Stadtrand liegende Hauptklinikum gefahren, dort formell in der Medizinischen Klinik aufgenommen und in der danebenliegenden Radiologie im Katheterlabor untersucht, anfangs in Narkose. Anschließend erfolgte der Rücktransport in die Kinderklinik. Die Katheter stellte man, wie anfangs überall, per Hand aus Meterware her. Für Ballonkatheter griff man auf Präservative zurück.

Trotz späterer Verbesserungen stellte die Organisation des Transports mit Kinderarzt/Kinderkardiologen und gegebenenfalls einer Intensivversorgung ein ständiges Problem dar. Dessen ungeachtet entwickelte sich die kinderkardiologische Gruppe an der Klinik seit 1980 unter Leitung von Helmut Schmidt gut: Eine Herzstation mit 20 Betten, Intensivtherapie in der Neonatologie, vier Herzsprechstunden pro Woche, drei bis fünf elektive Herzsondierungen wöchentlich, zuzüglich Notfallkatheter bei Neugeborenen. Notfallkatheter waren angesichts einer jährlichen Geburtenzahl im Versorgungsbereich von etwa 30 000 Lebendgeborenen, was etwa 290 Kindern mit kongenitalen Vitien pro Jahr entspricht, vor Einführung der Echokardiografie keine Seltenheit. Kinderherzchirurgischer Partner bis zur Wiedervereinigung war bis auf wenige Ausnahmen (zum Beispiel Åke Senning in Zürich, Harry Warnke in Berlin, Karl Emmrich in Rostock) die Zentralklinik für Herz- und Lungenkrankheiten in Bad Berka, von Erfurt 20 Kilometer entfernt über dem Ilmtal gelegen (Abb. I.13). Sie war aus einer 1953 gegründeten Tuberkuloseklinik mit 1000 Betten hervorgegangen, seit 1966 etappenweise umgestaltet (erste Herzoperationen bei Kindern 1962 durch Eberhard Hasche) und 1976 als Spezialklinik für die herzchirurgische Versorgung von Erwachsenen und Kindern eröffnet worden (Direktor Wolfgang Ursinus, Abb. I.14). Es folgte der zielstrebige Ausbau zu einer großen Herzchirurgie (mehr als 500 Operationen an der Herz-Lungen-Maschine im Jahr 1983).

Die Zentralklinik umfasste zudem eine Kinderherzstation mit drei Kinderkardiologen, bezeichnenderweise aber noch nicht als selbstständiger Bereich, sondern als Bestandteil der Chirurgie.

Die Zusammenarbeit zwischen Erfurt und Bad Berka war gut. 1976 wurde mit Eingriffen am offenen Herzen unter Einsatz einer Herz-Lungen-Maschine im Säuglings- und Kleinkindalter begonnen. Das Spektrum umfasste etwa seit Beginn der 1980er-Jahre nahezu alle angeborenen Vitien, darunter die Fallot-Korrektur, die Vorhofumkehr bei TGA (Mustard), die Behandlung des Bland-White-Garland-Syndroms, von Aortenbogenfehlbildungen und schon vereinzelt Fontan-Operationen bei Trikuspidalatresie. Nach der Wiedervereinigung übernahm die Rhön-Kliniken AG die Trägerschaft in Bad Berka; die Kinderherzchirurgie wurde nicht weiter fortgeführt [6]).

An der Medizinischen Akademie in Erfurt kam es ab 1990 zunächst zum Ausbau und zur Erweiterung der Abteilung Kinderkardiologie unter der Leitung von Wolfram Köhler. Durch den Wegfall des chirurgischen Partners entstand jedoch in der Patientenversorgung eine prekäre Situation. Die entspannte sich deutlich ab 1991, als mit dem Kinderherzzentrum Gießen (Karl-Jürgen Hagel und Dietmar Schranz als Kinderkardiologen sowie Friedhelm Dapper und Hakan Akintürk als Chirurgen) eine medizinisch und menschlich beispielhafte Kooperation begründet werden konnte. Diese Zusammenarbeit, gebahnt durch die „Hessenhilfe" (Herbert E. Ulmer), ermöglichte in den Folgejahren eine deutliche Leistungsausweitung. Im Jahr 1993 schloss das Land Thüringen die Medizinische Hochschule Erfurt. Damit wurde eine stumme Abwicklung der Kinderkardiologie eingeleitet. Die Ära der Abteilung Kinderkardiologie an der Medizinischen Akademie Erfurt endete formell 1998. Herzsondierungen wurden noch bis 2009 vorgenommen (Veronika von Jan).

Halle

Die bereits 1954 begonnene invasive Diagnostik des Herzens musste wegen technischer Unzulänglichkeiten zunächst wieder beendet werden. Mit der ersten Operation am offenen Herzen unter Verwendung der in Halle unter Leitung von Karl-Ludwig Schober gebauten Herz-Lungen-Maschine schlug 1962 die Geburtsstunde der Kinderkardiologie. Die Kardiologie mit ihren Aufgaben in der Diagnostik und im perioperativen Bereich wurde zu einem unentbehrlichen Partner der Herzchirurgie. Der Kardiologe Rudolf Zuckermann (1910–1995) führte in den 1950er- und 1960er-Jahren als Spezialist für die Diagnostik angeborener und erworbener Herzfehler die komplexe präoperative Diagnostik für die jüngeren Patienten mit angeborenen und erworbenen Herzfehlern durch. 1957 erhielt Rudolf Zuckermann eine Professur an der Universität Halle, die erste in Deutschland mit Lehrauftrag für Kardiologie.

Die zunehmende Zahl der Patienten führte zu einer weiteren (quantitativen) Expansion des Faches und in letzter Konsequenz zur Differenzierung der Aufgabenbereiche von Kinder- und Erwachsenenkardiologie. Rudolf Zuckermann hatte diese Tendenz sehr klar erkannt und seinen jungen Assistenten Gisbert Wagner in der Schwerpunktbildung Kinderkardiologie besonders gefördert.

In den Jahren von 1967 bis 1970 entstand die neue Abteilung der Kinderkardiologie in einem ehemaligen Nebengebäude der chirurgischen Klinik (Abb. I.16). Im September 1970 wurde Gisbert Wagner ihre Leitung übertragen. Damit wurde die Kinderkardiologie als Subspezialität aus der Kardiologie ausgegliedert und der Kinderklinik zugeordnet. Die eigenständige Abteilung für Kinderkardiologie umfasste eine Ambulanz, eine Station mit 20 bis 25 Betten, ein Katheterlabor und Räume für Funktionsdiagnostik [9].

In Zusammenarbeit mit der Firma Siemens in Erlangen und TuR in Dresden entstand ein biplanes Herzkatheterlabor mit Großbildkamera und Cineangiokardiografie. Pro Jahr wurden bis zu 250 intrakardiale Untersuchungen – einschließlich interventioneller Eingriffe (Ballonseptostomien, Valvuloplastien) – vorgenommen.

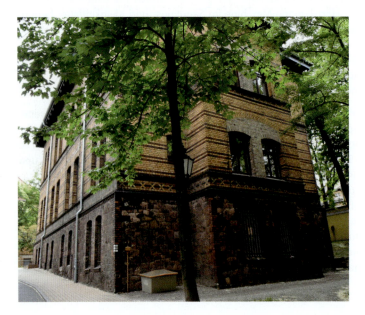

Abb. I.16: Kinderkardiologie 1970–1984 auf dem Gelände der früheren Universitätsklinik (erbaut 1882)
Department of Paediatric Cardiology 1970–1984 – former University Hospital (built in 1882)
(Quelle: J. Meyer-Lenz)

Die Geschichte der Kinderkardiologie in der DDR bis 1991

In der kinderkardiologischen Abteilung in Halle wurde die Ultraschalltechnik früh zu einer zentralen diagnostischen Methode entwickelt. Am Anfang standen die Untersuchungen des Herzens mit einem Pilotgerät der VEB Ultraschalltechnik Halle (KA 10). Erste TM-Bild-Darstellungen in der DDR, Blutflussdarstellungen mittels NaCl-Injektionen in den 1970er-Jahren sowie erste TM-Bild-Darstellungen des fetalen Herzens 1979 waren Schwerpunkte der Entwicklung und wissenschaftlichen Tätigkeit in Halle [9].

Die Planung des neuen Universitätsklinikums Halle-Kröllwitz nahm die bewährte Kooperationsstruktur der um die Behandlung von Herzerkrankungen gruppierten Fächer auf. Für die erste Bauphase ab 1974 war im Klinikum ein kardiologischer Schwerpunkt vorgesehen, der räumlich alle beteiligten Fächer – Innere Medizin, Kardiologie, Kinderkardiologie, Kinder-/Kardiochirurgie und eine intensivmedizinische Station – getrennt für Kinder und Erwachsene zusammenführen sollte. Die Nutzung der Operationssäle, intrakardiale Funktionsdiagnostik sowie Untersuchungen beziehungsweise Interventionen im Katheterlabor sollten auf die zentralen Einrichtungen im sogenannten Funktionsblock konzentriert werden. Zu diesen Planungen legte Gisbert Wagner gemeinsam mit dem Kinderherzchirurgen Rainer Panzner 1974 ein Eckpapier vor, das der Dekan der medizinischen Fakultät in Auftrag gegeben hatte. In ihrem Konzept wiesen die Autoren auf die bereits bestehende räumliche Mangelsituation in der Abteilung für Kinderkardiologie in der alten Klinik hin und plädierten für einen Umzug nach Kröllwitz beziehungsweise alternativ für eine räumliche Erweiterung der Abteilung in der alten Klinik. Diese Vorschläge wurden im August 1979 Makulatur. In dem Schreiben des Verwaltungsdirektors des Bereiches Medizin wurde Gisbert Wagner mitgeteilt, dass die Zustimmung des Ministeriums für Hoch- und Fachschulwesen gemäß Volkswirtschaftsplan 1980 nicht vorliege und somit „die Ausführung des beabsichtigten Erweiterungsbaus" nicht erfolgen könne.

Die Raumfrage in der Kinderkardiologie blieb jedoch nur kurze Zeit in der Schwebe, bis schließlich der Umzug der Herzchirurgie und der Kinderklinik in das neue Klinikum Kröllwitz eine unerträgliche räumliche Isolation der Kinderkardiologie in der alten Klinik abwendete. Die Integration der Kinderkardiologie in die Planungen der Pädiatrie in Kröllwitz erfolgte Anfang der 1980er-Jahre. Der Umzug der Klinik und Poliklinik für Kinderkardiologie nach Halle-Kröllwitz fand 1984/85 statt [9]. Mit der räumlichen Zusammenführung aller an der Betreuung herzkranker Kinder beteiligten Disziplinen wurde die Basis für eine moderne und sichere Versorgung in einer Zentrumsstruktur geschaffen (Abb. I.17).

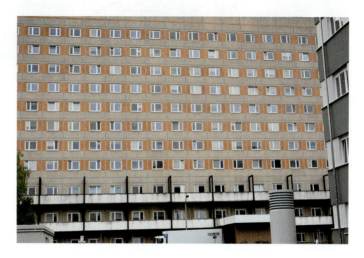

Abb. I.17: Klinikum Halle-Kröllwitz: Blick auf die ehemalige kinderkardiologische Station mit vorgebauten Balkonen im 2. Stock
Hospital Halle-Kröllwitz: view of the former ward of paediatric cardiology with balcony on the 2nd floor
(Quelle: J. Meyer-Lenz)

Leipzig

Die Kinderkardiologie als Spezialgebiet entwickelte sich in Leipzig in den 1950er-Jahren in enger Verbindung mit der Entwicklung der Herzchirurgie (Abb. I.18). 1951 gründete der damals noch junge Chirurg Martin Herbst (1917–2005) auf Anregung des Leiters der chirurgischen Universitätsklinik Herbert Uebermuth (1901–1986) und im Rahmen des staatlichen Forschungsauftrags zur Entwicklung einer kardiochirurgischen Abteilung die kardiologische Arbeitsgemeinschaft als interdisziplinäre Forschungsgruppe. Diese, bestehend aus Kardiotechnikern, Vertretern der Inneren Medizin und der Pädiatrie, arbeiteten gemeinsam an der komplexen Aufgabe der Entwicklung einer Herzchirurgie. Zur Diagnostik stand seit 1953 eine kinematografische Röntgenanlage und seit 1954 eine Katheteranlage von Elema-Schönander zur Verfügung. Bereits 1953 fanden die ersten Operationen (Ductusligatur, Resektion von Aortenisthmusstenosen) ohne Herz-Lungen-Maschine in Hypothermie statt. Später folgten Shuntoperationen bei Patienten mit Fallot-Tetralogie. Ab 1956 wurden auch Operationen am Herzen (Vorhofseptumdefektverschluss, Operation bei Pulmonalklappenstenose) in Hypothermie mit kurzem Kreislaufstillstand durchgeführt.

Gerhard Gruner (1916–2007), der 1955 die Leitung der Kinderklinik Zittau übernahm, und Karl H. Bock begründeten 1954 die Kinderkardiologie an der Leipziger Universitätskinderklink [5].

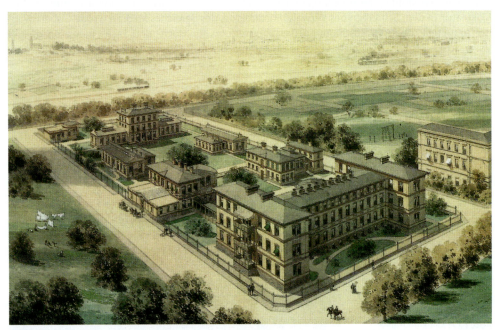

Abb. I.18: Leipziger Kinderklinik zu Beginn des 20. Jahrhunderts
Children's hospital in Leipzig at the beginning of the 20th century
(Quelle: W. Braun und E. Keller [3])

Karl H. Bock darf als Nestor dieses Fachs in der DDR bezeichnet werden (Abb. I.19). Herzchirurgischer Partner in Leipzig war Martin Herbst. 1961 entstand die Klinik für Herz- und Gefäßchirurgie als selbstständige Klinik unter Leitung von Martin Herbst als zweite selbstständige herzchirurgische Abteilung in Deutschland zwei Jahre nach Göttingen. Im März 1962 fand an dieser Klinik die

Die Geschichte der Kinderkardiologie in der DDR bis 1991

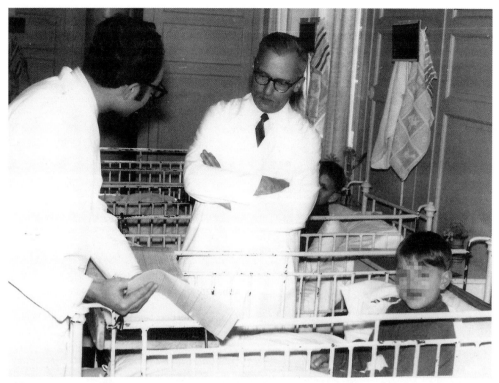

Abb. I.19: Karl H. Bock bei der Visite auf der kinderkardiologischen Station 1971
Karl H. Bock on the ward round 1971
(Quelle: Album der ehemaligen Station 6 in der Kinderklinik Leipzig)

erste Herz-Lungen-Maschinen-Operation statt. Die dazu verwendete Herz-Lungen-Maschine war noch importiert worden. Im Jahr 1962 wurden insgesamt 37 Patienten mit dem extrakorporalen Kreislauf operiert: Vorhofseptumdefekte, Ventrikelseptumdefekte, Patienten mit Fallot-Trilogie, eine Fallot-Pentalogie und Aortenklappenstenosen (Abb. I.20) [8]. Die Ergebnisse dieser Operationen konnten jedoch nicht befriedigen (die Mortalität lag bei 51,4 Prozent). Ursache für diese schlechten Ergebnisse war der, wie sich herausstellte, ungeeignete große Plattenoxygenator, der ein hohes Perfusionsvolumen erforderte. Demzufolge war eine ständige Rezirkulation erforderlich, die eine starke Hämolyse bedingte [8]. Ab September 1963 wurde eine in Leipzig entwickelte Herz-Lungen-Maschine, die über einem Disc-Oxygenator (Kay-Gross) und über Rollenpumpen eigener Herstellung verfügte, verwendet. Weiterentwicklungen (WB I und WB II) von Günther Weißbach waren bis Ende der 1970er-Jahre in Gebrauch. Die herzchirurgische Klinik führte Martin Herbst bis 1982. Nachfolger war Karl-Friedrich Lindenau [5].

In der Universitätskinderklinik wurden 1961 neue Fachabteilungen gebildet. Karl H. Bock wurde Leiter der kinderkardiologischen Abteilung an der Universitätskinderklinik Leipzig. Zur Klinik für Herz- und Gefäßchirurgie, in der sich die Operationssäle und eine Intensivstation (Abb. I.21) befanden, und zur Klinik für Innere Medizin, in der das Herzkatheterlabor untergebracht war, musste von der Kinderklinik eine Distanz von etwa einem Kilometer bewältigt werden.

I Geschichte der Kinderkardiologie in Deutschland vor und nach der Wiedervereinigung

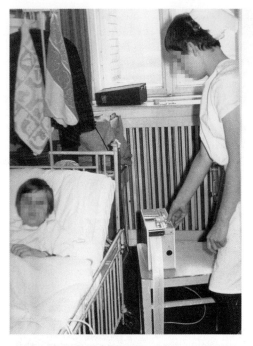

Abb. I.20: Kind mit Schrittmacher 1963
Child with pacemaker 1963
(Quelle: Album der ehemaligen Station 6 in der Kinderklinik Leipzig)

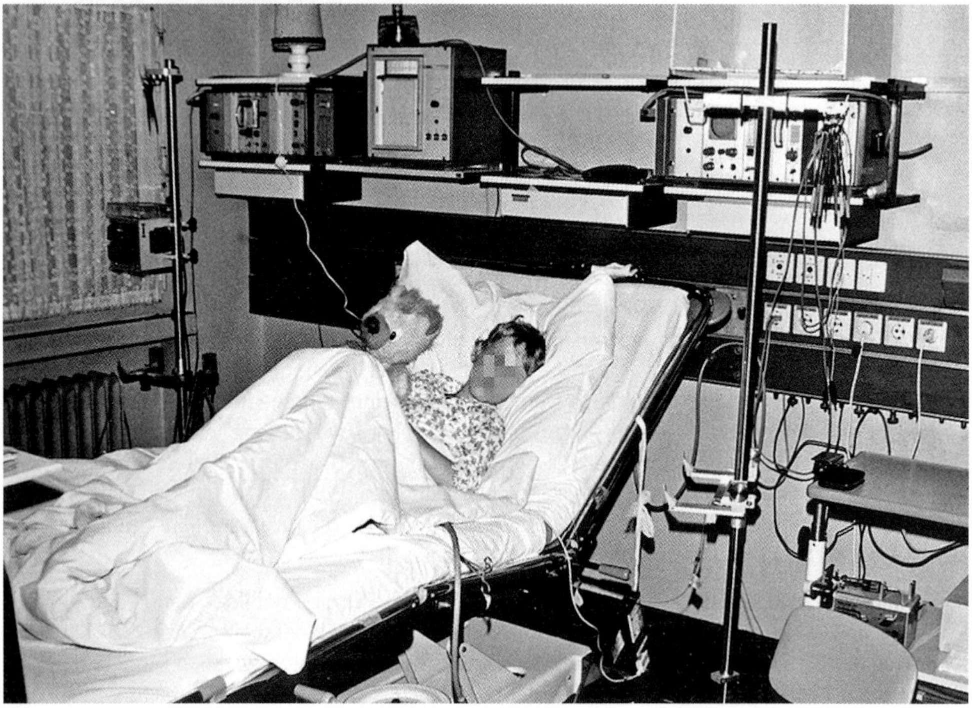

Abb. I.21: Intensivstation 1984
Intensive Care Unit 1984
(Quelle: Album der ehemaligen Station 6 in der Kinderklinik Leipzig)

Die Geschichte der Kinderkardiologie in der DDR bis 1991

Die enge Zusammenarbeit zwischen Herzchirurgie (Abb. I.22), Kardiologie und Kinderkardiologie fand ihren Ausdruck in der 1971 erschienen Monografie „Mißbildungen des Herzens und der großen Gefäße". Das Lehrbuch von Karl H. Bock (Kinderkardiologie), Martin Herbst (Kardiochirurgie), Heinz Trenckmann (Kardiologie) und Ferdinand Spreer (Pathologie) war eines der ersten deutschsprachigen Bücher zu dieser Thematik und stellte die damaligen Erfahrungen der Leipziger kardiologischen Arbeitsgemeinschaft auf dem Gebiet der Diagnostik und der Therapie angeborener Herzfehler umfassend dar.

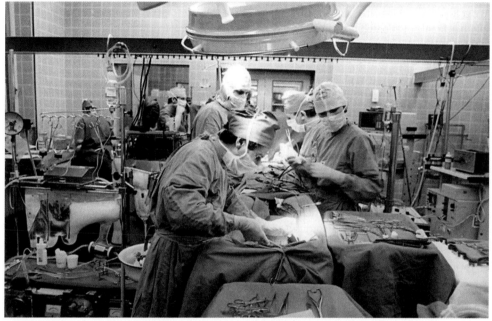

Abb. I.22: Herzchirurgischer Operationssaal in der Leipziger Johannisallee 1987
Operating theatre of cardiac surgery 1987 in Johannes Avenue in Leipzig
(Quelle: Bundesbildarchiv_Bild_183-1987-0108-006)

Bis zum Mauerbau 1961 entwickelten sich Diagnostik und Therapie angeborener Herzfehler in Leipzig durchaus synchron mit den Fortschritten auf diesem Gebiet im westlichen Teil Deutschlands, war punktuell sogar in dieser Entwicklung prägend. Durch die politische Situation in den Folgejahren wurde die Arbeit auf vielen Gebieten, so auch in der Kinderkardiologie in Leipzig, von der Mangelwirtschaft in der DDR beeinflusst. Infusionspumpen, Herzkatheter und sogar Herz-Lungen-Maschinen wurden in Eigenleistung in der Universitätsklinik hergestellt. Die Abgrenzung der DDR hatte ihren Preis. So erfolgte die Beschaffung von Fachliteratur zu großen Teilen über die Stände an der Leipziger Messe. Aber der Mangel an Devisen führte auch zu einer gewissen Förderung des Fachgebiets, um Patienten zur Operation nicht mehr ins Ausland schicken zu müssen. Die Abgrenzung vom internationalen Erfahrungsaustausch führte zur Entwicklung eines intensiven Kontaktes zum Herzzentrum Prag Motol. Reisen in das sogenannte nichtsozialistische Wirtschaftsgebiet zu Tagungen und Fortbildungen waren weiterhin nur selten möglich. Peter Schneider, von 1988 bis 2005 Direktor der Klinik für Kinderkardiologie in Leipzig, konnte zahlreiche Fachkollegen aus der Bundesrepublik und Westeuropa als Gäste nach Leipzig einladen und damit einen Erfahrungsaustausch mit der kinderkardiologischen Welt hinter dem „Eisernen Vorhang" ermöglichen. In den 1980er-Jahren wurde die Kinderkardiologie in Leipzig, ebenso wie die Kinderkardiologie ganz allgemein, von tief greifenden Veränderungen erfasst. Neue technische Entwicklungen in der Herzchirurgie (zum Beispiel neuere Herz-Lungen-Maschinen) und Intensivmedizin ermöglichten korrigierende Operationen an immer kleineren Kindern. Bis zur Wiedervereinigung wurde die zu geringe Operationskapazität durch fehlende Technik, fehlendes Personal und beengte Räumlichkeiten ein immer größeres Problem [9].

Rostock

In der Rostocker Universitätskinderklinik wurden seit 1961 verstärkte Anstrengungen bei der Betreuung herzkranker Patienten unternommen. Erste Herzkatheteruntersuchungen an Kindern erfolgten in diesem Jahr in Zusammenarbeit mit der Klinik für Innere Medizin. Ende der 1950er-Jahre wurden durch Gerd Kuhlgatz in der chirurgischen Klinik die ersten Operationen am geschlossenen Herzen durchgeführt. Ab 1966 wurde eine regelmäßige kinderkardiologische Sprechstunde durchgeführt. Unter H. Reeps wurde die kardiologische Abteilung an der Kinderklinik aufgebaut. Als herzchirurgische Partner fungierten von 1963 bis 1969 Hans Joachim Huth und danach bis 1984 Heinz Kalkowski. Ab 1979 wirkte der in Halle zum Kinderkardiologen ausgebildete Wolfgang Kienast bis zu seiner Emeritierung im Jahr 2005 an der Kinderklinik Rostock. Die Aufmerksamkeit Wolfgang Kienasts während seiner Abteilungsleitung galt besonders dem Aufbau und der Entwicklung der diagnostischen und therapeutischen Möglichkeiten in der Kinderkardiologie, ein Ziel, das er seit den 1980er-Jahren geduldig und kontinuierlich verfolgte. Neugeborene, Kleinkinder sowie Patienten mit komplexem Herzfehler konnten bis 1984 herzchirurgisch nicht versorgt werden und wurden in der Regel nach Berlin verlegt. Mit dem Eintritt von Karl Emmrich (1934–2008) in die chirurgische Klinik wurde die chirurgische Versorgung aller Patienten mit Vitium cordis in Rostock möglich. Die herzchirurgische Ausbildung erhielt er an der Klinik für Herzchirurgie in Leipzig bei Martin Herbst.

Abschließende Betrachtung
Final Considerations

Die fünf beschriebenen Zentren und die zuweisenden Kinderkardiologen oder kinderkardiologisch interessierten Kinderärzte in den Kinderkliniken und Polikliniken bildeten ein flächendeckendes Netzwerk für die Erfassung und Versorgung der Patienten mit angeborenem Herzfehler. Durch zunehmenden Devisenmangel, fehlende Investitionen und fehlendes Personal sowie Abschottung gegenüber dem „westlichen" Ausland wuchs die Anzahl der Patienten, die nicht oder nicht nach aktuellem Standard behandelt werden konnten, von Jahr zu Jahr.

Summary

First activities of the new working field of paediatric cardiology date back to the early and mid-1950s at various clinical institutions in East as well as in West Germany. Due to the political separation and creation of two German states the new specialty drifted apart and showed many differences between the two countries. After a short description of the political background the authors went into detail about the development of paediatric cardiology in the German Democratic Republic. The following aspects are addressed: foundation of a Working Group of Paediatric Cardiology with relevant regulations, structures, organisation of training and activities. Furthermore a review of the annual meetings with the topics is given together with a list of participants from abroad. Finally the five centres are described in detail with their different structures, activities, staff, training and research and development over the years. The growing impairment and limitations due to political restrictions and economic shortcomings became visible.
Some photos and facsimile letters illustrate the diverse difficulties which limited the development.

Literatur
References

[1] Archiv der Klinik für Kinderkardiologie Leipzig. Schriftverkehr von Prof. Karl H. Bock im Rahmen seiner Tätigkeit in der AG Kinderkardiologie, 1974
[2] Bock KH, Trenckmann H, Herbst M et al. Mißbildungen des Herzens und der großen Gefäße, Klinik und Therapie. VEB Verlag Volk und Gesundheit, Berlin 1971
[3] Braun W, Keller E. 100 Jahre Universitäts-Kinderklinik Leipzig, Leipzig/Heidelberg 1991
[4] Heintzen PH. Geschichte der deutschen Kinderkardiologie. In: Lüderitz B, Arnold G. 75 Jahre Deutsche Gesellschaft für Kardiologie, Springer Verlag, Berlin, Heidelberg, New York 2002, 369–408
[5] Kinzel P, Dähnert I. Kinderkardiologie an der Universitätskinderklinik Leipzig. In: Kiess W (Hrsg.) unter Mitarbeit von Skerka P. 125 Jahre Universitätskinderklinik in Leipzig. Leipziger Universitätsverlag, Leipzig 2018
[6] Köhler W. Zur Geschichte des Kinderherzzentrums Erfurt/Bad Berka. In: Ärzteblatt Thüringen 2017, 7–8, 442–445
[7] Leitz KH. Entstehung der herzchirurgischen Kliniken in Deutschland. Zeitschrift für Herz-, Thorax- und Gefäßchirurgie 2009; 23,1, 27–32|
[8] Menzel B. Die Anfänge der Herzchirurgie in Leipzig unter besonderer Berücksichtigung des Wirkens von Martin Herbst. Ein Beitrag zur Geschichte der Institutionalisierung neuer medizinischer Spezialfächer. Diss. Leipzig1998
[9] Meyer-Lenz J. Kinderkardiologie in Halle und in Leipzig 1950–2000. Die Entwicklung einer neuen Spezialdisziplin in der medizinisch-technischen Moderne. Zur Geschichte der Kinderkardiologie in Deutschland in transnationalem Rahmen und in berufsbiografischer Erzählperspektive, Bd. 2. Leipziger Universitätsverlag, Leipzig 2018

Sternstunden der Herz-Kreislauf-Medizin

William Harvey (1.4.1578–3.6.1657): „De motu cordis"

von Angelika Lindinger

William Harvey (Abb. 1) war der erste Arzt, der den pulmonalen und systemischen Kreislauf unter Beteiligung des Herzens als Pumpelement ausführlich beschrieben hat. Forscher vor ihm hatten bereits die Funktion des Herz-Lungen-Kreislaufs in Teilen erkannt und beschrieben, so der arabische Gelehrte Ibn an-Nafis 1242 in seinem Beitrag zur Anatomie im Avicennas Kanon der Medizin, der im Mittelalter und in der Neuzeit bis ins 19. Jahrhundert als Standardwerk der medizinischen Ausbildung galt. Er stellte darin fest, dass sich das Blut vom Herzen in die Lungen bewegt und von dort – „mit Luft gemischt" – wieder zurück zum Herzen kehrt, um dann im ganzen Körper verteilt zu werden. Der Aragonese Miguel Serveto hatte 1546 darauf hingewiesen, dass *„das Blut auf seinem Weg durch die Lungen von den Pulmonalarterien zu den Pulmonalvenen gelangt, dabei rot wird und von den schwarzen Dämpfen durch die Ausatmung befreit wird"*. Im 16. Jahrhundert hatten mehrere Anatomen, Physiologen und Chirurgen – oft unabhängig voneinander – Struktur und Funktion einzelner Organe beschrieben, so unter anderem Andreas Vesalius, Realdo Columbo und Andrea Cesalpino die Herzkontraktion und den Lungenkreislauf. Diesen Erkenntnissen stand jedoch noch der mächtige Einfluss von Galen entgegen, dessen Lehren seit 14 Jahrhunderten als unantastbar galten. Er vertrat unter anderem die Meinung, dass das Blut fortlaufend in der Leber produziert und durch die Kontraktion der Arterien in Bewegung gesetzt werde. Zudem hatte er postuliert, dass das Blut zwischen den Herzkammern durch unsichtbare Poren passiere.

Die Auseinandersetzungen zwischen den fortschrittlich gesinnten Vertretern der Wissenschaft und der Kirche dieser Zeit waren tief greifend und bekanntermaßen lebensbedrohlich für einzelne Gelehrte.

William Harvey, geboren 1578 in Folkstone, England, als ältestes von neun Kindern des Kaufmanns Thomas Harvey und seiner Frau Joan, studierte zunächst in Cambridge und schloss 1597 mit dem Bachelor of Arts ab. Es folgte ein Studium der Medizin an der Universität von Padua, das er im Alter von 24 Jahren bei Hieronymus Fabricius beendete. Anschließend kehrte er nach England zurück, wo er den Doktorgrad der Medizin an der Universität Cambridge erhielt. 1604 ließ er sich in London nieder und wurde 1607 Mitglied des Royal College of Physicians. 1608 folgte er dem Ruf an den Hof von König James I. und wurde nach dessen Tod auch Leibarzt Charles I., der seine Forschungen sehr unterstützte. Ab 1609 war er am St. Bartholomew's Hospital angestellt, um *„im Namen Gottes und nach bestem Wissen und Gewissen die Armen ärztlich zu versorgen"*.

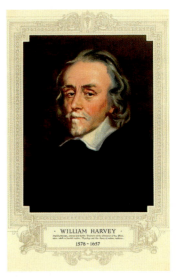

Abb. 1: William Harvey (1578–1657) (Quelle: Clendening History of Medicine Library, University of Kansas Medical Center)

Eine wichtige Phase seines wissenschaftlichen Wirkens begann 1615, als er zu den sog. „Lumleian Lectures" eingeladen wurde, die 1582 von Lord Lumley und Dr. Richard Caldwell mit dem Ziel initiiert worden waren, *„Licht in das Wissen um die Anatomie zu bringen und in England zu verbreiten"*. 1628 veröffentlichte er in Frankfurt sein berühmtes, 72 Seiten umfassendes Traktat „De motu cordis" („Exercitatio anatomica de motu cordis et sanguinis in animalibus"), an dem er zwölf Jahre lang gearbeitet hatte. Hierin beschreibt er detailliert die Herzstrukturen, die nahezu zeitgleiche systolische und diastolische Bewegung beider Ventrikel sowie den Abtransport des Blutes vom rechten Ventrikel in die Lungen und vom linken Ventrikel in die Arterien des Körpers. Zugrunde lagen Studien an Fischen, später auch an Hühnern und Schweinen. Er bestätigte diese Beobachtungen im Weiteren durch zeitversetztes Abschnüren der Venen und Arterien im Tierversuch, was zum *„Leer-*

laufen des Herzens bzw. seiner Wiederfüllung" führte. Im nächsten Schritt beschrieb er die Funktion von Venen und Arterien durch differenziertes Abschnüren des Unterarms an menschlichen Probanden (Abb. 2). Dabei bestätigte er auch die Existenz der Venenklappen, die bereits sein Lehrer Fabricius entdeckt hatte, und deklarierte deren Funktion im Sinne eines „one way flows" zurück zum Herzen. Damals ohne Mikroskop und nur mit einem Vergrößerungsglas ausgerüstet, hat er die Existenz der Kapillaren noch nicht erkennen können. Er vermutete hier „Anastomosen" oder „Porositäten des Fleisches".

Sein Traktat löste sehr unterschiedliche und überwiegend ablehnende Reaktionen unter seinen Kollegen aus. In René Descartes jedoch hatte er einen prominenten Fürsprecher, der seine Darlegungen als einer der Ersten akzeptierte. William Harvey ließ sich allerdings durch negative Kommentare in seiner Arbeit nicht beeinflussen. Er ist dabei stets seinem Grundsatz treu geblieben, theoretische Postulate durch Experimente zu bestätigen.

Neben seinen anatomischen und physiologischen Untersuchungen hat er des Weiteren auch embryologische Studien betrieben und dabei unter anderem die pränatale Funktion des Ductus arteriosus richtig erkannt. Er hat sich mit der Embryogenese von lebend gebärenden Tieren beschäftigt, was in seine Doktrin vom „omne vivum ex ovo" mündete, die erstmals in der damaligen Zeit der allgemeinen Annahme der „spontanen Entstehung" von Lebewesen entgegentrat.

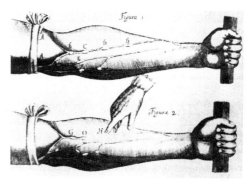

Abb. 2: William Harvey „De motu cordis" (1628) (Quelle: Harvey W: Exercitatio Anatomica de Motu Cordis et Sanguinis in Animalibus. Publiziert 1628 in einem Frankfurter Verlag. Siehe bei: Sigerist, Henry E. (1965): Große Ärzte. München, Deutschland: J. F. Lehmans Verlag 5. Auflage (1. Auflage 1958)

In der Folge wurde er 1625 und nochmals 1629 als „Censor" am College of Physicians wiedergewählt, ein Amt, das er bereits seit 1613 innehatte.

Eine seiner Aufgaben war ferner die eines Jurorens bei Hexenprozessen, wobei er jeweils versuchte nachzuweisen, dass keine Hexerei vorlag, da man die Vorgänge ganz natürlich erklären könne. Dies hatte zur Folge, dass die der Hexerei Angeklagten im Allgemeinen freigesprochen wurden.

1636 besuchte er nochmals Italien, wo er unter anderem in Rom Gast der Jesuiten war, die damals zusammen mit dem Papst als Hüter der rechten Lehre galten.

Im englischen Bürgerkrieg (1642–1651) versorgte er Verwundete. Währenddessen wurden sein Haus von Bürgersoldaten, die gegen den König kämpften, geplündert und seine Schriften zerstört.

William Harvey hat auch Regeln für die ärztliche Arbeit erstellt, von denen eine lautete: „*Es ist keinem Chirurgen erlaubt, den Kopf zu trepanieren, den Körper zu durchbohren oder zu zerlegen, oder irgendeine große Operation vorzunehmen, es sei denn mit Erlaubnis und unter Anleitung eines Arztes.*"

Er wurde für seine Leistungen mehrfach geehrt und unter anderem 1642 zum „Doctor of Physics" und 1645 zum „Warden of Merton College" in Oxford ernannt.

Im Alter von 68 Jahren zog sich William Harvey von seinen zahlreichen Aufgaben und Ämtern zurück und lebte bei seinen Brüdern in London. Er verstarb 1657, vermutlich an den Folgen einer Hirnblutung. Er wurde in der Harvey-Kapelle in Hampstead beigesetzt, die einer seiner Brüder für ihn hatte errichten lassen.

Sein Portrait ziert die Eingangshalle zur Aula der University School of Clinical Medicine in Cambridge. Arthur Schlesinger Jr., US-amerikanischer Historiker, Berater zweier US-Präsidenten und zweifacher Pulitzer-Preisträger, hat William Harvey unter die zehn einflussreichsten Menschen des zweiten Jahrtausends in „The World Almanac & Book of Facts" eingereiht.

I Geschichte der Kinderkardiologie in Deutschland vor und nach der Wiedervereinigung

Geschichte der DGPK von 1991 bis zur Gegenwart
History of the DGPK from 1991 up to now

Achim A. Schmaltz und Johanna Meyer-Lenz

Präsidenten, Schatzmeister, Tagungen
Presidents, Treasurers, Meetings

Die friedliche Revolution in der DDR von 1989 führte zur Wiedervereinigung der beiden deutschen Staaten, die am 3. Oktober 1990 mit dem Inkrafttreten des Einigungsvertrages vollzogen wurde. Mit dem Beitritt der DDR in den Gültigkeitsbereich des Grundgesetzes und im Zusammenhang der nun eintretenden Zusammenführungen und/oder Neuordnungen der Mitgliedschaften im Bereich der wissenschaftlichen Fachgesellschaften trafen der Vorstand der DGPK unter der Präsidentschaft von Jürgen Apitz und der Vorstand der Arbeitsgemeinschaft für Kinderkardiologie der ehemaligen DDR unter der Präsidentschaft von Gisbert Wagner eine Regelung, die Gisbert Wagner in seinem Brief vom 13. August 1991 allen bisherigen Mitgliedern bekannt gab. Darin heißt es unter anderem:

„Am 12.7.1991 hat sich nun der Vorstand der AG Kinderkardiologie zum letzten Mal in dieser Eigenschaft in Halle getroffen. (...) Wer von Ihnen weiterhin Interesse an der Kinderkardiologie hat, der kann sich um die Mitgliedschaft in der Deutschen Gesellschaft für Pädiatrische Kardiologie bewerben. Antragsformulare sind bei Herrn Professor Dr. G. von Bernuth, Direktor der Klinik für Kinderkardiologie, Klinikum der RWTH Aachen, Pauwelstraße 30, W-5100 Aachen, oder von mir abzufordern. Die Leiter der (Kinderkardiologien der) fünf neuen Bundesländer stehen Ihnen als Ansprechpartner auch weiterhin zur Verfügung. Mit Sicherheit kommt die Kinderkardiologie in den neuen Regionalgesellschaften zu Wort. Falls Interesse besteht, ist auf dem Kongreß der Deutschen Gesellschaft für Pädiatrische Kardiologie im September die Möglichkeit einer informellen Zusammenkunft gegeben.

Ich wünsche Ihnen für die Zukunft alles Gute.

Mit herzlichen Grüßen
Ihr Prof. Dr. Gisbert Wagner"

(Quelle: Privatarchiv G. Wagner)

In der DGPK stellten 1990 zwei und 1991 24 Kolleginnen und Kollegen aus der AG Kinderkardiologie der DDR mit jeweils zwei Bürgen ihren Aufnahmeantrag, dem in der Mitgliederversammlung en bloc zugestimmt wurde.

Nach dem bisherigen Wahlmodus der DGPK wurde zweijährlich ein Prä-Präsident gewählt, der nach der Amtsperiode von zwei Jahren dem Präsidenten im Amt nachfolgte. Er schlug der Mitgliederversammlung die Beisitzer vor, von denen in zweijährigen Amtsperioden seit 1991 Peter Schneider (Leipzig), Gisbert Wagner (Halle) und Wolfgang Kienast (Rostock) aus den neuen Bundesländern gewählt wurden.

Tab. I.14 zeigt die Abfolge der Präsidenten der DGPK, Tab. I.15 die der Schriftführer und Schatzmeister.

Geschichte der DGPK von 1991 bis zur Gegenwart

Tab. I.14: Präsidenten der DGPK seit 1992
Presidents of the DGPK since 1992

Jahr	Präsident/in	Ort
1992	Götz von Bernuth	Aachen
1994	Joachim H. Bürsch	Göttingen
1996	Herbert E. Ulmer	Heidelberg
1998	Johannes Vogt	Münster
1999	Hans-Heiner Kramer	Kiel
2000	Achim A. Schmaltz	Essen
2002	Heinrich Netz	München
2004	Michael Hofbeck	Tübingen
2006	Hans-Heiner Kramer	Kiel
2008	Armin Wessel	Göttingen
2010	Felix Berger	Berlin
2012	Ralph G. Grabitz	Halle
2014	Brigitte Stiller	Freiburg
2016	Ingo Dähnert	Leipzig
2018	Sven Dittrich	Erlangen

Tab. I.15: Schriftführer und Schatzmeister der DGPK seit 1992
Secretaries and Treasurers of the DGPK since 1992

Von	Bis	Name
1992	2000	Helmut Singer
2001	2011	Roland Hofstetter
2012		Hans-Heiner Kramer

Unverändert steht die Jahrestagung im Mittelpunkt der Gesellschaftsaktivitäten; sie dient der Fort- und Weiterbildung sowie dem wissenschaftlichen Austausch. Tab. I.16 zeigt Tagungsort, -vorsitz und die Schwerpunktthemen, in der Regel ergänzt durch Fallvorstellungen und freie Themen.

Tab. I.16: Jahrestagungen nach 1990: Tagungstermine und -orte, Vorsitzende und die Hauptthemen (nach Paul H. Heintzen [7] und Homepage der DGPK)
Meetings after 1990: Dates, venues, chairmen and main topics

Jahr	Ort	Vorsitzende/r	Hauptthemen
1991	Mainz	Bodo K. Jüngst	Conduit, Homograft, Klappenersatz, perioperatives Management
1992	Stuttgart	Renate Quintenz	Kardiomyopathien, Rhythmusstörungen bei Neugeborenen und Säuglingen
1993	St. Augustin	Peter Brode	Interventionen, Funktionsdiagnostik
1994	Bremen	Jürgen Keutel	Myokarditis, hypertrophe Kardiomyopathie
1995	Ulm	Dieter Lang	Fontan und verwandte Operationen, AVSD
1996	Leipzig	Peter Schneider	Fallot-Tetralogie, perioperatives Management
1997	Tübingen	Jürgen Apitz	Pulmonalatresie mit VSD, PAH, Bildgebung
1998	München	Heinrich Netz	Kreislauftrennung, Transplantation, Diagnostik, Elektrophysiologie, Interventionen
1999	Wuppertal	Rüdiger Liersch, Ekkehard Trowitzsch	Koronaropathien, definive Palliation, Kreislaufregulationsstörungen, Grundlagenforschung, postoperative Komplikationen
2000	Berlin	Peter E. Lange	Allgemeine Kinderkardiologie, Katheterinterventionen, Bildgebung, Intensivmedizin
2001	Bad Oeynhausen	Hans Meyer, Rainer Körfer	Schwerstfehlerversorgung, bildgebende Diagnostik, PH
2002	Bamberg	Helmut Singer, Michael Weyand, Karl-Heinz Deeg	Herzchirurgie, Interventionen, Rhythmusstörungen, EMAH, kinderkardiologische Intensivmedizin, Grundlagenforschung
2003	Weimar	Walter Hoffmann, Hans J. Schäfers	Interventionen, rechter Ventrikel und RVOTO, Herzchirurgie, Rhythmologie, Grundlagenforschung

Tab. I.16 *(Fortsetzung)*

Jahr	Ort	Vorsitzende/r	Hauptthemen
2004	Weimar	Alex Gillor, Lutz Grävinghoff, Andreas E. Urban	Modifizierte Fontan-OP, pulmonale Hypertonie, Interventionen, Kontroversen, diagnostische Methoden
2005	Weimar	Hans-Heiner Kramer, Joachim Cremer	HLHS, Funktionsanalyse des RV, Interventionen, Chirurgie der AHF, Kompetenznetz, Echokardiografie
2006	Neu-Ulm	Roland Hofstetter	Interventionen, Bildgebung, Rhythmologie, Sport, Herzinsuffizienz, Prävention
2007	Neu-Ulm	Achim A. Schmaltz	Interventionen, inflammatorische und spezifische Kardiomyopathien, pränatale Diagnostik, Grundlagenforschung
2008	Neu-Ulm	Jochen Weil	Interventionen, Hybridverfahren, grenzwertiger RV und LV, Ersatz der Pulmonalklappe, Bildgebung
2009	Weimar	John Hess	Neue Entwicklungen in Diagnostik und Therapie, EMAH, Fontan, Interventionen, Intensivmedizin, Chirurgie, Grundlagenforschung
2010	Weimar	Konrad Brockmeier	Fallot-Tetralogie, Kompetenznetz, Bildgebung, Kinderkardiologie in der 2. und 3. Welt, Grundlagenforschung
2011	Weimar	Michael Hofbeck	Prävention, Herzchirurgie, Interventionen, Qualitätssicherung, Kompetenznetz, Langzeitverlauf und Outcome, Intensivmedizin
2012	Weimar	Brigitte Stiller	Genetische Syndrome, Kompetenznetz, Chirurgie, Interventionen, Bildgebung, Antikoagulation, EMAH, Htx, Intensivmedizin
2013	Weimar	Sven Dittrich, Robert Cesnjevar	EMAH, Prävention, Chirurgie, Interventionen, Qualitätssicherung, Grundlagenforschung
2014	Weimar	Jörg-Ingolf Stein	Aorta, Herzchirurgie, Interventionen, Bildgebung
2015	Weimar	Ina Michel-Behnke	Herzinsuffizienz, pulmonale Hypertonie, ccTGA, Interventionen, Morbus Ebstein
2016	Leipzig	Ingo Dähnert	Angeborene und erworbene Herzerkrankungen aller Altersstufen (inklusive EMAH): Diagnostik, interventionelle und herzchirurgische Behandlungsmöglichkeiten; Langzeitergebnisse; Folgebehandlungen
2017	Leipzig	Thomas Paul	Pädiatrische Elektrophysiologie, Fallot-Tetralogie, EMAH, Endokarditis, Grundlagenforschung, Herzinsuffizienz, freie Themen
2018	Leipzig	Matthias Gorenflo	Bildgebung, der belastete rechte Ventrikel, univentrikuläres Herz, linksventrikuläre Ausflussbahnobstruktion

NG = Neugeborene; AVSD = atrioventrikulärer Septumdefekt; VSD = Ventrikelseptumdefekt; PAH = pulmonalarterielle Hypertonie; EMAH = Erwachsene mit angeborenen Herzfehlern; RVOTO = rechtsventrikuläre Ausflusstraktobstruktion; HLHS = hypoplastisches Linksherzsyndrom; RV = rechter Ventrikel; AHF = angeborene Herzfehler; LV = linker Ventrikel; Htx = Herztransplantation; ccTGA = kongenital korrigierte Transposition der großen Arterien (Quellen: Homepage der DGPK; Paul H. Heintzen [7])

Mitgliederentwicklung
Development of the Membership

Wie oben ausgeführt, verzeichnete die DGPK in den Jahren 1990 und 1991 nur 26 neue Mitglieder aus den neuen deutschen Bundesländern. Nach Abb. I.23 verläuft der Anstieg der Mitgliederzahlen über die folgenden Jahre recht gleichmäßig. 2015 liegt die Anzahl bei 784 Mitgliedern.

Geschichte der DGPK von 1991 bis zur Gegenwart

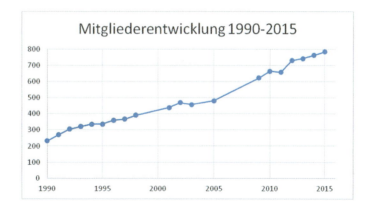

Abb. I.23 Mitgliederentwicklung 1990–2015
Increase of members 1990–2015
(Quelle: DGPK)

Strukturelle Entwicklungen innerhalb der DGPK
Structural Developments within the DGPK

Arbeitsgemeinschaften
Working Groups

Bereits Ende der 1980er-Jahre bildeten sich aus der Mitgliedschaft heraus *Arbeitsgemeinschaften (AG)*, die einzelne Themen- und Problembereiche intensiv bearbeiteten und gegebenenfalls dem Vorstand Beschlussvorlagen zuarbeiteten. So steht bereits 1989 erstmals ein Bericht der AG der niedergelassenen Kinderkardiologen auf der Tagesordnung der Mitgliederversammlung, die sich 1992 als eingetragener Verein gegründet hat. Auch die Kinderkardiologen, die an allgemeinen Kinderkliniken tätig sind, organisierten sich in einer AG, um ihren berufspolitischen Ansprüchen besser Ausdruck verleihen zu können. Andere Arbeitsgemeinschaften fokussieren auf medizinisch diagnostische, therapeutische oder sozialpolitische Probleme. Sie finden sich auf der Homepage der DGPK: www.kinderkardiologie.org.

Kommissionen
Committees

Weiterhin wurden und werden zur Problembearbeitung *Kommissionen* gegründet, deren Mitglieder von der Mitgliederversammlung gewählt werden. Der Kommissionsvorsitzende berichtet dem Vorstand und der Mitgliederversammlung. Ihre Arbeitsgebiete spiegeln recht gut die gesundheits- und berufspolitischen Aktivitäten der DGPK wider. So gibt es 1998 insgesamt zehn Kommissionen: eine Weiterbildungskommission, eine Struktur-, Qualitätssicherungs-, Personalbedarfs-, Echo-, Leitlinien- und eine Satzungskommission sowie eine Kommission für die Schwerbehinderteneinstufung, eine für Sonderentgelte/berufspolitische Kommission und den Wissenschaftlichen Beirat.

Satzungskommission
Constitution Committee

Nachdem sich diese Arbeitsformen gebildet haben, entwickelt die *Satzungskommission* die bestehende Satzung weiter und integriert diese. Gleichzeitig nimmt sie die in der Gesellschaft diskutierte Anregung auf, nach der die verschiedenen Mitgliedergruppen besser im Vorstand repräsentiert sein wollen. So kam es zur wichtigen Satzungsänderung des Jahres 1999, gemäß der die Vereinsziele um

I Geschichte der Kinderkardiologie in Deutschland vor und nach der Wiedervereinigung

die Prävention von Herz- und Kreislauferkrankungen erweitert wurden und die Anzahl der Beisitzer im Vorstand um die gewählten Vertreter von drei Gruppen erhöht wurde: Die Gruppe der niedergelassenen Kinderkardiologen, die Gruppe der Kinderkardiologen an allgemeinen Kinderkliniken und die Gruppe der universitären Oberärzte schlagen jeweils Kandidaten vor, die von der Mitgliederversammlung gewählt werden. Die Präsidentschaft besteht jetzt aus dem Incoming President, dem/der amtierenden Präsidenten/in, der/die nach zwei Amtsjahren erste/r Vizepräsident/in wird. Weitere Satzungsänderungen wurden durch die geänderte Steuergesetzgebung sowie 2009 durch die Einsetzung einer Geschäftsführung notwendig. Die aktuelle Satzung der DGPK ist in Anhang 1 dargestellt.

Homepage
Homepage

Der informationstechnologische Fortschritt hat selbstverständlich auch in der DGPK Einzug gehalten: 2002 wurde eine *Homepage* ins Netz gestellt, die über lange Jahre von Klaus Moldenhauer (Kiel) in hervorragender Weise betreut und auf dem Laufenden gehalten wurde. Inzwischen tritt sie in modernisiertem Design und funktionell erweitertem Zuschnitt auf. Sie stellt die Kommunikation der DGPK nach außen und innen sicher und macht die Gesellschaft transparent. Gleichzeitig dokumentiert sie die Aktivitäten der Gesellschaft und trägt die Stellungnahmen des Vorstands nach außen. Die Leitlinien zur Diagnostik und Therapie der Herzerkrankungen im Kindesalter werden so auch für Patienten/-eltern einsehbar. Im Mitgliederbereich werden die Protokolle der Mitgliederversammlungen und die Mitgliederbriefe seit 2000 archiviert. 2015 erfolgte die gründliche Überarbeitung: www.kinderkardiologie.org.

Geschäftsstelle und Geschäftsführer
Office and Secretary

Wurde in früheren Jahren alle Büroarbeit des Präsidenten von seinem Chefsekretariat in der Klinik mit ausgeführt, entschloss man sich 2005, eine Geschäftsstelle einzurichten. Vorausgegangen waren eingehende Gespräche mit dem Vorstand der DGK und insbesondere Gunther Arnold, Geschäftsführer der DGK, in denen die DGK der DGPK umfangreiche Unterstützung bei der Professionalisierung der Geschäftsstelle in Räumen der DGK in Düsseldorf und auch beim Aufbau einer Akademie zusagte.

Die gute Kooperation mit der Deutschen Gesellschaft für Kardiologie (DGK) ermöglichte es, die Geschäftsstelle in „Untermiete" bei der DGK im „Herzhaus" in Düsseldorf einzurichten. Talke Theisen vertritt dort als kompetente und freundliche Stimme die DGPK nach innen und außen. Die Geschäftsstelle als Zentrale des Tagesgeschäfts fungiert mittlerweile mit steigernder Frequenz nicht nur als Anlaufstelle, sondern zugleich als wichtigster Dreh- und Angelpunkt der Gesellschaft. Für die vielen Anfragen und wachsenden administrativen Tätigkeiten sind unsere Organisationsstrukturen mittlerweile unersetzlich, um die Interessenvertretung unserer Gesellschaft gegenüber den Gesetzgebern, den Ärztekammern, den kassenärztlichen Vereinigungen, den Patientenverbänden und anderen Gesellschaften wirkungsvoll wahrzunehmen [2].

2007 zeichnete sich die Notwendigkeit ab, dass die Geschäftsstelle der Präsenz eines ärztlichen Vertreters bedurfte. Am 16. Februar 2007 wurde Achim A. Schmaltz (Essen) zum Geschäftsführer der DGPK und der Akademie für Fort- und Weiterbildung ernannt. Er führt diese Tätigkeit im Ehrenamt (später mit Aufwandsentschädigung) aus und bringt seine langjährige Erfahrung und Kenntnis der DGPK als Mitglied seit 1972, Vorsitzender der Leitlinienkommission, Präsident und Vizepräsident ein. So können die zahlreichen Eltern- und Patientenanfragen, aber auch Anfragen der Mitglieder zu Weiterbildung und Zertifizierung kompetent beantwortet und der Präsident entlastet werden.

Akademie für Fort- und Weiterbildung
Academy for Postgraduate Education

Eine der wichtigsten Aufgaben der DGPK ist die Fort- und Weiterbildung ihrer Mitglieder. Nach Planung und Vorarbeit von Heinrich Netz wurde 2005 die Akademie aus der Taufe gehoben und ein wissenschaftlicher Beirat berufen. Zur Finanzierung beschloss die Mitgliederversammlung eine Beitragserhöhung um 20 € je Mitglied. Im November 2006 konnte der erste Kinderkardiologie-Fortbildungskurs in Mainz abgehalten werden. Er sollte in erster Linie ein Angebot an junge Ärzte in der Weiterbildung sein, in einem intensiven Wochenendkurs ein Repetitorium der Kinderkardiologie zu erhalten (zu den Einzelheiten s. „Entwicklung der Diagnostik und Therapie bei angeborenen Herzfehlern"). Zum 1. Januar 2007 legte Heinrich Netz die Akademieleitung nieder und übergab die Aufgabe an Achim A. Schmaltz. In der Folgezeit konnte das Angebot um einen EMAH-Kurs, einen Schrittmacherkurs, einen MRT-Kurs und einen Prüfarztkurs ausgeweitet werden. Die Akademie führte für zahlreiche Veranstaltungen von Mitgliedern die Zertifizierung, den Veranstaltungskalender und den Newsletter durch. 2012 ging die Akademieleitung an Michael Hofbeck (Tübingen) über.

Junges Forum
Young Forum

Unter dem besonderen Engagement von Julia Moosmann, Assistenzärztin in Erlangen, wurde mit Unterstützung der Präsidentin Brigitte Stiller im Oktober 2014 gemeinsam mit 23 jungen Ärztinnen und Ärzten aus zwölf Zentren das „Junge Forum" gegründet [11]. Es ist die Interessenvertretung der Ärztinnen und Ärzte in Weiterbildung zum Kinderkardiologen sowie der Medizinstudenten innerhalb der Deutschen Gesellschaft für Pädiatrische Kardiologie. Arbeitsschwerpunkte sind speziell aus der Sicht der jungen Mitglieder Aspekte der Aus- und Weiterbildung, Wissenschaft und Forschung sowie der nationalen und internationalen Vernetzung. Diese Aktivitäten haben sich bereits in zwei Fortbildungstagungen niedergeschlagen.

Finanzlage und Kongressmanagement
Financial Condition and Congress Management

Mit einem Jahresbeitrag von 10 DM bei 45 Mitgliedern begann es! Zunächst wurde die Arbeit rein ehrenamtlich ausgeführt, die Sekretariatsarbeit wurde, wie bereits erwähnt, im Klinik- oder Chefsekretariat geführt. Bis 1999 stieg der Beitrag schrittweise auf 50 DM an. Das Vereinsvermögen stieg bis 1989 auf 96 116 DM, weshalb seit 1984 alle zwei Jahre der mit 5000 DM dotierte Forschungspreis verliehen werden konnte. Haupteinnahmeträger war die Jahrestagung mit ihrer Industrieausstellung, die jedes Jahr an einem anderen Ort stattfand. Dies führte in den 1990er-Jahren zu einem deutlichen Rückgang an Einnahmen, bei gleichzeitig steigendem Aufwand. Nach Vorarbeit durch eine Finanzkommission und durch einen Vorstandsbeauftragten (Hans-Heiner Kramer) entschloss man sich, den bis dahin vom jeweiligen Tagungspräsidenten ausgerichteten Kongress organisatorisch an eine Kongressfirma zu vergeben: Ab 2004 wurde die Jahrestagung von der Firma Kongress- und Kulturmanagement GmbH in Weimar ausgerichtet, der über eine Dreijahresperiode bestehende Tagungsort sollte der Industrie die Teilnahme zusätzlich schmackhaft machen. Abb. I.24 zeigt die Entwicklung des Vereinsvermögens von 1987 bis 2015. Die personelle Ausstattung und die laufenden Kosten der Geschäftsstelle machten die Bildung einer ausreichenden Rücklage notwendig.

Der jüngste Schritt in Richtung einer Konsolidierung der Finanz- und Kongresslage für die Zukunft war die Überlegung, die Jahrestagung der DGPK mit dem Kongress der Herzchirurgen zu paralleli-

I Geschichte der Kinderkardiologie in Deutschland vor und nach der Wiedervereinigung

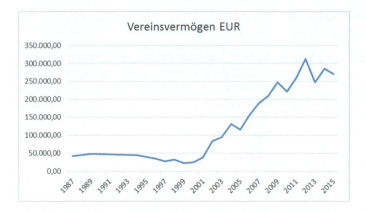

Abb. I.24: Vereinsvermögen der DGPK – zur besseren Vergleichbarkeit wurde es für die Zeit vor 2000 von DM in EUR umgerechnet
Assets of the DGPK – converted to EUR before 2000
(Quelle: DGPK)

sieren. Das gemeinsame Bemühen um die Patienten mit angeborenen Herzfehlern in allen Altersstufen umfasst einen großen gemeinsamen Tätigkeitsbereich, in dem ein wissenschaftlicher Austausch für beide Seiten fruchtbar ist. Dazu kann die Industrie in einem größeren Umfang zu einer gemeinsamen Industrieausstellung angeworben werden. So erlebten wir 2015 in der Messe Leipzig zwei ausgesprochen interessante Jahrestagungen der Kinderkardiologen und der Herzchirurgen, wo für alle Teilnehmerinnen und Teilnehmer ein Besuch aller Parallelveranstaltungen möglich war, was zu einem vollen Erfolg wurde.

Wissenschafts- und standespolitische Entwicklungen
Scientific and Professional Developments

In der sich seit 1990 laufend ändernden gesundheitspolitischen Landschaft hat die DGPK versucht, ihre Position auf verschiedenen Gebieten immer wieder deutlich zu machen. Im Folgenden werden die wichtigsten Gebiete in ihrer chronologischen Entwicklung dargestellt.

Strukturfragen und Personalberechnung der Kinderherzkliniken
Structural Problems and Staff Planning

Wie sieht eine Kinderkardiologische Abteilung, ein Kinderherzzentrum aus? Darauf hatte schon 1980 Ernst W. Keck [8] versucht, eine Antwort zu geben. 1991 hatten die Deutsche Krankenhausgesellschaft und der GKV-Dachverband vom Bundesministerium für Gesundheit (BMG) den Auftrag erhalten, einen Personalschlüssel für Ärzte und Pflege zu erarbeiten. Die Deutsche Gesellschaft für Kinderheilkunde und die DGPK versuchten darauf Einfluss zu nehmen, indem sie auf die altersbedingten Besonderheiten der Säuglings- und Kinderpflege sowie der postoperativen Intensivpflege hinwiesen. Die Größe von 1,5 Schwestern pro Patient, die in einer Verordnung des BMG 1992 genannt wurde, berücksichtigte diese Besonderheiten nicht! Das Kinderherzzentrum sollte eine organisatorische Einheit von Kinderkardiologie und Kinderherzchirurgie darstellen, in dem gewisse personelle Voraussetzungen für eine Rund-um-die-Uhr-Versorgung gegeben waren. 1997 erschien der erste Kinderherzführer, herausgegeben von der DGPK (Präsident Herbert E. Ulmer) und der DGTHG (Präsident Michael J. Polonius) in Zusammenarbeit mit der Deutschen Herzstiftung e.V., in dem die in der Bundesrepublik vorhandenen klinischen Abteilungen mit allen für Patienten/-eltern wichtigen Daten aufgelistet waren. Das Geleitwort schrieben keine geringeren als der Präsident der Bundesärztekammer, Karsten Vilmar, und der ÄK Nordrhein Jörg D. Hoppe! Der Kinderherzführer wurde in zweijährigen Abständen neu aufgelegt. 2000 führte der Sachverständigenrat im Gesundheitswesen über die Arbeitsgemeinschaft der wissenschaftlichen medizinischen Fachgesellschaften (AWMF) eine Umfrage zur Unter-, Über- oder Fehlversorgung in den medizinischen Fachgebieten durch: Auf dem Gebiet der Kinderkardiologie stellte die DGPK mit 36 invasiv arbeitenden kinderkardiologischen Abteilungen/Kliniken/Zentren eine Überversorgung fest, die sich in teilweise sehr niedrigen Zahlen der Herzkatheteruntersuchungen pro Klinikeinheit widerspiegelten. Auf einer Wochenendtagung in Zwingenberg/Bergstraße erarbeitete der Vorstand der DGPK 2002 ein Strukturpapier, in dem die Aufgaben der pädiatrischen Kardiologie als eigenständiges Teilgebiet der Kinderheilkunde sowie die Aufgaben in klinischer Versorgung und Forschung erarbeitet und ausformuliert wurden. Gefordert wurde eine Neustrukturierung mit Aufteilung in operativ tätige Kinderherzzentren und klinisch konservative Zentren sowie eine Konzentration und Kooperation aller Kinderherzzentren. Dazu wurden Richtzahlen für diagnostische und interventionelle Herzkatheteruntersuchungen und Kinderherzoperationen genannt. Das Papier wurde an einen weit gefassten Kreis in Hochschul- und Gesundheitspolitik versandt (Anhang 2).

Im Jahr 2005 und in einer aktualisierten Fassung 2015 erschien eine Veröffentlichung der herzchirurgischen (DGTHG) und der kinderkardiologischen Fachgesellschaft zu den „Grundvoraussetzungen herzchirurgischer Einheiten zur Behandlung von Patienten mit angeborenen Herzfehlern", in der die 2010 durch den Gemeinsamen Bundesausschuss (G-BA) beschlossene Richtlinie über Maßnahmen zur „Qualitätssicherung der herzchirurgischen Versorgung bei Kindern und Jugendlichen" (Richtlinie Kinderherzchirurgie), die die Anforderungen an die Struktur- und Prozessqualität verbindlich regelt, mit der Versorgungsrealität verglichen wird [1]).

Qualitätssicherung
Quality Assurance

Eng verbunden mit den Strukturfragen ist die Frage der Qualitätssicherung, die in der DGPK maßgeblich von Hans Meyer (Bad Oeynhausen) vorangetrieben wurde: Seit 1990 wurde alljährlich eine Erhebung der Herzkatheteruntersuchungen und Angiokardiografien einschließlich möglicher Komplikationen auf Grundlage freiwilliger Selbstauskunft in der Bundesrepublik durchgeführt. Die Kommission für Qualitätssicherung bemühte sich um Standards für Herzkatheteruntersuchungen, Interventionen und Herzoperationen, legte einen Verschlüsselungscode (angelehnt an den niederländischen Code) fest und erarbeitete einen Fragebogen, der in zehn Pilotkliniken getestet wurde. Für drei Jahre konnte eine Förderung des BMG eingeworben werden (1994–1997). Der Abschlussbericht 1997 musste – neben der prinzipiellen Machbarkeit – eine gewisse Unvollständigkeit der Datenerfassung feststellen und forderte eine gemeinsame Anstrengung in Kooperation mit den Herzchirurgen. Doch die Kostenübernahme durch die Krankenkassen blieb aus, das Bundeskuratorium für Qualitätssicherung erstellte zunächst noch einen Erhebungsbogen, übernahm danach das Projekt jedoch nicht in die Regelversorgung. Damit war das Projekt beendet. Durch Gesetzesänderungen wurden die Fachgesellschaften vom Bundeskuratorium ausgeschlossen und hatten keinen Einfluss mehr auf die inhaltliche Arbeit. Es dauerte einige Jahre, bis die DGPK und die DGTHG 2006 gemeinsam eine Struktur und Finanzierung einer nationalen Qualitätssicherung erarbeiteten (vgl. „Nationale Qualitätssicherung angeborener Herzfehler").

Diagnosis Related Groups (DRG)
Diagnosis Related Groups (DRG)

Seit 2002 bemühte sich Michael Hofbeck mit seiner Arbeitsgruppe um Verbesserungen der kinderkardiologischen Ziffern und stellte Anträge an das InEK (Institut für das Entgeltsystem im Krankenhaus) – ein mühsames Unterfangen, meist erst nach Wiederholung erfolgreich. Tatkräftig unterstützt wurde die DGPK in ihren Bemühungen um die Verbesserung einer Abbildung ihres

I Geschichte der Kinderkardiologie in Deutschland vor und nach der Wiedervereinigung

Fachgebietes im DRG-System durch Norbert Roeder vom Universitätsklinikum Münster. Als Oberarzt der Thorax-, Herz- und Gefäßchirurgie war er damals mit speziellen Aufgaben im Qualitäts- und Informationsmanagement des Klinikums betraut. Im Jahr 2000 gründete er die DRG-Research-Group als Forschungsgruppe, welche wissenschaftliche Evaluationen des G-DRG-Systems in Projekten mit verschiedenen medizinischen Fachgesellschaften, unter anderem der DGTHG und der DGPK, durchführte.

Weiterbildungsordnung (WBO)
Postgraduate Education

Gleiches gilt für die Weiterbildungsordnung: Auch hier galt es, für den Bestand des Faches zu kämpfen. 1992 wurden alle Teilgebiete in Schwerpunkte umbenannt, zum Fach Kinderheilkunde kam als zweiter Schwerpunkt die Neonatologie hinzu. Die Anforderungen mussten nach unseren Vorstellungen gestaltet werden, um einerseits die Qualität der Weiterbildung zu sichern, andererseits keine übertriebenen Zahlen zu verlangen. Die Forderungen, die fetale Echokardiografie in die Weiterbildung der Kinderkardiologen aufzunehmen und eine Sachkunde MRT auch für Kinderkardiologen zu ermöglichen, wurden auf dem Deutschen Ärztetag 1995 abgelehnt. Immerhin wurde die Weiterbildungszeit von zwei auf drei Jahre verlängert, wobei ein Jahr in der Kinderheilkunde verbracht werden kann. Derzeit steht wieder eine Novellierung der Muster-WBO an, bei der als Zusatzweiterbildung die EMAH-Kardiologie aufgenommen werden wird.

Leitlinienarbeit
Development of Guidelines

Um einer Krankenkasseninitiative zuvorzukommen, hatte die AWMF 1995 den Fachgesellschaften vorgeschlagen, Leitlinien zur rationalen Diagnostik und Therapie im jeweiligen Fachgebiet zu erarbeiten. Dafür wählte die Mitgliederversammlung eine Kommission, die Achim A. Schmaltz zu ihrem ersten Vorsitzenden bestimmte. Nach einem exakt festgelegten Schema wurden zu 30 Themen Leitlinien erarbeitet, deren erste Langfassung 1997 fertiggestellt werden konnte. 1998 erschienen sie im Steinkopff Verlag [4]. Im Jahr 2001 und in den Folgejahren wurden diese Leitlinien in vielen Arbeitssitzungen von S1 nach S2 angehoben, was bedeutete, dass in der Kommission die angrenzenden Fächer sowie unterschiedliche Arztgruppen und Patientenvertreter repräsentiert sein mussten. Ferner wurde die zugrunde liegende Literatur nach ihrer Evidenzklasse bewertet. Diese Leitlinien erschienen sowohl in der Leitliniensammlung der DGKJ und – dank großzügiger Unterstützung der Deutschen Herzstiftung – als Separatum 2007 im Elsevier Verlag [5] sowie als eine erneute gründliche Überarbeitung, Aktualisierung und Erweiterung 2016 [6]. Zusätzlich sind diese Leitlinien auf der Homepage der AWMF, der DGPK und des Elsevier Verlages einsehbar. 2015 wurde eine Kurzversion der Leitlinien von den Autoren ins Englische übersetzt und von der Leitlinienkommission unter dem Vorsitz von Jochen Weil (Hamburg/München) konsentiert. Sie sind – gekürzt – im Juni 2017 als Supplementband von „Cardiology in the Young" als erste englischsprachige Leitlinien der gesamten Pädiatrischen Kardiologie (The German Society of Paediatric Cardiology [DGPK] Guidelines for the Management of Congenital Heart Diseases in Childhood and Adolescence. Cardiol Young 2017; 27: S3) erschienen und weltweit zugänglich – eine Erfolgsgeschichte!

Medizinische Stellungnahmen
Scientific Statements

Unter den zahlreichen medizinischen Stellungnahmen – www.kinderkardiologie.org – seien an dieser Stelle zwei hervorgehoben: Aufgrund der guten Studienlage [9] empfahl die DGPK 2001 für

Säuglinge mit zyanotischen Vitien, großen Shuntvitien und pulmonaler Drucksteigerung die Prävention einer RSV-Infektion durch Palivizumab [3]. Diese Stellungnahme wurde 2012 durch eine Leitlinie der Deutschen Gesellschaft für pädiatrische Infektiologie (unter Beteiligung der DGPK) abgelöst. Ferner beteiligte sich die DGPK an der Arbeitsgruppe, die eine Anpassung der im Jahr 2007 von der American Heart Association revidierten Indikationen der Endokarditis-Prophylaxe an die deutschen Verhältnisse unternahm. Eine Antibiotika-Gabe ist damit nur noch in der Hochrisikogruppe der Patienten mit angeborenem Herzfehler indiziert! Individuelle Umstände lassen dem behandelnden Arzt eine gewisse Entscheidungsfreiheit [10].

Sozialpolitische Aktivität
Social Politics

Die Arbeitsgemeinschaft Psychosoziale Angelegenheiten (PS-AG) unter der Leitung von Sabine Schickendantz und Karl-Otto Dubowy setzt sich beharrlich und kontinuierlich für eine bessere psychosoziale Versorgung der Familien mit herzkranken Kindern in den Kliniken ein und werden in ihrer Arbeit substanziell durch den Bundesverband Herzkranke Kinder (BVHK e.V.) unterstützt. So finanzieren Elterninitiativen vielerorts die psychosozialen Mitarbeiter in den Kliniken! Die von Jürgen Apitz ausgehenden Bemühungen um eine bessere Einstufung unserer Patienten im Schwerbehindertenrecht wurden von der PS-AG fortgeführt. Als Ergebnis liegt eine informative Handreichung vor, die für sozialrechtliche Begutachtungen eine Richtschnur darstellt (www.kinderkardiologie.org: Begutachtung von Patienten mit angeborenen und erworbenen Herzfehlern nach dem SGB IX – Schwerbehindertenrecht).

Sonstige Aktivitäten
Additional Acitivities

Im Jahr 2002 wurde der Antrag von Peter E. Lange (Berlin) auf Einrichtung des Kompetenznetzes Angeborene Herzfehler vom Bundesministerium für Forschung und Technologie bewilligt, nachdem im Jahr zuvor das Nationale Register Angeborene Herzfehler von den drei kardiologischen Fachgesellschaften – mit großzügiger Unterstützung der Friede-Springer-Stiftung – gegründet worden war. Damit wurde eine Kooperations- und Forschungsstruktur eingerichtet, die in Kapitel V („Kompetenznetz Angeborene Herzfehler") ausführlich dargestellt wird. Die DGPK hat diesen Antrag zu jeder Zeit voll unterstützt und zur Kooperation aufgerufen.

Erwachsene mit angeborenen Herzfehlern (EMAH) wurden nach den rasanten Fortschritten der Kinderherzchirurgie, -kardiologie und perioperativen Intensivmedizin in den 1990er-Jahren zu einer relevanten und stetig wachsenden Patientengruppe. Damit diese Patienten nach dem Kindesalter nicht mit einer „Versorgungslücke" konfrontiert werden, gründeten die drei Fachgesellschaften eine EMAH-Taskforce (vgl. „Erwachsene mit angeborenem Herzfehler").

Ehrenmitglieder
Honorary Members

Die Deutsche Gesellschaft für Pädiatrische Kardiologie ist stolz auf ihre Ehrenmitglieder (Abb. I.25–I.33): 1990 H. W. Rautenburg (†), G. Joppich (†), 1991 G. R. Graham (†), F. Graser (†), 1996 P. H. Heintzen (†), 1997 K. Bühlmeyer (†), 2001 K. Amplatz, J. Apitz (†), 2003 H. C. Kallfelz, 2006 P. E. Lange, 2008 H. Singer, 2013 R. Hofstetter, G. Wagner, 2015 U. Sauer, 2017 A. A. Schmaltz.

I Geschichte der Kinderkardiologie in Deutschland vor und nach der Wiedervereinigung

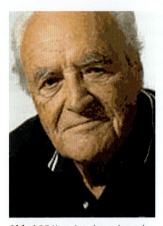

Abb. I.25 Kurt Amplatz, ehemals Department of Radiology University of Minnesota
Kurt Amplatz, formerly Department of Radiology University of Minnesota
(Quelle: DGPK)

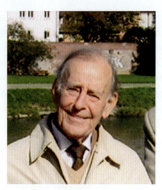

Abb. I.26: Gerald Graham (†), ehemaliger Leiter Department of Clinical Physiology, The Hospital for Sick Children, London, Great Ormond Street
Gerald Graham (†), former Head of Department of Clinical Physiology, The Hospital for Sick Children, London, Great Ormond Street
(Quelle: DGPK)

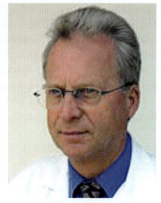

Abb. I.27: Roland Hofstetter, ehemaliger Leiter der Kinderkardiologie der Universitätskinderklinik Frankfurt/M., langjähriger Schatzmeister und Vorstandsmitglied der DGPK
Roland Hofstetter, former Head of Paediatric Cardiology at University Paediatric Clinic Frankfurt/M., long-standing treasurer and member of the board of DGPK
(Quelle: DGPK)

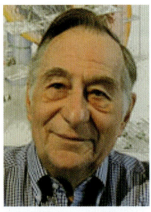

Abb. I.28: Hans Carlo Kallfelz, ehemaliger Leiter der Klinik für Kinderkardiologie der Medizinischen Hochschule Hannover
Hans Carlo Kallfelz, former Head of Paediatric Cardiology at Medical University Hanover
(Quelle: DGPK)

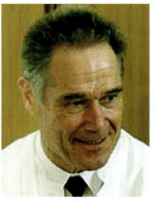

Abb. I.29: Peter Lange, ehemaliger Direktor der Klinik für angeborene Herzfehler und Kinderkardiologie des DHZ Berlin, Sprecher Kompetenznetz Angeborene Herzfehler
Peter Lange, former Director of Clinic for Congenital Heart Diseases and Paediatric Cardiology of DHZ Berlin, speaker of the Competence Network Congenital Heart Diseases
(Quelle: DGPK)

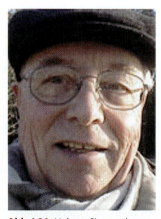

Abb. I.30: Helmut Singer, ehemaliger Leiter der Kinderkardiologie der Universitätskinderklinik Erlangen, langjähriger Schatzmeister und Vorstandsmitglied der DGPK
Helmut Singer, former Head of Paediatric Cardiology at University Paediatric Unit Erlangen, long-standing treasurer and member of the board of DGPK
(Quelle: DGPK)

Geschichte der DGPK von 1991 bis zur Gegenwart

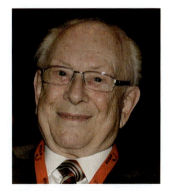

Abb. I.31: Gisbert Wagner, ehemaliger Leiter der Kinderkardiologie der Universitätskinderklinik Halle (Saale), langjähriger Vorsitzender der Arbeitsgemeinschaft Kinderkardiologie der DDR
Gisbert Wagner, former Head of Paediatric Cardiology at University Paediatric Clinic Halle (Saale), long-standing chairman of Working Group Paediatric Cardiology of GDR
(Quelle: DGPK)

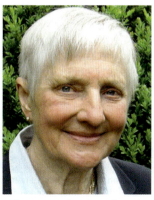

Abb. I.32: Ursula Sauer, ehemalige Oberärztin am Deutschen Herzzentrum München, herausragende Leistungen in Wissenschaft und Fortbildung
Ursula Sauer, former Assistant Medical Director at DHZ Munich, outstanding performances in science and postgraduate education
(Quelle: DGPK)

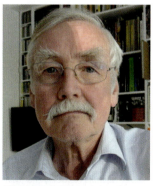

Abb. I.33: Achim A. Schmaltz, ehemaliger Direktor der Klinik für Kinderkardiologie des Universitätsklinikums Essen, langjähriger Vorsitzender der Leitlinienkommission, Vorstandsmitglied und Geschäftsführer der DGPK
Achim A. Schmaltz, former Director of Clinic for Pediatric Cardiology at University Hospital Essen, long-standing chairman of guideline committee, member of the board and secretary general of DGPK
(Quelle: DGPK)

Silberne Ehrennadel
Silver Badge of Honour

2016 beschloss der Vorstand der DGPK eine weitere Ehrung bei besonderen Verdiensten um die Fachgesellschaft einzuführen: So wurden 2017 Angelika Lindinger für ihre langjährige Tätigkeit als Pressesprecherin der DGPK, Sabine Schickendantz als Schwerbehindertenbeauftragte und Sprecherin der AG für Psychosoziales und Herbert E. Ulmer als Vertreter der DGPK im Vorstand der Deutschen Stiftung für Herzforschung und als Kommunikator zur Kinderherzstiftung mit der Silbernen Ehrennadel der DGPK ausgezeichnet.

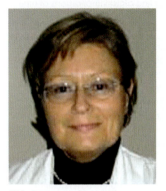

Abb. I.34: Angelika Lindinger
(Quelle: DGPK)

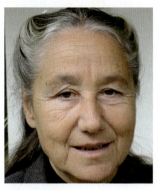

Abb. I.35: Sabine Schickendantz
(Quelle: DGPK)

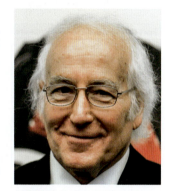

Abb. I.36: Herbert E. Ulmer
(Quelle: DGPK)

Wissenschaftliche Preise
Scientific Awards

Die gute Finanzlage erlaubte es, neben dem Wissenschaftspreis eine Forschungsförderung in Höhe von 15 000 EUR auszuloben sowie eine Young Investigator Competition auszuschreiben und einen Posterpreis zu vergeben (jeweils 1000 EUR; Tab. I.17).

Tab. I.17: Preisträger der DGPK
Award Winner of DGPK

Jahr	Preisträger/in	Thema
Wissenschaftspreis der Deutschen Gesellschaft für Pädiatrische Kardiologie – Scientific Award		
1992	Michael Hofbeck, Erlangen	Prognose von Patienten mit Pulmonalatresie und Ventrikelseptumdefekt – Überlebensanalyse unter besonderer Berücksichtigung der kollateralen Lungenperfusion
1994	Wolfgang R. Thies, Bad Oeynhausen	Szintigraphische Untersuchungen zur myokardialen Fettsäureextraktion bei Kindern mit kongestiver Kardiomyopathie
1996	Marie-Christin Seghaye, Aachen	Pathophysiologie der durch den extrakorporalen Kreislauf bedingten entzündlichen Reaktion im Kindesalter
1998	Ralph G. Grabitz, Aachen	Der interventionelle Verschluss des peristierenden Ductus arteriosus: Neue Ansätze und ihre Evaluation im neonatalen Tiermodell
2003	Mesut T. Yelbuz, Armin Wessel, M. L. Kirby, Münster, Hannover, Durham	Studien zur Morphogenese, Funktion und Visualisierung des frühen embryonalen Herzens im Hinblick auf die Entwicklung konotrunkaler Herzfehler
2005	Carsten Rickers, Kiel	Neue katheterinterventionelle und bildgebende Verfahren zur Behandlung von angeborenen Herzfehlern
2007	Thomas S. Mir, Hamburg	Anwendung des Brain Natriuretic Peptide in der Diagnostik der chronischen Herzinsuffizienz bei Kindern und Jugendlichen
2009	Katharina Schmitt, Berlin	Entzündungsreaktion nach HLM
2011	Christian Apitz, Gießen	Impact of restrictive physiology on intrinsic diastolic right ventricular function and lusitropy in children and adolescents after repair of tetralogy of Fallot
2014	Jana Logoteta, Kiel	Arterial elastance and its impact on intrinsic right ventricular function in palliated hypoplastic left heart syndrome
2015	Olga Hösch, Göttingen	The total right/left-volume-index: a new and simplified cardiac magnetic resonance measure to evaluate the severity of Ebstein's anomaly of the tricuspid valve: a comparison with heart failure markers from various modalities
2016	Matthias Sigler, Göttingen	Melody transcatheter valve: histopathology and clinical implications of nine explanted devices
Forschungsförderung – Research Sponsorship		
2007	AG M. Steinmetz, Göttingen	Peroxisome Proliferator Activated Receptors – PPARs: Bedeutung für und Regulation des kardialen Energiestoffwechsels bei angeborenen Herzfehlern
2008	Inga Voges, Kiel	Untersuchung des Einflusses der Anatomie des intraatrialen lateralen Tunnels auf das Flussprofil der Fontan-Zirkulation bei Kindern mit hypoplastischem Linksherzsyndrom. Eine Hochfeld-Kardio-MRT-Studie
2009	Martin Böhne, Hannover	Evaluation der Ultraschalldilutionstechnik zur HZV Bestimmung bei herzkranken Kindern
2009	Stefan Rupp, Gießen	Charakterisierung der zeitlichen und örtlichen Verteilung von kardialen Stammzellen bei Kinderherzen
2010	Colin Petko, Kiel	Überprüfung der Vorlastabhängigkeit der 2D speckle tracking parameter strain, strain rate und velocity bei Kindern mit angeborenen Herzfehlern mittels Conductance-Katheter-Technik

Tab. I.17 *(Fortsetzung)*

Jahr	Preisträger/in	Thema
2010	Rudi Foth, Göttingen	Charakterisierung und Vergleich von neugebildeten Geweben auf interventionell eingebrachten Septumdefektokkludern und chirurgisch implantierten Gore-Tex-Shunts
2011	Paul Hacke, Berlin	Prüfung eines neuartigen transkutanen Zugangs von Herzschrittmacherschraubelektroden für Kinder und Patienten mit angeborenen Herzfehlern zur Vermeidung einer Thorakotomie (Machbarkeitsstudie)
2012	Claudia Nußbaum, München	Funktionelle Untersuchung der Mikrozirkulation und der mikrovaskulären Glykokalyx bei Kindern mit angeborenen Herzfehlern, die sich einer herzchirurgischen Operation unterziehen müssen
2013	Heiner Latus, Gießen und Marburg	Analyse der lokalen pulmonalarteriellen Gefäßreagibilität auf Acetylcholin bei Patienten mit Fontan-Zirkulation
2014	Florian Arndt, Hamburg	Failing Fontan: Pulsatiler Fluss durch Generierung eines autologen Gefäßconduits aus kontraktilem Engineered Heart Tissue
2015	Alexander von Gise, Hannover	Charakterisierung des HIPPO/YAP1 Signalweges als Regulator mitochondrialer Genexpression und postnataler metabolischer Reifung von Herzmuskelzellen
2016	Johannes Krämer, Ulm	Stressechokardiographie in Kombination mit Strain Imaging zur Früherkennung von Wandbewegungsstörungen bei der Anthrazyklin-induzierten Kardiomyopathie bei Kindern und Jugendlichen nach einer Tumorbehandlung (CardioToxStress)
Juniorpreis – Junior Award		
2007	Frank Pillekamp, Köln	Für innovative Forschung an Stammzellen (7 Originalarbeiten zum Thema)
Young Investigator Competition		
2010	Boris Schmitt, Berlin	MRI-tagging reveals impact of betablocker therapy
2011	Verena Gravenhorst, Göttingen	Intraventrikuläre Dyssynchronie bei jungen Patienten mit Muskeldystrophie vom Typ Duchenne und erhaltener linksventrikulärer Ejektionsfraktion – Diagnostik mittels 3D-Echokardiographie
2012	Matthias Seehase, Bonn	Propofol administration to the fetal-maternal unit reduced myocardial injury in late-preterm lambs subjected to severe prenatal asphyxia and cardiac arrest
2013	Anne-Karin Arndt, Kiel, Boston (mit freundlicher Unterstützung von W. L. Gore & Associates)	Identification of PRDM16 as a novel gene for cardiomyopathy and a possible therapeutic target for heart failure
2013	Claudia Nußbaum, München (mit freundlicher Unterstützung von W. L. Gore & Associates)	Veränderungen der Mikrozirkulation mit Glykokalyxverlust bei Kindern mit angeborenem Herzfehler nach Operation an der Herz-Lungen-Maschine
2014	Felix Neunhoeffer, Tübingen	Laser-Doppler-Spektroskopie und Weißlicht-Spektrometrie zur prä- und postoperativen Überwachung des cerebralen Sauerstoffmetabolismus von Säuglingen mit angeborenen Herzfehlern
2015	Tilman Schnick, Freiburg	Cell type specific RNA sequencing reveals a district gene expression pattern of murine cardiomyocytes in cardiac recovery
2016	A. Haider, Homburg/Saar	Novel compatible surfaces for cardiovascular implants
Posterpreis (für das beste Poster der Jahrestagung) – Poster Award		
2010	Nora Lang, Boston	Bacterial Nanocellulose – a new patch material for closure of muscular ventricular septal defects
2011	Chris Hart, Kiel	Herzfehlerspezifische Referenzwerte des rechten Ventrikels beim Hypoplastischen Linksherzsyndrom (HLHS)
2012	Heiner Latus, Gießen	Right ventricular-pulmonary arterial coupling is impaired in patients after repair of tetralogy of Fallot

Tab. I.17 *(Fortsetzung)*

Jahr	Preisträger/in	Thema
2013	Fabian Rengier, Heidelberg (gestiftet von der GETEMED Medizin- und Informationstechnik AG)	Noninvasive 4D pressure difference mapping derived from 4D flow MRI in patients with repaired aortic coarctation: comparison with young healthy volunteers
2014	Dana Viola Pecina, Homburg/Saar	Untersuchung der Hämokompatibilität von neuen Beschichtungen für mechanische Herzklappen
2015	Martin Glöckler, Erlangen (gestiftet von der GETEMED Medizin- und Informationstechnik AG)	Image quality and radiation dose of new 3rd generation ultra-low-dose dual-source CT (DSCT) with iterative reconstruction in infants with congenital heart disease CHD
2016	Jan Pit Horst, Bad Oeynhausen	Comprehensive quantification of the right ventricle – Pediatric reference values from 0–18 years

Zusätzlich wurde in den Jahren 1996 bis 2004 nach Ausschreibung und Auswahl durch die Wissenschaftskommission der DGPK von dem Elternverein Herzkind e.V. sieben Mal der Maximilian Forschungspreis für eine Projektförderung ausgeschüttet und die Gerd-Killian-Projektförderung (jährlich 60 000 EUR!) von der Deutschen Herzstiftung e.V. ebenfalls auf Vorschlag der DGPK verliehen (Tab. I.18).

Tab. I.18: Preisträger des Maximilian-Forschungspreises und der Gerd-Killian-Projektförderung
Winners of the Maximilian Research Award and the Gerd Killian Project Funding

Maximilian-Forschungspreis (Herzkind e.V.) – Maximilian Research Award (Herzkind e.V.)		
1996	Gerd Hausdorf, Gernot Buheitel, Hamburg	Kardiopulmonale Funktionseinschränkung nach TCPA
1997	Attila Tarnok, Jörg Hambsch, Leipzig	Veränderungen der zellulären Immunologie und des Zytokinspiegels bei Kindern mit Glenn- und/oder Fontan-Operationen: Ursachen des postoperativen Proteinverlustsyndroms
1998	Hans-Heiner Kramer, Kiel	Ein-Schritt-Behandlung des hypoplastischen Linksherzsyndroms
1999	Andreas Eicken, München	Intravasale Bestimmung der koronaren Flussreserven bei Patienten im Langzeitverlauf nach Fontan-Operation
2000	Rainer Buchhorn, Göttingen	BB-Guch Studie
2003	Raoul Arnold, Freiburg	TDE zur Beurteilung myokardialer Spätfolgen nach KAWASKI-Syndrom im frühen Kindesalter
2004	Mesut T. Yelbuz, Hannover	Analyse der kardialen Funktion und Visualisierung der Herzentstehung im frühen embryonalen Herzen im Hinblick auf die Entwicklung von kongenitalen Herzfehlern
Gerd-Killian-Projektförderung der DHS – Gerd Killian Project Funding of DHS		
2010	Joachim Eichhorn, Heidelberg	Magnetic resonance imaging of pulmonary blood supply: Visualization of Four-dimensional flow, and assessment of regional perfusion, vascular compliance and pulmonary resistance in the Fontan circulation
2010	Oliver Miera, DHZ Berlin	Vergleich zwischen ungewaschenen und gewaschenen Erythrozytenkonzentraten: Eine pädiatrische prospektive randomisierte Studie
2011	Sohrab Fratz, DHZ München	Klinische Etablierung der invasiven Blutdruckmessung in den Herzkammern und großen Gefäßen von Patienten mit angeborenen Herzfehlern ohne Durchleuchtung mit Hilfe der Magnetresonanztomographie
2011	Boris Schmitt, DHZ Berlin	Bildgebung der Pharmakodynamik: 3D-Tagging-Untersuchung und Optimierung der Betablocker-Wirkung bei chronischer Herzinsuffizienz
2012	Sabrina Lück, Bonn	Myokardprotektion des neonatalen Herzens
2012	Sonja Wollersheim, DHZ Berlin	Neuropsychologisches Langzeit-Follow-up bei Patienten nach arterieller Switch Operation mit und ohne Bluttransfusion

Tab. I.18 *(Fortsetzung)*

2013	Julia Moosmann, Erlangen	Systemische Inflammation als maßgeblicher Pathomechanismus der Failing-Fontan Physiologie
2014	Philip Wegner, Kiel	Atmung oder Herzschlag? Untersuchung der treibenden Kräfte des Blutflusses in der Fontan-Zirkulation – ein multimodaler Ansatz
2015	Philipp C. B. Lurz, Leipzig	Intrinsische rechtsventrikuläre diastolische Funktion bei rechtsventrikulärer Ausflusstraktdysfunktion – klinische Relevanz und Etablierung nicht-invasiver Nachweismethoden
2016	Cordula Wolf, DHZ München	Klinischer Verlauf und molekulare Grundlagen der hypertrophen Kardiomyopathie beim Noonan-Syndrom
2017	Sarah Ulrich, LMU München	Immuntoleranz – Untersuchung von Biomarkern im peripheren Blut bei Patienten nach pädiatrischer Herztransplantation – Aussagekraft und Reproduzierbarkeit

Summary

In 1991 the working group paediatric cardiology of the Society of Paediatrics of the German Democratic Republic was resolved, the 26 members converted to the DGPK. Presidents, secretaries and treasurers and the annual meetings including, dates, venues, chairmen and main topics are listed up to 2018. The structural developments of the working groups, committees, especially the constitutions committee are described. In 2002, a homepage was designed. In cooperation with the German Society of Cardiology an office was founded in 2005 with Talke Theisen as communication officer, in 2007 Achim A. Schmaltz was the appointed secretary of DGPK and the academy for postgraduate studies. The financial situation is depicted. Structural problems and staff estimation were of major concern during all the years as well as the postgraduate education and the development of medical guidelines. Already in 1998 the first edition of 30 guidelines of paediatric cardiology were edited, now – 2015 – in the third edition. Honorary members and scientific awards are listed.

Literatur
References

Die meisten Quellen dieses Kapitels finden sich in den an die Mitglieder versandten Protokollen der Mitgliederversammlungen, die seit 2000 auf der Homepage der DGPK: www.kinderkardiologie.org dokumentiert sind.

[1] Beckmann A. Konsensuspapier Chirurgie angeborener Herzfehler. Thorac Cardiovasc Surg 2015; doi 10.1055/s-0035-1570099 oder Stellungnahmen der DGPK. www.kinderkardiologie.org
[2] Berger F. Mitgliederbrief 2011
[3] Deutsche Gesellschaft für Pädiatrische Infektiologie (DGPI), Deutsche Gesellschaft für Pädiatrische Kardiologie (DGPK), Gesellschaft für Pädiatrische Pneumologie (GPP), Gesellschaft für Neonatologie und Pädiatrische Intensivmedizin (GNPI), Berufsverband der Kinder- und Jugendärzte (BVKJ), Bundesverband „Das frühgeborene Kind" e.V. Leitlinie zur Prophylaxe von schweren Erkrankungen durch Respiratory Syncytial Virus (RSV) bei Risikokindern, 2012, www.awmf.org/uploads/tx_szleitlinien/048-012l_S2k_Prophylaxe_von_schweren_RSV-Erkrankungen_bei_Risikokindern_07-2012-12-2016.pdf
[4] Deutsche Gesellschaft für Pädiatrische Kardiologie (Hrsg). Leitlinien zur rationalen Diagnostik und Therapie von Erkrankungen des Herzens und des Kreislaufs bei Kindern und Jugendlichen. Steinkopff Verlag, Darmstadt 1998
[5] Deutsche Gesellschaft für Pädiatrische Kardiologie. Leitlinien zur Diagnostik und Therapie in der Pädiatrischen Kardiologie (Hrsg.: A. A. Schmaltz). Elsevier Verlag, München 2007
[6] Deutsche Gesellschaft für Pädiatrische Kardiologie: Leitlinien zur Diagnostik und Therapie in der Pädiatrischen Kardiologie (Hrsg.: J. Weil). Elsevier Verlag, München 2016
[7] Heintzen PH. Geschichte der deutschen Kinderkardiologie. In: Lüderitz B, Arnold G (Hrsg.). 75 Jahre Deutsche Gesellschaft für Kardiologie – Herz- und Kreislaufforschung. Springer Verlag, Berlin, Heidelberg 2002, 369–408
[8] Impact-RSV study group. Palivizumab, a humanized respiratory syncytial virus monoclonal antibody, reduces hospitalization from respiratory syncytial virus infection in high-risk infants. Pediatrics 1998; 102: 531–537
[9] Keck EW. Grundriß einer Abteilung für pädiatrische Kardiologie. Der Kinderarzt 1980, 11, 105–109
[10] Naber CK et al. Prophylaxe der infektiösen Endokarditis. Der Kardiologe 2007; 1: 243–250
[11] Stiller B. Mitgliederbrief Juli 2014

Anhang

Anhang 1: Aktuelle Satzung der DGPK

SATZUNG DER DEUTSCHEN GESELLSCHAFT FÜR PÄDIATRISCHE KARDIOLOGIE e.V.

§ 1 Name, Gemeinnützigkeit, Sitz, Geschäftsjahr

Die Deutsche Gesellschaft für Pädiatrische Kardiologie e.V. (in Kurzform DGPK) ist seit 1973 in Fortsetzung der am 14.10.1969 gegründeten Arbeitsgemeinschaft für Pädiatrische Kardiologie e.V. eine Vereinigung von Pädiatrischen Kardiologen[4] und anderen natürlichen oder juristischen Personen, die sich wissenschaftlich, klinisch und praktisch mit der Pädiatrischen Kardiologie beschäftigen.

1. Die Gesellschaft verfolgt ausschließlich und unmittelbar gemeinnützige Zwecke im Sinne des Abschnittes „steuerbegünstigte Zwecke" der Abgabenordnung. Die Gesellschaft ist selbstlos tätig, sie verfolgt nicht in erster Linie eigenwirtschaftliche Zwecke. Mittel der Gesellschaft dürfen nur für satzungsmäßige Zwecke verwendet werden. Keine Person darf durch Ausgaben, die den Zwecken der Gesellschaft fremd sind, oder durch unverhältnismäßig hohe Vergütungen begünstigt werden.
2. Die Gesellschaft hat ihren Sitz in Gießen und ist in das Vereinsregister des Amtsgerichtes Gießen eingetragen (VR 668).
3. Das Geschäftsjahr ist das Kalenderjahr.

§ 2 Ziele und Aufgaben

1. Die Gesellschaft bezweckt, alle in der Pädiatrischen Kardiologie tätigen Ärzte zusammenzuführen und durch enge Zusammenarbeit, Erfahrungs- und Meinungsaustausch die Weiterentwicklung der Pädiatrischen Kardiologie einschließlich der Grundlagenforschung, der nicht-invasiven und invasiven Diagnostik, der konservativen Therapie und Interventionen, der fachbezogenen Intensivmedizin, der Prävention kardiovaskulärer Erkrankungen, der Früherfassung durch pränatale Diagnostik in Zusammenarbeit mit den Geburtshelfern sowie der Betreuung von Jugendlichen und Erwachsenen mit angeborenen Herzfehlern in Zusammenarbeit mit den internistischen Kardiologen zu fördern. Die wissenschaftlichen Ergebnisse der Pädiatrischen Kardiologie sollen für die gesamte Medizin, insbesondere für die Kinderheilkunde und Jugendmedizin, die Herz- und Kreislaufforschung und die Herzchirurgie nutzbar gemacht werden. Die Gesellschaft soll allen Pädiatrischen Kardiologen sowie den in der Herz- und Kreislaufforschung angeborener und im Kindesalter erworbener Erkrankungen des Herz- und Kreislaufsystems tätigen und daran interessierten Ärztinnen und Ärzten die Fortschritte in Grundlagenwissen, Diagnostik, Technik und Therapie vermitteln. Hierzu gehört auch die Erstellung von Leitlinien, Richtlinien und Empfehlungen für die Diagnostik und Therapie von Erkrankungen des Herz- und Kreislaufsystems im Kindes- und Jugendalter. Damit dient die Gesellschaft der Volksgesundheit und der Wissenschaft.
2. Die Gesellschaft pflegt Kontakte zu in- und ausländischen Wissenschaftlern und Fachgesellschaften sowie zu anderen Disziplinen und wissenschaftlichen Gesellschaften, deren wissenschaftliches und klinisches Interesse ebenfalls Fragen des Herzens und des Kreislaufes und deren Nachbargebieten gilt. Insbesondere bestehen enge Kontakte und eine enge Zusammenarbeit mit der Deutschen Gesellschaft für Kinderheilkunde und Jugendmedizin, der Deutschen Gesellschaft für Thorax-, Herz- und Gefäßchirurgie und der Deutschen Gesellschaft für Kardiologie.

---

[4] Die männliche Form beinhaltet jeweils auch die weibliche.

3. Die Gesellschaft nimmt Belange der Lehre (Ausbildung, Weiterbildung, Fortbildung), der Forschung und der Krankenversorgung wahr. Hierzu unterhält sie Verbindungen zu den Ärztekammern, dem Deutschen Ärztetag und den Berufsverbänden und widmet sich in geeigneter Form einer den Belangen der Pädiatrischen Kardiologie dienenden Öffentlichkeitsarbeit. Dabei nimmt sie auch Stellung zur ambulanten und klinischen Versorgung herzkranker Kinder und Jugendlicher.
4. Der Verwirklichung dieser Ziele dienen:
   a) Die Veranstaltung mindestens einer jährlichen wissenschaftlichen Tagung,
   b) die Veröffentlichung der auf dieser Tagung gehaltenen Referate und Vorträge, zumindest in Abstraktform,
   c) die Anregung und Förderung wissenschaftlicher Arbeiten auf dem Gebiet der Pädiatrischen Kardiologie,
   d) die Förderung des wissenschaftlichen Nachwuchses durch Beihilfen und Verleihung von Forschungspreisen,
   e) die Auszeichnung von Personen für besondere Leistungen im Sinne der Ziele und Aufgaben der Gesellschaft,
   f) die Beratung und Unterstützung von Behörden und gesundheitspolitischen Gremien in Fragen der Pädiatrischen Kardiologie,
   g) eine zweckdienliche Öffentlichkeitsarbeit,
   h) Förderung der Pädiatrischen Kardiologie und ihrer Nachbargebiete in Klinik und Praxis.

§ 3 Mitgliedschaft

Die Gesellschaft hat ordentliche, assoziierte und korporative und Fördermitglieder sowie Ehrenmitglieder.

1. Ordentliche Mitglieder können approbierte Ärztinnen und Ärzte sowie Wissenschaftler werden, die sich praktisch, klinisch oder wissenschaftlich mit der Pädiatrischen Kardiologie beschäftigen oder daran interessiert sind. Schriftliche Aufnahmeanträge sind mit Empfehlung von zwei Mitgliedern als Bürgen an den Vorstand der Gesellschaft zu richten, der über die Aufnahme mehrheitlich entscheidet. Die Namen der neuen ordentlichen Mitglieder werden in der darauffolgenden Mitgliederversammlung bekanntgegeben.
2. Assoziiertes Mitglied kann jede juristische Person werden, die dem Zweck der Gesellschaft dient. Über die Aufnahme entscheidet die Mitgliederversammlung auf Vorschlag des Vorstandes.
3. Gesellschaften anderer Fachrichtungen können korporative Mitglieder werden. Über die Aufnahme entscheidet die Mitgliederversammlung auf Vorschlag des Vorstandes.
4. Förderndes Mitglied kann jede juristische Person werden, die dem satzungsgemäßen Zweck der Gesellschaft dient. Es hat kein Stimmrecht. Über die Aufnahme und die Höhe des Mitgliedsbeitrages entscheidet der Vorstand.
5. Zu Ehrenmitgliedern können Persönlichkeiten ernannt werden, die sich um die Pädiatrische Kardiologie oder die Belange der Deutschen Gesellschaft für Pädiatrische Kardiologie besonders verdient gemacht haben. Die Ernennung erfolgt auf Vorschlag des Vorstandes durch Beschluss der Mitgliederversammlung mit einer $2/3$-Mehrheit der abgegebenen Stimmen.
6. Erlöschung der Mitgliedschaft. Die Mitgliedschaft geht verloren
   a) durch den Tod,
   b) durch den Verlust der Approbation oder der bürgerlichen Ehrenrechte,
   c) durch Austritt am Ende des Kalenderjahres, der dem Präsidenten schriftlich mitzuteilen ist,
   d) durch Ausschluss.

e) Mitglieder, die durch ihr Verhalten die Zwecke oder das Ansehen der Gesellschaft schädigen, können auf Antrag von mindestens zehn ordentlichen Mitgliedern an den Präsidenten durch Beschluss der ordentlichen Mitgliederversammlung mit 2/3 der abgegebenen Stimmen ausgeschlossen werden.

f) Beitragspflichtige Mitglieder verlieren die Mitgliedschaft, wenn sie trotz zweimaliger Zahlungsaufforderung mehr als zwei Jahre mit der Beitragszahlung im Rückstand sind.

§ 4 Rechte und Pflichten der Mitglieder

1. Die Mitglieder sind berechtigt, an den wissenschaftlichen Tagungen und Mitgliederversammlungen der Gesellschaft teilzunehmen. Stimmberechtigte Mitglieder (s. § 9, Ziffer 6, Satz 2) haben das Recht, Anträge zu den Mitgliederversammlungen zu stellen und das Stimmrecht auszuüben. Dabei sind die in den §§ 7 und 9 festgelegten Termine zu beachten. Jedes Mitglied hat eine Stimme. Vertretung und Stimmübertragung sind unzulässig.
2. Die ordentlichen, assoziierten und korporativen Mitglieder sind verpflichtet, Mitgliedsbeiträge zu entrichten. Für Mitglieder eines Dachverbandes kann dieser den Gesamtbeitrag entrichten. Ehrenmitglieder sind von der Zahlung des Mitgliedsbeitrages befreit (siehe § 12).
3. Die Mitglieder erhalten keine Zuwendungen aus Mitteln des Vereins.

§ 5 Organe der Gesellschaft

Die Organe der Gesellschaft sind:

1. der Vorstand,
2. die Mitgliederversammlung.

§ 6 Der Vorstand

1. Die Mitglieder des Vorstandes sind
   a) der Präsident
   b) der vorherige Präsident als 1. Vizepräsident
   c) der zukünftige Präsident als 2. Vizepräsident
   d) der Schatzmeister
   e) drei Beisitzer

   Vorstand im Sinne von § 26 BGB sind der Präsident und der Schatzmeister.
   Folgende Gruppen sollten jeweils durch ein Mitglied im Vorstand vertreten sein:
   a) die Leiter universitärer kinderkardiologischer Einrichtungen
   b) die Oberärzte und nicht leitenden Kinderkardiologen einer universitären Abteilung oder Klinik für Pädiatrische Kardiologie
   c) die in Kinderkliniken, jedoch nicht an einer Universitätsklinik oder einem Herzzentrum tätigen pädiatrischen Kardiologen
   d) die niedergelassenen Kinderkardiologen.

   Wird ein Kandidat einer dieser Gruppen bei den Wahlen für den Vorstand entsprechend § 6 Abs. 1 a–d gewählt, so müssen Bewerber der gleichen Gruppe bei den nachfolgenden Wahlgängen nicht mehr berücksichtigt werden.

2. Der Präsident
   a) Der Präsident repräsentiert die Gesellschaft. Er führt die laufenden Geschäfte der Gesellschaft gemeinsam mit dem Schatzmeister. Im Falle seiner Verhinderung werden die Aufgaben des Präsidenten vom 1. Vizepräsidenten wahrgenommen.
   b) Der Präsident ist Vorsitzender des Vorstandes. Er bereitet die Vorstandssitzungen und die Mitgliederversammlungen vor und leitet sie. Er sorgt für die Ausführung der Beschlüsse des Vorstandes und der Mitgliederversammlung.

c) In eiligen Angelegenheiten, die in die Kompetenz des Vorstandes fallen, kann der Präsident nach Abstimmung mit dem 1. Vizepräsidenten und mit dem Schatzmeister entscheiden. Sind der 1. Vizepräsident und der Schatzmeister nicht erreichbar, kann der Präsident in dringenden Fällen eine Eilentscheidung treffen. Die Vorstandsmitglieder sind hiervon stets umgehend zu unterrichten.
d) Die Wahl des Präsidenten regelt § 7, eine eventuelle Abwahl § 9(4), ein vorzeitiges Ausscheiden § 7(4).
e) Der Präsident wird nach zweijähriger Amtszeit ohne besondere Wahl für die nächsten zwei Jahre 1. Vizepräsident.
3. Die Vizepräsidenten
a) Der 1. Vizepräsident unterstützt den Präsidenten und vertritt ihn im Fall seiner Verhinderung in allen Aufgaben seines Amtes.
b) Der 2. Vizepräsident unterstützt den Präsidenten und den 1. Vizepräsidenten in allen Angelegenheiten und kann jeden von ihnen im Falle ihrer Verhinderung in allen Aufgaben ihres Amtes in Absprache mit dem Schatzmeister vertreten.
c) Die Wahl des 2. Vizepräsidenten regelt § 7 (1). Die Wahl des 1. Vizepräsidenten regelt
d) § 6 (2. e). Ausnahme siehe § 7(4).
4. Der Schatzmeister
Der Schatzmeister ist für eine ordnungsgemäße Vermögensverwaltung sowie eine ordnungsgemäße Rechnungslegung, die den steuerlichen Anforderungen zu entsprechen hat, verantwortlich. Zum Schluss eines jeden Kalenderjahres ist ein Wirtschaftsprüfer oder Steuerberater mit der Erstellung einer Einnahmen-/Ausgabenrechnung und Vermögensübersicht zu beauftragen. Der Schatzmeister hat jährlich auf der ordentlichen Mitgliederversammlung über die Einnahmen und Ausgaben sowie über den Vermögens- stand der Gesellschaft Bericht zu erstatten. Die Entlastung erfolgt durch die ordentliche Mitgliederversammlung. Im Verhinderungsfall wird der Schatzmeister hinsichtlich seiner Vermögensverwaltung durch den Präsidenten vertreten.
5. Der Vorstand regelt alle in der Satzung nicht ausdrücklich aufgeführten Angelegenheiten der DGPK.
6. Vorstandssitzungen sind nicht öffentlich.
7. Die Vorstandsarbeit regelt eine Geschäftsordnung, die der Zustimmung durch die Mitgliederversammlung bedarf.
8. Der Vorstand arbeitet ehrenamtlich und kann eine angemessene Aufwandsentschädigung beschließen.

§ 7 Wahl des Vorstandes

1. Der 2. Vizepräsident wird durch geheime Abstimmung in der ordentlichen Mitgliederversammlung mit einfacher Mehrheit der abgegebenen Stimmen gewählt. Jedes stimmberechtigte Mitglied ist vorschlagsberechtigt und wählbar. Wahlvorschläge müssen dem Präsidenten mindestens acht Wochen vor der ordentlichen Mitgliederversammlung schriftlich vorliegen. Die Nominierung der Kandidaten soll den Mitgliedern mit der Einladung zur Mitgliederversammlung bekanntgegeben werden. Der 2. Vizepräsident übernimmt nach zwei Jahren das Amt des Präsidenten, nach weiteren zwei Jahren das Amt des 1. Vizepräsidenten. Er wird damit für sechs Jahre in den Vorstand gewählt. Danach ist eine unmittelbare Wiederwahl nicht zulässig.
2. Der Schatzmeister wird von der ordentlichen Mitgliederversammlung in geheimer Abstimmung mit einfacher Mehrheit der abgegebenen Stimmen gewählt. Jedes stimmberechtigte Mitglied ist vorschlagsberechtigt und wählbar. Für die Nominierung gelten dieselben Regeln wie für die Wahl des 2. Vizepräsidenten. Der Schatzmeister wird für eine Amtszeit von vier Jahren gewählt; seine Wiederwahl ist zulässig.

3. Die drei Beisitzer werden von der ordentlichen Mitgliederversammlung in geheimer Abstimmung mit einfacher Mehrheit der abgegebenen Stimmen für die Dauer von zwei Jahren gewählt. Jedes stimmberechtigte Mitglied ist vorschlagsberechtigt und wählbar. Für die Nominierung gelten dieselben Regeln wie für die Wahl des 2. Vizepräsidenten. Die Bestimmungen des § 6 (1) sind dabei zu berücksichtigen; Eine Wiederwahl ist zulässig.
4. Scheidet der Präsident durch Krankheit, Rücktritt o.ä. vorzeitig aus, so übernimmt der 2. Vizepräsident vorzeitig die Amtsgeschäfte des Präsidenten. Damit verlängert sich die Amtsperiode des neuen Präsidenten und des 1. Vizepräsidenten um die Zeit bis zur turnusmäßigen Neuwahl. Sie bleiben also bis zur übernächsten Wahl in ihrem Amt. Bei der nächsten turnusmäßigen Vorstandswahl wird dann der 2. Vizepräsident neu gewählt. Ist der 1. Vizepräsident zu einer Verlängerung seiner Amtszeit nicht bereit oder scheidet er vorzeitig aus, so muss dieses Amt durch Neuwahl auf der nächsten Mitgliederversammlung besetzt werden. Die Amtszeit im Vorstand beträgt für den so Gewählten dann nur ein bzw. zwei Jahre.
5. Bei gleichzeitigem Rücktritt des Präsidenten und eines oder beider Vizepräsidenten oder bei Rücktritt des gesamten Vorstandes müssen auf einer außerordentlichen Mitgliederversammlung Neuwahlen stattfinden. Bis zur Durchführung der Neuwahl muss der zurückgetretene Vorstand die Amtsgeschäfte weiterführen. Der so neugewählte Vorstand übernimmt dann nach der Wahl sofort die Amtsgeschäfte.
6. Bei vorzeitigem Ausscheiden des Schatzmeisters wird entsprechend (§ 6, Ziffer 4, Abs. b, Satz 6) verfahren. Bei der nächsten Mitgliederversammlung wird dann der Schatzmeister (nach § 7, Ziffer 2) neu gewählt.
7. Bei vorzeitigem Ausscheiden eines oder mehrerer Beisitzer wird/werden auf der nächsten Mitgliederversammlung dieses/diese Vorstandsmitglied/er für den Rest der Amtszeit des Vorstandes unter Berücksichtigung von § 6(1) neu gewählt.

§ 8 Amtsperioden
1. Das Geschäftsjahr ist das Kalenderjahr.
2. Die Amtsperiode des Präsidenten und der Vizepräsidenten beträgt je zwei Jahre in jedem Amt, wobei der jeweilige 2. Vizepräsident nach Ablauf seiner zweijährigen Amtszeit in das Amt des Präsidenten aufrückt und wiederum nach zwei Jahren das Amt des 1. Vizepräsidenten übernimmt.
3. Die Amtsperiode des Schatzmeisters beträgt vier Jahre.
4. Die Amtsperiode der Beisitzer beträgt jeweils zwei Jahre.

§ 9 Mitgliederversammlung
1. Die ordentliche Mitgliederversammlung findet im Rahmen der Jahrestagung der Gesellschaft statt. Der Präsident lädt hierzu mindestens drei Wochen vor Beginn der Tagung unter Bekanntgabe der Tagesordnung elektronisch oder schriftlich ein.
2. Anträge von Mitgliedern zur Tagesordnung müssen mindestens acht Wochen vor der Mitgliederversammlung dem Präsidenten mit einer Begründung eingereicht werden. Zusätzliche dringliche Anträge des Vorstandes oder von Mitgliedern zur Tagesordnung sind spätestens einen Tag vor der Mitgliederversammlung an den Präsidenten zu stellen und zu begründen. Sie dürfen keine Satzungsänderung betreffen und bedürfen der Zustimmung der Mitgliederversammlung vor Eintritt in die Tagesordnung.
3. Zu den Aufgaben der ordentlichen Mitgliederversammlung gehören:
    a) Entgegennahme des Jahresberichtes des Vorstandes durch den Präsidenten
    b) Entgegennahme des Berichtes des Schatzmeisters und der Rechnungsprüfer
    c) Entgegennahme der Bekanntgabe neuer Mitglieder

d) Entlastung des Schatzmeisters
e) Entlastung des Vorstandes
f) Wahl von zwei Kassenprüfern für die folgenden beiden Geschäftsjahre
g) Wahl der Hälfte der Mitglieder für die Wissenschafts-Kommission für die Dauer von vier Jahren
h) Festlegung des Jahresbeitrages
i) Wahl der Vorstandsmitglieder entsprechend der vorliegenden Satzung
j) Entscheidung über die Ernennung von Ehrenmitgliedern.
k) Aufnahme von assoziierten und korporativen Mitgliedern auf Vorschlag des Vorstandes
l) Beschlussfassung zur Ausschreibung von Preisen
m) Beschlussfassung in sonstigen Angelegenheiten die ihr nach dieser Satzung zugewiesen sind sowie in solchen, die der Vorstand der Mitgliederversammlung aus besonderem Anlass zur Entscheidung vorlegt.
n) Beschlussfassung über Satzungsänderungen
o) Beschlussfassung über die Auflösung der Gesellschaft oder über die Änderung des Gesellschaftszweckes
p) Wahl der zukünftigen Tagungspräsidenten auf Vorschlag des Vorstandes

4. Wahlleiter ist für jede Wahl in der Mitgliederversammlung der jeweils amtierende Präsident oder ein von ihm beauftragtes Mitglied des Vorstandes. Im Falle einer Abwahl oder Abberufung oder offensichtlicher Befangenheit des Präsidenten oder des Vorstandes ist ein stimmberechtigtes anwesendes Mitglied der DGPK von der Mitgliederversammlung als Wahlleiter zu wählen.
5. Die Mitgliederversammlung kann aus schwerwiegenden Gründen nach Anhören des Vorstandes in geheimer Wahl mit einer Mehrheit von $2/3$ der anwesenden stimmberechtigten Mitglieder den Präsidenten der Gesellschaft oder einzelne Vorstandsmitglieder abwählen oder den gesamten Vorstand abberufen. Bei Abwahl des Präsidenten wird entsprechend § 7(4) verfahren, bei Abwahl des Schatzmeisters entsprechend § 7(6). Bei Abberufung des gesamten Vorstandes muss eine sofortige Neuwahl durchgeführt werden.
6. Jede ordnungsgemäß einberufene Mitgliederversammlung ist beschlussfähig. Stimmberechtigt sind alle ordentlichen Mitglieder und Ehrenmitglieder. Assoziierte, korporative und Fördermitglieder besitzen kein Stimmrecht.
7. Soweit in der Satzung keine andere Mehrheit vorgesehen ist, wird mit einfacher Mehrheit der anwesenden stimmberechtigten Mitglieder ohne Berücksichtigung von Stimmenthaltungen abgestimmt. Bei Stimmengleichheit gilt ein Antrag als abgelehnt. Beschlüsse über Satzungsänderungen, über die Ernennung von Ehrenmitgliedern und über die Abwahl des Präsidenten oder einzelner Vorstandsmitglieder oder die Abberufung des gesamten Vorstandes bedürfen einer $2/3$-Mehrheit der anwesenden stimmberechtigten Mitglieder. Ein Beschluss zur Auflösung der Gesellschaft bedarf einer $2/3$-Mehrheit aller stimmberechtigten Mitglieder. Vorschläge zu Satzungsänderungen müssen allen Mitgliedern mindestens 8 Wochen vor der Sitzung bekanntgegeben werden. Einsprüche und Änderungsvorschläge sind mindestens 4 Wochen vor der Mitgliederversammlung dem Präsidenten schriftlich mitzuteilen. Gleichzeitig mit der Einladung zur Mitgliederversammlung wird ein Jahresbericht des Präsidenten über die Homepage der DGPK im Internet veröffentlicht. Ebenso werden die fristgerecht eingereichten Anträge an die Mitgliederversammlung veröffentlicht.
8. Die Abstimmungen sind grundsätzlich offen, es sei denn, dass die Satzung eine geheime Abstimmung vorsieht oder diese von der Mehrheit der anwesenden Mitglieder gewünscht wird. Personalentscheidungen müssen stets in schriftlicher und geheimer Abstimmung erfolgen. Auf Beschluss des Vorstandes kann in Ausnahmesituationen zur Beantwortung dringlicher Einzel-

fragen, die in die Kompetenz der Mitgliederversammlung fallen, eine schriftliche Abstimmung im Umlaufverfahren erfolgen.
9. Auf Antrag des Vorstandes oder auf schriftlichen und begründeten Antrag von mindestens 10% der stimmberechtigten Mitglieder müssen aus besonderem Anlass vom Präsidenten außerordentliche Mitgliederversammlungen schriftlich einberufen werden, die dann die gleichen Rechte wie die ordentlichen Mitgliederversammlungen haben. Die Tagesordnung hierzu muss allen stimmberechtigten Mitgliedern mindestens zwei Wochen vorher bekanntgegeben werden. Die außerordentliche Mitgliederversammlung ist an die Anlass gebende Tagesordnung gebunden.
10. Alle Mitgliederversammlungen sind nicht-öffentlich. Das Ergebnisprotokoll muss binnen 3 Monaten veröffentlicht werden. Einsprüche gegen das Ergebnisprotokoll der Mitgliederversammlung müssen innerhalb von 4 Wochen nach Veröffentlichung schriftlich beim Präsidenten eingereicht werden. Bei der nächsten Mitgliederversammlung ist dann über eine eventuelle Änderung des Protokolls zu entscheiden.

§ 10 Ausschüsse, Kommissionen, Arbeitsgruppen und Arbeitsgemeinschaften
1. Zur Klärung und Bearbeitung spezieller Sachfragen können Kommissionen, Ausschüsse und Arbeitsgruppen eingesetzt werden, in denen ordentliche Mitglieder, Ehrenmitglieder und assoziierte Mitglieder oder andere sachkundige Personen tätig sein können.
In eine Kommission oder einen Ausschuss sollten höchstens sechs Personen gewählt werden, in besonderen Fällen können einer Kommission auch mehr Personen angehören. Zusätzlich ist der Präsident stimmberechtigtes Mitglied aller Kommissionen, Ausschüsse und Arbeitsgruppen.
Die Aufgabenstellung erfolgt durch das einsetzende Gremium. Kommissionen, Ausschüsse und Arbeitsgruppen haben nur beratende Funktion und keine eigene Entscheidungsbefugnis. Sie dürfen keinen eigenen Beitrag erheben. Ihre Sitzungen sind nicht- öffentlich. Sie legen einen schriftlichen Abschlussbericht an den Vorstand vor, der der Beschlussfassung in den jeweils vorgesehenen Gremien dient. Die Veröffentlichung der Aktivitäten und Beratungsergebnisse obliegt ausschließlich dem Vorstand.
2. Ausschüsse, Kommissionen und Arbeitsgruppen, die sich mit wissenschaftlichen Themen beschäftigen, sollten vorwiegend mit wissenschaftlich tätigen Kolleginnen und Kollegen besetzt werden. In Ausschüssen, Kommissionen und Arbeitsgruppen, die sich mit nicht-wissenschaftlichen Themen beschäftigen, sollten die in nichtuniversitären Kliniken tätigen und die niedergelassenen Kinderkardiologen angemessen vertreten sein.
3. Ausschüsse werden vom Vorstand eingesetzt und aufgelöst. Sie sollen akute Aufgaben bearbeiten und in ihrer Tätigkeit zeitlich begrenzt sein. Die Arbeit der Ausschüsse dient ausschließlich der Vorbereitung von Beschlussfassungen des Vorstandes. Der Federführende wird vom Vorstand bestimmt; er erstattet einen schriftlichen Bericht an den Vorstand.
4. Kommissionen werden zur Bearbeitung mittelfristiger Aufgaben eingesetzt. Ihre Amtszeit beträgt maximal 4 Jahre. Eine Wiederwahl der/einzelner Mitglieder ist möglich. Über ihre Zusammensetzung befindet die Mitgliederversammlung. Dabei sind Vorstand und Mitglieder gleichermaßen vorschlagsberechtigt. Vorschläge zur Bildung und Besetzung einer Kommission sind mindestens 8 Wochen vor der Mitgliederversammlung dem Präsidenten schriftlich zuzuleiten, der sie den Mitgliedern mit der Einladung zusendet. Die Arbeit der Kommission dient der Entscheidungsfindung des Vorstands und ggf. der Vorbereitung von Beschlüssen der Mitgliederversammlung. Ein Koordinator für die erste Kommissionssitzung wird auf der Mitgliederversammlung benannt. Der Federführende wird dann von den Kommissionsmitgliedern selbst bestimmt; er erstellt jährlich einen Bericht an den Vorstand, der den Mitgliedern mit der Einladung zur Mitgliederversammlung zugeleitet wird.

5. Auf Vorschlag des Vorstandes oder auf schriftlichen Antrag einzelner Mitglieder an den Präsidenten können vom Vorstand Arbeitsgruppen für koordinierte Forschungsprojekte gebildet und hierfür Projektleiter benannt werden. Sie sind zum jährlichen Bericht an den Vorstand und an die Mitgliederversammlung verpflichtet. Die Tätigkeit der Arbeitsgruppen soll zeitlich begrenzt sein. Ihre Auflösung erfolgt durch den Vorstand.
6. Nach Antragstellung an den Vorstand und im Einvernehmen mit dem Vorstand der DGPK können Mitglieder, die in bestimmten Arbeitsfeldern der Pädiatrischen Kardiologie tätig sind, sich innerhalb der Gesellschaft als Arbeitsgemeinschaft zusammenschließen, dabei ihr Arbeitsfeld definieren und eigene Sprecher wählen. Diese Arbeitsgemeinschaften stehen offen für alle auf dem entsprechenden Arbeitsfeld Tätigen. Ihren Aktivitäten liegen die Ziele der Gesellschaft zugrunde. Ausgaben, die bei Tätigkeiten der Arbeitsgemeinschaft entstehen, sind von deren Mitgliedern zu tragen.

Die Wissenschaftskommission berät in Absprache mit dem Vorstand den Tagungspräsidenten bei der Auswahl der Themen und bei der Auswahl der Referenten. Ihre Mitglieder werden für die Dauer von vier Jahren von der Mitgliederversammlung gewählt. Dabei soll alle zwei Jahre die Hälfte der Mitglieder neu gewählt werden. Eine Wiederwahl ausscheidender Mitglieder ist möglich.

§ 11 Jahrestagung der Gesellschaft

Die Deutsche Gesellschaft für Pädiatrische Kardiologie hält jährlich mindestens eine Jahrestagung ab. Die Teilnahme an den Jahrestagungen steht neben allen Mitgliedern auch allen an den Zielen der Gesellschaft interessierten Ärzten sowie in Klinik und Forschung tätigen Wissenschaftlern und medizinischen Assistenzberufen offen. Weitere nicht-ärztliche Personen oder Vertreter von Interessenverbänden können mit Zustimmung des Vorstandes an der Tagung teilnehmen.

Der Tagungspräsident wird von der Mitgliederversammlung auf Vorschlag des Vorstandes gewählt und ist für den ordnungsgemäßen Ablauf der Tagung verantwortlich. Die Vergabe von Auszeichnungen und Preisen anlässlich einer Jahrestagung bedarf der Zustimmung des Vorstandes, auch dann, wenn die Mittel von dritter Seite gestiftet werden.

§ 12 Mitgliedsbeitrag

Die ordentlichen, assoziierten und korporativen Mitglieder haben einen Jahresbeitrag zu leisten, der auf Vorschlag des Vorstandes von der Mitgliederversammlung festgesetzt wird. Ehrenmitglieder sind von der Beitragszahlung befreit. Darüber hinaus kann der Präsident in begründeten Einzelfällen auf Antrag eine zeitlich begrenzte oder unbegrenzte Befreiung von der Beitragszahlung oder eine Minderung des Beitrages aussprechen. Die Beiträge müssen bis zum 31.3. jedes Geschäftsjahres auf dem Konto der Gesellschaft eingegangen sein.

§ 13 Auflösung der Gesellschaft

Die Auflösung der Gesellschaft kann mit $2/3$-Mehrheit aller stimmberechtigen Mitglieder in geheimer, schriftlicher Abstimmung beschlossen werden. Im Falle der Auflösung oder Aufhebung der Deutschen Gesellschaft für Pädiatrische Kardiologie e.V. oder bei Wegfall ihres steuerbegünstigten Zweckes werden ihre Mittel zunächst zur Abdeckung bestehender Verbindlichkeiten verwendet. Das restliche Vermögen ist einer vom Vorstand auszuwählenden Körperschaft öffentlichen Rechts oder einer als steuerbegünstigt anerkannten Körperschaft mit der Auflage zu übergeben, dieses ausschließlich und unmittelbar für gemeinnützige Zwecke, insbesondere für die Förderung der Wissenschaft und Forschung unter Beachtung der Abgabenordnung zu verwenden. Dabei ist einer Körperschaft oder einem gemeinnützigen Verein, der sich speziell dem chronisch herzkranken Kind oder anderen chronisch kranken Kindern widmet, der Vorzug zu geben.

§ 14 Inkrafttreten der Satzung

Die vorliegende Satzung wurde am 15.2.2016 die Änderungen am 8.10.2012 und am 3.10.2005 von der Mitgliederversammlung beschlossen. Sie tritt mit dem Datum der Eintragung ins Vereinsregister des Amtsgerichtes Gießen in Kraft. Mit gleichem Datum tritt die bisher geltende Satzung außer Kraft.

§ 15 Geschäftsführung

1. Die Gesellschaft unterhält eine Geschäftsstelle, die von einem Geschäftsführer geleitet wird. Der Geschäftsführer wird vom Vorstand bestellt und abberufen.
2. Der Geschäftsführer hat die laufenden Geschäfte der Gesellschaft gemäß dieser Satzung, nach Weisung der Mitgliederversammlung und des Vorstandes zu führen. Handlungen, die über den gewöhnlichen Geschäftsbetrieb hinausgehen, bedürfen der Zustimmung des Vorstandes. Näheres regelt eine Geschäftsordnung.
3. Der Geschäftsführer nimmt an den Sitzungen der Organe der Gesellschaft ohne Stimmrecht teil, sofern diese Organe es wünschen oder wenn dazu vom Vorstand beauftragt. Der Vorstand kann den Geschäftsführer zum besonderen Vertreter der Gesellschaft im Sinne des § 30 BGB bestellen.

§ 16 Salvatorische Klausel

Sollten Bestimmungen dieser Satzung oder eine künftig in sie aufgenommene Bestimmung ganz oder teilweise nicht rechtswirksam oder nicht durchführbar sein oder ihre Rechtswirksamkeit oder Durchführbarkeit später verlieren, so soll hierdurch die Gültigkeit der übrigen Bestimmungen dieser Satzung nicht berührt werden. Das gleiche gilt, soweit sich herausstellen sollte, dass die Satzung eine Regelungslücke enthält. Anstelle der unwirksamen oder undurchführbaren Bestimmungen oder zur Ausfüllung der Lücke soll eine angemessene Regelung gelten, die – soweit rechtlich möglich – dem Sinn und Zweck dieser Satzung am nächsten kommt. Dies gilt auch, wenn die Unwirksamkeit einer Bestimmung etwa auf einem in der Satzung vorgeschriebenen Maß der Leistung oder Zeit (Frist oder Termin) beruht: es soll dann ein dem gewollten möglichst nahekommendes, rechtlich zulässiges Maß der Leistung oder Zeit (Frist oder Termin) als vereinbart gelten.

Anhang 2: Strukturpapier der DGPK von 2001

An den Vorsitzenden des Medizin-Ausschusses des Wissenschaftsrats, Herrn Prof. Dr. Niethammer
An den Vorsitzenden des Medizinischen Fakultätentages, Herrn Prof. Dr. von Jagow
An den Vorsitzenden der AWMF, Herrn Prof. Dr. Encke
An die Dekane der Medizinischen Fakultäten
An den Präsidenten der Deutschen Gesellschaft für Kinder- und Jugendmedizin, Herrn Prof. Dr. Mau
An den Präsidenten der Deutschen Gesellschaft für Kardiologie/Herz- und Kreislaufforschung, Herrn Prof. Dr. Gottwik
An den Präsidenten der Deutschen Gesellschaft für Thorax-, Herz- und Gefäßchirurgie, Herrn Prof. Dr. Birnbaum
Herrn Ministerialrat Dr. Ernst Bruckenberger Gelbe Seite der ZfK
Gesundheits- und Wissenschaftsministerien in Land und Bund

Der Vorstand der Deutschen Gesellschaft für Pädiatrische Kardiologie:
Prof. Dr. M. Hofbeck, Prof. Dr. R. Hofstetter, Prof. Dr. H.H. Kramer (Altpräsident), Frau Prof. Dr. A. Lindinger, Prof. Dr. H. Netz (Präsident), Dr. Ch. Parlasca, Dr. K. R. Schirmer, Prof. Dr. A. A. Schmaltz

Aufgaben des Faches Pädiatrische Kardiologie

Die Pädiatrische Kardiologie ist – wie von der europäischen Fachgesellschaft (Association of European Paediatric Cardiology – AEPC) definiert – das Spezialgebiet innerhalb der Pädiatrie, welches sich mit den Erkrankungen des Herzkreislaufsystems vom Beginn bis zum Abschluss der Entwicklung des Kindes und darüber hinaus mit den angeborenen Herzfehlern des Jugendlichen und jungen Erwachsenen befasst. Sie stellt den ältesten Schwerpunkt innerhalb des Fachgebietes Pädiatrie dar; eine entsprechende Bewertung wird im jüngsten Novellierungsvorschlag der Bundesärztekammer zur Weiterbildung vom 19.09.2001 bestätigt.

Das Tätigkeitsgebiet der pädiatrischen Kardiologie umfasst die Prävention, Diagnostik und Therapie von:

- angeborenen oder erworbenen Herzfehlern und Erkrankungen der herznahen Gefäße
- Erkrankungen des Herzmuskels und des Herz-Kreislaufsystems
- Herzrhythmusstörungen

Aufgabengebiete der pädiatrischen Kardiologie sind:

- klinische Patientenversorgung
- Forschung und Lehre (gemäß den Spezifikationen der AEPC)

Die klinische Versorgung der Patienten macht eine intensive Zusammenarbeit mit anderen pädiatrischen und nicht-pädiatrischen Disziplinen erforderlich, insbesondere mit der Herz-Thoraxchirurgie und Anaesthesiologie, *ferner* mit der internistischen Kardiologie, Neonatologie, Pränatalmedizin, Genetik, Radiologie und Pathologie.

In den letzten Jahrzehnten haben sich die Behandlungsmöglichkeiten von Kindern mit angeborenen Herzfehlern dramatisch verbessert. Die Tätigkeit in diesem Fach setzt nicht nur fundierte Kenntnisse in der Diagnostik dieser Krankheitsbilder, sondern auch in der intensivmedizinisch-perioperativen Behandlung sowie in der Durchführung spezieller katheterinterventioneller Eingriffe voraus. Diese besondere Expertise macht es selbstverständlich, dass Diagnostik und Therapie von kongenitalen Herzfehlern und Rhythmusstörungen von der Pränatalzeit über das gesamte Kindesalter bis zur Betreuung des Jugendlichen und jungen Erwachsenen dem Tätigkeitsfeld der Pädiatrischen Kardiologie zugeordnet sind. Die Betreuung der immer größer werdenden Zahl junger Er-

I Geschichte der Kinderkardiologie in Deutschland vor und nach der Wiedervereinigung

wachsener mit angeborenen Herzfehlern erfordert einen multi institutionalen Ansatz mit fachübergreifender Kooperation von pädiatrischer und internistischer Kardiologie unter Hinzuziehung zahlreicher anderer Fachdisziplinen.

Die wissenschaftlichen Tätigkeitsfelder der pädiatrischen Kardiologie liegen – ähnlich wie die der internistischen Kardiologie – im Bereich der Studienforschung auf der klinischen und experimentellen Evaluation diagnostischer und therapeutischer Verfahren einschließlich der Analyse der klinischen Langzeitergebnisse sowie im Bereich der Grundlagenforschung auf dem Gebiet der klassischen Herzkreislauf-Physiologie, der biochemischen Analyse auf zellulärer Ebene sowie in zunehmenden Umfang der Erforschung genetischer und funktioneller Prozesse mit Hilfe molekularbiologischer Verfahren. Die Bearbeitung präventiver Ansätze im Bereich der Arterioskleroseforschung und der Hypertonie muss bereits im Kindesalter beginnen und wird nur bei enger Zusammenarbeit mit anderen Subspezialitäten (Stoffwechsel, Endokrinologie, Nephrologie) erfolgreich sein.

Ausgangssituation der Pädiatrischen Kardiologie in Deutschland

Klinische Versorgung: aktuelle Situation und Bedarf
Die klinische operative und interventionelle Versorgung von Kindern mit angeborenen und erworbenen Herzerkrankungen erfolgt in Deutschland derzeit in 33 Kinderherzkliniken. Nach Angaben des Herzberichtes von Dr. E. Bruckenberger wurden im Jahr 2000 in nur 17 dieser Einrichtungen mehr als 100 kinderherzchirurgische Eingriffe mit Herzlungenmaschine durchgeführt.

Der derzeitige Bedarf an operativer und interventioneller Behandlung von angeborenen Herzfehlern liegt bei:

- operativen Eingriffen mit/ohne Herzlungenmaschine: ca. 5500/Jahr
- interventionelle Kathetermaßnahmen: ca. 1800/Jahr

Aktuelle Situation der stationären und ambulanten Versorgungsstrukturen außerhalb der Kinderherzkliniken:

- Die stationäre Basisversorgung herzkranker Patienten aller Altersstufen wird flächendeckend in einer Vielzahl von Kinderkliniken durch zumeist zertifizierte Kinderkardiologen, z.T. in Chefarzt-, überwiegend jedoch in Oberarztposition, wahrgenommen.
- Die ambulante Versorgung dieser Patienten *wird* durch eine bewährte Netzstruktur von niedergelassenen Kinderkardiologen sowie *durch die Ambulanzen* an kinderkardiologischen Zentren und Kinderkliniken gewährleistet.

Forschung
Die aktuelle Struktur mit einer relativ großen Zahl von Institutionen, in denen alle Aufgaben (sowohl Krankenversorgung als auch Lehre und Forschung) wahrgenommen werden, stellt ein Problem hinsichtlich der Kapazität für die wissenschaftliche Tätigkeit dar. In zahlreichen Abteilungen war und ist die personelle Ausstattung nur an der Krankenversorgung orientiert und somit für darüber hinausgehende wissenschaftliche Tätigkeiten häufig unzureichend. Mit den erzielten Fortschritten in der operativen Versorgung angeborener Herzfehler hat sich diese Situation verschärft, da nicht nur die Ansprüche an das Niveau im Bereich der Kinderherzchirurgie, sondern auch im Bereich der perioperativen kinderkardiologischen Versorgung stark gestiegen sind. Es muss daher dringend eine Verbesserung der strukturellen und vor allem personellen Situation geschaffen werden.

Neustrukturierung
Die DGPK sieht die Notwendigkeit von strukturellen Veränderungen mit dem Ziel, eine dauerhafte, flächendeckende, am internationalen Standard orientierte Behandlung der betroffenen Patien-

ten zu ermöglichen und die vorhandenen Ressourcen für Forschung und Lehre sowie Fort- und Weiterbildung optimal zu nutzen. Dazu ist unter den vorhandenen Kliniken/Abteilungen eine Schwerpunktverlagerung in Form einer *Aufgabenteilung* erforderlich in

- operativ tätige „Kinderherzzentren" und
- klinisch-konservativ tätige Kliniken.

Unter *Kinderherzzentren* werden die universitären und nichtuniversitären Institutionen verstanden, die operativ und katheterinterventionell tätig sind. International anerkannt ist dabei ein Bedarf von einem operativ tätigen Kinderherzzentrum auf mindestens 4–5 Mill. Einwohner. Als sinnvoll wird angesehen, die Zahl dieser Zentren auf etwa die Hälfte der bisherigen zu reduzieren (ca. 18–20 in Deutschland).

Konservativ tätige Abteilungen für Pädiatrische Kardiologie nehmen weiterhin wie bisher alle Aufgaben der kinderkardiologischen Versorgung der Patienten wie auch der Forschung und Lehre wahr.

Strukturelle Anforderungen an ein Kinderherzzentrum

- Adäquate Infrastruktur:
  - räumlich (OP-Bereich, fachspezifische Intensivstation, Herzkatheterlabor)
  - organisatorisch (adäquate personelle Ausstattung, 24 h kinderkardiologische Präsenz)
- Vorzuhalten ist eine pädiatrisch-kardiologische Versorgung aller angeborenen Herzfehler vom Neugeborenen bis zum jungen Erwachsenenalter bezüglich diagnostischer und therapeutischer Verfahren:
  - interventionelle Katheterverfahren
  - perioperative Intensivtherapie
  - elektrophysiologische Diagnostik und Therapie, Schrittmacherversorgung
- Herzchirurgie: Versorgung des gesamten kinderkardiochirurgischen Spektrums, evtl. mit Schwerpunktsetzung (z.B. HLH-Syndrom, HTX, LTX)
- Erforderliches diagnostisches und therapeutisches Umfeld:
- Pädiatrische Neurologie und Nephrologie incl. Dialyseverfahren, Neonatologie, Anaesthesiologie, bildgebende Diagnostik, Pränatalmedizin, Genetik, psychosoziale Versorgung, Kinderchirurgie und Pathologie.
- Kooperation mit Pränatalmedizinern und internistischen Kardiologen (z.B. in gemeinsamer Sprechstunde).
- Adäquate psychosoziale Versorgung und Beratung durch Fachkräfte.

Quantitative Aspekte:
mindestens: 50 interventionelle (primär kurative) HKU/Jahr
 100 kinderthoraxchirurgische Eingriffe (mit HLM)/Jahr

Universitäre Aspekte:
Zur Wahrung des Auftrages von Lehre und Forschung ist es für das Fach Pädiatrische Kardiologie unabdingbar, dass es seine bisherige Stellung in der universitären Medizin behält und dass auch in Zukunft an jedem Universitätsklinikum im Rahmen des Departmentsystems eine selbständige Abteilung für „Pädiatrische Kardiologie" (C4 oder C3) fortbesteht.

Im Rahmen der genannten Vorgaben wird etwa die Hälfte dieser Einrichtungen in Deutschland als „Kinderherzzentrum" der maximalen Versorgung (mit interventioneller und operativer Versorgung) einzustufen sein. In jedem Bundesland sollte mindestens ein „Kinderherzzentrum" dieser Art an einer universitären Einrichtung vorgehalten werden, in bevölkerungsreichen Bundesländern entsprechend mehrere. Berufungen an leitende Positionen dieser Abteilungen müssen sowohl im kinderkardiologischen (als auch im kardiochirurgischen) Fach unter Berücksichtigung der jeweiligen speziellen Funktion erfolgen.

Die Durchführung von Grundlagen- und Studienforschung soll grundsätzlich an allen Hochschuleinrichtungen neben der klinischen Tätigkeit möglich sein, wofür eine adäquate personelle Ausstattung geschaffen sein muss.

Intensivstationen in Kinderherzzentren sollten unter der Leitung eines Kinderkardiologen mit entsprechender Qualifikation stehen. In die Leitung interdisziplinärer Intensivstationen muss der Kinderkardiologe in eigenständiger Verantwortlichkeit eingebunden sein.

Sowohl in Forschung und Lehre als auch in der klinischen Tätigkeit wird der Aufbau von Netzwerkstrukturen für sinnvoll und ökonomisch erachtet.

Basisversorgung:
Diagnostik und Therapie von Herzerkrankungen im Kindesalter sollten nur von hierfür spezialisierten Ärzten durchgeführt werden:

Es wird angestrebt, dass an allen größeren Kinderkliniken ein Kinderkardiologe eigenverantwortlich tätig ist. *Die kinderkardiologische Versorgung an den übrigen Kinderkliniken und an Perinatalzentren muss durch pädiatrische Kardiologen – z.B. in Konsiliararztfunktion – gewährleistet sein.*

Zusammenfassung

Eine Neustrukturierung der Pädiatrischen Kardiologie (inklusive kardiochirurgischer Versorgung) im oben genannten Sinne verspricht für die Zukunft eine Verbesserung der Leistungsfähigkeit und Kompetenz im wissenschaftlichen Bereich durch Konzentration und Kooperation. Für die Krankenversorgung ist vor allem unter Qualitätsaspekten eine Optimierung der Versorgungsstrukturen zur abgestuften, flächendeckenden, fachspezifischen Betreuung herzkranker, pädiatrischer Patienten einschließlich der Durchführung präventiver Maßnahmen zu erwarten. Darüber hinaus wird aus gesundheitsökonomischer Sicht eine optimale Ausnutzung der Ressourcen gewährleistet. Ein dauerhafter Erfolg wird jedoch nur dann gewährleistet sein, wenn es gelingt, die neuen Strukturen standortgebunden und von Personen unabhängig zu etablieren und zukünftige Berufungen an den vorgegebenen Aufgaben zu orientieren.

II Verbindung zu benachbarten Fachgesellschaften
Relationship with Neighbouring Medical Societies

Hans Carlo Kallfelz

Beziehung zur Deutschen Gesellschaft für Kardiologie – Herz- und Kreislaufforschung e.V. (DGK)
Relationship with the German Cardiac Society

Die 1927 von den beiden Physiologen Bruno Kisch und Arthur Weber in Bad Nauheim gegründete „Deutsche Gesellschaft für Kreislaufforschung" widmete sich schwerpunktmäßig zunächst der Grundlagenforschung und im weiteren Verlauf dann mehr und mehr auch der Diagnostik und Behandlung kardiovaskulärer Krankheiten bei Erwachsenen. Als Konsequenz der folgenden Entwicklung wurde der Titel der Gesellschaft um den Begriff „Kardiologie" ergänzt. Aus ihr heraus wurde das Spezialfach „Kardiologie" geboren, das zunächst als Teilgebiet der Inneren Medizin, dann als eigenes Fach im Gebiet Innere Medizin anerkannt wurde.

Aus naheliegenden Gründen standen über drei Jahrzehnte nach der Gründung der DGK angeborene Herzerkrankungen nicht im Fokus der Forscher und Kliniker. Immerhin ist erwähnenswert, dass bereits bei der ersten Tagung in Köln 1928 ein Fall einer Herzmissbildung behandelt wurde [1]. Bei der Jahrestagung 1957 [2] unter dem Vorsitz von Ernst Derra, seinerzeit Direktor der Herzchirurgie an der Düsseldorfer Medizinischen Akademie, waren erstmalig angeborene Herzfehler ein Hauptthema. Auch im folgenden Jahr befasste man sich unter dem Thema „Die Lebenswandlungen der Kreislauforgane in Abhängigkeit von Alter und Geschlecht" mit Fragen, die auch für die Kinderkardiologie von Bedeutung waren [3]. Erst weitere 30 Jahre später, 1989, konnte der Tagungsvorsitzende, der Kinderkardiologe Paul Heintzen (Kiel), dann wieder einmal das Thema „Angeborene Herzfehler" auf die Tagesordnung setzen [4]. Seitdem sind Themen der Pädiatrischen Kardiologie weder auf den Frühjahrs- noch auf den Herbsttagungen als Schwerpunkte behandelt worden. Insofern ist die Klage von Paul Heintzen [4] über die mangelnde Berücksichtigung der Kinderkardiologie in der DGK verständlich.

Entsprechend ihrer ursprünglichen Bezeichnung – Deutsche Gesellschaft für Kreislaufforschung – konzentrierte man sich über viele Jahrzehnte auf die Physiologie und Pathophysiologie von Herz und Kreislauf und die jeweils vorhandenen Untersuchungsmethoden. Überraschenderweise blieben hierbei die von Werner Forßmann veröffentlichten Arbeiten zur Katheterisierung und die damit gegebenen Möglichkeiten, grundlegende Fragen der Kreislaufphysiologie zu klären, ohne Beachtung. Erst einige Zeit nach dem Ende des Zweiten Weltkriegs und mit den über eine pharmakologische Therapie hinausgehenden Behandlungsmöglichkeiten gewann auch die klinische Kardiologie mehr Raum.

Während der ersten 10 bis 15 Jahre nach Ende des zweiten Weltkriegs wurden Patienten mit angeborenen Herzfehlern, überwiegend Jugendliche und Erwachsene, nahezu ausschließlich von internistischen Kardiologen betreut. Nachdem aber ab den 1960er-Jahren sich Kinderärzte mehr und mehr der Versorgung dieser Patienten annahmen, ging das Wissen um diese Krankheiten bei den Internisten verloren. Dieser Problembereich hatte für die wissenschaftliche und klinische Kardiologie immer weniger Bedeutung. Auf der anderen Seite konnte die Kinderkardiologie, die schon zahlenmäßig gegenüber der internistischen Kardiologie nicht ins Gewicht fiel, innerhalb der Gesellschaft nicht die Bedeutung wie beispielsweise die Kardio-Pharmakologie erlangen. Seit den 1970er-Jahren wurden allerdings regelmäßig auch einzelne Sitzungen bei den Frühjahrstagungen Themen aus der Kinderkardiologie gewidmet.

Mit der Absicht, internistische Kardiologen mit den Problemen der ins Erwachsenenalter gekommenen Patienten vertraut zu machen, konnte 1992 in der DGK auf Initiative von Hans Carlo Kallfelz, unterstützt von Harald Kaemmerer, Konrad Bühlmeyer, Peter Hanrath und Rainer de Vivie, die bis heute bestehende Arbeitsgruppe 9 „Kongenitale Herzfehler im Erwachsenenalter" gegründet werden. Es war voraussehbar, dass eine schnell wachsende Gruppe mit erfolgreich operierten Herzfehlern eine kompetente Betreuung benötigen würde, sodass eine gezielte Wissensvermittlung an die internistischen Kardiologen über deren Probleme erforderlich schien. War hiermit gewissermaßen bereits eine Klammer zwischen den beiden Gesellschaften entstanden, wurde die Zusammenarbeit erheblich erweitert und vertieft, als 2002 die DGK eine Taskforce „**E**rwachsene **M**it **A**ngeborenem **H**erzfehler" (EMAH) mit dem Auftrag berief, eine fachliche Zusammenarbeit der drei Fachgesellschaften DGK, DGPK und DGTHG unter Einbeziehung von Patientenorganisationen und dem Kompetenznetz „Angeborene Herzfehler" zu organisieren. Ziel war es, eine gemeinsame Plattform für alle drei Fachgebiete zu schaffen und Vorschläge für eine flächendeckende medizinische Versorgung dieser Patienten zu erarbeiten. Die seitdem unter Vorsitz von Günther Breithardt tätige Taskforce hat Leitlinien für die fachlichen Voraussetzungen zur Anerkennung von Kinderkardiologen und internistischen Kardiologen als EMAH-Ärzte und die Zertifizierung von überregionalen EMAH-Zentren sowie von Schwerpunktkliniken und -praxen erarbeitet (vgl. „Erwachsene mit angeborenem Herzfehler").

Seit 2000 ist der jeweilige Präsident der DGPK beziehungsweise sein Vertreter kooptiertes Mitglied des DGK-Vorstands und somit über fachliche und politische Entwicklungen informiert. Ferner sitzt seit 1996 der Vorsitzende der Wissenschaftskommission permanent als Vertreter der DGPK in der Programmkommission der DGK. Dennoch werden bislang auf den Fachtagungen der Gesellschaften selten wissenschaftliche oder klinische Probleme gemeinsam behandelt. Eine Ausnahme bilden die pulmonale Hypertonie, bestimmte Aspekte der interventionellen Kardiologie und der Genetik sowie natürlich die EMAH-Betreuung. Seit jüngster Zeit wird auf der Frühjahrstagung der DGK zusätzlich eine gemeinsame Sitzung mit der DGPK zu Themen aus beiden Fachgesellschaften organisiert.

Beziehungen zur Deutschen Gesellschaft für Kinder- und Jugendmedizin (DGKJ)
Relation with the German Society of Paediatric and Adolescent Medicine

Die Loslösung der Kinder vom Elternhaus erfolgt selten ganz reibungslos. So begegnete auch der Wunsch der Kinderkardiologen nach einer gewissen Unabhängigkeit von der Gesellschaft für Kinderheilkunde dort nicht nur einer verständnisvollen Zustimmung. Als 1970 das Anliegen nach Gründung einer Arbeitsgruppe Kinderkardiologie unter dem Dach der DGKJ beim dortigen Vor-

Beziehungen zur Deutschen Gesellschaft für Kinder- und Jugendmedizin (DGKJ)

stand vorgetragen wurde, gab man zwar seine Zustimmung; die Idee der Schaffung eines pädiatrischen Teilgebiets stieß aber zunächst auf heftigen Widerstand (vgl. Kapitel I).

Dem Beispiel der Kinderkardiologen folgten dann später noch die Onkologen, Neonatologen und Neuropädiater mit jeweils einem eigenen Schwerpunkt, ohne dass die befürchtete Auflösung des Gebiets Kinder- und Jugendmedizin eingetreten wäre. Der damaligen Satzung der Gesellschaft zufolge gab es einen „Beirat", dem unter anderem fünf Vertreter pädiatrischer Gesellschaften oder Arbeitsgemeinschaften angehörten [5]. Joachim Stoermer vertrat bis weit in die 1980er-Jahre die DGPK in diesem Beirat, der den Vorstand der DGKJ „in wichtigen Angelegenheiten beraten" sollte. Da sich in den vergangenen zwei bis drei Jahrzehnten ca. 30 weitere Spezialgebiete aus dem Kernfach entwickelt hatten, überwiegend in eigenen wissenschaftlichen Gesellschaften oder Arbeitsgemeinschaften organisiert, ergaben sich zunehmend Schwierigkeiten, die heterogenen Aktivitäten sinnvoll zu koordinieren, sodass sich dieses Modell nicht fortführen ließ. Es wurde stattdessen der „Konvent für fachliche Zusammenarbeit" geschaffen, in dem alle Gruppen als „korporative Mitglieder" der DGKJ vertreten sind. Laut Satzung § 12 [9] sollen die korporativen Mitglieder im Rahmen einer „Teilmitgliederversammlung" mindestens einmal im Jahr zusammentreffen, um gemeinsame Interessen der Spezialitäten im Rahmen der DGKJ zu vertreten und entsprechende Vorschläge für den Vorstand zu erarbeiten [6].

Die DGPK als korporatives Mitglied wurde seitdem jeweils von ihrem Präsidenten oder Vizepräsidenten vertreten. Wenngleich dieser Konvent eine wichtige Plattform für den fachlichen Austausch darstellt, so sind die hier vertretenen Interessen doch so divergent, dass nur wenige gemeinsame neue Impulse zu wissenschaftlichen oder organisatorischen Projekten von dort ausgingen.

Auf den Jahrestagungen der DGKJ sind seit 1960, als Gerhard Joppich (Göttingen) erstmalig in Kassel Fragen der Kinderkardiologie als Hauptthema angesetzt hatte, im Abstand von einigen Jahren pädiatrische Kardiologen an der Gestaltung des Hauptprogramms beteiligt gewesen, insgesamt bei neun Tagungen. Unabhängig davon ist die DGPK regelmäßig für die Gestaltung einer Hauptsitzung auf den kinderärztlichen Kongressen mitverantwortlich, wobei vorzugsweise Themen in ihrer Beziehung zu allgemeinpädiatrischen Problemen oder angrenzenden Fachgebieten vorgestellt werden. Fest etabliert hat sich auch eine Beteiligung von DGPK-Mitgliedern mit kinderkardiologischen Weiterbildungskursen bei den DGKJ-Repetitorien zur Vorbereitung auf die Facharztprüfung in der Kinder- und Jugendmedizin.

Ein weiteres wichtiges Gremium der DGKJ ist die Deutsche Akademie für Kinder- und Jugendmedizin (DAKJ). Obwohl die DGPK formal kein Mitglied der DAKJ ist, besteht eine fachliche Zusammenarbeit mit deren Kommission für Weiterbildungs- und Strukturfragen vor dem Hintergrund, dass die Bundesärztekammer in allen Fragen der Novellierung der Musterweiterbildungsordnung nur den Gebietsfachgesellschaften die Federführung gestattet. Gemeinsam mit der DAKJ werden gegenwärtig die Inhalte der Weiterbildungsordnungen aller pädiatrischen Spezialgebiete diskutiert, aktualisiert und miteinander abgestimmt.

Während die Mitglieder beider Gesellschaften an vielen Standorten sehr eng, vertrauensvoll und fruchtbar zusammenarbeiten, muss leider kritisch und selbstkritisch festgestellt werden, dass seit Langem nur sehr wenige gemeinsame wissenschaftliche Projekte zwischen den Fachgesellschaften DGPK und DGKJ gestaltet wurden. Dies liegt vonseiten der DGPK sicherlich teilweise auch daran, dass während der stürmischen Entwicklung des Fachgebietes in den vergangenen 30 bis 40 Jahren größere Schnittmengen mit den Schwestergesellschaften der Herzchirurgen (DGTHG) und Kardiologen (DGK) gesehen wurden. Dies muss heute mit Blick auf die vor uns liegenden Herausforderungen wie der Erforschung der Ursachen von Zivilisationskrankheiten mit Beginn im Kindesalter und deren möglicher Prävention neu überdacht und verändert werden.

Beziehungen zur Association for European Paediatric Cardiology (AEPC)
Relationship with the Association for European Paediatric Cardiology (AEPC)

Der Gründung der AEPC waren 1961 und 1962 zwei Treffen von kardiologisch interessierten Pädiatern aus Frankreich, Belgien und den Niederlanden vorausgegangen. Robert Verney aus Lyon hatte dann 1963 weitere Kollegen, unter anderem aus Großbritannien, Deutschland (Alois Beuren und Konrad Bühlmeyer) und Schweden zu einer Versammlung eingeladen, an deren Ende die Gründung durch die anwesenden 13 Teilnehmer erfolgte, die übrigens mehrheitlich Internisten waren [10]. Man hatte sich darauf geeinigt, den Kreis der Teilnehmer klein zu halten, um einen intensiven persönlichen Gedankenaustausch zu ermöglichen. Vor allem aus der Sicht der Briten sollte mehr die Atmosphäre wie in einem Club von Freunden herrschen. Diese Vorstellung wurde nicht von allen geteilt, manche hielten eine breitere Basis und einen intensiveren wissenschaftlichen Austausch für erforderlich. So wurde der Wunsch von Alois Beuren, seinen engsten Mitarbeiter Jürgen Apitz (Göttingen) in den Kreis aufnehmen zu lassen, abgelehnt. Konsequenterweise erklärte er daraufhin seinen Austritt.

In den folgenden Jahren – bis 1970 – wuchs die AEPC dennoch schnell auf über 100 Mitglieder an. An den Jahrestagungen nahmen dann aber bereits mehr als 200 Kollegen teil, nachdem seitens des Vorstands die Genehmigung erteilt worden war, dass jedes ordentliche Mitglied einen Mitarbeiter mitbringen dürfe. Jetzt, 2017, liegt die Mitgliederzahl bei weit über 800. Der Anteil der Deutschen betrug stets rund zehn Prozent. Seit Mitte der 1960er-Jahre war kontinuierlich mindestens ein Deutscher im Council vertreten. Die Präsidentschaft hatten bislang aus Deutschland Ernst W. Keck (Hamburg, 1976–1979) und Hans Carlo Kallfelz (Hannover, 1989–1992) inne. In dieser Zeit fiel der Eiserne Vorhang und das AEPC-Council kam nach langen Diskussionen zu der Überzeugung, dass die Zeit für eine Erweiterung der Gesellschaft gekommen sei. Es wurde anlässlich der Jahrestagung 1990 in Oslo eine Satzungserweiterung beschlossen, wonach auch junge Kardiologen in der Weiterbildung, Kardiochirurgen und Wissenschaftler aus benachbarten Gebieten wie Pathologie, Embryologie und Genetik die Mitgliedschaft erwerben konnten.

Bislang wurden vier der 51 Jahrestagungen in deutschen Städten organisiert: 1968 in München durch Konrad Bühlmeyer, 1987 in Hamburg durch Ernst Keck, Hans Carlo Kallfelz und Paul Heintzen, 1992 in Berlin durch Joachim Bartel und Peter Lange und schließlich 2004 in München durch John Hess. Bis 1989 bildeten diese Kongresse, die überwiegend in westeuropäischen Städten organisiert worden waren, eine für alle Kollegen aus den östlichen Ländern Europas wichtige und hochwillkommene Möglichkeit zu einem Wissens- und Gedankenaustausch mit den Kinderkardiologen aus Westeuropa und den Gästen aus den USA. Die hier geknüpften fachlichen und persönlichen Verbindungen erlaubten auch in den Jahren des Kalten Krieges, Einladungen beispielsweise aus der DDR an einzelne Kollegen aus der Bundesrepublik, Großbritannien und den skandinavischen Ländern zu Vorträgen und Symposien in Ostdeutschland auszusprechen. In den letzten Jahren waren auf den AEPC-Jahrestagungen Vertreter aus aller Herren Länder anwesend, so zum Beispiel auch aus dem Nahen und Fernen Osten und aus arabischen Ländern.

Die AEPC wurde Ende der 1980er-Jahre zum Vorreiter bei der Formulierung einer differenzierten Weiterbildungsordnung für Kinderkardiologen und bei der Definition der Voraussetzungen für die Anerkennung von Weiterbildungsstätten. Damit wurden Voraussetzungen für die beabsichtigte Anerkennung als Monospezialität durch die UEMS (Union Européenne des Médecins Spécialistes) in Brüssel geschaffen. Da zu diesem Zeitpunkt, 1992, die Kinderkardiologie nicht in allen Ländern der EU als eigenes Fach anerkannt war, konnte dieses Ziel nicht erreicht werden. Eine Initiative der AEPC, eine kinderkardiologische Position im Council der Europäischen kindermedizinischen Gesellschaften UNEPSA (Union of the National European Paediatric Societies and Associations) zu erhalten, scheiterte. Deshalb kam es zu einer engen Anbindung an die European Society of Cardiology (ESC), die in Brüssel bei der UEMS die Monospezialität Kardiologie vertritt, die der Kinderkardiologie zwei Sitze für Delegierte großzügig überlassen hat. Die Weiterbildungsrichtlinien wurden in einer vorläufig endgültigen Form 2005 formuliert. Eine beabsichtigte zentrale Prüfung für europäische Kinderkardiologen ist bis jetzt noch nicht realisiert.

Auf die seit 1983 bestehende erste AG „Psychosoziale Probleme in der Kinderkardiologie" folgte nach der Öffnung der Gesellschaft für jüngere Kollegen und Nachbardisziplinen die Gründung von elf weiteren Arbeitsgemeinschaften, an deren Gründung, Aufbau und Weiterentwicklung zahlreiche deutsche Kinderkardiologen aktiv beteiligt waren und sind. Diese AGs übernehmen einen wesentlichen Anteil bei der Organisation der jeweiligen Jahrestagungen und veranstalten über das Jahr verteilt zusätzliche Symposien. Die als „Kinderkardiologen-Club" gegründete AEPC hat sich in den vergangenen mehr als 50 Jahren zu einer weltweit anerkannten wissenschaftlichen Gesellschaft entwickelt, die aufgrund ihrer guten Vernetzung und zahlreicher von den Arbeitsgruppen induzierter gemeinsamer Projekte wesentliche Beiträge zum Fortschritt des Fachs in Forschung und Praxis geleistet hat.

Beziehung zur Deutschen Gesellschaft für Thorax-, Herz- und Gefäßchirurgie e.V. (DGTHG)
Relation with the German Society of Thoracic and Cardiacvascular Surgery

Die weltweit wahrscheinlich erste Zusammenarbeit zwischen Herzchirurgie und Pädiatrie fand 1938 statt [7], als in New York der Kinderarzt John P. Hubbard den Kinderchirurgen Robert E. Gross veranlasste, bei einem sieben Jahre alten Kind einen offenen Ductus arteriosus zu verschließen. Helen B. Taussig und Alfred Blalock begründeten dann sechs Jahre später in Baltimore mit dem aortopulmonalen Shunt, der ihren Namen trägt, die Tradition einer bis heute bestehenden, immer engeren Kooperation der Fächer. Da in Deutschland die Diagnostik von erworbenen und angeborenen Herzfehlern zunächst in der Hand der internistischen Kardiologen lag und grundsätzlich die postoperative Betreuung der damals meist jugendlichen oder erwachsenen Patienten den Operateuren vorbehalten war, entwickelte sich auf diesem Gebiet zunächst keine Zusammenarbeit zwischen Pädiatern und Chirurgen. Auch mit der Einrichtung des ersten kinderkardiologischen Ordinariats in Göttingen (Alois Beuren) 1960 und dem ersten deutschen kardiochirurgischen Lehrstuhl dort (Josef Koncz) blieb es bei einer klaren Aufgabentrennung der Fächer.

Das änderte sich Ende der 1960er-, Anfang der 1970er-Jahre, als mehr und mehr Kleinkinder und Säuglinge mit Herzfehlern in den Kinderkliniken vorgestellt wurden, die einer Operation bedurften. Beide Disziplinen sahen sich einer Aufgabe gegenüber, die sie nur gemeinsam lösen konnten. Die kleinen anatomischen Verhältnisse waren schon bei der erforderlichen invasiven Diagnostik eine Herausforderung. Vollständige und korrekte Diagnosen waren aber die zwingende Voraussetzung für erfolgreiche Operationen. Die Chirurgen mussten sich also darauf ohne Einschränkung verlassen können. Der Erfolg der Eingriffe war jedoch ebenso abhängig von fachgerechter postoperativer Versorgung der Patienten, das heißt einer auf Kinder und Säuglinge ausgerichteten In-

II Verbindung zu benachbarten Fachgesellschaften

tensivbehandlung, die wiederum nur vonseiten der Kinderkardiologen übernommen werden konnte. Die von der Sache her und im Patienteninteresse gebotene Zusammenarbeit ließ so im Laufe der Zeit eine beispielhaft enge Verbindung der Disziplinen entstehen, wie sie in kaum einem anderen Medizinbereich besteht. Retrospektiv lässt sich feststellen, dass die spektakulären Erfolge bei der Behandlung angeborener Herzfehlbildungen im Wesentlichen darauf beruhen. Die Sterbeziffer für angeborene Herzfehler ist von 1,8 im Jahr 1990 bis heute auf unter 0,5 abgesunken [8].

Eine neue Situation im Verhältnis der Fächer entstand mit der Entwicklung der Katheterinterventionen. Wurde die Einführung der Ballonatrioseptostomie nach Rashkind (1966) von beiden Seiten begeistert akzeptiert, machte es doch frühe komplikationsträchtige chirurgische Eingriffe bei der Transposition der großen Arterien zum damaligen Zeitpunkt überflüssig, so reserviert reagierte man von chirurgischer Seite auf die zum Ende der 1970er-Jahre beginnende Ballondilatation der Pulmonal- und Aortenklappen und im weiteren Verlauf den Verschluss von Ductus arteriosus und Septumdefekten. Dahinter stand vor allem auch die verständliche Sorge, dass durch diese Konkurrenz ihr Arbeitsbereich erheblich reduziert würde, nachdem ihnen durch die Koronarinterventionen der internistischen Kardiologen bereits ein großes Patientenkollektiv verloren gegangen war. Die Statistik zeigt jedoch, dass sich die Operationszahlen bei den angeborenen Herzfehlern keineswegs erniedrigt, sondern eher noch erhöht haben [8]. Der weitgehende Ersatz der invasiven Diagnostik durch die Echokardiografie war für die chirurgischen Kollegen, die mit den angiokardiografischen Bildern wohl vertraut waren, eine weitere Herausforderung, erforderte dies Verfahren doch eine beträchtliche Umstellung ihrer Sehgewohnheiten.

Unabhängig voneinander bemühten sich beide Gruppen zur gleichen Zeit um eine Anerkennung als Subspezialität des jeweiligen Mutterfachs, Chirurgie und Pädiatrie. So kam es unter dem Wortführer Josef Koncz (Göttingen) 1971 zur Gründung der Deutschen Gesellschaft für Thorax-, Herz- und Gefäßchirurgie und 1972 mit dem Einsatz der Kollegen Paul Heintzen (Kiel), Joachim Stoermer (Göttingen) und Hans W. Rautenburg (Gießen) zur Gründung der Deutschen Gesellschaft für Pädiatrische Kardiologie. Trotz gleicher Interessen und der deutschlandweit geübten und gut funktionierenden Zusammenarbeit in der Patientenversorgung entwickelten die Gesellschaften zunächst jedoch keine gemeinsame wissenschaftliche oder organisatorische Plattform. Erste Impulse dazu kamen aus dem angelsächsischen Raum mit der Organisation des 1st World Congress of Paediatric Cardiology and Cardiac Surgery 1980 in London durch Jane Somerville und ihre Londoner Kollegen, bei dem die enge fachliche und wissenschaftliche Verwandtschaft der Fächer zum Ausdruck kam, leider zunächst ohne nennenswerte Resonanz in Deutschland. Andererseits wurden seit den 1980er-Jahren zu den jeweiligen Jahrestagungen der Gesellschaften regelmäßig gegenseitig Referenten eingeladen. Seit 2016 besteht nun die engstmögliche Verbindung zwischen den beiden Fächern durch die Organisation einer zeitlich und räumlich parallelen Jahrestagung.

Vorher waren, angestoßen von den Elternverbänden, vom G-BA (Gemeinsamer Bundesausschuss) Maßnahmen zur Qualitätssicherung bei der herzchirurgischen Versorgung von Kindern und Jugendlichen festgelegt und 2010 veröffentlicht worden [9]. Damit wurden die Mindestvoraussetzungen für die Anerkennung einer kinderkardiologisch-kinderkardiochirurgischen Klinik definiert und die für eine fachgerechte Betreuung herzkranker Kinder erforderliche Anzahl und Qualifikation des Personals sowie die institutionelle Ausstattung beschrieben. Dem vorausgegangen war bereits die Festlegung der Voraussetzungen für die Zertifizierung eines Kardiochirurgen für die Chirurgie angeborener Herzfehler durch die DGTHG.

In zwei weiteren Bereichen besteht seit ca. 2005 eine enge Zusammenarbeit, und zwar bei der Formulierung der Leitlinien zu Diagnostik und Therapie von Herzkrankheiten im Kindesalter und bei Erwachsenen mit angeborenem Herzfehler, ferner bei der bundesweiten Qualitätssicherung bei

Beziehung zur Deutschen Gesellschaft für Thorax-, Herz- und Gefäßchirurgie e.V. (DGTHG)

kardiologischen Interventionen und herzchirurgischen Eingriffen im Kindesalter. In diesem Sinn ist auch ein 2016 von beiden Fachgesellschaften formuliertes Konsensuspapier zur gemeinsamen Arbeit zu verstehen:

> **Grundvoraussetzungen herzchirurgischer Einheiten zur Behandlung von Patienten mit angeborenen Herzfehlern**
> Konsensuspapier der Vorstände der Deutschen Gesellschaft für Thorax-, Herz- und Gefäßchirurgie (DGTHG) und der Deutschen Gesellschaft für Pädiatrische Kardiologie (DGPK)

Überblickt man den langen Zeitraum von mehr als 50 Jahren der Zusammenarbeit, sehen wir eine über die Zeit hin immer engere Kooperation der beiden Fachgesellschaften. Im Laufe der Jahrzehnte ist deutlich geworden, dass partikulare Interessen der Beteiligten in den Hintergrund getreten sind zugunsten einer weiter verbesserten Versorgung der Patienten.

Summary

Paediatric cardiology developed from the two disciplines paediatrics and cardiology. At its from beginning the paediatricians had to learn from the adult cardiologists how to examine the cardiovascular system clinically and by invasive methods. In this respect it has been a student-teacher relationship. Over a short time the paediatricians became rather independent in caring for their patients. But after a few decades it became obvious that most of the children with congenital heart defects due to ever improving surgical und interventional treatment survive to adulthood. From this age on because of medico legal rules in Germany the paediatricians could not be responsible any more for their former, the now **G**rown-**U**p **C**ongenital **H**eart Disease patients (GUCH). Therefore adult and paediatric cardiologists together with congenital heart surgeons formed a task force aiming at translating the necessary knowledge thus improving the postoperative care for this group of patients. The speciality of GUCH-medicine was created and supraregional GUCH-centres were built up, where the three disciplines work closely together and are responsible for the postgraduate training on a high level. The relation with the Society of Paediatric and Adolescent Medicine in which now are more than 40 subspecialities represented, became less close than in the beginning. On a local level in paediatric hospitals however there still exists a close mutual cooperation. As many clinical and scientific problems can only be solved by teamwork of several specialists the collaboration is simply essential and will remain in the future.
The story of success in treating children with congenital heart defects was only possible by the enormous experimental and innovative input of cardiac surgeons opening up new horizons for these doomed children. Despite the fact that numerous patients nowadays are treated by interventional procedures the work load for surgeons has not declined but it has become far more difficult as the defects to be operated on are very complex. The close cooperation of both the disciplines culminating in so called hybrid procedures will stay stable for future times.
The European scientific organisation for Paediatric Cardiology, the AEPC, now existing for more than 50 years was cofounded by German paediatric cardiologists and still is influenced on all levels by Germans. Two of their presidents were German paediatric cardiologists and four Annual Meetings took place in Germany. The association developed from a very small group of doctors interested in congenital heart defects into a rather big society with more than 800 members from all over the world. The scientific input by its members to the specialty of paediatric cardiology is remarkable.

Literatur
References

[1] Kisch B. Die Geschichte der Organisation der Kreislaufforschung in Deutschland: 1955, D. Steinkopff Verlag, Darmstadt
[2] Thauer R. (Hg.). Verhdl. Deutschen Ges. f. Kreislaufforschg, 23. Tagung, 1957, D. Steinkopff Verlag, Darmstadt
[3] Thauer R. (Hg.). Verhdl. Deutschen Ges. f. Kreislaufforschg, 24. Tagung, 1958, D. Steinkopff Verlag, Darmstadt
[4] Heintzen P H. Geschichte der Deutschen Kinderkardiologie. In: 75 Jahre Deutsche Gesellschaft für Kardiologie – Herz- und Kreislaufforschung, Hrg. B. Lüderitz und G. Arnold, 2002: 369–408, Springer Verlag, Berlin, Heidelberg

II Verbindung zu benachbarten Fachgesellschaften

[5] 100 Jahre Deutsche Gesellschaft für Kinderheilkunde e.V., 1983, Hansisches Verlagskontor H. Scheffler, Lübeck
[6] 125 Jahre Deutsche Gesellschaft für Kinderheilkunde und Jugendmedizin, 2008, Historische Kommission der DGKJ, Berlin
[7] Gross RE, Hubbard JP. Surgical ligation of a patent ductus arteriosus. Report of first successful case. JAMA 1939; 112: 729–732
[8] Deutscher Herzbericht 2016, herausgegeben von der Deutschen Herzstiftung e.V., Frankfurt am Main Dezember 2016
[9] Richtlinie über Maßnahmen zur Qualitätssicherung der herzchirurgischen Versorgung bei Kindern und Jugendlichen gemäß § 137 Absatz 1 Nummer 2 des Fünften Buches Sozialgesetzbuch (SGB V) Bundesanzeiger 2010, 62: 89a, 5–40
[10] Bozio A. Persönliche Mitteilung
[11] www.kinderkardiologie.org/stellungnahmen/

Meister ihres Fachs

Abraham Morris Rudolph (geb. 3.2.1924)

von Herbert E. Ulmer

Abraham Rudolph (Abb. 1) ist wohl der herausragende pädiatrische Kardiologe unserer Zeit. Es wird gesagt, dass niemand mehr zu unserem Wissen über die Pathophysiologie angeborener Herzfehler beigetragen hat als er. Er wurde am 3.2.1924 als viertes von fünf Kindern eines aus Vilnius, Litauen, ausgewanderten Vaters und einer südafrikanischen Mutter in Johannesburg, Südafrika, geboren. Die Begeisterung seines älteren Bruders für das Studium der Medizin brachte auch ihn dazu, sich dafür zu entscheiden. 1946 schloss er als erster Student der University Witwatersrand, Johannesburg, mit der Bestnote in jedem einzelnen Fach ab. Da er noch zu jung war, um eine Weiterbildungsstelle bekommen zu können, nahm er für sechs Monate eine Hilfsassistentenstelle in der Anatomie an. Während dieser Zeit lernte er Rohna Sax, eine seiner Studentinnen kennen, die drei Jahre später für 57 gemeinsame Jahre seine Frau werden sollte. Mithilfe eines Stipendiums konnte er jedoch zuvor neun Monate in England verbringen, wo es ihm gelang, während dieser relativ kurzen Zeit sowohl die Membership des Royal College of Physicians in London sowie in Edinburgh zu erlangen.

1951 begann seine Ausbildung in Pädiatrie. Sowohl die gemeinsame Ablehnung der Politik der Apartheid als auch der Mangel an Möglichkeiten zu einer qualifizierten weiteren Ausbildung brachten die junge Familie noch 1951 dazu, zunächst eine unbezahlte Stelle an der Harvard Medical School in Boston in der Hämatologie anzunehmen. Unmittelbar nach der Ankunft in Boston konnte „Abe", wie er ein Leben lang genannt wurde, jedoch das Angebot des dortigen, ihm bis dahin völlig unbekannten Pädiaters Alexander Nadas (s. S. 342) annehmen, der mit Mitteln in Höhe von 3000 US-Dollar aus einem neuen Forschungs-Grant einen jungen Pädiater suchte, der mit ihm zusammen einen Bereich Pädiatrische Kardiologie aufbauen sollte. Diese 3000 US-Dollar dürften wohl die beste Investition aller Zeiten in die Kinderkardiologie gewesen sein!

In kurzer Zeit erlernte Abe in Harvard von den Internisten die Technik der Herzkatheterisierung und wandte sie dann bei Kindern an, was damals jedoch erst ab dem fünften Lebensjahr zulässig war. Im Rahmen einer wissenschaftlichen Tätigkeit im Tierlabor eignete er sich dann auch noch die Fähigkeit zur Katheterisierung sehr kleiner Gefäße an (Abb. 2).

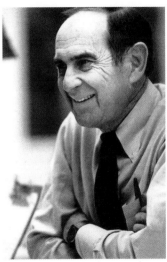

Abb. 1: Abraham Rudolph (geb. 1924) (Quelle: Cardiology in the Young 2002, 12: 39)

Während eines Sabbaticals seines Chefs Alexander Nadas führte Abe diese erlernte Technik zur Katheterisierung von Säuglingen in der Klinik ein, was anschließend bemerkenswerterweise nicht nur toleriert, sondern auch bald für Frühgeborene weiterentwickelt wurde. 1955 wurde Rudolph neuer Leiter des pädiatrischen Herzkatheterlabors. 1960 wurde er zum Direktor des Albert-Einstein-Colleges in New York berufen. Zusammen mit seinem jüngeren Kollegen Michael Heymann, ebenfalls aus Südafrika kommend, begann er 1964 erste tierexperimentelle Untersuchungen über den fetalen Pulmonalkreislauf an schwangeren, chronisch instrumentierten Schafen und deren Feten. Diese Untersuchungen führten zu einem neuen, grundlegenden Verständnis der fetalen pulmonalen Zirkulation und der Bedeutung eines persistierenden Ductus arteriosus beim Frühgeborenen mit Atemnotsyndrom.

Zwischenzeitlich war die Reputation Rudolphs und seiner Gruppe so gewachsen, dass er im Sommer 1966 als Professor für Pädiatrie an die University of California, San Francisco (UCSF) berufen wurde. Abe war dabei jedoch lediglich die Vorhut einer „südafrikanischen Invasion", da sehr bald Julien Hoffmann, Michael Heymann und Norman Silverman nachfolgen sollten. So konnte eine große Serie von Studien fortgesetzt werden, die sich im fetalen Herzen mit möglichen pathologi-

Meister ihres Fachs

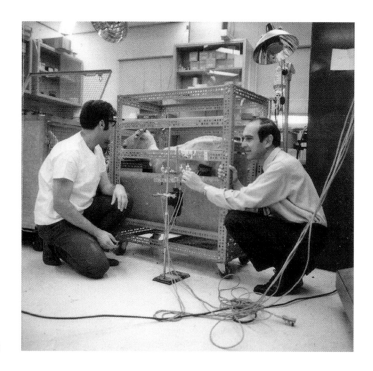

Abb. 2: Abraham Rudolph im Tierlabor an der Havard Medical School in San Francisco
Abraham Rudolph at the animal laboratory at Havard Medical School in San Francisco
(Quelle: Pediatrics 2002, 110: 622)

schen Entwicklungen bei zahlreichen „angeborenen" Herzfehlern befassten. Nach den In-vitro-Entdeckungen der prinzipiellen Möglichkeiten der Ductusmanipulation, des Verschlusses durch Salicylate (Dr. Thalme, Schweden) oder der Hemmung des Spontanverschlusses durch Prostaglandine (Dr. Coceani und Dr. Olley, Toronto), gelang es der UCSF-Gruppe, dies an lebenden Schafen prä- und postnatal erfolgreich in vivo einzusetzen. Die Übertragung dieser Methoden der Ductusmanipulation auf Früh- und Neugeborene nahm ihren Weg von Kalifornien aus rasch über die ganze Welt und ist als einer der großen Meilensteine in der Pädiatrischen Kardiologie anzusehen.

In den folgenden Jahren veröffentlichte Rudolph mehr als 300 wissenschaftliche Arbeiten in den höchstrangigen kardiologischen, pädiatrischen und neonatologischen Journalen sowie eingeladene zahlreiche Beiträge in entsprechenden Fachbüchern. Sein Hauptwerk stellt jedoch zweifellos eine einzigartige Besonderheit dar. 1974 erschien die Erstauflage unter dem Titel „Congenital Diseases of the Heart: Clinical-Physiological Considerations". Es ist ein 646 Seiten starkes, sogenanntes Einmannbuch, geschrieben in der Ich-Form und enthält außer einigen schematischen Zeichnungen keinerlei andere Abbildungen oder unmittelbar textbezogene Referenzen. Eine weitere Aufgabe war die Edition von „Rudolph's Pediatrics", einem über 2000 Seiten starken Standardlehrbuch der Kinderheilkunde, das er zusammen mit Julien Hoffmann und seinem Sohn Colin, ebenfalls einem Pädiater, bis zur 20. Auflage (1996) herausgab.

Auch der Übernahme organisatorischer Führungsaufgaben konnte er sich auf Dauer nicht entziehen. So war er Chairman des Department of Pediatrics der UCSF, Präsident der American Society of Pediatrics und Präsident der American Heart Association. 1999 wurde er mit dem John Howland Award geehrt, der höchsten Auszeichnung für Pädiatrie in den USA.

Einen eigentlichen Ruhestand kennt Abraham Rudolph auch nach dem Ausscheiden aus seinem letzten Amt im Jahr 1994 nicht. Reisen, privat und zu eingeladenen Vorträgen, führen ihn weiterhin in die ganze Welt. Er lebt auch nach dem Tod seiner Frau Rohna 2006 in seinem Haus in Sonoma County, Kalifornien – nur einen Steinwurf weit entfernt von einem der feinsten Weingüter Kaliforniens.

III Die Versorgung von herzkranken Kindern in Deutschland
Medical Care for Children with Cardiac Diseases in Germany

Stationäre Versorgung von herzkranken Kindern in Deutschland
Inpatient Care for Children with Cardiac Diseases in Germany

Jochen Weil und Achim A. Schmaltz

Ausgehend von wenigen Kliniken, die in den 1950er- und 1960er-Jahren eine stationäre Versorgung von herzkranken Kindern gewährleisten konnten, hat sich im Laufe der nachfolgenden Dekaden bis heute ein flächendeckendes Netz von Kliniken etabliert, die eine hochqualitative Diagnostik und Therapie für Kinder und Jugendliche mit Herzerkrankungen anbieten.

Seit 1989 erscheint ein Herzbericht, der ab 2010 jährlich von der Deutschen Herzstiftung herausgegeben wird und die Versorgung von herzkranken Patienten in Deutschland beschreibt. Die vorliegenden Daten sind dem Deutschen Herzbericht 2016 entnommen [1].

Leistungszahlen
Figures of Performance

Ein aussagekräftiger Marker für die Qualität der kinderkardiologischen Versorgung stellt die Abnahme der Mortalität von herzkranken Kindern dar. Die Sterbeziffer der angeborenen Fehlbildungen des Herz-Kreislauf-Systems ist seit 1990 kontinuierlich rückläufig. In keinem anderen Bereich der Herzmedizin ist die Sterberate in den letzten Jahrzehnten derart drastisch gesunken (Abb. III.1).

Im Jahr 2014 sind im Vergleich zu 1990 insgesamt 793 Patienten weniger an angeborenen Fehlbildungen des Herz-Kreislauf-Systems gestorben, was einer Reduktion von 65,3 Prozent entspricht. Dieser Rückgang ist in allen Altersgruppen feststellbar. Am stärksten ist der prozentuale Rückgang (77,8 Prozent) bei den Kindern (1–15 Jahre) nachweisbar. Bei den Säuglingen mit angeborenen Herzfehlern ist die absolute Zahl am stärksten rückläufig (Abb. III.2).

Waren invasive Diagnostik und operative Therapie in den Anfängen der kinderkardiologischen Versorgung nur in wenigen Kliniken möglich, so sind diese Voraussetzungen für die Behandlung heutzutage in Deutschland flächendeckend gesichert. Im Herzbericht sind die Leistungszahlen aller Kliniken erfasst, die eine invasive Diagnostik anbieten.

In Abb. III.3 ist die Zahl der diagnostischen und interventionellen Herzkatheteruntersuchungen pro Klinik abgebildet. In 31 Kliniken wurden 2015 in Deutschland insgesamt 8616 Herzkatheteruntersuchungen, davon 4934 Herzkatheterinterventionen bei Patienten mit angeborenen, in ganz

III Die Versorgung von herzkranken Kindern in Deutschland

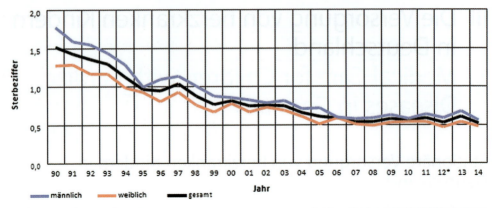

Abb. III.1: Entwicklung der Sterbeziffer der angeborenen kardiovaskulären Fehlbildungen nach Geschlecht in Deutschland von 1990 bis 2014
Trends of mortality rates in patients with congenital heart diseases (males, females, total) in Germany from 1990 to 2014
(Quelle: © Deutsche Herzstiftung e.V.)

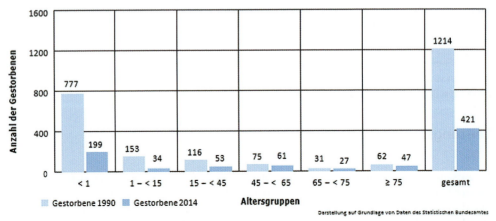

Abb. III.2: Todesfälle bei angeborenen Fehlbildungen des Herz-Kreislauf-Systems im Jahr 1990 im Vergleich zu 2014 in Deutschland
Numbers of death in patients with congenital heart diseases in 1990 compared to those in 2014 in Germany
(Quelle: © Deutsche Herzstiftung e.V.)

geringem Umfang auch bei erworbenen Herzfehlern durchgeführt. Das heißt, dass sich in 57 Prozent der Herzkatheteruntersuchungen an die Diagnostik ein therapeutischer Eingriff anschloss. Die Letalität im Rahmen der Herzkathetereingriffe ist außerordentlich gering: Nur zwei Patienten verstarben innerhalb von 24 Stunden nach dem diagnostischen Eingriff im Jahr 2015. Bei den interventionellen Kathetermaßnahmen waren zehn Todesfälle zu verzeichnen.

Im Herzbericht werden zudem die Operationen bei angeborenen Herzfehlern ausgewertet. In Abb. III.4 sind anonymisiert die 22 Kliniken nach Volumen und Alter der Patienten aufgeführt, die 2015 mehr als 50 Operationen mit der Herz-Lungen-Maschine bei angeborenen Herzfehlern durchgeführt haben. 81 Prozent aller 4913 Operationen bei angeborenen Herzfehlern mit Herz-

Stationäre Versorgung von herzkranken Kindern in Deutschland

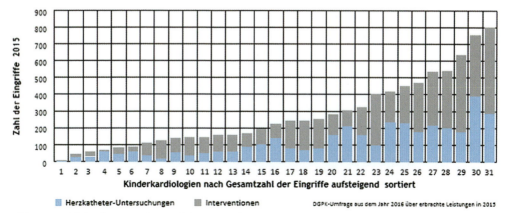

Abb. III.3: Zahl der diagnostischen und therapeutischen Katheteruntersuchungen bei angeborenen Herzfehlern in Deutschland im Jahr 2015 in 31 kinderkardiologischen Institutionen
Numbers of diagnostic and interventional heart catheterisations in patients with congenital heart diseases in Germany in 2015 in 31 departments of Paediatric Cardiology
(Quelle: © Deutsche Herzstiftung e.V.)

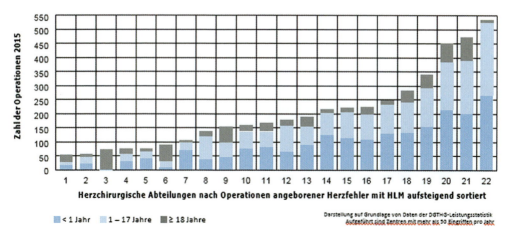

Abb. III.4: Operationen mit Herz-Lungen-Maschine bei angeborenen Herzfehlern nach Patientenalter in 22 herzchirurgischen Kliniken in Deutschland 2015
Numbers of open heart surgery according to the age of patients with congenital heart diseases in 22 departments of cardiac surgery in Germany in 2015
(Quelle: © Deutsche Herzstiftung e.V.)

Lungen-Maschine wurden 2015 an den 15 größten herzchirurgischen Kliniken erbracht. Hier wurden 90 Prozent aller Säuglinge operiert, 91 Prozent der 1- bis 17-Jährigen und 48 Prozent der EMAH-Patienten/oder der über 18-Jährigen.

Seit 1990 ist ein Anstieg der Zahl der Herzoperationen mit und ohne Herz-Lungen-Maschine zu verzeichnen. Der Anteil der Operationen angeborener Herzfehler mit Herz-Lungen-Maschine an der Gesamtzahl der Operationen angeborener Herzfehler lag 2015 bei 58,4 Prozent (1990 bei 68,7 Prozent). Seit Beginn der 1990er-Jahre ist zudem die Zahl der Herzkatheterinterventionen erheblich angestiegen (Abb. III.5).

III Die Versorgung von herzkranken Kindern in Deutschland

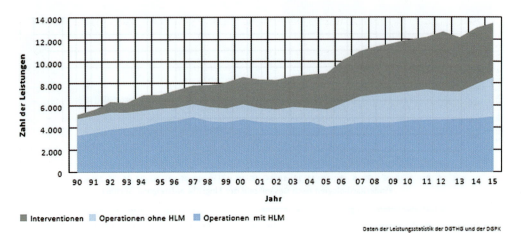

Abb. III.5: Entwicklung der Operationen mit und ohne Herz-Lungen-Maschine und der Herzkatheterinterventionen bei angeborenen Herzfehlern von 1990 bis 2015
Trends of heart operations with and without cardiopulmonary bypass and of interventional heart catheterisations in Germany from 1990 to 2015
(Quelle: © Deutsche Herzstiftung e.V.)

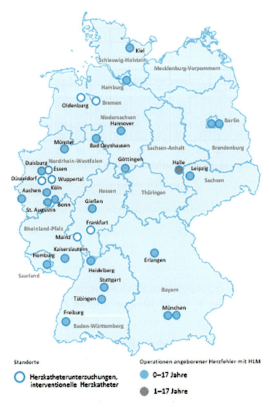

Abb. III.6: Standorte und Leistungsstruktur der Kinderherzzentren in Deutschland 2016
Location of Paediatric Heart Centres with or without the possibility of open heart surgery in Germany 2016
(Quelle: © Deutsche Herzstiftung e.V.)

Stationäre Versorgung von herzkranken Kindern in Deutschland

Die Standorte der Kinderherzzentren in Deutschland mit dem jeweiligen Leistungsspektrum (invasive Diagnostik mit oder ohne operative Therapie) im Jahr 2015 sind in Abb. III.6 eingetragen. Sieben der insgesamt 32 Kinderherzzentren bieten nur eine invasive Diagnostik an, ohne die Möglichkeit, Herzoperationen bei angeborenen Herzfehlern durchzuführen.

Summary

Starting with only few cardiac departments in 1950 to 1960 there is actually a sufficient number of cardiac centres providing a high quality care for children and adults with congenital heart diseases in Germany.

Since 1989 the "German Heart Report" has been published once a year describing quantity and quality of treatment in these patients. According to the "2016 German Heart Report" there was a 65 per cent decrease of mortality in patients with congenital heart diseases since 1990.

In 31 cardiac centres a total of 8616 cardiac catheterisations was performed in 2015, of which 57 per cent were interventional procedures. The mortality was very low with 0.2 per cent (ten patients) in 4934 interventions.

In 22 cardiac centres a total of 4913 open heart surgeries was performed in 2015. Since 1990 there is an increase of cardiac operations reaching a plateau in the early years of 2000, whereas the proportion of interventional cardiac catheterisations steadily increased over the last two decades.

These data are an indicator for an excellent quality of care in patients with congenital heart diseases in Germany.

Literatur
References

[1] Deutscher Herzbericht 2016, herausgegeben von der Deutschen Herzstiftung e.V., Frankfurt am Main Dezember 2016

Übersicht über die Klinikdirektoren/Leiter und Habilitierten in den Herzzentren/Kliniken
List of Directors and Associate Professors (PhD) in the Departments of Paediatric Cardiology

Jochen Weil und Achim A. Schmaltz

Im Folgenden sind die Direktoren/Leiter der jeweiligen Kinderherzkliniken seit der Gründung bis Ende 2017 genannt. Zusätzlich werden alle Kollegen angeführt, die sich in den jeweiligen Zentren in diesem Zeitraum habilitiert haben. Diese Angaben wurden aufgrund der Selbstauskunft der jeweiligen Zentren zusammengestellt. Die Abfolge der Zentren erfolgt in alphabetischer Reihenfolge der Städte.

Aachen

Institution/Klinik
Uniklinik RWTH Aachen
Klinik für Kinderkardiologie

Klinikdirektoren/Leiter seit Gründung der Institution
Prof. Dr. Götz von Bernuth	1979–2001
Prof. Dr. Peter Hanrath	2002[1]
Prof. Dr. Gerhard Heimann	2003[2]
Prof. Dr. Marie-Christine Seghaye	2003–2006
Prof. Dr. Eberhard Mühler[3]	2007–2016
Prof. Dr. Gunter Kerst	2016–

Habilitierte seit Gründung der Institution
Roland Hofstetter	1984
Eberhard G. Mühler	1996
Marie-Christine Seghaye	1997
Ralph G. Grabitz	1998
Hedwig Hövels-Gürich	2002

Bad Oeynhausen

Institution/Klinik
Herz- und Diabeteszentrum NRW
Kinderherzzentrum und Zentrum für angeborene Herzfehler

Klinikdirektoren/Leiter seit Gründung der Institution

---
[1] Kommissarische Leitung Medizinische Klinik I
[2] Kommissarische Leitung Kinderklinik
[3] Kommissarische Leitung

Prof. Dr. Hans Meyer	1985–2005
Prof. Dr. Deniz Kececioglu	2006–

Habilitierte seit Gründung der Institution
Matthias Peuster	2004
Nikolaus Haas	2009
Philipp Beerbaum	2011
Kai T. Laser	2016

Berlin

Institution/Klinik
Deutsches Herzzentrum Berlin (DHZB)
Klinik für Angeborene Herzfehler und Kinderkardiologie

Klinikdirektoren/Leiter seit Gründung der Institution
Prof. Dr. Peter E. Lange	1988–2004
Prof. Dr. Felix Berger	2004–

Habilitierte seit Gründung der Institution
Hashim Abdul-Khaliq	2002
Felix Berger	2002
Peter Ewert	2003
Brigitte Stiller	2004
Titus Kühne	2006
Sabine Klaassen	2009
Nicole Nagdyman	2009
Katharina Schmitt	2011
Daniel Messroghli	2012
Johannes Nordmeyer	2012
Stephan Schubert	2012
Stanislav Ovroutsky	2013

Übersicht über die Klinikdirektoren/Leiter und Habilitierten in den Herzzentren/Kliniken

Im Zuge der Zusammenlegung der verschiedenen medizinischen Fakultäten in Ost- und Westberlin nach 1991 traten auch die verschiedenen Abteilungen/Kliniken für Kinderkardiologie in Kooperation. So bestand neben dem DHZB zum Beispiel die Kinderkardiologie in der Charité fort. Mit der Integration des Universitätsklinikums Rudolf Virchow (UKRV) in die Humboldt-Universität am 1.4.1995 und nach der Fusion des UKRV mit der Medizinischen Fakultät Charité am 1.1.1998 zu einem gemeinsamen Betrieb als „Universitätsklinikum Charité der Humboldt-Universität zu Berlin" fand man neue Formen der Kooperation und der Abgrenzung. Das DHZB ist gleichzeitig akademisches Lehrkrankenhaus der Charité [1].

Vorgängereinrichtungen in Ost- und Westberlin

Institution/Klinik
Kaiserin Auguste Victoria Haus (KAVH)
Kinderklinik der Freien Universität Berlin
(bis 1995)

Klinikdirektoren/Leiter seit Gründung der Institution

Dr. Hans-Siegfried Otto	1954–1962
Prof. Dr. Franz Dressler	1963–1972
Prof. Dr. Georg Bein	1972–1995

Habilitierte seit Gründung der Institution

Georg Bein	1974
Lothar Lange	1981
Lothar Schmitz	1984

Klinikdirektoren/Leiter seit Gründung der Abteilung für Kinderkardiologie – Charité

Dr. Gerhard Burgemeister	1952–1962
Prof. Dr. Joachim Bartel	1969[4]–1993
Prof. Dr. Gerd Hausdorf	1993–1996
Prof. Dr. Georg Bein	1996–2000
Prof. Dr. Peter E. Lange	2000–2004
Prof. Dr. Felix Berger	2004–

Habilitierte seit Gründung der Abteilung für Kinderkardiologie – Charité

Joachim Bartel	1968
K. Motsch	1976
Walter Briedigkeit	1977
B. Adrian	1981
Amadeus Hartwig	1982
Rössler	1987
W. Reisinger	1988
Martin B. E. Schneider	2001

[4] 1974 wurde in der Charité eine eigene Abteilung für Kinderkardiologie eingerichtet.

Bonn

Institution/Klinik
Universitätskinderklinik Bonn
Kinderkardiologie

Klinikdirektoren/Leiter seit Gründung der Institution

Prof. Dr. Hans Carlo Kallfelz	1962–1974
Prof. Dr. Jürgen Keutel	1974–1979
Prof. Dr. Dierk Redel	1979–2000
Prof. Dr. Johannes Breuer	2001–

Habilitierte seit Gründung der Institution

Hans-Carlo Kallfelz	1969
Volker Pohl	1975
Dierk Redel	1981
Ulrike Herberg	2015

Bremen

Institution/Klinik
Klinikum Links der Weser
Klinik für strukturelle und angeborene Herzfehler/Kinderkardiologie

Klinikdirektoren/Leiter seit Gründung der Institution

Prof. Dr. Jürgen Keutel	1979–1999
Dr. Trong-Phi Lê	1999–2003
Dr. Jan-Hendrik Nürnberg	2003–2010
Dr. Trong-Phi Lê	2011–

Duisburg

Institution/Klinik
Herzzentrum Duisburg
Klinik für Kinderkardiologie – Angeborene Herzfehler

Klinikdirektoren/Leiter seit Gründung der Institution

PD Dr. Otto N. Krogmann	1998–

Düsseldorf

Institution/Klinik
Heinrich-Heine-Universität
Klinik für Kinderkardiologie

Klinikdirektoren/Leiter seit Gründung der Institution

Prof. Dr. Maurice Bourgeois	1969–2000
Prof. Dr. Klaus G. Schmidt	2000–2012
Prof. Dr. Frank Pillekamp[5]	2012–

Habilitierte seit Gründung der Institution

Maurice Bourgeois	1973
Rüdiger Liersch	1981
Hans Meyer	1981
Hans-Heiner Kramer	1984
Spyros Rammos	1991
Otto Krogmann	1994
Andreas Heusch	2001

Erfurt – Bad Berka[6]

Institution/Klinik
Medizinische Akademie Erfurt
Kinderkardiologie

Klinikdirektoren/Leiter seit Gründung der Institution

Dr. Paul Becker	ca. 1975–1980
Dr. med. habil. Helmut Schmidt	1980–1989
PD Dr. med. habil. Wolfram Köhler	1989–1998

Habilitierte seit Gründung der Institution: Erfurt

Wolfram Köhler	1988
Helmut Schmidt	1989

Erlangen

Institution/Klinik
Friedrich-Alexander-Universität Erlangen-Nürnberg
Kinder- und Jugendklinik
Kinderkardiologische Abteilung

Klinikdirektoren/Leiter seit Gründung der Institution

Prof. Dr. Hermann Gutheil	1958–1987
Prof. Dr. Helmut Singer	1987–2007
Prof. Dr. Sven Dittrich	2007–

Habilitierte seit Gründung der Institution

Helmut Singer	1976
Karl-Heinz Deeg	1988
Michael Hofbeck	1993
Gernot Buheitel	1996
Andreas Koch	2003
Martin Glöckler	2013
Peter Zartner	2014
Okan Toka	2016

Essen

Institution/Klinik
Universitätsklinik Essen
Klinik für Kinderheilkunde III[7]
Bereich Kinderkardiologie

Klinikdirektoren/Leiter seit Gründung der Institution

Prof. Dr. Joachim Stoermer	1973–1989
Prof. Dr. Achim A. Schmaltz	1989–2007
Dr. Ulrich Neudorf	2007–

Habilitierte seit Gründung der Institution

Frank Hentrich	1985
Omar Galal	1987

Frankfurt

Institution/Klinik
Universitätsklinik Frankfurt
Klinik für Kinder- und Jugendmedizin – Kinderkardiologie

Klinikdirektoren/Leiter seit Gründung der Institution

Prof. Dr. H. Vettermann	1962– ca. 1986/87
Prof. Dr. Roland Hofstetter[8]	1992–2009

---

[5] Mit der Emeritierung von Prof. Schmidt hat die Klinik ihren eigenständigen Status verloren und ist in die Abteilung Kinderheilkunde I eingegliedert worden.
[6] Nach der Wende wird die Zentralklinik für Herz- und Lungenkrankheiten Bad Berka vom Rhönklinikum übernommen. 1993 erfolgt die Schließung der Medizinischen Hochschule Erfurt.
[7] 2007 erfolgt die Auflösung des eigenständigen Lehrstuhls und die Eingliederung in die Pädiatrie III.
[8] Er war der erste Leiter der Abteilung, die 1965 als selbstständige Abteilung eingerichtet wurde. 2010 erfolgte die Gründung des Hessischen Kinderherzzentrums Gießen-Frankfurt (Leiter: Prof. Dr. Dietmar Schranz).

Übersicht über die Klinikdirektoren/Leiter und Habilitierten in den Herzzentren/Kliniken

Prof. Dr. Dietmar Schranz	2010–2017
OA Dr. Anoosh Esmaeli	2017–

Freiburg

Institution/Klinik
Universitäts-Herzzentrum Freiburg –
Bad Krozingen
Zentrum für Kinder- und Jugendmedizin –
Universitätsklinik Freiburg
Klinik für Angeborene Herzfehler und
Pädiatrische Kardiologie

Klinikdirektoren/Leiter seit Gründung der Institution

PD Dr. Burkhard Schmidt-Redemann	ca. 1976–ca. 1981
Prof. Dr. Rolf Mocellin	1982–1997
Prof. Dr. Deniz Kececioglu	1997–2006
Prof. Dr. Sven Dittrich[9]	2006–2007
Prof. Dr. Brigitte Stiller	2008–

Habilitierte seit Gründung der Institution

Hans-Peter Gildein	1996
Raoul Arnold	2009
Jochen Grohmann	2017

Gießen

Institution/Klinik
Justus-Liebig-Universität Gießen
Hessisches Kinderherzzentrum
Abteilung für Kinderkardiologie und
angeborene Herzfehler

Klinikdirektoren/Leiter seit Gründung der Institution

Prof. Dr. Hans W. Rautenburg	1961–1989
Prof. Dr. Herbert Ulmer	1989–1992
PD Dr. Karl-Jürgen Hagel[10]	1992–1996
Prof. Dr. Dietmar Schranz	1996–2017
Prof. Dr. Christian Jux	2017–

Habilitierte seit Gründung der Institution

Hans Werner Rautenburg	1965
Klaus Menner	1969
Heinrich Lindemann	1983
Heinrich Netz	1985
Karl-Jürgen Hagel	1989
Jochen G. Kreuder	1996
Jürgen Bauer	1997
Ina Michel-Behnke	2005
Alex Veldman	2009
Bettina Reich	2010
Christian Apitz	2013
Stefan Rupp	2015

Göttingen

Institution/Klinik
Universitätsmedizin Göttingen
Klinik für Pädiatrische Kardiologie, Neonatologie, Pneumologie und Intensivmedizin

Klinikdirektoren/Leiter seit Gründung der Institution

Prof. Dr. Alois Beuren	1962–1984
Prof. Dr. Johannes Vogt[11]	1984–1988
Prof. Dr. Joachim Bürsch	1988–2001
Prof. Dr. Gerd Hausdorf	2001–2001
Prof. Dr. Armin Wessel[12]	2001–2002
Prof. Dr. Thomas Paul	2002–

Habilitierte seit Gründung der Institution

Alois Beuren	1960
Joachim Stoermer	1960
Jürgen Apitz	1965
Hadwig Wesselhoeft	1972
Jürgen Keutel	1974
Johannes Vogt	1981
Gerhard Rupprath	1983
Holger Schiffmann	2001
Rainer Buchhorn	2002
Christian Jux	2007
Matthias Sigler	2008
Thomas Kriebel	2010
Heike Schneider	2016
Ulrich Krause	2017

Halle

Institution/Klinik
Universitätsklinikum Halle (Saale)
Universitätsklinik und Poliklinik für Pädiatrie II

---
[9] Kommissarische Leitung
[10] Kommissarische Leitung
[11] Kommissarische Leitung
[12] Kommissarische Leitung

Klinikdirektoren/Leiter seit Gründung der Institution

Prof. Dr. Gisbert Joachim Wagner	1970–2000
Dr. Joachim Syska[13]	2000–2004
Prof. Dr. Ralph G. Grabitz	2004–

Habilitierte seit Gründung der Institution

Gisbert Joachim Wagner	1976

Hamburg

Institution/Klinik
Universitätsklinikum Hamburg
Universitäres Herzzentrum Hamburg
Klinik für Kinderkardiologie

Klinikdirektoren/Leiter seit Gründung der Institution

Dr. Hildegard Lotzkes	1956–
Dr. H. P. Müller-Brunotte	1959–1963
Prof. Dr. Ernst W. Keck	1963[14]–1993
Prof. Dr. Jochen Weil	1993–2014
PD Dr. Rainer Kozlik-Feldmann	2014–

Habilitierte seit Gründung der Institution

Ernst W. Keck	1964
Peter Brode	1973
Katharina Sieg	1986
Gerhard Hausdorf	1988
Lutz Grävinghoff	1989
Carsten Rickers	2005
Thomas Mir	2006

Hannover

Institution/Klinik
Medizinische Hochschule Hannover
Pädiatrische Kardiologie und Pädiatrische Intensivmedizin

Klinikdirektoren/Leiter seit Gründung der Institution

Prof. Dr. Hans Carlo Kallfelz	1974–1996
Prof. Dr. Gerd Hausdorf	1996–2001
Prof. Dr. Karl Welte	2001[15]–2002

---

[13] Kommissarische Leitung
[14] Die Abteilung für Kardiologie wurde 1963 innerhalb der Universitätskinderklinik eingerichtet. Die Abteilungsleitung wurde am 1.7.1968 mit einer Professur verbunden. Diese blieb bis 2014 erhalten.
[15] Kommissarische Leitung

Dr. Harald Bertram	2002[16]–2003
Prof. Dr. Armin Wessel	2003–2011
PD Dr. Harald Bertram	2011[17]–2012
Prof. Dr. Philipp Beerbaum	2012–

Habilitierte seit Gründung der Institution

Ulrich Bernsau	1978
Thomas Paul	1994
Ekkehard Trowitzsch	1985
Renate Kaulitz	1999
Mesut T. Yelbuz	2004
Kambiz Norozi	2007
Harald Bertram	2009

Heidelberg

Institution/Klinik
Universitätsklinikum Heidelberg
Klinik für Angeborene Herzfehler/Kinderkardiologie

Klinikdirektoren/Leiter seit Gründung der Institution

Prof. Dr. Dieter Wolf	1965–1993
Prof. Dr. Herbert E. Ulmer	1993–2010
Prof. Dr. Matthias Gorenflo	2010–

Habilitierte seit Gründung der Institution

Dieter Wolf	1964
Herbert E. Ulmer	1979
Klaus G. Schmidt	1990
Konrad Brockmeier	2001
Matthias Gorenflo	2002
Gabriele Hessling	2002
Joachim G. Eichhorn	2009

Homburg/Saar

Institution/Klinik
Universitätsklinikum des Saarlandes
Klinik für Pädiatrische Kardiologie

Klinikdirektoren/Leiter seit Gründung der Institution

Prof. Dr. Walter Hoffmann	1972–2006
Prof. Dr. Hashim Abdul-Khaliq	2006–

Habilitierte seit Gründung der Institution

Angelika Lindinger	1990

---

[16] Kommissarische Leitung
[17] Kommissarische Leitung

Übersicht über die Klinikdirektoren/Leiter und Habilitierten in den Herzzentren/Kliniken

Kaiserslautern

Institution/Klinik
Westpfalz-Klinikum Kaiserslautern
Klinik für Kinder- und Jugendmedizin

Klinikdirektoren/Leiter seit Gründung der Institution
Prof. Dr. Gerhard Rupprath 1986–2013
PD Dr. Thomas Kriebel 2013–

Kiel

Institution/Klinik
Christian-Albrechts-Universität
Universitätsklinikum Schleswig-Holstein
Klinik für Angeborene Herzfehler und Kinderkardiologie

Klinikdirektoren/Leiter seit Gründung der Institution
Prof. Dr. Paul Heintzen 1956[18]–1992
Prof. Dr. Hans-Heiner Kramer 1992–

Habilitierte seit Gründung der Institution
Paul Heintzen 1959
Karl Vietor 1969
Joachim Bürsch 1973
Peter E. Lange 1983
Armin Wessel 1988
Rüdiger Brennecke (rer. nat.) 1983
Dietrich Onnasch (rer. nat.) 1985
Gunther Fischer 2010
Anselm Übing 2010
Colin Petko 2014
Inga Voges 2014
Jan Hinnerk Hansen 2016
Jana Logoteta 2017

Köln

Institution/Klinik
Universität zu Köln
Uniklinik Köln Herzzentrum
Klinik und Poliklinik für Kinderkardiologie

Klinikdirektoren/Leiter seit Gründung der Institution
Prof. Dr. Udo Mennicken 1975–2000
Prof. Dr. Konrad Brockmeier 2002–

Habilitierte seit Gründung der Institution
Udo Mennicken 1975
Christian Franz 1979
Mathias Emmel 2006
Frank Pillekamp 2007
Markus Khalil 2013

Leipzig

Institution/Klinik
Helios Kliniken
Herzzentrum Leipzig[19]
Universitätsklinik für Kinderkardiologie

Klinikdirektoren/Leiter seit Gründung der Institution
Prof. Dr. Karl Bock 1961–1988
Prof. Dr. Peter Schneider 1988–2005
Prof. MUDr. Jan Janoušek 2005–2010
Prof. Dr. Ingo Dähnert 2011–

Habilitierte seit Gründung der Institution
Karl Bock 1960
Helmut Richter 1965
Peter Schneider 1983
Hans-Jürgen Häusler 1989
Michael Weidenbach 2010
Attila Tarnok 2000
Ingo Dähnert 2008
Aida Salameh 2008
Michael Weidenbach 2010

Mainz

Institution/Klinik
Zentrum für Kinder- und Jugendmedizin
Kinderherzzentrum Rheinland-Pfalz
Sektion Kinderkardiologie und angeborene Herzfehler

Klinikdirektoren/Leiter seit Gründung der Institution
Prof. Dr. Dr. Bodo-Knuth Jüngst 1974–1998
Prof. Dr. Christoph Kampmann 2003–

---

[18] 1969 erfolgte die Einrichtung einer selbstständigen Abteilung mit Professur.

[19] Bis 1994 Abteilung der Universitätskinderklinik, seit 1994 eigene Universitätsklinik im Herzzentrum.

Habilitierte seit Gründung der Institution
Dietmar Schranz 1995
Karl Friedrich Wippermann 2000
Christoph Kampmann 2003

München DHZ

Institution/Klinik
Deutsches Herzzentrum München
Klinik an der Technischen Universität München
Klinik für Kinderkardiologie und angeborene Herzfehler

Klinikdirektoren/Leiter seit Gründung der Institution
Prof. Dr. Konrad Bühlmeyer 1974–1997
Prof. Dr. John Hess 1997–2012
Prof. Dr. Peter Ewert 2012–

Habilitierte seit Gründung der Institution
Johannes Schöber 1975
Rolf Mocellin 1975
Reinhard Schreiber 1982
Gebhard Schuhmacher 1987
Michael Vogel 1989
Jochen Weil 1989
Heiko Stern 1994
Michael Hauser 2004
Manfred Vogt 2006
Andreas Eicken 2007
Alfred Hager 2008
Sohrab Fratz 2009
Isabel Diebold 2012

München LMU

Institution/Klinik
Klinikum der Universität München – Campus Großhadern
Klinik für Kinderkardiologie und Pädiatrische Intensivmedizin[20]

Klinikdirektoren/Leiter seit Gründung der Institution

[20] K. Bühlmeyer leitete von 1964 bis 1972/73 in der Haunerschen Kinderklinik (Universitätskinderklinik) der LMU die dort eingerichtete Abteilung für Kinderkardiologie. Nach seinem Weggang an das DHZ wurde die Arbeitsgruppe von Christoph Döhlemann geleitet, der sich 1983 habilitierte und 2004 in Pension ging.

Prof. Dr. Heinrich Netz 1992–2015
Prof. Dr. Nikolaus Haas 2015–

Habilitierte seit Gründung der Institution
Robert Dalla Pozza 2008
Rainer Kozlik-Feldmann 2009

Münster

Institution/Klinik
Universitätsklinikum Münster
Klinik für Kinder- und Jugendmedizin – Pädiatrische Kardiologie
Klinik für Kinderkardiologie

Klinikdirektoren/Leiter seit Gründung der Institution
Prof. Dr. Fritz Hilgenberg 1969–1989
Prof. Dr. Johannes Vogt 1989–2010
PD Dr. Hans-Gerd Kehl[21] 2010–2013
Prof. Dr. Christian Jux 2013–2017
Prof. Dr. Anselm Übing 2017–

Habilitierte seit Gründung der Institution
Fritz Hilgenberg 1963
Leonhard Diekmann 1971
Hermann Löser 1978
Joachim R. Pfefferkorn 1983
Gerhard Jorch 1985
Deniz Kececioglu 1994
Thomas Kohl 2001
Josef Gehrmann 2005
Hans-Gerd Kehl 2007
Thomas Krasemann 2014
Astrid Lammers 2016

Oldenburg

Institution/Klinik
Klinikum Oldenburg
Medizinischer Campus Universität Oldenburg
Zentrum für Kinder- und Jugendmedizin
Kinderkardiologie

Klinikdirektoren/Leiter seit Gründung der Institution
Dr. Reinald Motz 2001–2014
Dr. Matthias Freund 2014–

[21] Kommissarische Leitung

Übersicht über die Klinikdirektoren/Leiter und Habilitierten in den Herzzentren/Kliniken

Rostock

Institution/Klinik
Universitäts-Kinder- und Jugendklinik Rostock
Kinderkardiologie und Pädiatrische Intensivmedizin

Klinikdirektoren/Leiter seit Gründung der Institution
Prof. Dr. Wolfgang Kienast   1992[22]–2005
Prof. Dr. Matthias Peuster   2005–2010

Habilitierte seit Gründung der Institution
Wolfgang Kienast   1987

Sankt Augustin

Institution/Klinik
Deutsches Kinderherzzentrum (DKHZ)
Asklepios Kinderklinik Sankt Augustin
Kinderkardiologie

Klinikdirektoren/Leiter seit Gründung der Institution
PD Dr. Peter Brode   1982–1996
PD Dr. Lutz Grävinghoff   1996–2004
Prof. Dr. Martin B. E. Schneider   2004–

Stuttgart

Institution/Klinik
Klinikum Stuttgart
Olgahospital/Frauenklinik
Zentrum für angeborene Herzfehler (ZAHF)

Klinikdirektoren/Leiter seit Gründung der Institution
Dr. Renate Quintenz   1975–1995
Dr. Frank Uhlemann   1996–

Tübingen

Institution/Klinik
Universitätsklinikum Tübingen
Klinik für Kinder- und Jugendmedizin
Abteilung Kinderkardiologie, Pulmologie und Intensivmedizin

Klinikdirektoren/Leiter seit Gründung der Institution
Prof. Dr. Jürgen Apitz   1966–1999
Prof. Dr. Michael Hofbeck   2000–

Habilitierte seit Gründung der Institution
Achim A. Schmaltz   1978
Ludger Sieverding   1994
Johannes Breuer   1998
Ralf Rauch   2010
Gerald Greil   2007
Gunther Kerst   2011

Ulm

Institution/Klinik
Universitätsklinik für Kinder- und Jugendmedizin
Sektion Kinderkardiologie

Klinikdirektoren/Leiter seit Gründung der Institution
Prof. Dr. Götz von Bernuth   1971–1979
Prof. Dr. Dieter Lang   1979–2005
Dr. Christoph Galm[23]   2005–2014
Prof. Dr. Christian Apitz   2015–

Habilitierte seit Gründung der Institution
Götz von Bernuth   1972
Dieter Lang   1978
Renate Oberhoffer   1995

Wuppertal

Institution/Klinik
Helios Universitätsklinikum Wuppertal
Zentrum für Kinder- und Jugendmedizin
Abteilung Kinderkardiologie/Pneumologie

Klinikdirektoren/Leiter seit Gründung der Institution
Prof. Dr. Rüdiger Liersch   1983–2009
PD Dr. Andreas Heusch   2009–

Habilitierte seit Gründung der Institution
Hubert Trübel   2006

---

[22] Wolfgang Kienast war bereits von 1979–1987 an der Universitäts-Kinderklinik Rostock als Kinderkardiologe tätig, von 1987–1992 als Oberarzt und seit 1992 als Professor (C3) für Pädiatrische Kardiologie und als Direktor.

[23] Kommissarische Leitung

Arbeitsgemeinschaft in allgemeinpädiatrischen Kliniken tätiger Kinderkardiologen (AAPK)
Working Group of Paediatric Cardiologists Active in General Paediatric Hospitals

Entstehung und Geschichte
Foundation and History

Christoph Parlasca

Mitte der 1990er-Jahre wurde die als wissenschaftliche Fachgesellschaft gegründete DGPK zunehmend mit berufspolitischen Fragestellungen konfrontiert. Grund hierfür mag zum einen die fortschreitende Ökonomisierung und die damit verbundene Reglementierung in der Medizin gewesen sein. Zum anderen stand durch die Ultraschalldiagnostik ein effektives Diagnostikum zur Betreuung von Patienten mit angeborenen Herzfehlern zur Verfügung, das nicht an hochspezialisierte Herzzentren gebunden war und somit ein Wirken als Kinderkardiologe auch in der Niederlassung und in allgemeinpädiatrischen Kliniken ermöglichte.

Während die niedergelassenen Kinderkardiologen die Gründung eines eigenen Vereins außerhalb der DGPK für erforderlich hielten, war es der kleineren, aber zunehmend wachsenden Gruppe der Kinderkardiologen an allgemeinpädiatrischen Kliniken von Anfang an ein ausdrücklicher Wunsch, ihre Anliegen innerhalb der Fachgesellschaft zu artikulieren und gemeinsam mit dieser die Entwicklung der Kinderkardiologie in Deutschland auf den verschiedenen beruflichen Arbeitsfeldern voranzubringen.

Im Januar 1998 traf sich in Rostock erstmals eine Kommission der DGPK „zur Erarbeitung eines Konsenses zwischen niedergelassenen Kinderkardiologen und kinderkardiologischen Abteilungen, Kliniken und Herzzentren unter Einbeziehung von Kinderkardiologen an allgemeinpädiatrischen stationären Einrichtungen", die die Wünsche vor allem der niedergelassenen, aber auch der in allgemeinpädiatrischen Kliniken tätigen Kinderkardiologen gegenüber dem Vorstand der DGPK diskutierte und formulierte.

Am 26. September 1998 kamen mehrere in verschiedenen deutschen Kinderkliniken tätige Kinderkardiologen in Oberhausen zur Gründung der „Arbeitsgemeinschaft in allgemeinpädiatrischen Kliniken tätiger Kinderkardiologen" – der AAPK – zusammen. Insgesamt waren es bei der Gründung 20 Kinderkardiologen, inklusive der Personen, die zwar nicht anwesend sein konnten, aber als Gründungsmitglieder erfasst werden wollten.

Bei diesem Treffen wurde ein Grundsatzpapier verabschiedet, das mit geringen Änderungen auch heute gültig ist und ausdrücklich den Übergang in eine „Arbeitsgruppe" innerhalb der DGPK als Ziel formuliert. Die Möglichkeit einer solchen Arbeitsgruppe war nach der damaligen Satzung leider noch nicht gegeben.

Zum ersten Sprecher der AAPK wurde Christoph Parlasca (Oberhausen) gewählt, zum Vertreter Peter Terhoeven (Krefeld).

Bei der Vorstellung der AAPK anlässlich der Jahrestagung 1998 äußerte der Vorstand der DGPK die Befürchtung, die Kinderkardiologie könne durch zentrifugale Kräfte der einzelnen Arbeitsfelder als

Arbeitsgemeinschaft in allgemeinpädiatrischen Kliniken tätiger Kinderkardiologen (AAPK)

Ganzes geschwächt werden. Andererseits wurde die Notwendigkeit erkannt, sich innerhalb der DGPK mehr berufspolitischen Fragen zuzuwenden und dabei die unterschiedlichen Arbeitsfelder, die sich in der Kinderkardiologie entwickelt hatten, zu integrieren. So wurde eine Berufspolitische Kommission unter der Leitung von Peter Lange (Berlin) gegründet, in der neben zwei Hochschullehrern und zwei niedergelassenen Kinderkardiologen überdies zwei Mitglieder der AAPK mitwirkten.

Als Anfang 1999 aufgrund des gesundheitsbedingten vorzeitigen Rücktritts des damaligen Präsidenten der DGPK eine Satzungsänderung auszuarbeiten war, wurde auch der Sprecher der AAPK in die Satzungskommission berufen. Und als 2000 Achim A. Schmaltz (Essen) die Präsidentschaft der DGPK übernahm, lud er den Sprecher der AAPK als Gast zu den Vorstandssitzungen ein.

Seit der Satzungsänderung der DGPK 2001, bei der der Vorstand auf sieben Personen erweitert wurde, ist vorgesehen, dass immer ein in allgemeinpädiatrischen Kliniken tätiger Kinderkardiologe in den Vorstand zu wählen ist.

In den folgenden Jahren waren die in Tab. III.1 genannten Personen Sprecher der AAPK und entsprechend auch Beisitzer im Vorstand der DGPK:

Tab. III.1: Sprecher der AAPK und Beisitzer im Vorstand der DGPK
Delegates of the AAPK in the board of the DGPK

Von	Bis	Name	Ort
1998	2002	Ch. Parlasca	Oberhausen
2003	2004	F. Wild	Neuburg a. d. Donau
2005	2006	P. Terhoeven	Krefeld
2007	2008	K. Winter	Bocholt
2009	2010	Ch. Parlasca	Oberhausen
2011	2014	H. Gerleve	Coesfeld
2015	jetzt	M. Lutz	Gelsenkirchen

Anfangs gab es zweimal jährlich eine Mitgliederversammlung der AAPK, im Frühjahr und anlässlich der Jahrestagung der DGPK. Themen waren die Möglichkeiten zur Mitarbeit in der DGPK und die konkreten Arbeitsbedingungen in den einzelnen Kliniken (apparative Ausstattung, Zusammenarbeit mit den Gynäkologen und Internisten bezüglich fetaler Echokardiografie beziehungsweise Erwachsener mit angeborenen Herzfehlern, die Darstellung unseres Arbeitsfeldes in den Herzführern etc.). Dazu wurden Fragebogen erarbeitet, ausgewertet und die Ergebnisse besprochen.

Mit zunehmender Vernetzung kann inzwischen vieles online kommuniziert werden, sodass nur noch eine Mitgliederversammlung anlässlich der DGPK-Jahrestagung stattfindet.

Mit Ausnahme der Wissenschaftskommission sind Mitglieder der AAPK in allen wichtigen Kommissionen der DGPK vertreten; in der Strukturkommission wurde jeweils eines der AAPK-Mitglieder zum Sprecher gewählt.

Fazit
Conclusion

Die Arbeit in allgemeinpädiatrischen Kliniken ist weiterhin eine interessante berufliche Option für Kinderkardiologen. Herzkranke Kinder haben auch allgemeinpädiatrische Erkrankungen, die stationär zu behandeln sind. In diesem Fall ist es von Vorteil, wenn vor Ort die Expertise zu ihrer Herzerkrankung besteht. Außerdem profitieren Perinatalzentren erheblich von der Präsenz eines Kinderkardiologen vor Ort. Und nicht zuletzt tragen viele in allgemeinpädiatrischen Kliniken angestellte Kinderkardiologen durch eine Ermächtigung zur ambulanten Tätigkeit zur flächendeckenden wohnortnahen Versorgung herzkranker Kinder bei. Die Gruppe der in der AAPK organisierten Kinderkardiologen wächst deshalb weiter. Derzeit gehören der AAPK 78 Mitglieder an (Stand: 24. Oktober 2016).

Der Erfahrungsaustausch über die Herausforderungen dieses Arbeitsfeldes und das Einbringen dieser Erfahrung ebenso wie die daraus entstehenden Fragen in die Arbeit der DGPK sind mehr denn je notwendig.

Summary

Following major technological developments in the field in the 1990s, occupational issues gained more relevance even for those paediatric cardiologists working in general paediatric hospitals. Consequently, a few colleagues from children's hospitals in September 1998 founded a working group (AAPK) in order to articulate their special professional situation and their needs for a successful medical work for their cardiac patients. The DGPK therefore established a committee including two members of the AAPK in order to develop solutions for possible problems between the paediatric cardiology centres and those colleagues. With the amendment of the DGPK statute in 2001 the AAPK received a seat on the board. Today the AAPK has 78 members which regularly meet once a year.

Meister ihres Fachs

Gerald R. Graham (27.6.1918–21.1.2017)

von Angelika Lindinger und Hans Carlo Kallfelz

Gerald R. Graham (Abb. 1) war von der ersten Stunde an um Gründung und Fortgang unserer Fachgesellschaft bemüht. Er war über viele Jahre hinweg das älteste Mitglied der Deutschen Gesellschaft für Pädiatrische Kardiologie und er war eines ihrer Ehrenmitglieder.

Gerald R. Graham wurde 1918 als Gerhard Greiffenhagen in Berlin geboren, *„an einem Sonntag kurz vor Ende des ersten Weltkrieges – in schwerer und langer Geburt"*, wie er selbst erzählt. Seine Mutter stammte aus Marienwerder (Pommern), der Vater – ein promovierter Zahnarzt – aus Breslau. Beide Eltern waren jüdischer Abstammung, aber *„liberal und ungläubig"*.

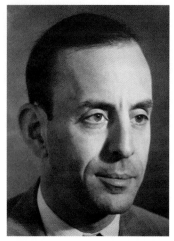

Abb. 1: Gerald R. Graham (1918–2017, Foto ca. 1951)
(Quelle: privat)

Gerald R. Graham war nach eigenen Angaben ein durchschnittlicher Schüler gewesen, wollte jedoch schon seit dem achten Lebensjahr Medizin studieren. Insgesamt habe er bis 1933 *„eine erstaunlich schöne Jugend gehabt"*; danach aber war eine Emigration der Familie unumgänglich. So ging er nach dem Abitur 1937, eingeladen von Freunden, nach London, das er allerdings im Oktober 1940 zusammen mit seinen Eltern wieder verlassen musste. Das Schiff mit Kurs auf New York *„wurde unterwegs von U-Booten bedroht"*.

In New York gelang es ihm – nach einigen Monaten von *„odd jobs"* als Chauffeur und Verkäufer von Skiern und Schlittschuhen in dem großen Kaufhaus Macy's –, durch Zufall ein Stipendium am Carleton College in Minnesota zu bekommen, dem damals angesehenen Liberal Arts College; hier schloss er das Studium mit den Master-Graden in Zoologie, Chemie und Psychologie ab. Er ging dann an die Indiana University in Bloomington, um klinische Psychologie zu studieren (Eines der von ihm zu bearbeitenden Themen lautete „Cultural patterns in neurosis", wie er später lachend erzählt.). Ein Jahr später wurde ihm eine Stellung angeboten, die er selbst als einen wahren *„jump into the unknown"* beschrieb: Er wurde Laborassistent im Department of Cardiovascular Research am Research Institute des bekannten Michael-Reese-Hospitals in Chicago. Dessen Leiter war Louis Katz, ein bekannter und angesehener Kreislaufphysiologe und Kardiologe. Er galt als Experte der Elektrokardiografie in den USA und hatte das damals führende Buch über Arrhythmien veröffentlicht. Parallel zu dieser Tätigkeit studierte Gerald R. Graham Physiologie an der University of Chicago. Und dann ereignete sich ein Glücksfall für den jungen und wissbegierigen Mediziner: Carl Wiggers, Professor der Physiologie an der Western Reserve University School of Medicine in Cleveland, der Doyen der Kreislaufphysiologen in Amerika und Autor eines berühmten Lehrbuchs der Physiologie, suchte dringend einen Assistenten, der ihm bei seiner Forschungsarbeit helfen sollte. Der Zweite Weltkrieg hatte mittlerweile auch die USA erreicht und jeglicher Wehrtaugliche war zum Dienst an der Waffe einberufen worden. Gerald R. Graham hatte zwei Forschungsarbeiten zu erstellen: einmal über den „Hämorrhagischen Schock" im Auftrag des Verteidigungsministeriums und zum anderen ein Elaborat zur „Elektrophysiologie des Kammerflimmerns". Er durfte, unterstützt durch Carl Wiggers, parallel Medizin studieren. Nach dem Erhalt des MD über eine Arbeit in der Elektrokardiografie ging er nach Chicago zurück. Dort wurde er 1951 in die Herzkatheteruntersuchungen eingeweiht, die initial nur bei Erwachsenen durchgeführt wurden. 1952 erhielt er dann ganz unerwartet einen Ruf an die Northwestern University Medical School mit dem Auftrag, eine Heart Station mit einem Herzkatheterlabor aufzubauen. Hier wurden erstmals auch Kinder untersucht.

Nach diesen beruflichen Erfolgen ereilte ihn kurz darauf jedoch ein deprimierender Schlag: Die USA wurden von der McCarthy-Ära heimgesucht und erlitten eine nach Grahams Aussagen *„politische Agonie"*. So entschloss er sich Anfang 1954, einer Einladung an das Hospital for Sick Children, Great Ormond Street (GOS) in London, zu folgen.

Er kehrte also nach Europa zurück, wo am GOS Dick Bonham-Carter als Pädiater und David Waterston als Kinderchirurg gerade zu dem *„wegweisenden Entschluss"* gekommen waren, eine gemeinsame, voll integrierte Abteilung für Paediatric Cardiology with Paediatric Cardiac Surgery zu eröffnen, die später Cardiothoracic Unit genannt wurde. Und so wurde Gerald R. Graham Anfang 1954 mit offenen Armen empfangen und sofort mit der Aufgabe betreut, ein Herzkatheterlabor aufzubauen.

Die herzkranken Kinder waren damals in der Radiologie katheterisiert worden. Gerald R. Graham aber fand bald einen besseren Platz in einem Nebenraum einer der Operationssäle, in dem die Urologen einen Operationstisch mit Fluoroskop eingerichtet hatten, um angeborene Anomalien der ableitenden Harnwege zu katheterisieren. Mit dem nicht ganz von der Hand zu weisenden Argument, dass *„diese Katheteruntersuchung sich nicht sehr von anderen unterscheide"*, überredete er den Leiter der Abteilung, ihm diesen Saal zur Verfügung zu stellen. Das war der Anfang des Department of Clinical Physiology, wie es später genannt wurde. Und so stieg die Zahl der Katheterisierungen schnell an. (Die Technik der Angiografie war jedoch – obwohl schon in den 1930er-Jahren in Mexiko und Kuba vorgenommen – in Europa noch nicht sehr weit fortgeschritten. Und so baute Gerald R. Graham zusammen mit seinen Kollegen einen *„hoch komplizierten Apparat, der sehr laut in der Bedienung war und in dem mit der Hand Kassetten [ca. zwei pro Sekunde] unter voller Bestrahlung des Thorax hindurchgezogen wurden".*)

In den späten 1950er-Jahren hatte man begonnen, angeborene Herzfehler in Hypothermie zu operieren – initial mit Kühlung im Eisbad. Der Einsatz der Herz-Lungen-Maschine war bei Kleinkindern noch nicht möglich. Nachdem Vorarbeiten gescheitert waren, wurde Graham 1960 mit der Aufgabe betraut, eine Herz-Lungen-Maschine zu entwickeln, die auch bei Säuglingen angewandt werden konnte. Mit seinen *„pump boys"* war er dann bis in die 1980er-Jahre verantwortlich für deren Einsatz.

So wurde seine Institution, die Cardiothoracic Unit des GOS, zum Mittelpunkt der kinderkardiologischen Diagnostik und deren herzchirurgischer Behandlung. Die Zahl der seinerzeit dort behandelten Kinder mit angeborenen Herzfehlern war die weitaus größte im Vereinigten Königreich und über lange Zeit auch in Europa. Seine Klinik entwickelte sich zu einem Mekka für Kinderkardiologen und Kardiochirurgen vom alten Kontinent und war in den folgenden 30 Jahren eine gefragte Adresse für fortbildungshungrige und wissbegierige Kinderkardiologen aus ganz Europa. Auch viele Kollegen aus Deutschland zählten zu denjenigen, die bei ihm lernen und arbeiten durften.

Neben seiner Arbeit im klinischen Alltag war Gerald R. Graham als Herausgeber kinderkardiologischer Werke und durch Verlagsarbeiten in wissenschaftlichen Journalen ausgewiesen. Diese Tätigkeiten begannen 1944 in einer Neuausgabe des World Webster-Lexikons mit der Formulierung von medizinischen Ausdrücken. Danach folgten 1954 Kontakte mit dem Thieme Verlag in Deutschland, für den er das Buch von Bayer, Loogen und Wolter über Herzkatheteruntersuchungen ins Englische übersetzte. Mitte der 1950er-Jahre übernahm er die Redaktion der englischsprachigen Ausgabe der Deutschen Medizinischen Wochenschrift (DMW) und gründete Ende der 1970er-Jahre zusammen mit Robert Miller das Journal Pediatric Cardiology, das über lange Zeit einzige auf diesem Gebiet, das er als Chefredakteur bis zu seiner Pensionierung 1984 leitete. In den folgenden 15 Jahren war er verantwortlich für die Londoner Abteilung des Springer Verlags, also bis in sein 80. Lebensjahr. 1980 brachte er zusammen mit Ettore Rossi das Buch Heart Disease in Infants and Children heraus.

Sein Hauptverdienst für die Deutsche Kinderkardiologie aber liegt in der Ausbildung junger Kollegen in seiner Cardiothoracic Unit. Von diesem großzügigen Angebot wurden auch nicht wenige Kardiochirurgen angezogen. Fast alle haben später leitende Positionen erreicht. In einer Zeit nach dem Krieg also, der für Deutschland alle Bande in das Ausland zerstört hatte, kam er ohne Vorbehalte wieder auf die Deutschen zu. Für die deutschen Kinderkardiologen war er der uneigennützig helfende und wegweisende Kollege, mehr aber noch ein Vorbild an menschlicher Größe. Aufgrund seiner unschätzbaren Verdienste um die deutsche Kinderkardiologie verlieh ihm die Deutsche Gesellschaft für Pädiatrische Kardiologie die Ehrenmitgliedschaft.

Weit über seine beruflichen Verdienste hinaus war Gerald R. Graham ein bemerkenswerter Mensch. Er dachte nicht nur klar, sondern handelte zielstrebig und im Bereich der Wissenschaft kritisch und überlegt. Dabei zeichnete ihn die Fähigkeit aus, auf die Menschen offen zuzugehen und mit diplomatischem Geschick seine Vorstellungen vorzutragen und seine Ziele zu verfolgen. Wo immer er sich zeigte, umgaben ihn Menschen, die ihn bewunderten und verehrten, hatte er doch vielen den Weg gewiesen und oft auch geebnet.

Gerald R. Graham war ein vielseitig interessierter und umfassend gebildeter Mann. Er liebte die schönen Künste und war vor allem an klassischer Musik interessiert. Und er war für seinen „typisch englischen" Humor bekannt. Einzig pessimistisch war er im Hinblick auf die Überlebensleistungen der kommenden Generationen. In charakteristischer Weise äußerte er dazu: *„Ob wir Menschen die ‚fittest' zum Überleben sein werden, weiß ich nicht. Aber wir sind wohl fit genug, um uns selbst zu zerstören."*

(Diese Ausführungen basieren auf einem Interview mit Gerald R. Graham, das im August 2009 von Angelika Lindinger geführt wurde, und auf dem Nachruf von Hans Carlo Kallfelz [www.kinderkardiologie.org/dgpk/nachrufe/prof-g-graham/].)

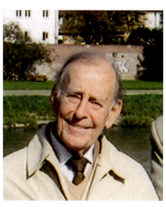

Abb. 2: Gerald R. Graham (1918–2017, Foto 2012)
(Quelle: privat)

Ambulante Versorgung herzkranker Kinder
Outpatient Care of Children with Heart Disease

Hans Carlo Kallfelz und Jens Bahlmann

Entstehung und Entwicklung der Arbeitsgemeinschaft Niedergelassener Kinderkardiologen (ANKK)
Origin of the Working Group of Paediatric Cardiologists in Private Practice

Traditionell erfolgte die ambulante Versorgung kranker Kinder in Deutschland bis weit nach dem Zweiten Weltkrieg überwiegend durch Hausärzte und in geringerem Maße durch Kinderärzte, nicht selten auch durch Internisten. Dabei lag die Schwelle für Krankenhauseinweisungen sehr niedrig, existierten doch weitgehend flächendeckend große Kinderkrankenhäuser oder -abteilungen, deren Patienten auch bei harmlosen Erkrankungen oft über Wochen stationär „betreut" wurden.

Da Kinder mit angeborenen Herzfehlern nicht kausal behandelt werden konnten und mehrheitlich in den ersten Lebensmonaten oder -jahren verstarben, entwickelte sich bis in die 1950er-Jahre keine entsprechende Versorgungsstruktur. Der Wandel trat ein, als an einigen großen Universitätskliniken erste palliative und korrektive Herz- und Gefäßoperationen bei älteren Kindern erfolgreich durchgeführt worden waren. In den ersten zehn Jahren dieser Periode erfolgte die klinische Betreuung überwiegend durch kardiologisch interessierte Internisten und Herzchirurgen [1–3]. Für diese Patientengruppe waren zunächst ambulante Untersuchungen im strengen Sinne des Wortes nicht vorgesehen. Die Kinder wurden für einige Tage auf internistisch-kardiologischen oder pädiatrischen Stationen „zur Beobachtung" aufgenommen. Nachdem sich im Laufe der 1950er-/60er-Jahre an mehreren Universitätskinderkliniken Pädiater mit herzkranken Kindern beschäftigten, entstanden auch in deren Polikliniken Herz-Sprechstunden. Da immer mehr Patienten dank herzchirurgischer Erfolge überlebten, weiteten sich diese Klinikambulanzen bis in die 1980er-Jahre aus.

Diese Situation widersprach den Intentionen der Gesundheitspolitiker sowie der kassenärztlichen Vereinigungen, die eine stärkere Verlagerung der Patientenbetreuung in den ambulanten Bereich verlangten. Für die herzkranken Kinder gab es jedoch außerhalb der spezialisierten klinischen Abteilungen über einen langen Zeitraum, mindestens bis Ende der 1980er-Jahre, keine ausreichende Anzahl in einer Praxis tätiger Kinderkardiologen. Diese unbefriedigende Lage zu erklären, fällt schwer angesichts der bereits 1972 als Teilgebiet anerkannten Kinderkardiologie. Die Bundesärztekammer hatte diesen Spezialbereich als Teilgebiet der Kinderheilkunde etabliert und von den Landesärztekammern waren in den folgenden Jahren die Weiterbildungsordnungen entsprechend ergänzt worden. So konnten in diesem Bereich langjährig tätige Kinderärzte, anfangs im Rahmen von Übergangsregelungen, ohne zusätzliche Prüfungen also, die Teilgebietsanerkennung erwerben. Voraussetzung war die Vorlage eines Nachweises über ihre bisherige kinderkardiologische Tätigkeit. Bis Ende 1988 hatten 116 Kinderärzte in der Bundesrepublik Deutschland diese Teilgebietsanerkennung für Kinderkardiologie erworben [4]. Bis zu diesem Zeitpunkt waren die Kollegen allerdings fast ausschließlich in Kinderkliniken beziehungsweise kinderkardiologischen Abteilungen tätig.

Der beabsichtigte und erwartete Übertritt einer zunehmenden Zahl von zertifizierten Kinderkardiologen in eine Praxis blieb zunächst aus. Im Laufe der 1980er-Jahre entschieden sich nur etwa 20 Kinderkardiologen für diesen Weg [5, 6]. Einer der Hauptgründe für die zögerliche Entwicklung war die für das Teilgebiet zwingende Beschränkung der Tätigkeit auf kinderkardiologische Patienten. Die Zahl dieser Patienten war seinerzeit aber noch relativ klein, sodass die wirtschaftliche Existenz einer rein kinderkardiologisch orientierten Praxis nicht gesichert erschien. Erst mit der „Umfirmierung" des Teilgebiets in einen Schwerpunkt ergab sich die Möglichkeit, sich als Kinderarzt mit hausärztlicher Versorgung niederzulassen – verbunden mit der Option, im Schwerpunkt Kinderkardiologie tätig zu sein und Kinder und Jugendliche mit kinderkardiologischen Problemen zu betreuen. Die entsprechenden, bis dahin nur Hausärzten und Kardiologen „erlaubten" spezifisch kinderkardiologischen Leistungen konnten jetzt über die jeweiligen kassenärztlichen Vereinigungen abgerechnet werden. Gemäß dieser Regelung schien eine Niederlassung auch unter wirtschaftlichen Gesichtspunkten vertretbar, sodass die Zahl der entsprechenden Praxen ab Ende der 1980er-Jahre deutlich anstieg.

Zu einem organisatorischen Rahmen fand die Berufsgruppe aber zunächst nicht. Erst 1989, also 17 Jahre nach der Etablierung des Teilgebiets, kam es auf Initiative des niedergelassenen Hamburger Kinderkardiologen Werner Henschel zu einem ersten informellen Treffen mit Fortbildungsvorträgen, an dem weniger als zehn Kollegen teilnahmen. Im folgenden Jahr wurde durch Ingeborg Baethke (Oldenburg) und Eberhard Grütte (Bremen) im Namen einer „Arbeitsgemeinschaft niedergelassener Kinderkardiologen", die als solche aber noch nicht existierte, das erste halbtägige Kinderkardiologische Kolloquium in Bremen (Abb. III.7) organisiert. Werner Henschel lud zum 2. Kolloquium im Januar 1991 nach Hamburg ein. Weitere Aktivitäten im Laufe dieses Jahres zielten auf eine Vereinsgründung. Daran waren ne-

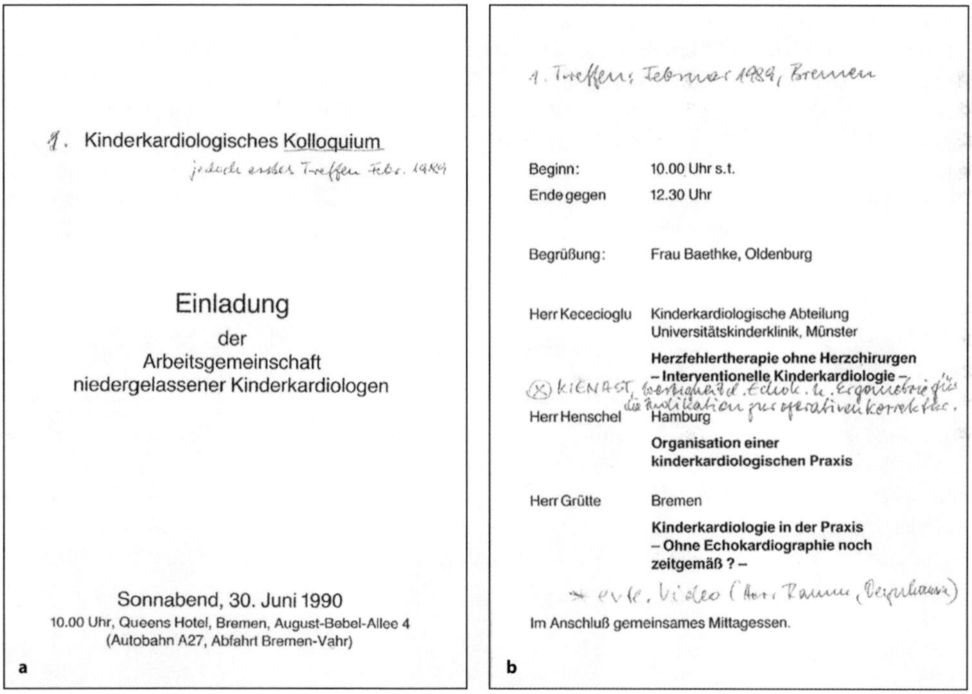
1. Kinderkardiologisches Kolloquium

Einladung
der
Arbeitsgemeinschaft
niedergelassener Kinderkardiologen

Sonnabend, 30. Juni 1990
10.00 Uhr, Queens Hotel, Bremen, August-Bebel-Allee 4
(Autobahn A27, Abfahrt Bremen-Vahr)

a

1. Treffen: Februar 1989, Bremen

Beginn:	10.00 Uhr s.t.
Ende gegen	12.30 Uhr
Begrüßung:	Frau Baethke, Oldenburg
Herr Kececioglu	Kinderkardiologische Abteilung Universitätskinderklinik, Münster **Herzfehlertherapie ohne Herzchirurgen – Interventionelle Kinderkardiologie –**
Herr Henschel	Hamburg **Organisation einer kinderkardiologischen Praxis**
Herr Grütte	Bremen **Kinderkardiologie in der Praxis – Ohne Echokardiographie noch zeitgemäß ? –**

Im Anschluß gemeinsames Mittagessen.

b

Abb. III.7: Tagungsprogramm des 1. Kinderkardiologischen Kolloquiums in Bremen 1990
Program of the 2nd meeting of paediatric cardiologists in private practice in Bremen 1990
(Quelle: I. Baethke)

III Die Versorgung von herzkranken Kindern in Deutschland

ben Werner Henschel (Hamburg) besonders Ingeborg Baethke, Hans Kahl (Düsseldorf) und Dietrich Dähn (Osnabrück) beteiligt (Abb. III.8), die die formalen Voraussetzungen für die Gründung eines eingetragenen Vereins vorbereiteten.

Am 9. Mai 1992 trafen sich in Osnabrück 14 niedergelassene Kinderkardiologen, um den Verein „Arbeitsgemeinschaft Niedergelassener Kinderkardiologen" (ANKK) zu gründen und eine Satzung zu verabschieden (Abb. III.8). Zum ersten Vorsitzenden wurde Werner Henschel gewählt, zum zweiten Vorsitzenden Dietrich Dähn und Olaf Jung (Kiel) wurde zum Schatzmeister ernannt (Abb. III.9, Abb. III.10; [5]). In Tab. III.2 wird der Vorstand der ANKK in der Zeit von 1992 bis 2016 aufgelistet.

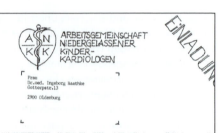

Abb. III.8: Einladung zur Gründungsversammlung der ANKK am 9. Mai 1992 in Osnabrück
Invitation to the founding assembly on May 9th 1992 in Osnabrück
(Quelle: I. Baethke)

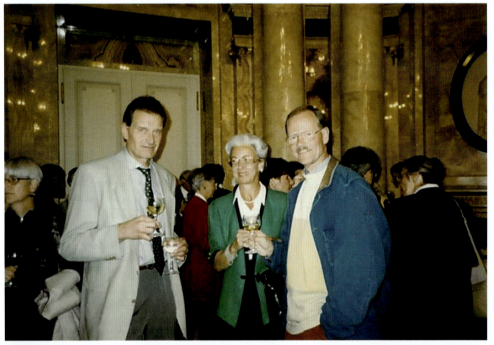

Abb. III.9: Werner Henschel, Ingeborg Baethke und Dietrich Dähn (v.l.n.r.) bei der Gründungsversammlung
Three of the main founding members: Werner Henschel, Ingeborg Baethke and Dietrich Dähn (f.l.)
(Quelle: W. Henschel)

Ambulante Versorgung herzkranker Kinder

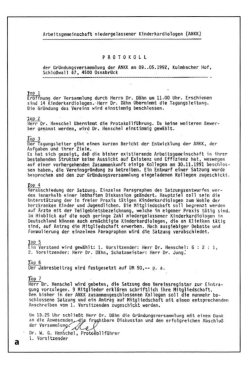

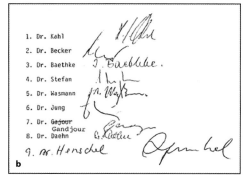

Abb. III.10: Protokoll der Gründungsversammlung vom 9. Mai 1992
Minutes of the founding assembly of May 9th 1992
(Quelle: I. Baethke)

Tab. III.2: Vorstand der Arbeitsgemeinschaft Niedergelassener Kinderkardiologen (ANKK) 1992–2016
Board of the Working Group of Paediatric Cardiologists in Private Practice 1992–2016

Amtszeiten	1. Vorsitzender	2. Vorsitzender	Schatzmeister
1992–1997	W. Henschel (HH)	D. Dähn (OS)	O. Jung (Ki)
1997–2008	K. R. Schirmer (HH)	W. Ram (KI)	J. Kahl (D)
2008–2013	M. Schlez (NW)	D. Koch (K)	J. Kahl (D)
2013–2015	D. Koch (K)	M. Schlez (NW)	J. Kahl (D)
Ab 2015	J. Bahlmann (BS)	R. Leipold (R)	J. Kahl (D)

In die Amtsperiode des zweiten Vorstands fiel eine für die Arbeit der niedergelassenen Kinderkardiologen bedrohlich erscheinende politische Entwicklung: Vom Bundesministerium für Gesundheit (BMG) wurde mit dem Gesundheitsstrukturgesetz eine Regelung vorgesehen, die zu einer strengen Trennung von hausärztlicher und fachärztlicher Tätigkeit führen sollte. Seinerzeit waren die niedergelassenen Kinderkardiologen aus wirtschaftlichen Gründen zu 90 Prozent haus- und fachärztlich tätig. Diese Regelung hätte somit zu einem weitgehenden Kollaps der ambulanten Versorgung herzkranker Kinder durch niedergelassene Kinderkardiologen geführt.

Dank intensiver Bemühungen und direkter Kontaktaufnahme des ANKK-Vorstands mit den Verantwortlichen im BMG und Unterstützung seitens des DGPK-Vorstands und der Elternverbände „BVHK e.V." und „Herzkind e.V." wurde der Referentenentwurf dahingehend geändert, dass Kinderärzte weiterhin im Schwerpunkt auch pädiatrisch als Hausärzte praktizieren können. Das neue Gesetz zur vertragsärztlichen Versorgung nach § 73 SGB V trat mit Wirkung vom 1. Januar 2000 in Kraft. Da zu diesem Zeitpunkt nur die Kinderkardiologie als Schwerpunkt existierte, erhielt die Regelung die (inoffizielle) Bezeichnung „Lex Kinderkardiologie" [7].

III Die Versorgung von herzkranken Kindern in Deutschland

An diesem Beispiel lässt sich die Bedeutung eines entschiedenen Auftretens einer Standesorganisation und der Unterstützung von Elternverbänden gegenüber politischen Kräften demonstrieren. Eine sicher unbeabsichtigte Fehlentwicklung konnte damit aufgehalten werden. Die uneingeschränkte Unterstützung der niedergelassenen Kinderkardiologen durch die Fachgesellschaft in dieser für die Versorgung der Patienten bedrohlichen Situation ergab sich zwingend aus der ärztlichen Verantwortung für die Betreuten. Rechtzeitig war eine vorher über längere Zeit bestehende Distanz zwischen der Fachgesellschaft und den niedergelassenen Kollegen auch formal überwunden worden. Es war zu einem Schulterschluss gekommen, als im Rahmen einer Satzungsänderung 1999 ein ANKK-Vertreter als stimmberechtigtes Mitglied in den Vorstand der DGPK aufgenommen wurde.

Nach langer Vorarbeit war 2003 mit Mitteln des Bundesministeriums für Bildung und Forschung (BMBF) das „Nationale Register" und das „Kompetenznetz Angeborene Herzfehler" gegründet worden, woran auch die ANKK vonseiten des Vorstands und im weiteren Verlauf mit Gremienmitgliedern beteiligt war. Ebenso nahm die ANKK aktiv teil an der Arbeit der von den Fachgesellschaften (DGK, DGPK, DGTHG) 2004 ins Leben gerufenen Taskforce „Erwachsene mit angeborenem Herzfehler" (EMAH). Von Beginn an wirkte hier Karl Robert Schirmer als Vertreter der ANKK mit. 2012 kam Jens Bahlmann als zweiter Vertreter der niedergelassenen Kinderkardiologen in die Taskforce. In der AG EMAH der DGPK fungiert er seit 2008 gleichzeitig als Sprecher.

Durch das 2007 verabschiedete GKV-Modernisierungsgesetz, § 116 b, SGB V, glaubten die niedergelassenen Kinderkardiologen wirtschaftlich benachteiligt zu sein, da sie befürchteten, dass Klinikambulanzen die herzkranken Kinder zu einem großen Teil an sich zögen. Über eine beim Verfassungsgericht eingelegte Beschwerde wurde dort nicht entschieden, sondern diese nur zurückgestellt. Eine Wiederaufnahme wurde zugesichert, sofern Praxen durch diese Regelung nachweisbar relevante Einkommenseinbußen erlitten [7].

Retrospektiv stellt sich die Frage, welche Gründe für die anfängliche Verzögerung in der Entwicklung der ambulanten Kinderkardiologie in Deutschland ausschlaggebend waren. Es wagten nur wenige den Schritt in die Selbstständigkeit, sondern zogen den Verbleib an der relativ sicheren Arbeitsstelle in der Klinik vor. Auch betrachteten manche führenden Mitglieder der Fachgesellschaft die niedergelassenen Kollegen als ungeliebte Konkurrenz für ihre Klinikambulanzen, was zumindest die Intention, eine Praxis zu eröffnen, verringert haben mag.

Mit der Gründung der ANKK war eine Organisation entstanden, die der ambulanten Kinderkardiologie innerhalb der Pädiatrie nicht nur eine Stimme, sondern auch Gewicht verlieh und deren Bedeutung für die Primär- und Weiterversorgung dieser zunehmend größer werdenden Patientengruppe hervorhob. Mit der Änderung der Weiterbildungsordnung, die das Teilgebiet in einen Schwerpunkt umwandelte und damit die starre Festlegung auf eine rein kinderkardiologische Tätigkeit aufhob, verbesserte sich auch die wirtschaftliche Situation der niedergelassenen Kollegen. So hat sich in den letzten 20 Jahren die Zahl der in einer Praxis tätigen Kinderkardiologen erfreulich nach oben entwickelt: Ende 2016 waren 178 Mitglieder des Vereins in eigener Praxis niedergelassen. Damit ist in den alten Bundesländern eine gute, nahezu flächendeckende Patientenversorgung sichergestellt. Ein Nachholbedarf besteht in den östlichen Bundesländern. Nur ein Drittel der Kollegen war ausschließlich im Schwerpunkt tätig, während 65 Prozent als Kinderärzte hausärztlich mit zusätzlicher Arbeit im Schwerpunkt praktizierten. Insgesamt waren 26 Gemeinschaftspraxen entstanden, wobei in drei Praxen sogar jeweils drei Kollegen zusammenarbeiteten. Dieser Trend zeigte sich auch in anderen Fachrichtungen und wird sich wohl ebenso bei den Kinderkardiologen fortsetzen (Abb. III.11).

Ambulante Versorgung herzkranker Kinder

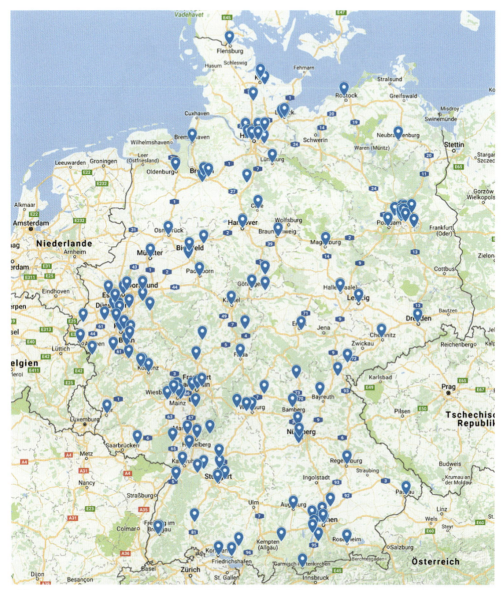

Abb. III.11: Verteilung der in der Bundesrepublik Deutschland niedergelassenen 178 Kinderkardiologen (Stand: November 2016)
Distribution of 178 paediatric cardiologists in private practice in the Federal Republic of Germany (in November 2016)
(Quelle: J. Bahlmann)

Eine zusätzliche Herausforderung ergab sich ab Ende der 1990er-Jahre mit der Betreuung der mittlerweile großen Zahl von EMAH-Patienten [7]. Um dieser Aufgabe gerecht werden zu können, haben sich bis Mitte 2016 insgesamt 64 niedergelassene Kinderkardiologen als EMAH-Kardiologen qualifiziert und sieben kinderkardiologische Praxen als EMAH-Schwerpunktpraxen zertifiziert (Abb. III.12). Nach bisher geltendem Recht sind allerdings als EMAH-Kardiologen zertifizierte Kin-

III Die Versorgung von herzkranken Kindern in Deutschland

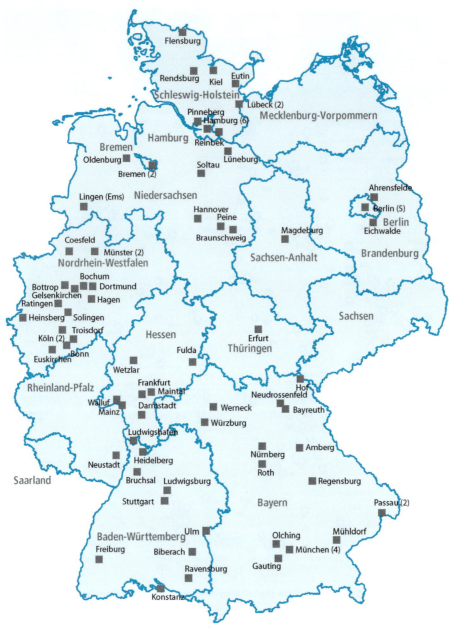

■ Standorte der EMAH-zertifizierten Kinderkardiologen und Kardiologen in Praxen
(…) Anzahl der Praxen/Gemeinschaftspraxen an einem Standort

Dargestellt werden ausschließlich Standorte, an denen praktizierende und aktiv behandelnde Ärzte tätig sind (Stand: August 2015).

Abb. III.12: Standort der EMAH-zertifizierten Kinderkardiologen in der Praxis (2015)
Distribution of „GUCH"-certified paediatric cardiologists in private practice (2015)
(Quelle: Herzbericht 2016 [Darstellung auf Grundlage von Daten der DGPK])

derkardiologen von einer Betreuung erwachsener Patienten insofern ausgeschlossen, als sie vonseiten der Krankenversicherungen keine Honorierung für ihre Leistungen erhalten. Nur vereinzelt konnten individuelle Vereinbarungen mit der zuständigen kassenärztlichen Vereinigung geschlossen werden, obwohl die weitaus meisten niedergelassenen internistischen Kardiologen keine Erfahrung in der Betreuung dieser Patienten besitzen. Die daraus erwachsenden Nachteile für Patienten und die ihnen vertrauten Ärzte sind unübersehbar, sodass auch angesichts der steigenden Zahl der erwachsenen Patienten mit meist operiertem Herzfehler auf politischer Ebene eine angemessene Lösung für deren Probleme erreicht werden muss.

Wie im historischen Rückblick nahezu immer die Entstehung eines neuen Berufsfelds geradezu beispielhaft das Beharrungsvermögen der Betroffenen im Widerstand gegen Veränderungen widerspiegelt, war auch in der pädiatrischen Kardiologie ein langer Weg bis zum Erfolg, der Anerkennung als Teilgebiet beziehungsweise Schwerpunkt, zurückzulegen. Bei entsprechender Beharrlichkeit wird sich auch das Versorgungs- und Honorierungsproblem im Zusammenhang mit den erwachsenen Patienten erfolgreich lösen lassen.

Summary

In Germany outpatients with heart diseases are primarily cared for by physicians in private practice but also by paediatric cardiologists in general paediatric hospitals and cardiac centres. Towards the end of the 1980s a working group of Paediatric Cardiologists in Private Practice (ANKK) has been organised. The number of these has reached by now almost 70. There is close cooperation with the departments of paediatric cardiology. By additional training in adult cardiology for six to twelve months they can get the certification for the care of adult patients with congenital heart diseases.

Literatur
References

[1] Grosse-Brockhoff F, Neuhaus G, Schaede A. Diagnostik und Differentialdiagnostik der angeborenen Herzfehler, Dtsch Arch Klin Med 1950; 197: 621–676
[2] Bayer O, Loogen F, Wolter H. Der Herzkatheterismus bei angeborenen und erworbenen Herzfehlern, Thieme, Stuttgart 1954
[3] Blömer H. Auskultation des Herzens und ihre hämodynamischen Grundlagen. Urban & Schwarzenberg, München/Berlin/Wien 1967
[4] Rautenburg HW. Geschichte der Kinderkardiologie. Eigenverlag, Gießen 1989
[5] Baethke I. Persönliche Mitteilung
[6] Henschel W. Persönliche Mitteilung
[7] Schirmer KR. Persönliche Mitteilung
[8] Deutscher Herzbericht 2016, herausgegeben von der Deutschen Herzstiftung e.V., Frankfurt am Main 2017

Psychosoziale Versorgung
Psychosocial Care

Hedwig H. Hövels-Gürich, Sabine Schickendantz und Karl-Otto Dubowy

Vorreiter einer psychosozialen Versorgung herzkranker Kinder
Forerunners of a Psychosocial Care for Children with Congenital Heart Diseases

In der zweiten Hälfte der 1980er-Jahre begann mit der Weiterentwicklung des Faches Kinderkardiologie in Deutschland auch die Beschäftigung mit dem Thema der Auswirkungen einer chronischen Herzkrankheit auf die psychosoziale Situation der Patienten und deren Familien [1]. Seit den 1990er-Jahren trafen sich interessierte Kinderkardiologen, Psychologen und Sozialarbeiter zu informellen Arbeitstreffen, um bestimmte psychosoziale Projekte voranzubringen. Zudem rückten mit Zunahme herzoperierter Neugeborener, Säuglinge und Kleinkinder Aspekte der psychomotorischen, kognitiven und psychosozialen Entwicklung in den Blickpunkt des Interesses [2]. Zu Beginn des 21. Jahrhunderts zeigten erste Untersuchungen des Bundesverbandes Herzkranke Kinder e.V. (BVHK) eklatante Defizite in der psychosozialen Versorgung auf, die mit der Forderung nach der Einrichtung abteilungsgebundener psychosozialer Mitarbeiterstellen in kinderkardiologischen Kliniken verbunden waren [3].

Gründung und Ziele der Arbeitsgemeinschaft Psychosoziale Angelegenheiten (PS-AG) in der DGPK seit 2003
Foundation and Aims of the Psychosocial Working Group of the DGPK since 2003

Basierend auf der Erkenntnis, dass zusätzlich zur hochqualifizierten medizinischen eine verbesserte psychosoziale Versorgung der Patienten und ihrer Familien erforderlich ist, wurde bei der Jahrestagung der DGPK in Weimar 2003 von Sabine Schickendantz (Köln) und Karl-Otto Dubowy (Bad Oeynhausen) die Idee zur Gründung einer *„Arbeitsgemeinschaft psychosoziale Belange und Rehabilitation von Kindern, Jugendlichen und jungen Erwachsenen mit angeborenen Herzfehlern in der DGPK (PS-AG)"* im Sinne von § 10 Absatz 9 der Satzung der DGPK geboren, die dann am 13. März 2004 in Köln bei der ersten Tagung umgesetzt wurde. In dem bundesweiten interdisziplinären Aktionsbündnis für chronisch herzkranke Kinder, Jugendliche und ihre Familien sowie junge Erwachsene sollten sich *„alle an der Betreuung der Patienten Beteiligten"* einbringen können, das heißt Kinderkardiologen aus Zentren, Kliniken, Praxen und Rehakliniken, insbesondere auch Rehabilitations- und Sportwissenschaftler, psychosoziale Mitarbeiter, Krankenschwestern, Vertreter des „Arbeitskreises Psychosozial" im BVHK, der Kinderherzstiftung, anderen Selbsthilfevereinen, Elternvereinen und Gruppierungen. Karl-Otto Dubowy und Sabine Schickendantz wurden zu Sprechern der AG gewählt [4]. Es wurden zweimal jährlich AG-Tagungen, jeweils im Frühjahr (meist in Köln) und bei den Jahrestagungen der DGPK im Herbst vereinbart.

Die Arbeitsgruppe sollte Anregung geben, wissenschaftliche Grundlagen zur Notwendigkeit und Effektivität der psychosozialen Versorgung zu erarbeiten sowie die Sachkompetenz der verschiedenen professionellen Mitarbeitergruppen zur gesundheitspolitischen beziehungsweise gesellschaftlichen Einflussnahme durch die Selbsthilfegruppen zusammenzuführen.

Im Fokus stand zunächst die Schwerbehindertengesetzgebung, die im Verlauf der jeweiligen Gesetzeslage mit dem Ziel einer größeren sozialen Gerechtigkeit für die Betroffenen angepasst werden musste. Weitere Themen betrafen das herzkranke Kind in der Schule und im Sportunterricht, die Jugendlichen bei der Berufsausbildung sowie die psychosoziale Situation werdender Mütter mit herzkranken Feten.

Aus dem Bereich der Rehabilitation stand unter anderem der Stellenwert der Anschlussheilbehandlungen, der familienorientierten Rehabilitation (FOR), einer ambulanten Rehabilitation, von Sportprojekten und von Kunsttherapie zur Diskussion.

Aus dem Bereich der Gesundheitspolitik wurden die Problematik im Umgang mit den Krankenkassen sowie die Stellung der psychosozialen Mitarbeiter im Zeichen der DRG (Diagnosis Related Groups), Thema Kostenübernahme, angesprochen.

Bearbeitung zentraler Schwerpunktthemen
Main topics

Schwerbehinderung, Berufsfindung, Begutachtung
Severe Disability, Career Choice, Social-Medical Expertise

Die Stellungnahme zur Schwerbehindertenbeurteilung musste mehrfach den geänderten gesetzlichen Regelungen angepasst werden, bevor letztlich in Absprache mit der DGPK ein Novellierungsvorschlag beim Bundesministerium für Arbeit und Soziales (BMAS) eingereicht wurde. Von der PS-AG wurde eine *„Handreichung zur Erstellung sozialrechtlicher Gutachten"* mit einer Vorlage für eine gutachtliche Stellungnahme für die Versorgungsämter erstellt (Homepage der DGPK) [4]. Wiederholt erfolgten Fortbildungen bei der DGPK als öffentliche Veranstaltungen zum Thema Schwerbehinderung und Berufsfindung durch Karl-Otto Dubowy und Sabine Schickendantz.

Seit Mitte der 1980er-Jahre erreichte eine zunehmende Anzahl herzoperierter Kinder das Jugendlichenalter und strebte eine Berufsausbildung an. In Deutschland sind die Integrationshilfen für chronisch Kranke im Sozialgesetzbuch verankert und werden durch die Integrationsämter und die Spezialberatung der Agentur für Arbeit realisiert (SGB III und IX). Einzelne Kinderkardiologen, Sozialarbeiter und Psychologen leisteten im Vorfeld zur PS-AG Vorarbeit, indem sie zum einen die Betroffenen über ihre Rechte und Förderungsmöglichkeiten aufklärten und umgekehrt den Dialog mit den zuständigen Behörden lokal und überregional initiierten.

Der Kernsatz der Hinführung zum Beruf hat bis heute Gültigkeit: Wenigstens ein Jahr vor dem angestrebten Berufs-/Studieneinstieg sollten die Fragen nach Schwerbehinderung und die gegebenenfalls vorhandene herzfehlerbedingte Einschränkung der Berufswahl möglichst detailliert ärztlicherseits erhoben und dokumentiert werden. Die Patienten und ihre Eltern werden ermuntert, aktiv auf die zuständigen Behörden zuzugehen und sich zu ihrem Herzfehler *„zu bekennen"*, um das letzte Schuljahr für die individuelle Auswahl eines geeigneten Berufes zu nutzen und falls erforderlich wegen staatlicher Unterstützungsmöglichkeiten rechtzeitig anzufragen (Abb. III.13, Abb. III.14).

Aus ärztlicher Sicht stand früher die Diagnosestellung der angeborenen oder erworbenen Herzerkrankung im Vordergrund. Im Laufe der Jahre erfolgte ein Paradigmenwechsel in der sozial-/arbeitsmedizinischen Begutachtung derart, dass die kardiale Diagnose als wegweisend in die Begutachtung einfloss. Letzten Endes beeinflusste aber die Beurteilung der tatsächlichen funktionellen

III Die Versorgung von herzkranken Kindern in Deutschland

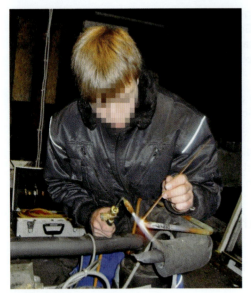

Abb. III.13: Herzkranker Jugendlicher bei einer Schweißübung
Adolescent with congenital heart disease performing a welding exercise
(Quelle: K.-O. Dubowy)

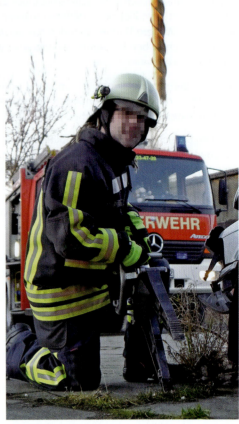

Abb. III.14: EMAH-Patient bei einer Übung der freiwilligen Feuerwehr
ACHD patient taking part in a fire brigade training
(Quelle: K.-O. Dubowy)

Einschränkung des Patienten im Alltag in erheblichem Ausmaß die individuelle Einstufung. Daneben war die Prognoseabschätzung von großer Bedeutung (VersMedV, Leitlinien Deutsche Rentenversicherung, arbeitsmedizinische Richtlinien).

Rehabilitation: Familienorientierte Rehabilitation (FOR) und Rehabilitation im Jugendlichen- und Erwachsenenbereich
Rehabilitation: Family-Orientated Rehabilitation and Rehabilitation of Adolescents and Adults

Zu Beginn der 1990er-Jahre wurde zunehmend deutlich, dass die sozialrechtlich angedachten Rehabilitationsmaßnahmen insbesondere den Kindern und Jugendlichen sowie deren Familienangehörigen nicht gerecht wurden. Daher erfolgte die Entwicklung einer Verfahrensabsprache zur Regelung der Rehabilitationsbedürftigkeit für Patienten mit chronischer Erkrankung im Alter unter 16 Jahren, die federführend von der DRV/LVA Westfalen mitentwickelt wurde. Nach Vorarbeit der PS-AG erschien 2004 die befürwortende Stellungnahme des Vorstandes der DGPK zur „Familienorientierten Rehabilitation und Nachsorge für herzoperierte Kinder und deren Familien" [4].

Unter Mitarbeit von Mitgliedern der PS-AG entstand 2003 die Leitlinie der DGPK zur „Familienorientierten Rehabilitation (FOR)", die 2012 und 2017 überarbeitet und um den Bereich der jungen Erwachsenen mit angeborenen Herzfehlern erweitert wurde [4–6]. Die Rechtsgrundlagen finden

Psychosoziale Versorgung

sich insbesondere in den Sozialgesetzbüchern I, V, VI und IX. Das Recht auf Rehabilitation ergibt sich aus dem § 10 SGB V. Kostenträger für die Rehabilitation können die Krankenversicherung (§ 40, Abs. 2, SGB V) oder die Rentenversicherungsträger (§ 31, Abs. 1, Satz 4, SGB VI) sein. Mit dem neuen Flexirentengesetz nach § 15a SGB (Gesetz zur Flexibilisierung des Übergangs vom Erwerbsleben in den Ruhestand und zur Stärkung von Prävention und Rehabilitation im Erwerbsleben – Gültigkeit ab 1. Januar 2017) wurde die Rehabilitation von Kindern von einer Kann- in eine Pflichtleistung umgeändert.

Risikostratifizierung und Entwicklungsnachsorge nach Herzoperation
Risk Stratification and Developmental Follow-up after Heart Surgery

Seit den 1990er-Jahren wurde im Zuge erfolgreicher Herzoperationen mit der Herz-Lungen-Maschine (HLM) bei hohen Überlebensraten und guten kardialen Ergebnissen der Blickpunkt des Interesses zunehmend auf die mittel- und langfristige psychomotorische, kognitive und psychosoziale Entwicklung dieser Kinder und Jugendlichen gelenkt. Heute ist unstrittig, dass Kinder nach Korrekturoperationen komplexer Herzfehler im Neugeborenen- und Säuglingsalter im Langzeitverlauf ein deutlich erhöhtes Risiko für das Auftreten psychomotorischer und psychosozialer Entwicklungsstörungen haben [7–9]. Nach mehrjährigen Diskussionen ist unter Federführung von Hedwig H. Hövels-Gürich (Aachen) 2010 ein Positionspapier der PS-AG zu Risikostratifizierung und neuropsychologischen Nachuntersuchungen erschienen (Abb. III.15; [4]). Die von einer Entwicklungsstörung bedrohten Kinder nach HLM-Operation bedürfen neben den gesetzlich empfohlenen Vorsorgeuntersuchungen darüber hinaus spezieller ausführlicher neuropsychologischer Entwicklungsuntersuchungen im Alter von zwei und fünf Jahren und gegebenenfalls darüber hinaus. Durch die frühzeitige Einleitung geeigneter Förder- und Therapiemaßnahmen sollen eine effektive Prävention beziehungsweise Entwicklungsförderung und Verbesserung der Lebensqualität erreicht werden. Die Studien zum Sport für herzkranke Kinder in Köln 1994 bis 2000 haben belegt, dass Sport nicht nur die motorische, sondern auch die psychosoziale Entwicklung der Kinder fördert [10–12]. Zur Verbesserung der Kenntnislage von Sportpädagogen und Kinderkardiologen wurde ein IT-unterstütztes Sportattest entwickelt, zusätzlich zu verschiedenen Publikationen [13, 14] und Mitarbeit in der Leitlinienkommission Sport [4].

Für eine verbesserte Mobilität bei Reisen, Klassenfahrten, Auslandsschuljahr und auswärtiger Berufsausbildung/Studium der Patienten wurde 2008 ein Konzept zur Erstellung eines Patientenpasses entwickelt.

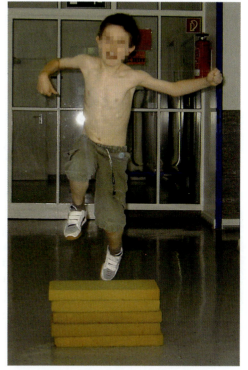

Abb. III.15: Kind mit Fontan-Zirkulation beim Körper-Koordinationstest nach Schilling
Child with Fontan circulation performing the body coordination test (Schilling)
(Quelle: B. Bjarnason-Wehrens)

Handwerkszeug für die praktische Arbeit
Tools for Practical Work

Wissenschaftliche Stellungnahmen und Publikationen
Scientific Statements and Publications

Gemäß dem Grundverständnis, *„allen an der Betreuung der Patienten Beteiligten"* offen zu stehen und praktische Hilfestellung im Umgang mit den psychosozialen Problemen herzkranker Kinder und junger Erwachsener anzubieten, beinhaltete die Arbeit der PS-AG eine rege Veröffentlichungstätigkeit zu ihren Schwerpunktthemen. Seit ihrer Gründung konnten bis 2016 unter maßgeblicher Mitwirkung von Mitgliedern der PS-AG 9 wissenschaftliche Beiträge zu den Themen Schwerbehinderung, Rehabilitation, Entwicklung sowie Sport auf der Homepage der DGPK [4] veröffentlicht werden. Im gleichen Zeitraum erschienen neun wissenschaftliche Publikationen zu den Themen Entwicklung [7–9, 15] und Sport [10–14].

Mitarbeit in international agierenden psychosozialen Arbeitsgruppen
Collaboration with International Psychosocial Working Groups

Eine weitere wichtige Aufgabe bestand im internationalen Erfahrungsaustausch mit Kinderkardiologen, psychosozialen Mitarbeitern, Pflegepersonal sowie Betroffenen und Selbsthilfegruppen im Rahmen der Arbeitstreffen der *„AEPC Psychosocial Care from Fetus to Adult Working Group"*. Hier wurden regelmäßig wissenschaftliche Konferenzbeiträge vorgetragen und in Abstraktform veröffentlicht.

Fazit und Ausblick
Conclusions and Perspectives

Die psychosoziale Versorgung ist in den Akutkliniken durch Sozialarbeiter und Psychologen zumindest teilweise realisiert. Die psychosozialen Mitarbeiter wurden über die PS-AG zu assoziierten Mitgliedern der DGPK. Die PS-AG nutzt insbesondere die Homepage der DGPK zur Informationsweitergabe. Zusammenfassend ist das große Ziel, zum Wohle der Patienten und deren Familien die somatisch-medizinische mit der psychosozialen Versorgung zusammenzuführen, ein Stück weit vorangetrieben worden. Für den Bereich der Erwachsenen mit angeborenen Herzfehlern müssen zukünftig Transitionskonzepte für Kliniken und Betroffene entwickelt werden.

Um die Wirksamkeit einer guten psychosozialen Versorgung herzkranker beziehungsweise herzoperierter Kinder, Jugendlicher und junger Erwachsener in Deutschland aufzuzeigen oder nachzuweisen, bedarf es einer begleitenden standardisierten Evaluation der Entwicklung und der gesundheitsbezogenen Lebensqualität in den verschiedenen Lebensaltersabschnitten [4, 6, 7, 13]. Hierzu ist eine multizentrische Studie von Mitgliedern der PS-AG in Planung.

Danksagung
Acknowledgement

Abschließend möchten wir uns bei Achim A. Schmaltz, Hans Meyer, Peter E. Lange, Hans Carlo Kallfelz und Jürgen Apitz [†] stellvertretend für viele andere sehr herzlich für ihre hilfreiche Beratung und Unterstützung unserer Arbeit in der PS-AG bedanken.

Psychosoziale Versorgung

Summary

Based on the evidence that – besides a high-quality medical care – an improved psychosocial care for the patients and their caregivers was needed, the "Working group for psychosocial affairs and rehabilitation of children, adolescents and young adults with congenital heart defects" (PS working group) was founded in Cologne in 2004 within the German Society for Paediatric Cardiology (DGPK). It was created as an interdisciplinary group, open for all professionals caring for these patients e.g. paediatric cardiologists, psychologists, social workers, nurses, and representatives of foundations and self-care organisations. Between 2004 and 2016, a number of focus topics were addressed. These included the topics of severe handicap, rehabilitation and health policy. An amendment of the assessment of severely handicapped patients with congenital heart defects and instructions for paediatric cardiologists to give an expert opinion were proposed. With regard to rehabilitation, concepts for "family-oriented rehabilitation for patients with cardiac diseases in childhood and adolescence" and for young adults were developed and established by members of the PS working group. With respect to the increased risk of neurodevelopmental delay and dysfunction of children after cardiac surgery, the need for special early neuropsychological examinations was emphasized and recommendations for clinical practice were elaborated. Participation in sports for children with cardiac diseases was highly recommended.

The PS working group has published nine scientific articles and different templates for medical certificates dealing with its main topics of severe handicap, rehabilitation, development and sports displayed on the DGPK homepage. In addition, nine scientific papers addressing child development and sports were published in peer-reviewed journals. The international exchange of experience was ensured by active participation in the AEPC psychosocial working group.

Literatur
References

[1] Kahlert G, Hilgenberg F, Jochmus I. Psychosoziale Auswirkungen schwerer Herzkrankheiten bei Kindern und Jugendlichen. Sozialpädiatrie 1987; 9: 644–648

[2] Hövels-Gürich HH, Seghaye MC, Däbritz S, Messmer BJ, von Bernuth G. Cognitive and motor development in preschool and school-aged children after neonatal arterial switch operation. J Thorac cardiovasc Surg 1997; 114: 578–585

[3] Kanth E, Helms C, Sticker E, et al. Etablierung psychosozialer Versorgung in der Pädiatrischen Kardiologie. Zeitschrift ärztliche Fortbildung und Qualitätssicherung 2003; 97: 133–139.

[4] Deutsche Gesellschaft für Pädiatrische Kardiologie, www.kinderkardiologie.org

[5] Dubowy KO. Herzerkrankungen. Klinikleitfaden Medizinische Rehabilitation. In: Rick O, Stachow R (Hg.). Elsevier Verlag, München 2011, 638–640.

[6] Van der Mei SH, von der Beek J, Dubowy KO. Familienorientierte Rehabilitation (FOR) bei Herz- und Kreislauferkrankungen im Kindes- und Jugendalter und spezielle Rehabilitation im Jugend- und jungen Erwachsenenalter, AWMF-S2k-Leitlinie, Registernummer 023/031

[7] Hövels-Gürich H, McCusker C. Neurodevelopmental patterns in congenital heart disease across childhood – longitudinal studies from Europe. In: McCusker C, Casey F (eds.). Congenital heart disease and neurodevelopment: Understanding and improving outcomes. Elsevier Verlag, London 2016, 41–53

[8] Hövels-Gürich H. Psychomotorische Entwicklung von Kindern mit angeborenem Herzfehler. Monatsschr Kinderheilkd 2012; 160: 118–128

[9] Herberg U, Hövels-Gürich H. Neurologische und psychomotorische Entwicklung von Feten und Neugeborenen mit angeborenen Herzfehlern – Ursachen und Prävalenz von Störungen im Langzeitverlauf. Z Geburtshilfe Neonatol 2012; 216: 132–140

[10] Sticker EJ. Sport macht stark – auch bei angeborenem Herzfehler. Ergebnisse einer interdisziplinären Follow-up Studie zur Entwicklungsoptimierung. Shaker-Verlag, Aachen 2004

[11] Bjarnason-Wehrens B, Dordel S, Schickendantz S, et al. Motor development in children with congenital cardiac diseases compared to their healthy peers. Cardiol Young 2007; 17: 487–498

[12] Schickendantz S, Sticker EJ, Dordel S, Bjarnason-Wehrens B. Sport and Physical Activity in Children with Congenital Heart Disease. Dtsch Arztebl 2007; 104: A 563–569

[13] Schickendantz S, Dubowy KO, Sticker EJ, Bjarnason-Wehrens B. Sporttauglichkeit bei Kindern mit angeborenen Herzfehlern. Monatsschr Kinderheikd 2013; 161: 15–20

[14] Takken T, Giardini A, Reybrouck T, et al. Recommendations for physical activity, recreation sport, and exercise training in paediatric patients with congenital heart disease: a report from the Exercise, Basic & Transla-

tional Research Section of the European Association of Cardiovascular Prevention and Rehabilitation, the European Congenital Heart and Lung Exercise Group, and the Association for European Paediatric Cardiology. Eur J Prev Cardiol 2012;19: 1034–1065

[15] Niemitz M, Seitz DC, Oebels M, Schranz D, et al. The development and validation of a health-related quality of life questionnaire for pre-school children with a chronic heart disease. Qual Life Res 2013; 22: 2877–2888

IV Eltern- und Patientenorganisationen
Parents and Patients Organisations

Patientenorientierte assoziierte Organisationen
Parents and Patients Organisations

Kai Rüenbrink

Die Geschichte der Kinderkardiologie ist eng verbunden mit der Entstehung und Entwicklung der Eltern- und Patientenorganisationen. Entstanden sind diese aus der Not der betroffenen Familien. Zwar verbesserten sich Ende der 1960er-/Anfang der 1970er-Jahre die Behandlungsmöglichkeiten der Kinder mit angeborenem Herzfehler, aber für Laien verständliche Informationsmaterialien gab es nicht und ein Austausch zwischen den betroffenen Familien fand nicht statt. Begleitende Eltern auf einer Kinderstation waren undenkbar. Zweimal pro Woche für eine Stunde Besuchszeit, manchmal nur durch eine Glasscheibe einen Blick auf das eigene Kind erhaschen, war vielfach die gängige Praxis.

Es waren engagierte Mütter – allen voran Irm Folkerts (1924–2009) vom Aktionskomitee KIND IM KRANKENHAUS e.V. (AKIK) –, die das nicht länger ertragen wollten. Sie kämpften gemeinsam mit den Pflegenden und Ärzten unter anderem für die Mitaufnahme der Eltern auf den Stationen. So ebneten sie den Weg und legten den Grundstein für alle Veränderungen, die heute für Familien in einer Kinderklinik selbstverständlich sind.

Mitte der 1970er-Jahre wurden begleitende Eltern langsam zur Normalität. Die Herzkinder mussten oft viele Monate in der Klinik verbringen und „aufgepäppelt" werden, um das notwendige Mindestgewicht für die geplante Operation zu erreichen. In dieser Zeit entwickelte sich zwischen Kinderkrankenschwestern/-pflegern, Ärzten und Eltern nicht selten ein sehr enges Vertrauensverhältnis.

Das zarte Pflänzchen der Kinderkardiologie in Deutschland entwickelte sich ebenfalls gut und Peter Brode initiierte in Essen die ersten Fortbildungen über angeborene Herzfehler für Pflegepersonal. Engagierte Schwestern blickten über den Tellerrand hinaus und informierten sich auch außerhalb der eigenen Klinik. Ihre Erkenntnisse gaben sie an die Eltern weiter. Es kam zum intensiven Austausch – insbesondere darüber, wo und wie die kleinen Patienten am besten behandelt werden konnten. Die Folge war, dass Ärzte, Schwestern und Eltern 1978 in Essen mit dem Ziel, den persönlichen Austausch zu ermöglichen und fachlich fundiert zu informieren, die Interessengemeinschaft „Das herzkranke Kind e.V." (IDHK) gründeten. Einige Jahre später, im Februar 1984, fanden in Hannover drei Mütter zusammen, deren Herzkinder „aus dem Gröbsten raus waren". Ihr Ziel: Sie wollten für Laien verständliche Fachinformationen sorgen und die Kommunikation unter den begleitenden Eltern verbessern. Am eigenen Leib hatten sie erfahren, wie sehr die Eltern – meist Mütter aus allen Regionen Deutschlands – darunter litten, abends allein irgendwo in Hannover zu sitzen und keinen Ansprechpartner zu haben. Über Nacht beim eigenen Kind zu bleiben, war zu dieser Zeit (noch) nicht möglich. Hans Carlo Kallfelz begrüßte und unterstützte die Initiative dieser engagierten Frauen sehr aktiv. Die Eltern wurden abends auf der kinderkardiologischen Station abgeholt. Die Treffen fanden meist einmal in der Woche außerhalb der Klinik statt. Es wur-

IV Eltern- und Patientenorganisationen

de geredet, gelacht und geweint. In dieser Runde wurde man verstanden und konnte auch einmal seinen Frust loswerden.

Recht bald wollte jemand die wichtige Arbeit dieser Gruppe finanziell unterstützen und fragte nach einer Spendenbescheinigung. Über eine Weiterentwicklung in diese Richtung hatten sich die drei Frauen noch keine Gedanken gemacht. Einen eigenen Verein zu gründen, stand nicht zur Diskussion. Was also tun? Es folgte eine mühsame Recherche, denn das heute gängige Medium Internet war zu dieser Zeit noch nicht verfügbar. Alle Bemühungen waren mehr oder weniger erfolglos. Eine Anfrage an die noch junge Deutsche Herzstiftung (1979 gegründet) verlief leider ergebnislos. Diese beschäftigte sich damals ausschließlich mit erworbenen Herzerkrankungen und hatte die Herzkinder noch nicht für sich entdeckt. So kam es, dass im Juli 1984 in Hannover der Elternverein HERZKIND e.V. gegründet wurde.

Viele Mütter und Väter, die mit ihrem Kind nach dem Krankenhausaufenthalt wieder zu Hause waren, vermissten den wohltuenden Austausch mit den anderen Familien. So entstanden überall in Deutschland Kontaktgruppen, die diese Idee einer Elterngruppe auch in ihre Heimatkliniken trugen. Doch dort wurden sie häufig nicht mit offenen Armen empfangen. Skepsis und Ablehnung vonseiten der Klinikleitung waren nicht selten. Nur langsam ließen sich die Verantwortlichen davon überzeugen, dass die Eltern „doch nicht die Farbe der Fliesen im OP mitbestimmen wollen". Sie wollten aktiv mithelfen, dass sich die Situation ihrer Kinder in der Klinik und auch nach der Entlassung spürbar verbessert. Sie hatten erkannt, dass der angeborene Herzfehler auch nach der Korrekturoperation weiterhin eine gewichtige Rolle im Leben ihres Kindes spielen würde. Immer wieder taten sich neue Problemfelder auf, die es zu lösen galt.

In Berlin gründete sich die Berliner Kinderherzliga, die sich neben den erworbenen Herzerkrankungen auch die angeborenen Herzfehler auf die Fahnen geschrieben hatte. Diese schloss sich bald der Deutschen Herzstiftung an und wurde zu einem eigenen Arbeitsbereich. Der Grundstein für das später in Kinderherzstiftung umbenannte Projekt war damit gelegt worden.

Nach und nach gründeten sich weitere Vereine mit dem Ziel, die Situation in ihrer Klinik, in ihrer Region zu verbessern. Mittlerweile hatten auch die Klinikleitungen die Intention der Elternselbsthilfegruppen/Vereine und den Nutzen für das eigene Haus erkannt.

Leiter der Selbsthilfegruppen und Vertreter regionaler Vereine kamen regelmäßig für einen Erfahrungs- und Gedankenaustausch zusammen. Dabei zeigte sich schnell, dass die Selbsthilfegruppen und Vereine unterschiedliche Schwerpunkte bei ihrer Arbeit setzten. Den Selbsthilfegruppen ging es um Problemfelder wie Kindergarten und Schule vor Ort. Die Vereine beschäftigten sich dagegen eher mit den Problemen der Klinik, beispielsweise dem Mangel an Pflegekräften. Es setzte sich die Erkenntnis durch, dass überregionale Problemfelder nur gemeinsam angegangen werden konnten. So kam es 1989 zu einem ersten Treffen nur für eingetragene Vereine, denen weitere folgen sollten.

Die Teilnehmerzahl stieg von Jahr zu Jahr, aus den Treffen entstand die Bundesarbeitsgemeinschaft (BAG) herzkranke Kinder. Schon bei diesen ersten Treffen nahm bereits eine selbstbetroffene junge EMAH-Gruppe (**E**rwachsene **m**it **a**ngeborenem **H**erzfehler) teil. Sie machte allen Beteiligten deutlich, dass die Zukunft noch viele weitere Probleme für die Herzkinder bereithalten wird. Pflegenotstand, verschobene Operationen und viel zu wenig ambulante Versorgung in der Fläche bildeten nur die Spitze des Eisbergs. Es wurde heiß diskutiert, geplant, verworfen und neu geplant, bis endlich erkannt wurde, dass mehr nötig ist, als eine BAG mit wechselnder Zuständigkeit, um in der Öffentlichkeit als Einheit wahrgenommen zu werden. Die Idee, einen Bundesverband als gemeinsames Sprachrohr zu gründen, war geboren und nahm dann auch relativ schnell konkrete

Patientenorientierte assoziierte Organisationen

Züge an. Der „Bundesverband Herzkranke Kinder e.V." (BVHK) gründete sich am 5./6. März 1993. Die beteiligte Kinderherzliga musste sich für diesen Schritt als nicht selbstständiger Verein von der Herzstiftung lösen, da diese aus satzungsrechtlichen Gründen dem Bundesverband nicht beitreten konnte. Innerhalb der Deutschen Herzstiftung wurde ebenfalls im Jahr 1993 die Kinderherzstiftung als Projekt aus der Taufe gehoben.

Sowohl ein Symposium mit dem Titel *„Kinderkardiologie ade – was kommt danach?"* im Jahr 1995 als auch die Einladung zu einer internationalen Konferenz europäischer Organisationen von Jugendlichen und Erwachsenen mit angeborenem Herzfehler 1996 gaben die entscheidenden Anstöße zur Gründung der Bundesvereinigung JEMAH e.V. am 11. November 1997. Zum ersten Mal gab es einen Verein, der von den Betroffenen selbst – und nicht von deren Eltern – gegründet und geleitet wurde – mit dem Ziel, die eigene (medizinische) Versorgung voranzubringen. Der jüngste Verein, der bundesweit agiert, ist der Verein Fontanherzen e.V. Seit seiner Gründung im Jahr 2012 vertritt er Familien, deren Kinder mit nur einer Herzkammer leben müssen.

Neben vielen regionalen Vereinen und Selbsthilfegruppen arbeiteten bundesweit nun sechs Vereine für herzkranke Kinder beziehungsweise Menschen mit angeborenem Herzfehler und boten den Betroffenen ihre Hilfe an. Neben den eigenständigen Projekten jedes Vereins gab es viele Berührungspunkte und erfolgreiche Kooperationen. Trotzdem verliefen Kommunikation und Abstimmung untereinander nicht immer harmonisch.

Ungeachtet dessen engagierten sich vor allem Vertreter des BVHK auch im politischen Raum und konnten zum Beispiel über den „Gemeinsamen Bundesausschuss" eine wesentliche Verbesserung im Bereich der Kinderherzchirurgie bewirken, festgeschrieben im Sozialgesetzbuch V. Ferner haben sie bei der Kassenärztlichen Bundesvereinigung dazu beigetragen, dass sehr ungünstige Vergütungsregeln für die niedergelassenen Kinderkardiologen ausgesetzt wurden.

Seit den 1990er-Jahren waren von verschiedenen Seiten immer wieder Versuche unternommen worden, die unterschiedlichen Gruppen und Vereine zu einem Zusammenschluss oder wenigstens zu einer engen Kooperation zu bewegen. Es war allen Beteiligten klar, dass die Interessen der Patienten und ihrer Eltern nur durch ein geschlossenes Auftreten in der Öffentlichkeit nachhaltig vertreten werden konnten. Dennoch verhinderten partikulare Interessen Einzelner eine engere Kooperation.

Erfolgreich war schließlich eine Initiative von Thomas Meinertz, dem Vorstandsvorsitzenden der Deutschen Herzstiftung e.V., der alle bundesweit agierenden Patientenorganisationen auf dem Gebiet der angeborenen Herzerkrankungen 2013 zu einem Gespräch nach Frankfurt einlud. Bei diesem Treffen stellten alle Vertreter der beteiligten Vereine die Weichen für das Aktionsbündnis angeborene Herzfehler (ABAHF), das sich am 19. Juli 2014 gründete (Abb. IV.1).

Die Schwerpunkte der Patientenorganisationen haben sich in den letzten 40 Jahren verändert und sind doch gleich geblieben. Die Arbeit wurde immer professioneller umgesetzt. Neben viel ehrenamtlichem Engagement wuchs auch eine hauptamtlich arbeitende Patientenvertretung heran. Anfängliche Skepsis vonseiten einiger Klinikleitungen ist einer konstruktiven Zusammenarbeit und gegenseitigen Wertschätzung gewichen. Mittlerweile sitzen Patientenvertreter der Vereine im Gemeinsamen Bundesausschuss, in den Leitlinien-Kommissionen der Fachgesellschaft und sind assoziierte Mitglieder der DGPK. Gleich geblieben über die Jahre ist der Antrieb, einen Beitrag zu leisten, um das Leben für alle Menschen mit angeborenem Herzfehler stetig zu verbessern.

IV Eltern- und Patientenorganisationen

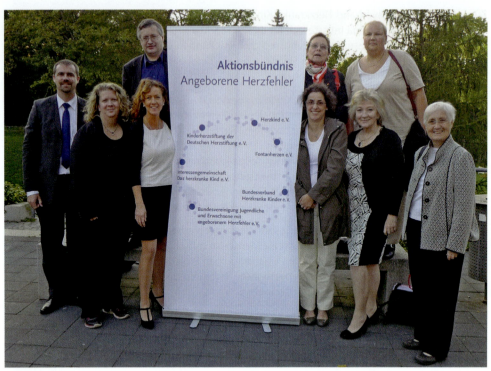

Abb. IV.1: Gründungsmitglieder des ABAHF (v.l.n.r.)/Founding members oft he ABAHF (f.l.): Kai Rüenbrink (Kinderherzstiftung der Deutschen Herzstiftung und Sprecher des ABAHF), Jessika Weigel (Fontanherzen e.V.), Roland Keuchen (BV JEMAH e.V.), Steffi Hahnl (Fontanherzen e.V.), Margrit Hogendoorn (Herzkind e.V.), Katja Sturm (IDHK e.V.), Hermine Nock (BVHK e.V.), Heike Kolb (Herzkind e.V.), Edith Rönnebeck (IDHK e.V.)
(Quelle: © Deutsche Herzstiftung e.V.)

Tab. IV.1: Zeitleiste
Timetable

1978	Gründung Interessengemeinschaft Das herzkranke Kind e.V. (IDHK)
1979	Gründung Deutsche Herzstiftung e.V.
1984	Gründung HERZKIND e.V. Gründung Berliner Kinderherzliga – ging später in der Deutschen Herzstiftung als Kinderherzliga auf
1988	Treffen der eingetragenen Vereine, es entsteht die Bundesarbeitsgemeinschaft herzkranke Kinder
1993	Kinderherzliga trennt sich von der Deutschen Herzstiftung
1993	Gründung Bundesverband Herzkranke Kinder e.V. (BVHK)
1993	Gründung der Kinderherzstiftung als Projekt innerhalb der Deutschen Herzstiftung e.V.
1997	Gründung der Bundesvereinigung JEMAH e.V.
2012	Gründung Fontanherzen e.V.
2014	Sechs bundesweit tätige Organisationen schließen sich zum Aktionsbündnis Angeborene Herzfehler (ABAHF) zusammen

Patientenorientierte assoziierte Organisationen

Summary

The history of paediatric cardiology is closely linked to the emergence and development of parents and patients organisations. These groups were created because of the lack of information on congenital heart defects understandable by lay people and the desire to develop opportunities for exchange between affected families. Up to the late 1960s visiting hours for parents in hospital were often restricted to two hours twice per week. Committed physicians, nurses and parents were willing to change this situation. At the beginning, many doctors and hospital managements viewed these groups with skepticism. It took time to convince the paediatric cardiologists and the hospital executives that parents wanted to contribute actively to the improvement of their children's situation. In the course of time, not only regional support groups were founded, but also six nationwide associations, which offered professional help. Repeated efforts were made by these national associations to jointly represent the patients' interest, but unsuccessfully. Following an initiative of the chairman of the German Heart Foundation, Thomas Meinertz, in July 2014, they all are now collaborating within the Framework of the "Action Alliance Congenital Heart Disease".

Patientenorientierte Organisationen
Parents and Patients Organisation

Martin Vestweber und Herbert E. Ulmer

Deutsche Herzstiftung e.V.
German Heart Foundation

Als Deutschlands größte Patientenorganisation auf ihrem Gebiet gehört es zu den Hauptaufgaben der Deutschen Herzstiftung, in unabhängiger Weise über Herz-Kreislauf-Erkrankungen, aktuelle Behandlungsmethoden und sinnvolle Möglichkeiten der Krankheitsvorbeugung aufzuklären sowie die Herz-Kreislauf-Forschung zu fördern. Neben der Prävention und der Rehabilitation erwachsener Erkrankter setzt sich die Herzstiftung zudem intensiv für herzkranke Kinder und Jugendliche und deren Eltern sowie für Erwachsene mit angeborenem Herzfehler (EMAH) ein.

Sie ist somit die führende Hilfsorganisation in allen Fragen der Herz-Kreislauf-Erkrankungen. Der Austausch und die enge Zusammenarbeit mit den ärztlichen Fachgesellschaften DGK, DGTHG, BNK, ALKK, ANKK und DGPR, insbesondere mit der Deutschen Gesellschaft für Pädiatrische Kardiologe (DGPK), spielen bei der Bewältigung der Aufgaben seit vielen Jahren eine herausragende Rolle.

Kinderherzstiftung

Die Kinderherzstiftung der Deutschen Herzstiftung gehört heute zu den wichtigsten Anlaufstellen für Menschen mit angeborenem Herzfehler, vor allem für Eltern herzkranker Kinder. Für deren familiäre und berufliche Situation bedeutet die chronische Herzkrankheit ihres Kindes zunächst eine enorme Herausforderung. Ihnen bietet die Kinderherzstiftung kompetenten Rat und Hilfe. Über die Zeitschrift „Herzblatt", Expertenschriften, Sprechstunde, Onlineangebote und Seminare sowie eine sozialrechtliche Beratungsstelle gemeinsam mit Herzkind e.V. werden aktuelle Informationen weitergegeben. Freizeitaktivitäten sollen herzkranken Kindern, Jugendlichen und jungen EMAH-Patienten unter ärztlicher Aufsicht das Vertrauen in die eigene Leistungsfähigkeit stärken und die Selbstständigkeit fördern.

Dass die Herzstiftung auch für die Kinderkardiologie wertvolle Hilfe leisten kann, nahm konkrete Züge an, als sich die Berliner Kinderherzliga Ende der 1980er-Jahre der Deutschen Herzstiftung anschloss und zu einem eigenen Arbeitsbereich wurde. Der Grundstein für das 1993 in Kinderherzstiftung umbenannte Projekt war damit gelegt worden. Das Anliegen der Herzstiftung und ihrer Kinderherzstiftung war es zunächst

- Ängste bei den Betroffenen abbauen zu helfen durch verständliche Informationen über die Probleme und Behandlungsmöglichkeiten herzkranker Kinder,
- Rat, Trost und Hilfe anzubieten bei Problemen in der Schule, am Arbeitsplatz oder wenn die Familien mit den Belastungen nicht fertig werden,
- die herzchirurgische Versorgung von herzkranken Kindern zu verbessern sowie Nachsorgeeinrichtungen für Kinder zu schaffen.

Für eine bessere Versorgung von Kindern mit angeborenen Herzfehlern setzte sich auch Barbara Genscher von Beginn ihrer Schirmherrschaft ein und machte sich für die Anliegen der Eltern herzkranker Kinder stark. Dafür besuchte die Schirmherrin Kinderherzkliniken unter anderem in Bad

Berka kurz nach der Wiedervereinigung und warb für die Unterstützung der Kinderherzstiftung in zahlreichen Benefizaktionen. Der Kinderherzstiftung als Anlaufstelle für Menschen mit angeborenem Herzfehler zu mehr Bekanntheit in Deutschland zu verhelfen, ist bis heute ihr Herzensanliegen geblieben.

Aktuell zählen Rat und Hilfe für herzkranke Kinder und Jugendliche sowie deren Eltern zu den zentralen Aufgaben der Deutschen Herzstiftung und ihrer Kinderherzstiftung. Hinzu gekommen sind aber neue Aufgaben und Herausforderungen. So hat sich auch die Herzstiftung der wachsenden Patientengruppe der EMAH-Patienten in der Informations- und Aufklärungsarbeit und in der Forschungsförderung verstärkt angenommen und hat die Einrichtung eines ersten Stiftungs-Lehrstuhls zur EMAH-Versorgung an einem deutschen Universitätsklinikum in Homburg/Saar ermöglicht.

Wachsende Gruppe der EMAH-Patienten
Increasing Numbers of Grown-Up Patients with Congenital Heart Diseases (GUCH)

Dass wir heute Eltern nach der Geburt ihres Kindes mit angeborenem Herzfehler deutlich mehr Zuversicht auf ein verhältnismäßig „normales" Leben bis ins Erwachsenalter geben können, ist mehreren Faktoren zu verdanken. Was wir heute sehen, ist, dass sich die medizinische Versorgung der mehr als 8000 Kinder pro Jahr, die in Deutschland mit angeborenen Herzanomalien zur Welt kommen, in den letzten Jahrzehnten enorm verbessert hat. Heute erreichen rund 90 Prozent der kleinen Herzpatienten das Erwachsenenalter. Schätzungen zufolge leben ca. 180 000 bis 200 000 EMAHs in Deutschland. Allerdings sind viele dieser Patienten auch nach einer Operation oder einem Kathetereingriff nicht geheilt. Die Mehrheit der operierten Patienten muss sich mit hoher Wahrscheinlichkeit im späteren Leben weiteren Eingriffen am Herzen unterziehen oder dauerhaft Medikamente einnehmen. Wachstumsbedingter Verschleiß von Herzklappen- oder Gefäßprothesen oder eine Herzmuskelschwäche machen eine kontinuierliche Nachbehandlung dieser Patienten notwendig.

Diese „neue" Patientengruppe, die sich 1997 mit Gründung der Organisation „Bundesvereinigung Jugendliche und Erwachsene mit Angeborenem Herzfehler e.V." (JEMAH) ein Sprachrohr schuf, stellt die Kardiologie, Kinderkardiologie und Kinderherzchirurgie vor neue medizinische Herausforderungen. Deren Bewältigung ist wohl nur durch noch intensiveren Austausch zwischen den Herzfächern zu leisten. Aufgrund der demografischen Entwicklung wird die Zahl der Re-Operationen bei EMAH-Patienten steigen und damit verbunden auch die Zahl der sogenannten Hybrid-Operationen, die nur in engster Zusammenarbeit von Ärzteteams der Kinderkardiologen/Kardiologen und der Kardiochirurgen mit besonderer Qualifikation durchgeführt werden können.

Viele Jugendliche mit angeborenem Herzfehler fallen bei Erreichen der Volljährigkeit aus der regelmäßigen kardiologischen Behandlung heraus, weil die bisherige Versorgung durch Kinderkardiologen mit dem 18. Geburtstag aus sozialrechtlichen Gründen endet. Diesen erschwerten Übergang von der Kinder- in die Erwachsenenkardiologie, die sogenannte **Transition**, beobachten wir deshalb mit großer Sorge. Aber auch später brechen viele EMAH-Patienten ihre Weiterbehandlung einfach ab und riskieren dadurch Spätkomplikationen mit dramatischen Folgen bis hin zu lebensbedrohlichen Herzrhythmusstörungen oder dem plötzlichen Herztod.

IV Eltern- und Patientenorganisationen

Wissenschaftlicher Beirat, Kooperationen, Aktionsbündnis
Scientific Board, Cooperations and Alliancies

Die Herzstiftung vereint in ihrem Wissenschaftlichen Beirat die Expertise von Vertretern beider kardiologischer Gruppen, der Erwachsenen- und Kinderkardiologen sowie der Herzchirurgen, und nimmt sich der Transitionsproblematik an, beispielsweise 2012 in einem Expertengespräch unter Beteiligung der EMAH-Taskforce. Abb. IV.2 zeigt die Teilnehmer dieser Expertenrunde. 2013 folgte eine EMAH-Aufklärungskampagne unter Beteiligung der DGPK, DGK und DGTHG.

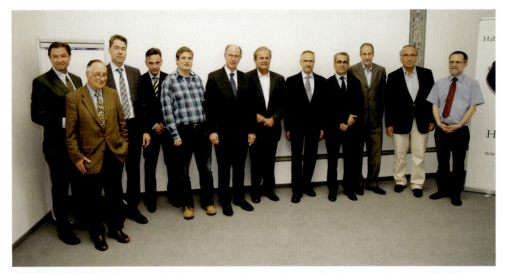

Abb. IV.2: Die Teilnehmer des Expertengesprächs „18 und wohin jetzt? Wie kann eine patientengerechte Weiterbehandlung von EMAH-Patienten in Deutschland flächendeckend gesichert werden?" in Berlin 2012./ Experts of the roundtable meeting, "18 and where to go? How can a patient-appropriate follow-up care for grown-ups with congenital heart disease (GUCH) in Germany be ensured nationwide?" in Berlin 2012.
V.l.n.r./f.l.: Prof. Dr. Dr. Harald Kaemmerer, Deutsches Herzzentrum München; Prof. Dr. Hans Carlo Kallfelz, Hannover; Prof. Dr. Dr. h. c. Christian Schlensak, DGTHG; Dr. Marc Schlez, ANKK; Torben Geier, Bundesvereinigung JEMAH; Prof. Dr. Johannes Brachmann, ALKK; Prof. Dr. Thomas Meinertz, Deutsche Herzstiftung; Prof. Dr. Dr. h. c. Günther Breithardt, EMAH-Taskforce; Prof. Dr. Hashim Abdul-Khaliq, DGPK (AG09); Prof. Dr. Felix Berger, DGPK; Prof. Dr. Friedrich W. Mohr, DGTHG, Prof. Dr. Ralph Grabitz, DGPK.
(Quelle: © Deutsche Herzstiftung e.V.)

Alle drei oben genannten Gruppen sind im Gespräch miteinander. Innerhalb des Beirats widmet sich die Sektion Kinderherzstiftung/Angeborene Herzfehler in einer jährlichen Sitzung aktuellen Themen. Diese gebündelte Expertise macht die Herzstiftung und ihre Kinderherzstiftung zu einer kompetenten Anlaufstelle für verlässliche und verständliche Informationen zum Beispiel in dem Magazin „Herzblatt" der Kinderherzstiftung (Abb. IV.3 zeigt die erste Ausgabe aus dem Jahr 1994 und eine Ausgabe von 2014) mit Expertenbeiträgen zur Diagnostik und Therapie angeborener Herzfehler, zur Versorgung von EMAH-Patienten und deren Lebensalltag (Ausbildung und Beruf) oder auf der Homepage der Kinderherzstiftung mit Adressverzeichnissen von Kliniken und Praxen mit Versorgungskompetenz auf dem Gebiet der angeborenen Herzfehler und der EMAH-Versorgung. Um mit einer Stimme für eine bessere Versorgung von Menschen mit angeborenen Herzfehlern und deren Familien einzutreten, schlossen sich 2014 auf Initiative der Herzstiftung sechs

Patientenorientierte Organisationen

bundesweit tätige Patientenorganisationen zum Aktionsbündnis Angeborene Herzfehler (ABAHF) zusammen. Hier sind vor allem der Bundesverband Herzkranke Kinder (BVHK), die Interessengemeinschaft Das herzkranke Kind e.V. (IDHK), HERZKIND e.V. und die Bundesvereinigung JEMAH zu nennen. Sie alle setzen sich – zum Teil seit vielen Jahren und mit unterschiedlichen Arbeitsschwerpunkten – für die Belange herzkranker Kinder und Jugendlicher ein.

In all diesen Bereichen wie auch bei der Leitlinien-Konsentierung, der Förderung der Qualitätssicherung in der Kinderherzchirurgie oder der Erstellung des Deutschen Herzberichts hat sich in den vergangenen Jahren die enge Zusammenarbeit mit der DGPK hervorragend bewährt.

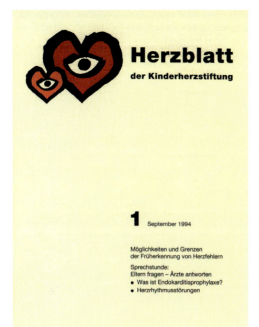
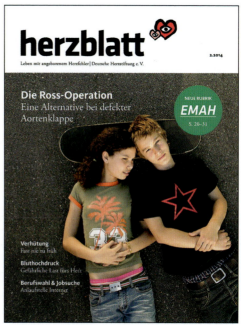

Abb. IV.3: Die erste Ausgabe der Zeitschrift „Herzblatt" der Kinderherzstiftung aus dem Jahr 1994 und „herzblatt" aus dem Jahr 2014
The first issue of the Children Heart Foundation's magazine "Herzblatt" in 1994 and a "herzblatt" issue in 2014

Forschungsförderung
Research Grants

Ein weiterer Bereich, der von der Expertise in den Gremien der Herzstiftung enorm profitiert, ist die Förderung der Herz-Kreislauf-Forschung und die finanzielle Unterstützung von Registern auf dem Gebiet der angeborenen Herzfehler durch die Deutsche Herzstiftung. So vergibt die Herzstiftung seit 2010 gemeinsam mit der DGPK die **Gerd-Killian-Projektförderung** für Forschungsvorhaben auf dem Gebiet der angeborenen Herzfehler. Die Förderung wird alljährlich im Rahmen der DGPK-Jahrestagung verliehen. Geförderte Register sind unter anderem das Register für Kinder mit dilatativer Kardiomyopathie und das Nationale Register für angeborene Herzfehler (NRAHF). Zur Förderung des wissenschaftlichen Nachwuchses in der Kinderkardiologie und Kinderherzchirurgie

IV Eltern- und Patientenorganisationen

werden Kaltenbach-Doktorandenstipendien, Jahresstipendien für Auslandsaufenthalte vergeben und gemeinsam mit der Deutschen Stiftung für Herzforschung hervorragende Forschungsprojekte bewilligt. Durch ihre Förderaktivitäten bei jungen talentierten Forscherinnen und Forschern setzt die Herzstiftung wichtige Impulse für die Kinderherzmedizin von morgen.

Summary

The German Heart Foundation is a nonprofit patient organisation. Its central goals are the prevention of heart disease and the promotion of a healthy lifestyle by providing advice from heart experts. With respect to heart disease in children the foundation is offering expert medical information both for patients and for parents of children with congenital heart disease. Special emphasis is put on the difficult period of transition of these children into adulthood and to grown-ups with congenital heart disease (GUCH). In order to strengthen physical fitness and self-confidence of these patients numerous activities for children and adolescents are organised. Last but not least many research projects in this field and registers are funded by the German Heart Foundation and financial support is provided for scholarships and research awards.

Wurzeln der Kinderkardiologie

René Théophile Laënnec (1781–1826)

von Herbert E. Ulmer

Im September 1816, der turbulenten Zeit kurz nach dem Ende der Herrschaft Napoleons, entwickelte der junge französische Arzt **René Théophile Laënnec** das erste Hörrohr zur Schallverstärkung. Dabei entstammt die Erfindung einem eher schicklichen Zufall. Der damals 35-jährige Arzt wurde zur Untersuchung „unklarer Herzbeschwerden" zu einer jungen Dame der Pariser Gesellschaft gerufen. Um die Auskultation nicht wie damals üblich, direkt mit dem Ohr auf der Brust der Patientin durchführen zu müssen, kam ihm die Idee, eine Röhre aus zusammengerolltem Papier zu verwenden, die er mit dem einen Ende auf den Thorax aufsetzen und durch deren andere Öffnung er die intrathorakalen Geräusche gut wahrnehmen konnte – der Prototyp des heutigen Stethoskops war geboren (Abb. 1).

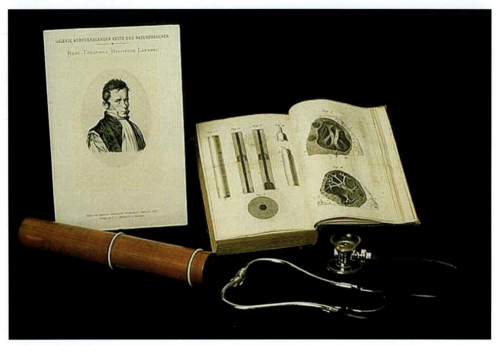

Abb. 1: René Théophile Laënnec, Erfinder des Stethoskops; links im Bild der Prototyp des „Hörrohres"
René Théophile Laënnec, inventor of the stethoscope; on the left the prototype of the „eartrumpet"
(Quelle: e-learning Uni Bern)

Da die Qualität der Auskultation durch diese Maßnahme in unerwarteter Weise erheblich verbessert wurde, entwickelte Laënnec innerhalb kurzer Zeit einen stabilen Tubus aus zwei ineinander verschiebbaren Holzröhren, wodurch die Auskultation noch einmal erleichtert werden konnte und alsbald ihren Siegeszug in der Medizin antrat.

Laënnecs 1819 veröffentlichte Schrift „De l'auscultation médiate" wurde rasch zu einem Klassiker der medizinischen Literatur. Allerdings war die Sektion über die Auskultation des Herzens darin nur wenig aufschlussreich, da das Wissen um die Physiologie des Herzens zur damaligen Zeit eher gering war. Laënnec unterschied lediglich zwei Herztöne, von denen er den ersten der „ventrikulären", den zweiten einer „aurikulären Systole" zuschrieb.

Laënnec starb im Alter von 45 Jahren, inzwischen Professor am Collège de France, an den Folgen einer Tuberkulose.

Sternstunden der Herz-Kreislauf-Medizin
Nikolai Sergejevic Korotkow (26.2.1874–14.3.1920)
von Angelika Lindinger

Eine der alltäglichen ärztlichen Handlungen ist die nichtinvasive Blutdruckmessung am Patienten. Was der Arzt dabei vernimmt – sofern er sich noch der Auskultationsmethode bedient (was nicht selten auch heute noch der Fall sein soll), sind die sogenannten Korotkow-Töne über der Arteria brachialis, die vor ca. 110 Jahren von dem russischen Militärarzt Nikolai Sergejevic Korotkow (Abb. 1) beschrieben wurden.

Über Korotkow war bis zur Öffnung des Eisernen Vorhangs im Westen und selbst in Russland wenig bekannt. Er wurde 1874 in einer Kaufmannsfamilie geboren und schloss 1895 sein Medizinstudium „cum eximia laude" an der medizinischen Fakultät der Moskauer Universität ab. Er arbeitete danach als Chirurg in Moskau und wurde während des Boxeraufstands im Jahr 1900 als Rot-Kreuz-Arzt nach China beordert. In Wladiwostok wurde er „für außergewöhnlichen Eifer und Hilfsbereitschaft für kranke und verwundete Soldaten" mit dem Orden der heiligen Anna ausgezeichnet. Ab 1902 war er Assistent an der Medizinischen Militärakademie in St. Petersburg und danach während des russisch-japanischen Krieges 1904/05 in der Mandschurei tätig. In den Jahren 1908 und 1909 schließlich arbeitete er als Arzt in einem Bergbaugebiet in Sibirien. Bei all diesen Einsätzen wurde er von seiner Frau, einer Krankenschwester, begleitet.

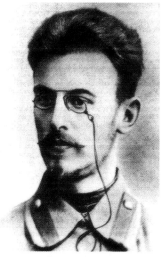

Abb. 1: Nikolai Sergejevic Korotkow (1874–1920)
(Quelle: unbekannter Fotograf, aufgefunden im Archiv der Universität Moskau, ca. 1898)

Im Rahmen der Versorgung von Kriegsverwundeten, die schwere Extremitäten- und Gefäßverletzungen erlitten hatten, machte er es sich zur Aufgabe herauszufinden, inwieweit man das Schicksal der verletzten Extremität vorhersagen könne, wenn eine Arterie während der Operation komplett unterbunden wurde. Er beobachtete, dass während der Dekompression einer Arterie unterschiedliche Auskultationsphänomene bestanden, die er dann im Rahmen von Experimenten an Kaninchen genauer definierte. Er konnte nachweisen, dass diese Töne nicht im Herzen oder an den aortalen Klappentaschen entstanden, wie einige seiner Kritiker behaupteten, sondern direkt an der Kompressionsstelle der Arterie. In seinen Studien benützte er dazu den 1896 von Riva-Rocci (s. S. 148) vorgestellten Apparat, der aus einer elastischen aufblasbaren Armmanschette, einem Gummischlauch und einem Quecksilbermanometer zur Messung des Manschettendrucks bestand. Während Riva-Rocci jedoch – noch ohne Stethoskop – durch Tasten des peripheren Pulses nur den systolischen Blutdruck messen konnte, setzte Korotkow jetzt ein Stethoskop direkt unterhalb der Manschette auf die Arteria brachialis, um die entstehenden Töne zu registrieren. Er stellte eindeutig fest, dass bei kompletter Kompression der Arterie keine Geräusche entstanden. Bei Ablassen des Manschettendrucks entsprach der erste gehörte Ton dem maximal gemessenen Druckwert am Manometer und somit dem systolischen Blutdruck. Bei weiterer Druckreduktion in der Manschette registrierte er dann Strömungsgeräusche beziehungsweise Töne, die im Weiteren ganz verschwanden; diesen Moment legte er als den diastolischen Blutdruckwert fest.

Er verarbeitete die Resultate unter anderem in seiner 150 Seiten starken Dissertation „Experimente zur Bestimmung der Stärke von arteriellen Kollateralgefäßen", die er 1910 dem Wissenschaftsrat der Kaiserlichen Militärakademie für Medizin in St. Petersburg vorlegte. Die Gutachter erkannten diese wissenschaftliche Leistung uneingeschränkt als „revolutionär auf dem diagnostischen Gebiet der Herz- und Gefäßerkrankungen" an. Spätere Studien konnten die Übereinstimmung zwischen der Erfassung des arteriellen Blutdrucks nach der Korotkow-Methode und direkten invasiven Messungen nachweisen.

Die Blutdruckmessung erfuhr eine schnelle Verbreitung und wurde zu einer der Standardmessungen im klinischen Alltag. Sie wurde erst in den 1960er-Jahren durch die oszillometrische Blutdruckmessung partiell abgelöst.

Korotkow arbeitete nach dem Ersten Weltkrieg wieder in einer Hilfseinrichtung für verwundete Soldaten und zuletzt als Chefarzt in einem Krankenhaus in St. Petersburg. Er starb 1920 im Alter von 46 Jahren an Tuberkulose.

Sternstunden der Herz-Kreislauf-Medizin

Scipione Riva-Rocci (7.8.1863–15.3.1937)

von Angelika Lindinger

Scipione Riva-Rocci (Abb. 1) wurde in Almese in der Nähe von Turin geboren. Er schloss sein Studium an der Universität Turin in den Fächern Innere Medizin und Chirurgie 1899 ab und arbeitete danach bei Prof. Carlo Forlanini, dem Erfinder der Technik des künstlichen Pneumothorax zur Behandlung der Lungentuberkulose. 1894 habilitierte sich Riva-Rocci im Fach spezielle Pathologie der Inneren Medizin und übernahm 1900 die Leitung des Städtischen Krankenhauses in Varese. Daneben lehrte er an der Kinderklinik der Universität Pavia.

Der Name Riva-Rocci ist untrennbar verbunden mit der nichtinvasiven Blutdruckmessung, die er mithilfe eines Quecksilbermanometers, einer aufblasbaren Gummimanschette (initial eines Fahrradschlauches) und dem Tasten des peripher davon gelegenen Pulses einführte, womit die Erfassung des systolischen Blutdrucks möglich wurde.

Riva-Rocci hatte sich bereits mit der Publikation von zwei Artikeln über „ein neues Sphygmomanometer" in der Gazetta Medica di Torino in den Jahren 1896 und 1897 einen Namen gemacht.

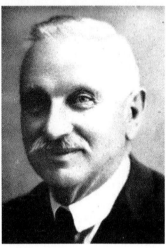

Abb. 1: Scipione Riva-Rocci (1863–1937) (Quelle: L'Alambicco [Zeitschrift der Universität Turin], N°2 – Anno II – Febbraio 2012)

Allerdings hatten sich bereits lange vor ihm Wissenschaftler um die Messung des Blutdrucks bemüht. Stephan Hales maß 1713 in England erstmals invasiv den arteriellen Blutdruck eines Pferdes, indem er ein Glasrohr in die Arteria carotis des Tieres einführte und beobachtete, wie die Blutsäule im Rohr auf acht Fuß anstieg, was einer Höhe von etwa 2,4 Metern entsprach. Er beschrieb dabei auch die Variabilität der Druckwerte und die atemabhängigen Schwankungen. Die erste Anwendung einer mit Quecksilber gefüllten Glasröhre zur Erfassung der äußeren peripheren „Pulskraft" wurde von Jules Herrison 1835 eingeführt, und das erste Quecksilbermanometer wurde von Jean Léonard Marie Poiseuille 1821 beschrieben, das er „Hämodynamometer" nannte. Der Tübinger Physiologe Karl Vierordt konstruierte den ersten Sphygmografen, mit dem Pulsationen grafisch dokumentiert werden konnten, jedoch naturgemäß ohne Angaben zur absoluten Blutdruckhöhe. Etienne-Jules Marey entwickelte dieses Gerät weiter zu einem tragbaren Instrument, das auch außerhalb Frankreichs in Großbritannien und den USA zum Einsatz kam. Parallel dazu hat das 1880 von Siegfried von Basch entwickelte Sphygmomanometer in Europa die weiteste Verbreitung gefunden. Er verwendete dabei eine mit Wasser gefüllte Blase, die am Handgelenk auf die Arteria radialis und ulnaris aufgepresst wurde, und maß den Druck bis zum Verschwinden des Pulses mit einem Quecksilbermanometer. Damit war die Erfassung des systolischen Blutdrucks am Handgelenk möglich.

Die Bedeutung der von Riva-Rocci entwickelten Methode lag jedoch auf der Hand: zum einen benützte er die Arteria brachialis, die den Vorteil einer mehr zentral gelegenen und damit größeren Arterie hatte; zum anderen ermöglichte seine zirkumferenzielle Gummimanschette eine gleichmäßigere Druckausübung auf die Arterie am Oberarm. Mit dem von ihm entwickelten kleinen und transportablen Gerät wurde eine einfache ambulant und überall durchführbare Blutdruckmessung möglich, die – mit wenigen marginalen Änderungen – bis heute gehandhabt wird. Auch beobachtete er bereits den heute gut bekannten, nicht seltenen „Weißkitteleffekt".

Eine wichtige Rolle für die Verbreitung der neuen Blutdruckmessmethode spielte der amerikanische Neurochirurg Harvey Williams Cushing (1869–1939), der Riva-Rocci im Mai 1901 in Pavia besuchte, um sich vor Ort ein Bild zu machen. Er hielt das Gerät für tauglich, um die Mortalität durch die Anästhesie vor allem bei intrakraniellen Eingriffen zu reduzieren.

Riva-Rocci war darüber hinaus auch als Übersetzer von medizinischen Standardwerken hervorgetreten und publizierte viele Arbeiten zur allgemeinen und speziellen Pathologie.

Er zog sich 1928 von seiner Position am Krankenhaus in Varese wegen gesundheitlicher Probleme zurück. Er verstarb 1937 in Rapallo im Alter von 74 Jahren.

Ein Nachteil von Riva-Roccis Blutdruckmessung war, dass mit dem Tasten des peripheren Pulses nur der systolische Blutdruck gemessen werden konnte. Der letzte Schritt zur kompletten nichtinvasiven Erfassung der Blutdruckwerte gelang Nikolai Sergejevic Korotkow (s. S. 147) dann etwa ein Jahrzehnt später mit der Identifikation und Zuordnung der „Arterientöne". Voraussetzung dafür wiederum war die Einführung der Auskultation mit einem Stethoskop durch René Théophile H. Laënnec (s. S. 146).

V Qualitätssicherung und Fortbildung
Quality Management and Postgraduate Education

Nationale Qualitätssicherung angeborener Herzfehler
German Quality Assurance for Congenital Heart Disease

Sven Dittrich

Gesetzliche Rahmenbedingungen für die Qualitätssicherung im Krankenhaus
Quality Assurance in the Hospital – Legal Conditions in Germany

Der Gesetzgeber sieht vor, dass jedes Krankenhaus die Qualität seiner Leistungen sichert und verbessert (§ 135a Abs. 1 SGB V).

Im Jahr 2000 wurde die Bundesgeschäftsstelle Qualitätssicherung GmbH (BQS) mit Sitz in Düsseldorf durch die Bundesärztekammer, die Deutsche Krankenhausgesellschaft, den GKV-Spitzenverband sowie den Verband der Privaten Krankenversicherung als Einrichtung der Selbstverwaltung gegründet und war zunächst im Auftrag des Bundeskuratoriums Qualitätssicherung zuständig für die gesetzliche Qualitätssicherung in deutschen Krankenhäusern.

Mit dem GKV-Modernisierungsgesetz hat der Gesetzgeber am 1. Januar 2004 nach § 91 Abs. 7 SGB V die Ausgestaltung von Verfahren und Instrumenten im Bereich der externen Qualitätssicherung an den neuen Gemeinsamen Bundesausschuss (G-BA) übertragen. Der G-BA ist seither das oberste Beschlussgremium der gemeinsamen Selbstverwaltung der Ärzte, Zahnärzte, Psychotherapeuten, Krankenhäuser und Krankenkassen in Deutschland. Er beschließt unter anderem Maßnahmen der Qualitätssicherung für den ambulanten und stationären Bereich des Gesundheitswesens. Für die fachliche Entwicklung von entsprechenden Qualitätssicherungsverfahren bedient sich der G-BA eines unabhängigen Instituts. Bis 2009 blieb die BQS zuständig für die gesetzliche Qualitätssicherung in deutschen Krankenhäusern. Nach einer europaweiten Ausschreibung übernahm ab 1. Januar 2010 das AQUA-Institut für angewandte Qualitätsförderung und Forschung im Gesundheitswesen GmbH mit Sitz in Göttingen die Aufgaben. Im Jahr 2015 erfolgte von den Partnern der Selbstverwaltung im Gesundheitswesen und dem Bundesministerium für Gesundheit die Gründung des Instituts für Qualitätssicherung und Transparenz im Gesundheitswesen (IQTIG), das im September 2016 im Auftrag des G-BA erstmals einen aktuellen Qualitätsreport veröffentlichte, der einen umfassenden Überblick über die Behandlungsqualität deutscher Krankenhäuser für das Jahr 2015 enthält. Im Qualitätsreport 2015 enthalten sind Ergebnisse definierter kardiologischer und herzchirurgischer Behandlungen, Ergebnisse der Transplantationsmedizin, Ergebnisse aus der Perinatalmedizin und der Neonatologie – aber keine Daten zu kinderkardiologischer Behandlungsqualität.

V Qualitätssicherung und Fortbildung

Qualitätssicherung in der Kinderkardiologie in der Zeit vor der gesetzlichen Verpflichtung
Quality Assurance for Paediatric Cardiology up to 2004

Die Notwendigkeit, einen Überblick über Art und Zahl der in Deutschland getätigten Eingriffe und über die Behandlungsqualität in der Versorgung angeborener Herzfehler zu erhalten, wurde schon früh erkannt. Bereits seit 1975 wurden Herzkathetereingriffe innerhalb der DGPK intern von den einzelnen Kliniken erfragt und bei den informellen Abteilungsleitersitzungen der Jahrestagungen zur eigenen Information diskutiert (später die „Meyer-Statistik", zusammengestellt von Hans Meyer, Bad Oeynhausen). Nicht zuletzt auf Nachfrage und Druck der Elternverbände wurde 1997 von der DGPK und der DGTHG mit Unterstützung der Deutschen Herzstiftung auf der Grundlage dieser Daten eine erste Auflage des Kinderherzführers publiziert, der strukturelle Merkmale zur operativen und interventionellen Leistungen der einzelnen Kinderherzkliniken abbildete (Abb. V.1). Der Kinderherzführer erschien 2004 in der dritten Auflage ein letztes Mal und kann als ein Vorläufer des Kapitels „Angeborene Herzfehler" im Deutschen Herzbericht und der seit 2012 erschienenen heutigen Jahresberichte zur Nationalen Qualitätssicherung angeborener Herzfehler angesehen werden.

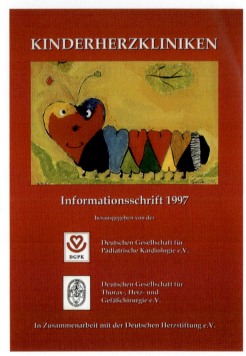

Abb. V.1: Titelseite des ersten Kinderherzführers der DGPK und der DGTHG von 1997 mit Informationen zu den Leistungsangeboten der einzelnen Kliniken
First edition of the German Guide on Paediatric Cardiology 1997 with information of all single cardiac centres. (Quelle: DGPK)

Die Umsetzung der gesetzlichen Qualitätssicherung scheitert 2003 in der Kinderkardiologie
Implementation of the Official Legal Quality Assurance in Paediatric Cardiology in Germany failed in 2003

Ein Umbruch im Prozedere kam, als der Gesetzgeber im Jahr 2000 die BQS mit einer vergleichenden externen Qualitätssicherung für die Kinderkardiologie beauftragte. Mit Beginn der gesetzlich verpflichtenden Qualitätssicherung wurden in den Jahren 2000 bis 2002 umfangreiche Daten zu Herzkatheterinterventionen in Papierform erfasst und von der BQS in Düsseldorf zusammengetragen. Die Daten erwiesen sich in ihrer Struktur für eine vergleichende externe Qualitätssicherung als nicht auswertbar. Die gesetzliche Verpflichtung zur Qualitätssicherung für die Kinderkardiologie wurde dann 2003 ausgesetzt und ist bis heute ausgesetzt.

Neuer Anlauf zur Qualitätssicherung in der Kinderkardiologie und der Kinderherzchirurgie in der Selbstverwaltung der Fachgesellschaften DGPK und DGTHG seit 2005
Since 2005: Development of Quality Assurance for Congenital Heart Disease under the Autonomy and Responsibility of the DGPK and DGTHG

Nach dem vorläufigen Scheitern der gesetzlichen externen Sicherung der Ergebnisqualität durch die BQS entschieden sich die Fachgesellschaften DGPK und DGTHG, zunächst den Weg der Strukturqualität zu gehen, und erarbeiteten entsprechende Positionspapiere [1], die die Richtlinienerstellung im G-BA flankierten. Ab 2005 unternahmen DGPK und DGTHG einen erneuten gemeinsamen Anlauf für eine externe Qualitätssicherung der Krankenhausbehandlung angeborener Herzfehler – sowohl für operative als auch für interventionelle Eingriffe an angeborenen Herzfehlern in der Trägerschaft der Fachgesellschaften. Zwischenzeitlich neu entstanden war die Registerdatenbankstruktur des Kompetenznetzes Angeborene Herzfehler und des Nationalen Registers für angeborene Herzfehler. Mit einer modernen elektronischen webbasierten Datenerfassung gelang es in einer zweijährigen Pilotphase von 2008 bis 2010, mit elf ausgewählten Kliniken die Machbarkeit einer Datenerfassung und Auswertung aufzuzeigen.

Im dritten Quartal 2011 startete dann die bundesweite Datenerhebung. Im ersten Jahresbericht 2013 konnten für das Erhebungsjahr 2012 bereits Daten für 4796 Patienten mit 5228 Fallaufenthalten und 6000 Prozeduren aus 25 teilnehmenden Kliniken und Abteilungen präsentiert werden. Der fünfte Jahresbericht 2017 für das Erhebungsjahr 2016 enthielt Daten von 6160 Patienten mit 6893 Fallaufenthalten und 8026 Prozeduren aus 29 teilnehmenden Kliniken (Abb. V.2).

Heute ist die Nationale Qualitätssicherung angeborener Herzfehler eine bundesweite fachgebietsübergreifende Qualitätssicherungsmaßnahme und ein Versorgungsforschungsbeitrag im Sinne eines medizinischen Registers für alle Patienten mit einem angeborenem Herzfehler. Seit dem Jahr 2012 gibt es einen Jahresbericht mit einer Querschnittsauswertung des Erhebungsjahres. Aufgrund einer eindeutigen pseudonymisierten Patientenidentifikation (auch bei Wechsel des Behandlungsortes), der Zuweisung einer eindeutigen lebenslang gültigen Hauptdiagnose und einer longitudinalen Datenerhebung besteht darüber hinaus die Option, zukünftig auch mittel- und langfristige diagnosebezogene Auswertungen durchzuführen. Entstanden ist eine detaillierte Abbildung der

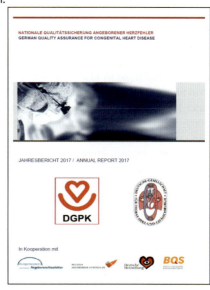

Abb. V.2: Titelseite des 5. Jahresberichts der Nationalen Qualitätssicherung Angeborener Herzfehler aus dem Jahr 2017
5th edition of the annuary report of German Quality Assurance for Congenital Heart Disease from 2017
(Quelle: S. Dittrich)

Versorgungsleistung für angeborene Herzfehler in Deutschland. Erstmals gibt es detaillierte Daten für Qualitätsindikatoren wie „Fälle mit Besonderheiten" und Sterblichkeit, aber auch für ausgewählte fall- und prozedurenbezogene Prozesskennzahlen wie stationäre Behandlungsdauer, Operations- oder Interventionsdauer. Neben einer Gesamtauswertung finden sich derzeit für acht definierte Index-Operationen und sechs definierte Index-Interventionen detaillierte Auswertungen.

V Qualitätssicherung und Fortbildung

Die Nationale Qualitätssicherung wird durch Beiträge der teilnehmenden Zentren, durch die beiden Fachgesellschaften DGPK und DGTHG und mit Unterstützung der Deutschen Herzstiftung finanziert. Das Datenmanagement sowie inhaltlich und strukturelle Unterstützung des Projektmanagements erfolgt durch das Kompetenznetz Angeborene Herzfehler/Nationales Register. Die statistische Aufarbeitung und Berichtserstellung wird wiederum (wie schon zu Beginn der 2000er-Jahre versucht) von der BQS durchgeführt. Die BQS hatte sich nach 2009 neu aufgestellt, das Leistungsspektrum erweitert und umbenannt in BQS Institut für Qualität und Patientensicherheit GmbH.

Richtlinie über Maßnahmen zur Qualitätssicherung der herzchirurgischen Versorgung bei Kindern und Jugendlichen 2010
Legal Requirements to Perform Congenital Heart Surgery in Children and Adolescents 2010

Eine wichtige Säule und eine gute Grundlage für eine qualitativ gute Behandlung angeborener Herzfehler in Deutschland ist die verbindliche Definition der personellen und strukturellen Voraussetzungen, die alle kinderherzchirurgisch aktiven Zentren nachweisen müssen. Ein entsprechender Antrag wurde vom Bundesverband herzkranker Kinder als Vertreter der Patientenverbände in die Gremien des G-BA eingebracht. Der G-BA hat in seiner Sitzung am 18. Februar 2010 die Erstfassung der Richtlinie über Maßnahmen zur Qualitätssicherung der herzchirurgischen Versorgung bei Kindern und Jugendlichen gemäß § 137 Abs. 1 Nr. 2 SGB V (Richtlinie zur Kinderherzchirurgie) beschlossen. Seit dem 3. März 2017 ist mit der Veröffentlichung im Bundesanzeiger eine überarbeitete Richtlinie in Kraft. Im Kern regelt die Richtlinie die personellen, institutionellen (infrastrukturellen) und räumlichen Voraussetzungen für die kinderherzchirurgische Versorgung an einer Klinik. Sie definiert unter anderem die Leitung und eine personell qualifizierte Betreuung durch mindestens fünf Kinderkardiologen, durch mindestens zwei zertifizierte Kinderherzchirurgen und durch mindestens 40 Prozent in der „Pädiatrischen Intensivpflege" fachweitergebildete Pflegekräfte. Infrastrukturelle Voraussetzungen sind unter anderem das Vorhandensein einer fachgebundenen kinderkardiologischen Intensivstation und der Zugang zu einem dem technischen Fortschritt entsprechend ausgerüstetem Operationssaal und zu einem pädiatrisch-kardiologisch ausgerüstetem Katheterlabor. Weitere Details wurden 2016 in einem gemeinsamen Konsensuspapier der DGTHG und der DGPK publiziert [2].

Summary

Quality assurance is an essential requirement to guarantee good medical care to patients with congenital heart disease. Though ascertainment on surgical and catheterisation procedures in Germany existed since the late 1970s, the attempt to implement an official legal quality assurance failed due to the number and complexity of diagnoses, treatment and data. Since 2012 a successful German Quality Assurance of Congenital Heart Disease is implemented under the autonomy and responsibility of DGPK and DGTHG. Since 2010 legal requirements on personal and infrastructural qualifications for hospitals, which perform cardiac surgery, support routine and good clinical praxis in Germany.

Literatur
References

[1] Struktur chirurgischer Einheiten zur Behandlung angeborener Herzfehler. Vorstand und AG Angeborene Herzfehler/Kinderherzchirurgie der DGTHG. Thorac Cardiovasc Surg 2006; 54: 73–77
[2] Grundvoraussetzungen herzchirurgischer Einheiten zur Behandlung von Patienten mit angeborenen Herzfehlern. Konsensuspapier der Vorstände der Deutschen Gesellschaft für Thorax-, Herz- und Gefäßchirurgie (DGTHG) und der Deutschen Gesellschaft für Pädiatrische Kardiologie (DGPK). Thorac Cardiovasc Surg 2016; 64: 19–24

Leitlinien der deutschen Gesellschaft für Pädiatrische Kardiologie (DGPK)
Guidelines of the German Society of Paediatric Cardiology (DGPK)

Jochen Weil, Herbert E. Ulmer und Achim A. Schmaltz

Der Gebrauch von Leitlinien ist heute ein fester Bestandteil der täglichen Arbeit eines Arztes. Die Aussage, dass die Diagnostik oder Therapie einer Erkrankung „leitliniengerecht" durchgeführt wurde, ist für den Patienten beruhigend.

Der Weg zur Etablierung von Leitlinien war schwierig und langwierig. Die Deutsche Gesellschaft für Pädiatrische Kardiologie (DGPK) war in Deutschland eine der ersten Fachgesellschaften, die sich der Erstellung der Leitlinien angenommen hat. Die DGPK hatte eine Schrittmacherfunktion für diese wichtige Aufgabe übernommen.

Wie alles anfing
How it Started

Der Sachverständigenrat für die „Konzentrierte Aktion im Gesundheitswesen" in Deutschland hat 1995 in einem Sondergutachten die „Arbeitsgemeinschaft der Wissenschaftlichen Medizinischen Fachgesellschaften" (AWMF) gebeten, die Entwicklung von Standards und Leitlinien in allen medizinischen Disziplinen voranzutreiben und zu koordinieren. In diesen Leitlinien sollten die zu erbringenden minimalen, aber auch maximalen Leistungen für eine Erkrankung beschrieben werden. Diese Leitlinien waren als die Vorstufen für das „Disease Management Programme" gedacht, das die Grundlage für die später erstellten „Disease Related Groups" (DRG) darstellte.

Die DGPK hat sich als eine der ersten Fachgesellschaften in Deutschland bereit erklärt, sich der Erstellung der „Leitlinien für eine rationale Diagnostik und Therapie kardialer Erkrankungen im Kindes- und Jugendalter" anzunehmen.

Die erste Leitlinien-Konferenz der AWMF fand am 6. Mai 1995 in Hamburg statt. Bei dieser Konferenz nahm die DGPK als eine selbstständige Gesellschaft – vertreten durch den damaligen Vize-Präsidenten der DGPK, Herbert E. Ulmer – teil.

Auf der Mitgliederversammlung der DGPK am 2. Oktober 1995 in Ulm unter der Leitung des Präsidenten Joachim Bürsch berichtete Herbert E. Ulmer über dieses Treffen. Er hatte sich intensiv mit dieser Thematik befasst und trat entschieden als Promotor für die rasche Erstellung der Leitlinien auf. Es wurde vorgeschlagen, dass baldmöglichst eine „Kommission für Leitlinien in der Pädiatrischen Kardiologie" eingesetzt werden soll.

Diese Kommission wurde Anfang 1996 von dem Präsidenten der DGPK Herbert E. Ulmer eingesetzt. Vorsitzender der ersten Leitlinien-Kommission war Achim A. Schmaltz (Essen). Die Kommission setzte sich aus folgenden Mitgliedern zusammen: Joachim Bürsch (Göttingen), Jürgen Apitz (Tübingen), Götz von Bernuth (Aachen), Werner Henschel (Hamburg), Wolfgang Kienast (Rostock), Helmut Singer (Erlangen) und Herbert E. Ulmer (Heidelberg).

Diese Kommission erarbeitete als Erstes ein Template, nach dem Form und Inhalt der Leitlinien zu erstellen waren. Dieses Template der DGPK wurde von der AWMF als Vorlage für die Erstellung von Leitlinien aller Fachgesellschaften übernommen.

V Qualitätssicherung und Fortbildung

Was sind Leitlinien?
About Guidelines

Die Definition von Leitlinien lautet gemäß AWMF (www.awmf.org, Stand 2017) wie folgt:

„Leitlinien sind systematisch entwickelte Aussagen, die den gegenwärtigen Erkenntnisstand wiedergeben, um die Entscheidungsfindung von Ärzten und Patienten für eine angemessene Versorgung bei spezifischen Gesundheitsproblemen zu unterstützen.

Leitlinien sind wichtige und effektive Instrumente der Qualitätsentwicklung im Gesundheitswesen. Ihr vorrangiges Ziel ist die Verbesserung der medizinischen Versorgung durch die Vermittlung von aktuellem Wissen.

Leitlinien unterscheiden sich von anderen Quellen aufbereiteten Wissens (Evidenzberichte, Systematic Reviews, Health Technology Assessments mit oder ohne Metaanalysen) durch die Formulierung von klaren Handlungsempfehlungen, in die auch eine klinische Wertung der Aussagekraft und Anwendbarkeit von Studienergebnissen eingeht.

Leitlinien sind als „Handlungs- und Entscheidungskorridore" zu verstehen, von denen in begründeten Fällen abgewichen werden kann oder sogar muss. Die Anwendbarkeit einer Leitlinie oder einzelner Leitlinienempfehlungen muss in der individuellen Situation geprüft werden nach dem Prinzip der Indikationsstellung, Beratung, Präferenzermittlung und partizipativen Entscheidungsfindung."

Es gibt eine Klassifikation der Leitlinien entsprechend dem Aufwand, mit dem die Leitlinien erstellt sind. Die AWMF-Klassifikation (Abb. V.3) reicht von der niedrigsten Stufe S1, bei der die Leitlinien nur durch eine auf Expertenaussage basierte Empfehlung erstellt ist, über die mittleren Stufen S2e oder S2k bis zur höchsten Stufe S3. Bei den S3-Leitlinien sind die Handlungsempfehlungen evidenz- und konsensusbasiert.

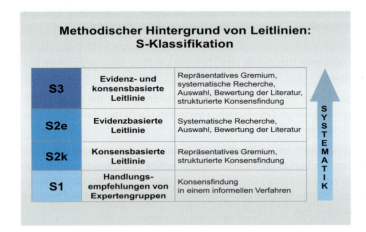

Abb. V.3: Klassifikation der Leitlinien nach den Vorgaben der AWMF
Classification of guidelines based on the rules of AWMF
(Quelle: © AWMF)

Die ersten Leitlinien der DGPK wurden auf der S1-Stufe der AWMF-Klassifikation aufgrund von Expertenempfehlung erstellt. Bei der letzten Version der Buchausgabe von 2016 waren alle Leitlinien auf das S2k-Niveau angehoben. Dieses konsensusorientierte Niveau bedeutet, dass die Leitlinien in einer formalen Konsensusfindung erstellt wurden. Dazu wurden die Kernaussagen und Empfehlungen der jeweiligen Leitlinie in einem nominalen Gruppenprozess nach gründlicher vorausgegangener Diskussion des Gesamtentwurfs und der zugrunde liegenden Literatur innerhalb der Leitlinienkommission abgestimmt. Alle Leitlinien der DGPK wurden nach den Regeln und Vorgaben der AWMF verfasst.

Weiterentwicklung der Leitlinienarbeit und Veröffentlichungen
Development of Guidelines and Publications

Die erste Veröffentlichung von 30 Leitlinien der DGPK erfolgte im Jahr 1997 als Loseblattsammlung im Verlag Urban & Schwarzenberg. Die Auflistung dieser Leitlinien mit den jeweiligen Autoren findet sich in Abb. V.4.

Die Publikation der ersten gebundenen Buchausgabe der Leitlinien konnte im Jahr 1998 im Steinkopff Verlag Darmstadt realisiert werden (Abb. V.5).

"Leitlinien zur rationellen Diagnostik und Therapie von Erkrankungen des Herzens und des Kreislaufs bei Kindern und Jugendlichen"
Erstellt von der Deutschen Gesellschaft für Pädiatrische Kardiologie

THEMENKATALOG KURZFASSUNGEN
PÄDIATRISCHE KARDIOLOGIE (PK nn/K)

PK 01/K	Abklärung von Herzgeräuschen	H.E.Ulmer
PK 02/K	Abklärung einer Zyanose	H. Singer, M. Hofbeck
PK 03/K	Abklärung von Thoraxschmerzen	W.G. Henschel
PK 04/K	Kreislaufregulationsstörungen/Kardiogene Synkopen	D. Schranz, I. Michel-Behnke
PK 05/K	Pulmonale Hypertension	J. Breuer
PK 06/K	Herzinsuffizienz	H.H. Kramer
PK 07/K	Pulmonalstenose	J. Apitz
PK 08/K	Aortenklappenstenosen	J. Apitz
PK 09/K	Aortenstenosen, supravalvulär	J. Apitz
PK 10/K	Aortenisthmusstenose	J. Apitz
PK 11/K	Vorhofseptumdefekt	A.A. Schmaltz
PK 12/K	Ventrikelseptumdefekt	A.A. Schmaltz
PK 13/K	Atrioventrikulärer Septumdefekt	A.A. Schmaltz
PK 14/K	Persistierender Ductus arteriosus	A.A. Schmaltz
PK 15/K	Fallot'sche Tetralogie	J. Bürsch, R. Schulz
PK 16/K	Transposition der großen Arterien	J. Bürsch, R. Schulz
PK 17/K	Double outlet right ventricle,	J. Bürsch, R. Schulz
PK 18/K	Pulmonalatresie mit Ventrikelseptumdefekt	M. Hofbeck, H. Singer
PK 19/K	Pulmonalatresie mit intaktem Ventrikelseptum	M. Hofbeck, H. Singer
PK 20/K	"Singulärer Ventrikel", Trikuspidalatresie	M. Hofbeck, H. Singer
PK 21/K	Totale Lungenvenenfehleinmündung	M. Hofbeck, H. Singer
PK 22/K	Tachykarde Herzrhythmusstörungen	G. von Bernuth
PK 23/K	Bradykarde Herzrhythmusstörungen	G. von Bernuth
PK 24/K	Infektiöse Endokarditis	W. Kienast, C. Bartholomaeus
PK 25/K	Myokarditis	W. Kienast, C. Bartholomaeus
PK 26/K	Perikarditis	W. Kienast, C. Bartholomaeus
PK 27/K	Rheumatisches Fieber	W. Kienast, C. Bartholomaeus
PK 28/K	Herztumore	A.A. Schmaltz
PK 29/K	Kardiomyopathien	A. A. Schmaltz
PK 30/K	Hypoplastisches Linksherzsyndrom	H. Meyer, W.R. Thies

Stand Oktober 1996

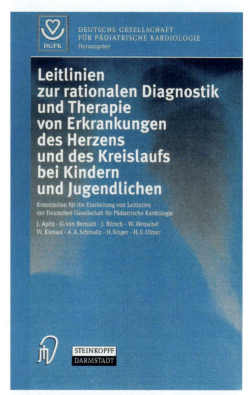

Abb. V.4: Inhaltsverzeichnis der ersten Veröffentlichung von 30 Leitlinien der DGPK als Loseblattsammlung im Verlag Urban & Schwarzenberg im Jahr 1997
Content of the first 30 guidelines of the DGPK published by Urban & Schwarzenberg in 1997
(Quelle: H. E. Ulmer)

Abb. V.5: Zweite Publikation der Leitlinien der DGPK im Steinkopff Verlag Darmstadt im Jahr 1998
2nd publication of the guidelines of the DGPK by Steinkopff Verlag Darmstadt in 1998
(Quelle: J. Weil)

Die Aktualisierung – die dritte Ausgabe – dieser Leitlinien wurde von Achim A. Schmaltz als Herausgeber der Buchausgabe im Elsevier Verlag 2007 herausgegeben (Abb. V.6).

Als Vorsitzender der Leitlinien-Kommission war Achim A. Schmaltz (Essen) von 1996 bis Mitte 2009 tätig. Seit Ende 2009 hat Jochen Weil (Hamburg, jetzt München) das Amt als Vorsitzender der Leitlinien-Kommission übernommen.

In den letzten Jahren wurden insgesamt 41 Leitlinien überarbeitet beziehungsweise neu erstellt sowie auf das S2k-Niveau der AWMF-Klassifikation angehoben.

V Qualitätssicherung und Fortbildung

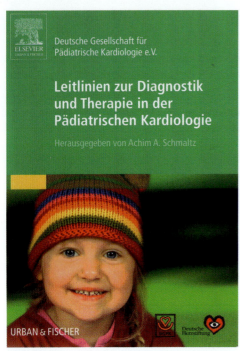

Abb. V.6: Aktualisierung der Leitlinien der DGPK (Herausgeber Achim A. Schmaltz) im Elsevier Verlag 2007
Actualisation of the guidelines of the DGPK (editor Achim A. Schmaltz) published by Elsevier in 2007
(Quelle: J. Weil)

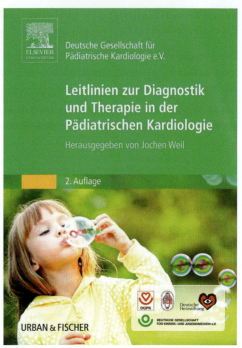

Abb. V.7: Dritte Auflage der Leitlinien der DGPK (Herausgeber Jochen Weil) im Elsevier Verlag 2016
3rd edition of the DGPK guidelines (editor Jochen Weil) published by Elsevier in 2016
(Quelle: J. Weil)

Diese neu erstellten Leitlinien wurden elektronisch auf der Webseite der DGPK (www.kinderkardiologie.de) und der AWMF (www.awmf.org) veröffentlicht.

Seit 2010 werden auf der Jahrestagung der DGPK jeweils drei neu erstellte Leitlinien in einer dafür speziell eingerichteten wissenschaftlichen Sitzung präsentiert.

Die gedruckte und die Onlineversion dieser Leitlinien erschienen im Jahr 2016 im Elsevier Verlag (Abb. V.7).

Eine vollständige Ausgabe von Leitlinien über die Behandlung von angeborenen und erworbenen Herzerkrankungen im Kindesalter im englischen Sprachraum existierte bislang nicht. Um diese Lücke zu füllen, wurden 40 Leitlinien der DGPK nochmals überarbeitet und im Jahr 2017 als Kurzversion in englischer Sprache in dem Supplementband der Zeitschrift „Cardiology in the Young" (CITY 2017, Supplement 3) veröffentlicht (Abb. V.8).

Die Leitlinienkommission der DGPK setzt sich aus gewählten Mitgliedern zusammen, die folgende Fachgesellschaften, Verbände und Arbeitsgemeinschaften repräsentieren:

- Deutsche Gesellschaft für Pädiatrische Kardiologie (DGPK)
- Arbeitsgemeinschaft der Niedergelassenen Kinderkardiologen e.V. (ANKK)
- Arbeitsgemeinschaft der an Allgemeinpädiatrischen Kliniken tätigen Pädiatrischen Kardiologen (AAPK)

Leitlinien der deutschen Gesellschaft für Pädiatrische Kardiologie (DGPK)

- Deutsche Gesellschaft für Thorax-, Herz- und Gefäßchirurgie (DGTHG)
- Deutsche Gesellschaft für Kardiologie (DGK)
- Deutsche Gesellschaft für Perinatal- und Geburtsmedizin (DGPGM)
- Deutsche Herzstiftung e.V. (DHS)
- Bundesverband Herzkranker Kinder e.V. (BVHK)

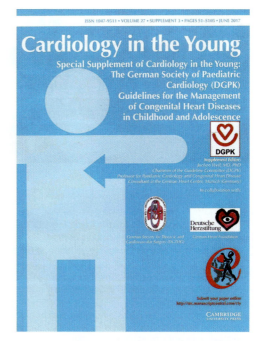

Abb. V.8: Englische Ausgabe der gekürzten Leitlinien der DGPK (Herausgeber Jochen Weil) in der Zeitschrift „Cardiology in the Young" im Jahr 2017
English edition of the guidelines of the DGPK ("pocket version"; editor Jochen Weil) in "Cardiology in the Young" in 2017
(Quelle: J. Weil)

Danksagung
Acknowledgement

Die Arbeit der Mitglieder der Leitlinien-Kommission war von Anfang an ehrenamtlich und wurde nicht vergütet.

Die Erstellung der Leitlinien erfolgte in redaktioneller Unabhängigkeit. Es bestand zu keiner Zeit eine Finanzierung durch privates oder industrielles Sponsoring. Ein Teil der Kosten wurde dankenswerterweise von der „Deutschen Herzstiftung e.V." und zeitweise von der „Deutschen Gesellschaft für Kinder- und Jugendmedizin" übernommen.

Allen Mitgliedern der Leitlinien-Kommission sei für ihre engagierte Arbeit sehr herzlich gedankt (Abb. V.9).

V Qualitätssicherung und Fortbildung

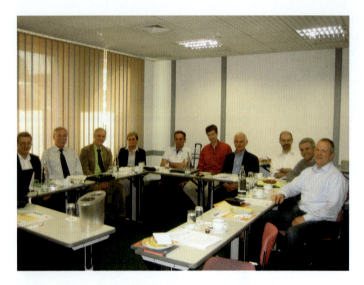

Abb. V.9: Sitzung der Leitlinien-Kommission in Frankfurt/Main im April 2010
Meeting of the guideline committee in Frankfurt/Main in April 2010
Sven Dittrich, Achim A. Schmaltz (Moderator), Alfred Hager, Angelika Lindinger, Thomas Paul, Peter Ewert, Jochen Weil (Sprecher/chairman), Jörg Sachweh, Nikolaus Haas, Sikko Henk van der Mei (v.l.n.r./f.l.)

Summary

The German Society of Paediatric Cardiology (DGPK) played a key role for the development of guidelines in medicine in Germany. The guidelines of the DGPK were edited by the guideline committee of the DGPK under the guidance of the "German Association of the Scientific Medical Societies" (AWMF) starting in 1996.
According to the definition of the AWMF guidelines are "systematically developed statements reflecting the current state of knowledge aiming to support doctors and patients in making decisions concerning appropriate care for specific health problems. Their primary objective is to improve medical care by disseminating current knowledge".
The first edition of the DGPK guidelines was published in 1998. Thereafter guidelines were continuously revised and republished as a hard copy in 2007 and recently in 2016 as consensus orientated (S2k) guidelines as hard copy and e-book by Elsevier Publishing Company.
All DGPK guidelines were reedited as a shortened version in English containing key messages and recommendations of the respective long-version German guideline. In 2017 these guidelines were published in a supplement of the journal "Cardiology in the Young".
All guidelines were written without private or industry driven sponsoring.
The work of all members of the guideline committee of the DGPK was on a voluntary basis and without any financial reward.

Literatur
References

[1] Apitz J, von Bernuth G, Bürsch J et al. (ed). Leitlinien zur rationale Diagnostik und Therapie von Erkrankungen des Herzens und des Kreislaufs bei Kindern und Jugendlichen, Steinkopff Verlag, Darmstadt 1998
[2] Schmaltz A A (ed). Leitlinien zur Diagnostik und Therapie in der Pädiatrischen Kardiologie, Elsevier Verlag, München 2007
[3] Weil J (ed). Leitlinien zur Diagnostik und Therapie in der Pädiatrischen Kardiologie, Elsevier Verlag, München 2016
[4] Weil J (ed). The German Society of Paediatric Cardiology (DGPK): Guidelines for the Management of Congenital Heart Diseases in Childhood and Adolescence, CITY 27 Suppl 3, 2017

Akademie der DGPK
Postgraduate Education within the DGPK

Michael Hofbeck und Heinrich Netz

Überlegungen der DGPK zur Gründung einer Akademie für Fort- und Weiterbildung gehen auf das Jahr 2004 zurück. Angeregt wurde die Diskussion durch politische und standesberufliche Forderungen zur Durchführung von verpflichtenden strukturierten Fortbildungsmaßnahmen für Ärzte. Im Vorfeld bestanden intensive Kontakte des Vorstandes der DGPK mit der Deutschen Gesellschaft für Kardiologie (DGK), die eine Akademie für Fort- und Weiterbildung als Non-Profit-Organisation bereits erfolgreich etabliert hatte. Im Juli 2004 erfolgte ein erstes Sondierungsgespräch zwischen Heinrich Netz und Michael Hofbeck als Vertreter des Vorstandes der DGPK und Gunther Arnold, dem Geschäftsführer der DGK. Gunther Arnold bot an, die DGPK bei der Gründung einer Akademie für Fort- und Weiterbildung sowie bei der Etablierung einer Geschäftsstelle logistisch zu unterstützen.

In der Mitgliederversammlung anlässlich der Jahrestagung der DGPK am 11. Oktober 2004 in Weimar stimmten die Mitglieder dem Antrag zur Gründung einer Akademie Kinderkardiologie/Angeborene Herzfehler zu. Im Anschluss wurde ein Ausschuss „Akademie für Kinderkardiologie/Angeborene Herzfehler" unter Leitung von Heinrich Netz gegründet, der den Aufbau dieser Akademie in die Wege leiten sollte. Mitglieder des Ausschusses waren Heinrich Netz, Renate Oberhoffer, Ekkehard Trowitzsch, Reinhard Herterich, Jörg Stein und Michael Hofbeck.

Am 15. März 2005 fand im Klinikum Großhadern der Ludwig-Maximilians-Universität eine erste Sitzung des Ausschusses statt, in der Schritte zum Aufbau der Akademie diskutiert und eingeleitet wurden. Zu den Schwerpunkten der Akademie sollten die Erarbeitung von Standards für Fortbildungskurse (z.B. EKG- und Echokardiografie-Kurse) sowie die Ausrichtung eigener Seminare der Akademie insbesondere für junge und angehende Kinderkardiologen gehören. Darüber hinaus war die Zertifizierung von Fortbildungsveranstaltungen in kinderkardiologischen Einrichtungen sowie die Evaluierung von Kursen geplant.

Kernstück der Tätigkeit des Ausschusses „Akademie für Kinderkardiologie/Angeborene Herzfehler" war die Entwicklung eines Konzeptes von jährlichen Fortbildungskursen, die in einem Zyklus von vier Jahren alle wichtigen Themen der Kinderkardiologie beinhalten sollten. Ausgehend von Genetik und Embryologie über Pränataldiagnostik und Pathologie, Klinik und Diagnostik sollten chirurgische und interventionelle Therapie sowie Langzeitprognose aller Herzfehler gelehrt werden.

Durch Beschluss stimmte die Mitgliederversammlung der DGPK am 3. Oktober 2005 in Weimar endgültig der Gründung einer Akademie zur beruflichen Fort- und Weiterbildung in der pädiatrischen Kardiologie zu. Erster Akademieleiter wurde Heinrich Netz. Unterstützt wird der Akademieleiter durch einen wissenschaftlichen Beirat, der aus sechs bis sieben Mitgliedern besteht und möglichst alle Berufsgruppen der Kinderkardiologie repräsentieren soll. Die Mitglieder des Beirats werden entsprechend dem Wahlmodus von Kommissionen in der Mitgliederversammlung gewählt. Der Akademieleiter wird vom wissenschaftlichen Beirat aus seinen Reihen gewählt.

Der erste Akademiekurs fand vom 17. bis 19. November 2006 in Mainz mit Heinrich Netz als Tagungspräsidenten statt. Inzwischen haben sich diese dreitägigen Kurse fest etabliert. Im Jahr 2016 fand der elfte Akademiekurs statt. Weitere von der Akademie organisierte Veranstaltungen waren

V Qualitätssicherung und Fortbildung

EMAH-Kurse unter der Leitung von Hans-Heiner Kramer und Achim A. Schmaltz in Hannover und Stuttgart. Großen Zuspruch fanden auch Kurse zur Herzschrittmacher-Therapie im Kindesalter, die Thomas Paul seit 2012 jährlich in Göttingen organisiert.

In der Akademieleitung wurde Heinrich Netz 2007 durch Achim A. Schmaltz abgelöst, der dieses Amt bis 2012 ausübte. Im Januar 2012 wurde Michael Hofbeck zum neuen Akademieleiter gewählt.

Summary

In 2004 the academy for postgraduate education in paediatric cardiology was founded by the DGPK. The academy is a non-profit organisation governed by a chairman who is supported by a scientific board consisting of six to seven paediatric cardiologists. The scientific board is elected by the members of the DGPK for a four-year period. First head of the academy was Heinrich Netz. The academy organises annual courses covering the entire field of paediatric cardiology and special courses on pacemaker therapy in children as well as the growing field of adults with congenital heart disease.

Kompetenznetz Angeborene Herzfehler
Competence Network for Congenital Heart Defects

Ulrike M. M. Bauer, Hashim Abdul-Khaliq und Achim A. Schmaltz

Von der „Spinne" zu einem der weltweit größten Forschungsverbünde für angeborene Herzfehler
From the "Spider" to One of the World's Largest Research Alliances for Congenital Heart Defects

Mehr als 50 000 „Herzspezialisten"
More than 50 000 "Heart Specialists"

Als die Kardiochirurgen im Sommer 2016 das Leben von Jonas retten, ist sein Herz ungefähr so groß wie eine Mandarine. Drei Operationen hat Jonas im Alter von zehn Monaten überstanden. Daran, dass es Menschen wie Jonas langfristig gut geht, arbeitet das Kompetenznetz Angeborene Herzfehler (KNAHF) seit 15 Jahren mit Hochdruck. Seither tragen zahlreiche Ergebnisse aus der Forschung zu einer verbesserten Diagnostik und Therapie bei.

Kernprojekt des Forschungsverbundes ist das Nationale Register für angeborene Herzfehler (NRAHF). Im Sommer 2016 hat das Register mit Jonas den 50 000. Patienten eingeschlossen (Abb. V.10, Abb. V.11).

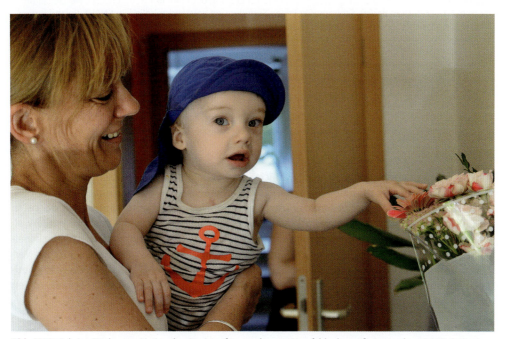

Abb. V.10: Sabrina Pöpke vom Nationalen Register für angeborene Herzfehler begrüßt Jonas, den 50 000. Patienten.
Sabrina Pöpke from the National Register for Congenital Heart Defects welcomes Jonas, the 50 000th patient.
(Quelle: ©KNAHF/Lotte Barthelmes)

V Qualitätssicherung und Fortbildung

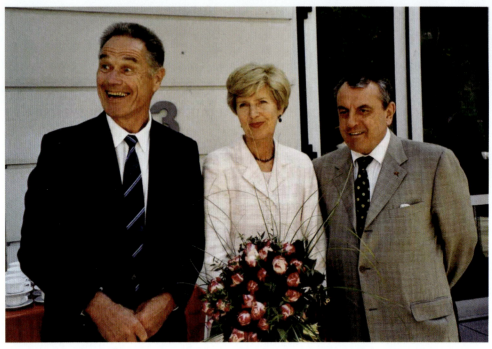

Abb. V.11: Feierliche Eröffnung des Kompetenznetzes Angeborene Herzfehler in Berlin 2003. Initiator und 1. Sprecher des KNAHF Peter E. Lange (1988–2004 Ärztlicher Direktor der Klinik für Angeborene Herzfehler am Deutschen Herzzentrum Berlin), Schirmherrin Friede Springer und Vorstandsmitglied im KNAHF, Roland Hetzer (1985–2014 Ärztlicher Direktor des Deutschen Herzzentrums Berlin) (v.l.n.r.)
Inauguration of the Competence Network for Congenital Heart Defects in Berlin 2003. Initiator and first Speaker of the CNCHD Peter E. Lange (1988–2004 Medical Director of the Department of Congenital Heart Disease – Paediatric Cardiology at the German Heart Center Berlin), Patroness Friede Springer and Member of the Board of the CNCHD, Roland Hetzer (1985–2014 Medical Director of the German Heart Center Berlin) (f.l.)
(Quelle: © KNAHF)

Drängende Fragen
Urgent Questions

Wie sieht meine Lebenserwartung aus? Darf ich Sport treiben? Kann ich meinen Traumberuf ausüben? Werde ich Kinder bekommen können? Dank des medizinischen Fortschritts tragen wir heute die Verantwortung für das gesundheitliche Wohlergehen einer Patientengruppe, mit der bis in die 1970er-Jahre nicht gerechnet werden konnte. Ein angeborener Herzfehler lässt sich mittlerweile in über 90 Prozent der Fälle erfolgreich korrigieren. Die Grunderkrankung erfordert jedoch vielfach eine langfristige kardiologische Betreuung. Welche diagnostischen und therapeutischen Verfahren versprechen auch langfristig die größten Erfolge in Sachen Lebensqualität? Welche genetischen Zusammenhänge sind bei der Entstehung angeborener Herzfehler wirksam? Darauf wollten wir Antworten finden.

Heterogene Grunderkrankung
Heterogeneous Disease

Was wir brauchten, waren Langzeitstudien, die eine Vielzahl von Fehlbildungen unterschiedlicher Ausprägung berücksichtigen – und zwar in allen Altersgruppen. Nur: Wie würde sich das angesichts der Heterogenität der Grunderkrankung bewerkstelligen lassen? Die jeweils einem Krankheitsbild zuzuordnenden Patientenzahlen sind gering, entsprechend eingeschränkt sind die Möglichkeiten einzelner Kliniken, verwertbare Daten und Erfahrungen zu sammeln sowie Verläufe analysieren und vergleichen zu können. Schnell wurde klar, dass die Erforschung angeborener Herzfehler eine neue Kultur der Kooperation voraussetzen würde: Verlässliche Forschungsergebnisse konnten nur durch eine langfristige multizentrische Zusammenarbeit aller relevanten Fach- und Forschungsdisziplinen erzielt werden.

Ein Forschungsverbund entsteht
A Research Network is Created

Ende der 1990er-Jahre stellte Peter E. Lange sein Modell der „Spinne" vor (Abb. V.12). Ein dezentral „gefütterter", verlässlich gesicherter und gepflegter Datenpool sollte auf nationaler wie internatio-

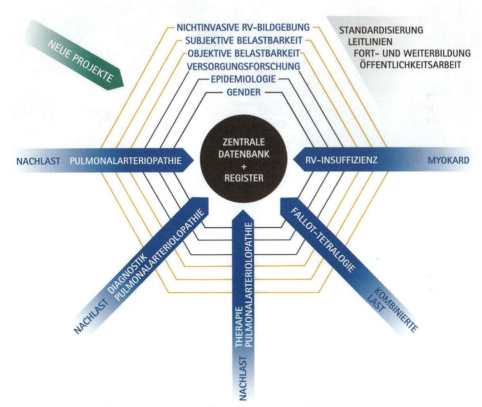

Abb. V.12: Die „Spinne": Forschungsprojekte greifen ineinander und schöpfen Mehrwert aus zentral gesammelten Datensätzen.
The "spider": research projects complement each other, creating substantial synergies.
(Quelle: © KNAHF)

V Qualitätssicherung und Fortbildung

naler Ebene klinische Studien zu einzelnen Krankheitsbildern ermöglichen, verknüpft mit Querschnittsstudien zu diagnostischen und therapeutischen Verfahren sowie zu Fragen etwa der Belastbarkeit und Lebensqualität der jeweiligen Patientengruppe. Das war die Idee.

Im Jahr 2000 konnten wir mit dem Nationalen Register für angeborene Herzfehler den Grundstein für die Verwirklichung legen (Abb. V.13).

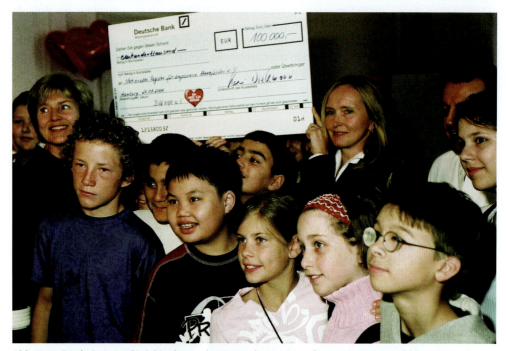

Abb. V.13: Friede Springer (l.), Schirmherrin des Nationalen Registers für angeborene Herzfehler, überreicht Geschäftsführerin Ulrike Bauer 2004 einen Spendenscheck über 100 000 Euro.
In 2004, Friede Springer (l.), patroness of the National Register of Congenital Heart Defects, presenting CEO Ulrike Bauer with a donation check of 100 000 Euros.
(Quelle: © KNAHF)

Maßgeblich gefördert durch das Deutsche Herzzentrum Berlin und die Friede-Springer-Herz-Stiftung begannen wir, systematisch Patientendaten und -proben für die Forschung zu erfassen. Dabei arbeiteten wir von Beginn an eng mit den heute im Aktionsbündnis Angeborene Herzfehler (ABAHF) zusammengeschlossenen Elterninitiativen und Patientenverbänden zusammen.

Unter Mitwirkung der am Registeraufbau beteiligten Fachgesellschaften – der Deutschen Gesellschaft für Pädiatrische Kardiologie (DGPK), der Deutschen Gesellschaft für Kardiologie – Herz- und Kreislaufforschung (DGK) und der Deutschen Gesellschaft für Thorax-, Herz- und Gefäßchirurgie (DGTHG) sowie des Bundesverbandes Niedergelassener Kardiologen (BNK), der Arbeitsgemeinschaft niedergelassener Kinderkardiologen (ANKK) und der Arbeitsgemeinschaft Leitende Kardiologische Krankenhausärzte (ALKK) ging daraus der 2003 gegründete Verein Nationales Register für angeborene Herzfehler hervor (Abb. V.14).

Abb. V.14: Logo des Nationalen Registers für angeborene Herzfehler e.V.
Logo of the National Register for Congenital Heart Defects
(Quelle: © KNAHF)

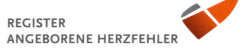

Meilenstein Kompetenznetz Angeborene Herzfehler
Milestone: the Competence Network for Congenital Heart Defects

Damit hatten wir eine Entwicklung in Gang gesetzt, die durch die Initiative des Bundesministeriums für Bildung und Forschung (BMBF) „Kompetenznetze in der Medizin" gleichsam katalysiert wurde: Ergebnisse aus der Forschung sollten rascher in die klinische Praxis einfließen. In der stark fragmentierten Forschungslandschaft lautete daher der gesundheitspolitische Auftrag an die Kompetenznetze, Erfahrungen und Know-how von Wissenschaftlern, Ärzten, Patienten und Industrie zusammenzubringen, um Krankheiten zu erforschen und Wissen weiterzugeben. Das war der Weg, den wir bereits eingeschlagen hatten.

2003 erhielten wir die Zusage für die Förderung des von uns entwickelten Vorschlags für ein Kompetenznetz Angeborene Herzfehler durch das BMBF (Abb. V.15). Für unser junges Forschungsgebiet bedeutete das, überhaupt erst aufzubauen, was in anderen Disziplinen schon gegeben war: eine auf empirische Belege gestützte Forschungsbasis und die hierfür erforderliche Infrastruktur. Dank des inzwischen stark gewachsenen Nationalen Registers ließ sich die deutschlandweite und internationale Zusammenarbeit von Ärzten, Patienten und Wissenschaftlern im vorgegebenen Förderrahmen auf eine hochleistungsfähige solide Forschungsgrundlage stellen. Dazu kooperierten wir eng mit der Technologie- und Methodenplattform für die vernetzte medizinische Forschung (TMF, www.tmf-ev.de/). Die vom BMBF geförderte Dachorganisation für die medizinische Verbundforschung erarbeitet in interdisziplinären Forschungsteams digitale Infrastrukturen sowie Methoden zur Lösung von organisatorischen, rechtlich-ethischen und technologischen Problemen der modernen medizinischen Forschung.

Abb. V.15: Logo des Kompetenznetzes Angeborene Herzfehler e.V.
Logo of the Competence Network for Congenital Heart Defects
(Quelle: © KNAHF)

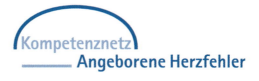

Kommunikation ist nicht alles, aber ohne Kommunikation ist alles nichts
Communication is not Everything, but without Communication Everything is Nothing

Eine intensive Kommunikation in der Fachgemeinde ebenso wie in der breiten Öffentlichkeit verhalf unserem Vorhaben zur nötigen Aufmerksamkeit und Akzeptanz. Ein Beispiel dafür ist der vom KNAHF produzierte Dokumentarfilm „Herzspezialisten". Er wurde vom BMBF und der Friede-Springer-Herz-Stiftung finanziert und kam 2008 in die Kinos (Abb. V.16).

Die filmische Begegnung mit fünf betroffenen Erwachsenen vermittelt eindrucksvoll, was die Diagnose in unterschiedlichen Lebenslagen und -jahren bedeuten kann und warum die langfristige Erforschung angeborener Herzfehler zwingend notwendig ist. Der kontinuierliche Austausch mit

V Qualitätssicherung und Fortbildung

Patienten und Patientenorganisationen zählt zu den zentralen Aufgaben des Forschungsverbundes und ist eine Voraussetzung für den nachhaltigen Translationserfolg.

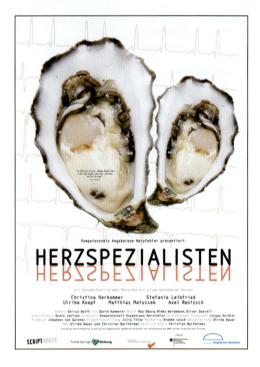

Abb. V.16: „Herzspezialisten" – der Film
"Herzspezialisten" (Heart Specialists) – the movie
(Quelle: © KNAHF)

Verstetigung des Forschungsverbundes
Sustainabililty of the Research Network

Im August 2009 gründeten die am Kompetenznetz beteiligten Wissenschaftler der verschiedenen Fachdisziplinen analog zum Nationalen Register für angeborene Herzfehler e. V. den eingetragenen Verein Kompetenznetz Angeborene Herzfehler. Die Doppelstruktur von Kompetenznetz und Register gewährleistet seither die aus datenschutzrechtlichen Gründen notwendige Trennung von Forschung auf der einen und einem „Patient Empowerment"-gestützten Datenmanagement auf der anderen Seite. Beide Vereine interagieren eng miteinander, um eine gut funktionierende Zusammenarbeit sicherzustellen und rasche Entscheidungsprozesse zu ermöglichen. So wachen die Gremien beider Vereine gemeinsam über die inhaltliche Qualität der laufenden Forschungsarbeit. Heute bestehen Forschungskooperationen mit Partnern weltweit (Abb. V.17).

Einzigartige Forschungsbasis
Unique Research Platform

Bis 2014 sollte der Bund die Entwicklung des KNAHF mit insgesamt 16,1 Millionen Euro unterstützen. Von der Aufnahme des ersten Patienten ins Register 2001 bis zum Ausbau des Nationalen Registers für angeborene Herzfehler mit über 50 000 Patienten aller Altersgruppen aus dem ganzen Bundesgebiet hat sich die Verbundforschung für möglichst rasch in die Praxis mündende Forschungsergebnisse vielfach bewährt. Das breite Datenspektrum und seit 2010 auch die Biomaterialsammlung des Herzregisters sowie die besondere Erfassung und Pflege der Patientendaten sor-

Kompetenznetz Angeborene Herzfehler

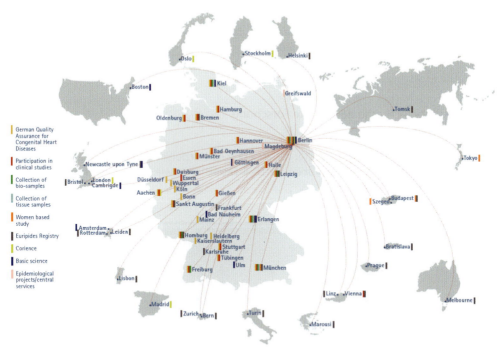

Abb. V.17: Mit dem Kompetenznetz wird auch international geforscht, weltweit.
The Competence Network empowers international research, worldwide.
(Quelle: © KNAHF)

gen für die Verlässlichkeit der Forschungsdaten bis hin zur Reproduzierbarkeit der auf ihnen beruhenden Forschungsergebnisse.

Geprüfte Datensicherheit und verlässliche Standards
Certified Data Security and Reliable Standards

Ein eigens entwickeltes und von den Datenschutzbeauftragten aller Bundesländer geprüftes Datenschutzkonzept sichert die datenschutzkonforme personenbezogene Erfassung und Pseudonymisierung von nach international gültigem Standard codierten Daten. Das streng regulierte Verfahren schließt Doppelerfassungen aus und sorgt für zuverlässig im Verlauf dokumentierte Diagnosen und Krankheitsgeschichten – eine maßgebliche Voraussetzung für die Versorgungsforschung und valide Langzeitstudien von Leitlinienrelevanz.

Auf einzelne Forschungsprojekte zugeschnittener Service
Customised Service Provided for Research Projects

Das Registerteam ermöglicht den Forschern die präzise, auf eine bestimmte Forschungsfrage zugeschnittene Datenauswahl und stellt dabei auch die Erfüllung der länderspezifischen ethischen Rahmenrichtlinien sicher. Dabei stehen die im Forschungsverbund des Kompetenznetzes und im Nationalen Register tätigen Wissenschaftler den einzelnen Forschern auch beratend zur Seite. Neben verlässlichen arztbriefbasierten Datensätzen kann die internationale Forschung und Grundla-

V Qualitätssicherung und Fortbildung

genforschung im Bereich der angeborenen wie der erworbenen kardiovaskulären Erkrankungen heute auf mehr als 7000 Bioproben zugreifen und dadurch zudem erhebliche Personal- und Infrastrukturkosten sparen. Projekte der Grundlagenforschung ebenso wie der klinischen Forschung und der Versorgungsforschung gründen damit standortunabhängig auf einer verlässlichen und manipulationsgeschützten Datenbasis.

Moderne Biobank für die genetische Forschung
Modern Biobank for Genetic Research

Seit 2010 erfasst das Nationale Register für angeborene Herzfehler in einer zentral gesteuerten Biobank EDTA-Blut- und -Speichelproben zur DNA-Extraktion sowie kardiale Gewebeabfälle von Herzoperationen (Abb. V.18).

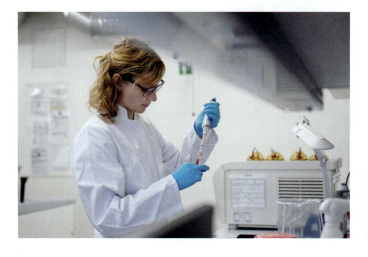

Abb. V.18: Bearbeitung von Blutproben in der ZeBanC
Processing of blood samples in the ZeBanC
(Quelle: © Thomas M. Pieruschek/German Biobank Node)

Die Proben werden gemäß bestehender ethischer und rechtlicher Vorgaben von einzelnen Patienten, von Trios (Patient und leibliche Eltern) sowie von Familien mit einer Häufung von angeborenen Herzfehlern gesammelt. Dazu arbeitet das Nationale Register mit kooperierenden Kliniken zusammen. Zudem werden über das Register Patienten und Angehörige direkt rekrutiert. Die Verarbeitung und Lagerung der Proben erfolgt durch die ebenfalls vom BMBF geförderte Zentrale Biobank der Charité und des Berliner Instituts für Gesundheitsforschung, kurz: ZeBanC (https://biobank.charite.de/).

15 Jahre Forschung: eine Bilanz
15 Years of Research: a Balance Sheet

Dass sich jeder angeborene Herzfehler in nahezu allen Lebensbereichen und in jeder Lebensphase unterschiedlich auswirkt, war lange Zeit nur eine Vermutung. Inzwischen wissen wir mehr darüber. Die auf Grundlage der Registerdaten 2006 gestartete und 2009 abgeschlossene PAN-Studie (Prävalenz angeborener Herzfehler bei Neugeborenen) lieferte erstmals konkrete Aussagen zur Krankheitshäufigkeit angeborener Herzfehler in Deutschland. In diesem Zeitraum wurden landesweit die Datensätze von über 20 000 Neugeborenen mit einem angeborenen Herzfehler erfasst und detailliert ausgewertet (Abb. V.19).

Kompetenznetz Angeborene Herzfehler

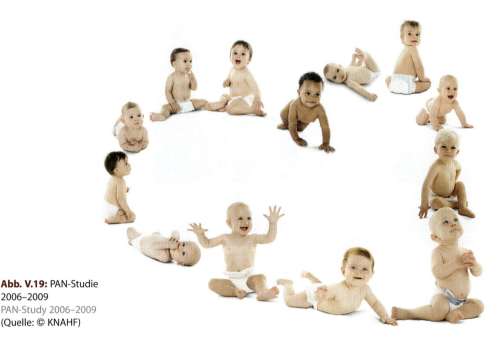

Abb. V.19: PAN-Studie
2006–2009
PAN-Study 2006–2009
(Quelle: © KNAHF)

Standards und Referenzwerte
Standards and Reference Values

Eine Reihe verbindlicher medizinischer Standards und verlässliche Referenzwerte helfen heute bei der Diagnose und Behandlung von angeborenen Herzfehlern und deren Folgeerkrankungen.

Die Studiendaten ermöglichen etwa die Ausarbeitung eines methodischen Standards zur MRT-Analyse der Herzfunktion bei angeborenen Herzfehlern. Zudem tragen systematisch ermittelte alters- und geschlechtsspezifische Referenzwerte zu Herzgröße, Herzmasse, Vorhofgröße und Vorhoffunktion heute zu einer präzisen diagnostischen Einschätzung der angeborenen Herzfehler bei Kindern und Jugendlichen im Alter zwischen 8 und 20 Jahren bei. Ähnliches gilt für die objektive und körperliche Leistungsfähigkeit bei unterschiedlichen Herzfehlern.

Leitlinien
Guidelines

Seit 2008 stehen den behandelnden Ärzten medizinische Leitlinien zur Behandlung Erwachsener mit angeborenem Herzfehler zur Verfügung. Unter der Leitung von Achim A. Schmaltz waren sie gemeinsam mit der Österreichischen Kardiologischen Gesellschaft und der Schweizerischen Gesellschaft für Kardiologie unter Mitwirkung der Patientenorganisationen der DACH-Region von der DGPK, der DGK und der DGTHG erarbeitet worden (Abb. V.20).

Für eine effektive Transition sind Patienten mit angeborenem Herzfehler auf eine funktionierende sektorenübergreifende Versorgung angewiesen. In einer gemeinsamen Taskforce mit den drei kardiologischen Fachgesellschaften, den Patientenorganisationen und dem Kompetenznetz wurden deshalb die Grundlagen für die Verbesserung der Versorgung von Erwachsenen mit angeborenen Herzfehlern entwickelt.

V Qualitätssicherung und Fortbildung

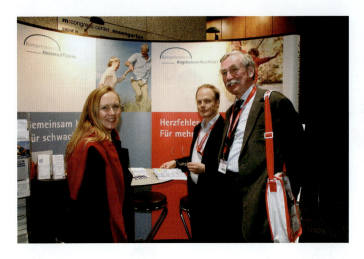

Abb. V.20: Das Kompetenznetz auf der Jahrestagung der DGK 2010 in Mannheim. Ulrike Bauer, Geschäftsführerin, Thomas Pickardt, Forschungsmanager, und Achim A. Schmaltz, Vorsitzender des Vorstands des Nationalen Registers für angeborene Herzfehler 2003–2006 (v.l.n.r.)
The Competence Network at the annual meeting of the German Society for Cardiology 2010 in Mannheim. Ulrike Bauer, Managing Director, Thomas Pickardt, Research Manager, and Achim A. Schmaltz, Chairman of the Board of the National Register for Congenital Heart Defects 2003–2006 (f.l.)
(Quelle: © KNAHF)

Erfolge in der Genomforschung
Successes in Genetic Research

Dank der registerbasierten Forschung wissen wir heute zudem mehr darüber, welche Arten von Herzfehlern vererbt und welche durch neu auftretende Genveränderungen verursacht werden (Abb. V.21).

Unter Federführung des Wellcome Trust Sanger Institute in Cambridge etwa konnte ein internationales Forschungsteam neue Gene identifizieren, die an der Entwicklung komplexer Herzfehler beteiligt sind. Als Forschungsgrundlage dienten unter anderem durch das Register erfasste und charakterisierte Bioproben von betroffenen Kindern und deren Eltern. Die Ergebnisse dieser Studie erschienen im Sommer 2016 in Nature Genetics. Sie liefern wichtige Anhaltspunkte für die Therapie und für die genetische Beratung betroffener Familien.

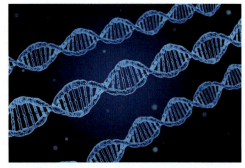

Abb. V.21 Wichtiger Faktor Genforschung
Importance of genetic research
(Quelle: © KNAHF/Dan Race, Fotolia)

Anzahl unserer Publikationen von 2003 bis Mai 2018
The Number of our Publications from 2003 to May2018

Tab. V.1 zeigt die Entwicklung der Anzahl unserer Publikationen mit Nennung des KNAHF und des Nationalen Registers sowie ab 2015 des Deutschen Zentrums für Herz-Kreislauf-Forschung (DZHK). Die erste Zeile zeigt die Gesamtzahl, die Folgezahlen sind nach Journal-Gruppen aufgegliedert.

Tab. V.1: Entwicklung der Anzahl der Publikationen
Development of the Number of Publications

	2003/04	2005/06	2007/08	2009/10	2011/12	2013/14	2015/16	2017/18
KNAHF/NRAHF/DZHK (gesamt)	1	16	15	27	23	25	29	49
Nature Group	0	0	0	0	0	0	2	0
Circulation, Cir Res, EHJ, JCI, JACC	0	0	0	0	1	0	3	2
NEJM, Lancet, JAMA	0	0	0	0	0	0	0	1

Bestens vernetzt in die Zukunft
Well-connected into the Future

In den 15 Jahren unseres Bestehens ist es dem Kompetenznetz Angeborene Herzfehler gelungen, die multizentrische Forschung zu angeborenen Herzfehlern in Deutschland fest zu verankern. Mehr als 30 Universitäten, Herzzentren und Forschungsinstitute sowie niedergelassene Kinderkardiologen, Kardiologen und Rehabilitationsmediziner machen aus dem KNAHF einen translations- wie transitionsstarken Forschungsverbund. Es wurden bisher 183 nationale und internationale Studien initiiert. Gegenwärtig sind 65 Forschungsprojekte noch in der aktiven Phase. Dafür wurden bis 2018 über 30 Millionen Drittmittel eingeworben.

Seit 2015 beteiligt sich das 2011 gegründete Deutsche Zentrum für Herz-Kreislauf-Forschung (DZHK) maßgeblich an der Förderung der bis heute von der Deutschen Herzstiftung, der Fördergemeinschaft Deutsche Kinderherzzentren e.V. und der Friede-Springer-Herz-Stiftung unterstützten Einrichtung.

Der Mensch im Mittelpunkt
The Human Being in the Centre

Von der erfolgreichen Prävention, Diagnostik und Therapie von angeborenen Herz-Kreislauf-Erkrankungen, wie vom Wissenstransfer in das Gebiet der erworbenen Herz-Kreislauf-Erkrankungen, hängt angesichts der weltweit signifikant ansteigenden Patientenzahlen viel ab. Das verlangt weiterhin nach multizentrischen Langzeitstudien und einer Forschungsinfrastruktur, die die Interessen und Bedürfnisse des einzelnen Patienten konsequent in den Mittelpunkt medizinischen und wissenschaftlichen Handelns stellt.

Stärkung der Verbundforschung
Endorsed Collaborative Research

Die Förderung der Forschungsbereitschaft auf nationaler und internationaler Ebene durch alle Beteiligten und die Schaffung von adäquaten Rahmenbedingungen zur medizinischen Versorgung auch der erwachsenen Patienten gehören dabei zu den erfolgskritischen Faktoren, für die es sich weiterhin zu engagieren lohnt (Abb. V.22).

Die Koordinationsleistung des KNAHF (Tab. V.2) als einem der weltweit größten Forschungsnetzknoten im Bereich angeborener Herzfehler für die gemeinsame Erforschung verstärkt auch über nationale Grenzen hinweg abzurufen und seine einzigartige Infrastruktur zu nutzen – für Jonas

V Qualitätssicherung und Fortbildung

wie für viele weitere Patienten bleibt das wichtig. *„Ich hoffe, dass wir bald genau wissen, was da eigentlich im Körper passiert und wie die Kinder noch mehr Lebensqualität erhalten können"*, hat Jonas Mutter die Entscheidung für die Registermitgliedschaft ihres Sohnes begründet. *„Da müssen wir einfach alle zusammenhalten"*, hat sie gesagt. – Das sehen wir auch so. Forschen wir gemeinsam.

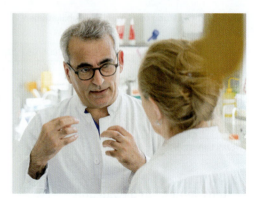

Abb. V.22: Seit 2009 Sprecher des Kompetenznetzes Angeborene Herzfehler: Hashim Abdul-Khaliq
Since 2009 Speaker of the Competence Network for Congenital Heart Defects: Hashim Abdul-Khaliq
(Quelle: Wolfram Scheible für Nationales Register)

Tab. V.2: Vorstände, Lenkungsausschuss und Geschäftsführung der wissenschaftlichen Vereine von der Gründung bis 2018
Board Members and Management of the Scientific Associations since their Foundation and until 2018

KNAHF				
Peter E. Lange	Sprecher	Berlin	DGPK	2003–2008
Günther Breithardt	Sprecher	Münster	DGPK	2008–2009
Hashim Abdul-Khaliq	Sprecher	Homburg	DGPK	Seit 2009
Hashim Abdul-Khaliq	Vorsitzender	Homburg	DGPK	Seit 2014
Christian Schlensak	Stellv. Vorsitzender	Tübingen	DGTHG	Seit 2014
Helmut Baumgartner	Stellv. Vorsitzender	Münster	DGK	Seit 2014
Lenkungsausschuss				
Hashim Abdul-Khaliq	Vorsitzender	Homburg	DGPK	
Christian Schlensak	Stellv. Vorsitzender	Tübingen	DGTHG	
Helmut Baumgartner	Stellv. Vorsitzender	Münster	DGK	
Boulos Asfour		Sankt Augustin	DGTHG	
Philipp Beerbaum		Hannover	DGPK	
Felix Berger		Berlin	DGPK	
Ralph Grabitz		Halle	NRAHF	
Irmtraut Kruck		Ludwigsburg	DGK/BNK	
Michael Hofbeck		Tübingen	DGPK	
Sabine Klaassen		Berlin	DGPK	
Hans-Heiner Kramer		Kiel	DGPK	
Siegrun Mebus		Eichwalde	ANKK	
Oktay Tutarel		München	DGK	
NRAHF				
Achim. A. Schmaltz	Vorsitzender	Essen	DGPK	2003–2006
Günther Breithardt	Stellv. Vorsitzender	Münster	DGK	2003–2006
Günther Breithardt	Vorsitzender	Münster	DGK	2007–2009

Tab. V.2 *(Fortsetung)*

Roland Hetzer	Stellv. Vorsitzender	Berlin	DGTHG	2007–2009
Boulos Asfour	Vorsitzender	Sankt Augustin	DGTHG	2010–2012
Deniz Kececioglu	Stellv. Vorsitzender	Bad Oeynhausen	DGPK	2010–2012
Deniz Kececioglu	Vorsitzender	Bad Oeynhausen	DGPK	2013–2015
Helmut Baumgartner	Stellv. Vorsitzender	Münster	DGK	2013–2015
Harald Kaemmerer	Vorsitzender	München	DGK	Seit 2016
Boulos Asfour	Stellv. Vorsitzender	Sankt Augustin	DGTHG	Seit 2016
Ralph Grabitz		Halle	DGPK	Seit 2016
Deniz Kececioglu		Bad Oeynhausen	DGPK	Seit 2016
Siegrun Mebus		Eichwalde	DGPK/ANKK	Seit 2016
Irmtraut Kruck		Ludwigsburg	DGK/BNK	Seit 2016
Joachim Photiadis		Berlin	DGTHG	Seit 2016
Geschäftsführung KNAHF/NRAHF				
Ulrike M. M. Bauer				

Weitere Informationen finden Sie unter www.kompetenznetz-ahf.de, www.herzregister.de, www.corience.org.

Summary

In the 15 years of its existence, the Competence Network for Congenital Heart Defects has succeeded in firmly establishing multicentre research on congenital heart defects in Germany. The Network supports research projects worldwide. In cooperation with more than 30 universities, cardiac centres and research institutes as well as with community-based paediatric cardiologists, cardiologists and rehabilitation physicians, the Competence Network offers an efficient research infrastructure, which yields reliable research results relevant to medical guidelines and thus contributes decisively to the steady improvement of patient care.

The nucleus of the Competence Network is the National Register of Congenital Heart Defects. The Register is run as a non-profit association by the three German scientific associations of cardiac medicine – the German Society of Pediatric Cardiology, the German Cardiac Society, and the German Society for Thoracic and Cardiovascular Surgery. With more than 50,000 patient datasets and over 7,000 DNA and tissue samples, it is today one of the world's largest research databases for patient-oriented collaborative research in congenital heart defects. Since its founding in 2003, it has been supported by the German Heart Centre Berlin and the Friede Springer Heart Foundation. To this day, the National Register for Congenital Heart Defects cooperates closely with the parents' initiatives and patient associations, which are grouped together in the „Aktionsbündnis Angeborene Herzfehler".

The Competence Network for Congenital Heart Defects was funded by the Federal Ministry of Education and Research (BMBF) from 2003 to 2014 and since 2015 it has been partially financed by the „Deutsches Zentrum für Herz-Kreislauf-Forschung" (DZHK), the „Deutsche Herzstiftung" and the „Fördergemeinschaft Deutsche Kinderherzzentren". So far, 183 national and international studies have been initiated. At present, 65 research projects are still in the active phase. For this purpose, more than 30 million third-party funds were raised by 2018.

Meilensteine der Entwicklung

William J. Rashkind (1922–1986)

von Herbert E. Ulmer

Es geschieht nur selten im Bereich der Medizin, dass durch die Idee und die Entwicklung einer Maßnahme ein bedeutsames Krankheitsbild durch einen einzelnen Menschen so positiv und nachhaltig beeinflusst werden kann, wie das der Transposition der großen Arterien (TGA) durch die sogenannte „Ballonatrioseptostomie nach Rashkind".

William J. Rashkind (Abb. 1) wurde am 12. Februar 1922 in Paterson, New Jersey, geboren. Seine Alma Mater war die Universität von Louisville, Kentucky, wo er im Jahr 1952 sein Medizinstudium abschloss. Am Children's Hospital of Philadelphia, Pennsylvania, durchlief er bis 1957 seine Ausbildung in Pädiatrie und wagte dann den Schritt in die neue Subspezialität der Pädiatrischen Kardiologie. Es war dies die Zeit der ersten Versuche eines chirurgischen Herangehens an Kinder mit angeborenen Herzfehlern. So wurde beispielsweise seit 1950 damit begonnen, bei tief zyanotischen Säuglingen mit einer TGA in Blutsperre und am schlagenden Herzen einen Teil des Vorhofseptums blind zu resezieren. Die Letalitätsrate bei diesem Eingriff (nach Blalock-Hanlon) lag allerdings bei nahezu 50 Prozent.

Bill Rashkinds Statements zu manchen medizinischen Praktiken waren gelegentlich recht einfach und galten daher auch oft als wenig wissenschaftlich. Er selbst handelte nach dem von ihm so genannten „KISS-Prinzip", das heißt „Keep it simple, stupid", was auch auf einer Tafel in seinem Office, für jeden sichtbar, eingraviert war.

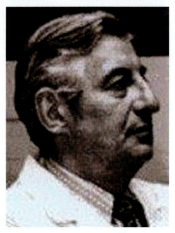

Abb. 1: William J. Rashkind
(Quelle: Heart Views 2009, 10: 139–143)

Die Beobachtung der erfolgreichen Eröffnung eines Gefäßverschlusses in der Leiste eines Kindes durch einen Gefäßchirurgen mithilfe eines Ballonkatheters brachte ihn auf die entscheidende Idee. Am 5. Mai 1965 konnte er bei einem fünf Wochen alten und vier Kilogramm schweren Mädchen mit einer TGA mithilfe eines hierfür speziell angefertigten Ballonkatheters, der über das Foramen ovale in den linken Vorhof vorgeschoben wurde, durch einen raschen Rückzug des Katheters mit dem gefüllten Ballon in den rechten Vorhof ohne chirurgischen Eingriff eine große Lücke schaffen. Auf dem Originalprotokoll dieses Herzkatheters wurde bereits der erste Eingriff dieser Art von Rashkind selbst handschriftlich als „Rashkind-Prozedur" bezeichnet (Abb. 2). – Hiermit hatte die Geburtsstunde der später so genannten „Interventionellen Kardiologie" geschlagen.

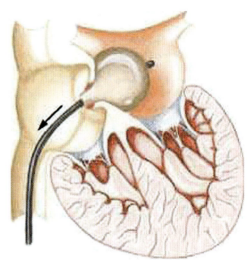

Abb. 2: Ballonatrioseptostomie nach Rashkind
Rashkind balloon atrial septostomy
(Quelle: Thoracic Key 2016, June 12, Fig. 52.1)

In der 1966 erschienenen Originalarbeit mit der Beschreibung der ersten drei erfolgreich behandelten Fälle schreibt Rashkind: „... *this technique can be performed rapidly in any cardiologic laboratory. All it requires is a big jerk at the end of the catheter* ...". Die ersten Reaktionen auf diesen Report variierten zwischen Bewunderung und Horror. Nach der Einführung geeigneter, industriell hergestellter Katheter verbreitete sich das sogenannte

"BAS-Verfahren" jedoch rasch über die ganze Welt. Eine gewisse Zeit lang wurde die Einteilung eines jüngeren Kinderkardiologen, seinen ersten "Rashkind" durchführen zu dürfen, von diesen "Auserwählten" geradezu wie eine Art Ritterschlag in ihrem Fachgebiet empfunden. Es erscheint allerdings nahezu ironisch, dass heute, etwa 50 Jahre nach Einführung dieser epochemachenden Prozedur, diese immer seltener durchgeführt wird, da die chirurgische Entwicklung der sogenannten "arteriellen Switch-Operation" für die TGA, die meist in den ersten Lebenstagen durchgeführt wird, eine BAS nun nicht mehr erforderlich macht.

Einer der bekannteren Artikel William Rashkinds über seine Prozedur begann mit der Feststellung: *"Children with heart disease are either born with openings too large, and others too small."* In Kenntnis seiner Persönlichkeitsstruktur war es nicht schwer, sich vorzustellen, dass Rashkind sich bald daran versuchen würde, nun auch eine Technik zum Verschluss von Vorhofseptumdefekten zu entwickeln. Auf einem Jahreskongress der Europäischen Gesellschaft für Pädiatrische Kardiologie (AEPC), die er gerne und regelmäßig besuchte, stellte er 1977 in Gent erstmals die sogenannte "Hooked Double Umbrella-Devices" vor, die dem interventionellen Verschluss eines persistierenden Ductus arteriosus oder von Vorhofseptumdefekten bei größeren Kindern dienen sollten. Die dazu erforderlichen Zulassungsstudien wurden jedoch bald danach aus Materialgründen abgebrochen. Andere Techniken setzten jedoch den Siegeszug der interventionellen Kardiologie fort, der in der Pädiatrischen Kardiologie gut zehn Jahre früher begonnen hatte als die Katheterinterventionen an den Koronararterien in der Internistischen Kardiologie.

Mit dem Zeitgewinn von einigen Monaten durch eine initial erfolgreiche Ballonatrioseptostomie war es dann auch möglich, die bereits entwickelten Korrekturoperationen der funktionellen Vorhofumkehr nach Senning (s. S. 352) oder nach Mustard (s. S. 352) unter günstigeren Bedingungen später und mit besseren Ergebnissen durchführen zu können.

Der "Renaissance-Mensch" William Rashkind, wie er von seinen Freunden oft bezeichnet wurde, hätte darüber gelächelt. Er verstarb, viel zu früh, am 6. Juli 1986 im Alter von 64 Jahren an den Folgen einer Krebserkrankung in seinem Heim in Manson, Pennsylvania.

VI Entwicklung der Diagnostik und Therapie bei angeborenen Herzfehlern
Development of Diagnostics and Therapy of Congenital Heart Defects

Die Entwicklung der Echokardiografie – mit einem Ultraschallstrahl zum Herzen und zurück
The Development of Echocardiography – Using an Ultrasound Beam to the Heart and Back

Deniz Kececioglu und Achim A. Schmaltz

Einleitung
Introduction

Wie auf anderen Gebieten fand die Echokardiografie ihren Einzug in die Kinderkardiologie über die große Schwester – die Kardiologie. Interessierte Kinderkardiologen hatten oftmals Zugang – wenn überhaupt – zu den damals überdimensionierten Geräten mit winzigen Monitoren – erst spät abends oder nachts. Laut Norman Silverman war die Arbeitsteilung in San Francisco „nine to five" – das heißt: von 9 bis 17 Uhr war die Kardiologie an der Reihe und von 21 bis 5 Uhr die Kinderkardiologie.

Anfänge in Deutschland – die M-Mode-Echokardiografie
Beginnings in Germany – the M-Mode Echocardiography

Nach der ersten Ultraschallanwendung am menschlichen Herzen durch Inge Edler und Carl H. Hertz 1954 in Schweden war es in Düsseldorf Sven Effert, der 1957 mit der eindimensionalen M-Mode-Echokardiografie die Pathologie der Mitralklappe beschrieb [16]. Schon damals wurde in Düsseldorf die Operationsindikation bei Mitralklappenvitien nach (M-Mode-)echokardiografischer Diagnostik gestellt.

Jürgen Keutel in Göttingen hatte das Potenzial der M-Mode-Echokardiografie für die Kinderkardiologie erkannt und Kontakt zu Harvey Feigenbaum (Indianapolis, USA) aufgenommen, einem damals führenden Experten auf diesem Gebiet. Jürgen Keutel besorgte sich ein DFG-Stipendium für einen Forschungsaufenthalt in den USA. Aber zunächst musste sein Chef Alois Beuren überzeugt werden, denn für ihn stand die „Routinearbeit" in der Abteilung im Vordergrund und er wollte Jürgen Keutel zunächst nicht freistellen. Erst nach geduldiger Fürsprache durch seinen damaligen Oberarzt Joachim Stoermer („ich habe ihn herumgekriegt") konnte Alois Beuren von dem sechsmonatigen Forschungsaufenthalt 1972 in Indianapolis überzeugt werden. In Indianapolis wurden damals nur Erwachsene geschallt. Keutel untersuchte mit einem „mobilen" Echogerät (Abb. VI.1) zunächst gesunde Kinder und beschrieb die Dimensionen der kindlichen Herzen. Später unter-

VI Entwicklung der Diagnostik und Therapie bei angeborenen Herzfehlern

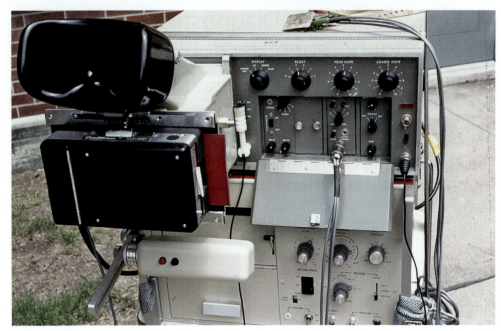

Abb. VI.1: Fahrbares M-Mode-Echokardiografiegerät aus den 1970er-Jahren, mit dem Jürgen Keutel in den USA die Methode im Kindesalter eingesetzt hat.
Mobile M-mode echo-machine dating back to the 1970s, used by Jürgen Keutel in the USA for investigation of children.
(Quelle: D. Kececioglu)

suchte er herzkranke Kinder mit angiografisch gesicherten Diagnosen und beschrieb typische M-Mode-Muster von angeborenen Herzfehlern [6, 9].

Um Fragen wie „Was sehen wir?" und „Warum sehen wir die Herzfehler in dieser Weise im M-Mode?" zu beantworten, arbeitete Jürgen Keutel mit dem Herzpathologen Robert Anderson (London) zusammen. So konnten die Mechanismen damaliger Diagnosen wie „Syndrom des mittsystolischen Klicks mit einem spätsystolischen Geräusch" (heute Mitralklappenprolaps) oder dem „Dreierrhythmus" bei Morbus Ebstein geklärt werden [7, 8]. „Die Bedeutung der Echokardiografie im Kindesalter" war auch das Thema der Habilitationsschrift von Achim A. Schmaltz (Tübingen, 1978), bei der es um die Diagnostik von Herzfehlern durch die M-Mode-Echokardiografie ging.

Von der Anatomie und Pathologie zur Funktion: zweidimensionale Echokardiografie und Doppler-Verfahren
From Anatomy and Pathology to Function: Two-dimensional Echocardiography and Doppler Measurements

Ein entscheidender Fortschritt – gerade im Hinblick auf die Diagnostik angeborener Herzfehler – war die Einführung der zweidimensionalen Echokardiografie. Während die M-Mode-Echokardiografie die Reflektion eines einzigen Schallstrahls an jeder Grenzfläche über die Zeit ablenkte und registrierte und damit die exakte Ausmessung der Wandstärken und Herzhöhen ermöglichte, gelang es in der zweiten Hälfte der 1970er-Jahre durch einen einzelnen sich schnell bewegenden, mechanischen Transducer oder eine lineare Anordnung mehrerer Transducerelemente mit elektronischer Ansteuerung, ein zweidimensionales Schnittbild des Herzens zu gewinnen.

Die DGPK war der Echokardiografie gegenüber ausgesprochen aufgeschlossen: 1974 richtete Paul H. Heintzen (Kiel) die Jahrestagung unter dem Thema „Methodische Grundlagen und Entwicklungen zur Diagnostik von Herz-Kreislauf-Erkrankungen" aus, bei der Jürgen Keutel ein Hauptreferat zur Echokardiografie hielt.

Der nächste Schritt war die Implementierung der Doppler-Methode, bei der durch die Frequenzverschiebung des reflektierten Doppler-Signals an den Erythrozyten Flussrichtung und -geschwindigkeit erfasst werden konnten. Auf diese Weise konnten über die Messung der Flussgeschwindigkeiten Druckgradienten an Gefäß- oder Klappenstenosen quantifiziert werden. Ein wichtiger Schritt zum Verständnis eines Herzfehlers und dessen rascher Diagnosestellung war die Einführung des Farbdopplers. Damit konnten Shuntverbindungen und Klappeninsuffizienzen direkt sichtbar gemacht werden. Erste Publikationen erschienen 1981 [4]; bis 1988 verbreitete sich die Doppler-Methode ausgesprochen rasch [16].

Parallel zu dieser apparativen Verbesserung wurde aber auch die Untersuchungstechnik weiterentwickelt. Zum einen galt es, die möglichen Schallfenster und Schnittebenen zu erweitern. Zu den parasternalen und apikalen Bildachsen traten die subkostalen und suprasternalen Ebenen hinzu. Zum anderen hatte die Untersuchung strukturiert zu erfolgen und es musste – besonders bei komplexen angeborenen Herzfehlern – zunächst der abdominelle Situs bestimmt werden, sodann die einzelnen Segmente des Herzens: das Vorhofsegment, die atrioventrikuläre Verbindung, das ventrikuläre und das arterielle Segment sowie die ventrikuloarterielle Konnektion (Segmental Approach) [3].

Dem wissenschaftlichen Austausch über die neuen echokardiografischen Methoden dienten neben den Jahrestagungen der DGPK zahlreiche Echo-Symposien: Mitte der 1970er-Jahre fanden sie in München statt, 1977 bis 1980 in Bonn, danach mehrfach in Münster, wobei die Erwachsenenkardiologen die Schrittmacher waren und die Kinderkardiologen nur zu einem überschaubaren Programmanteil beitrugen. 1980 wurde von Dierk A. Redel erstmals über die 2-D-Echokardiografie bei der Diagnostik der Trikuspidalatresie berichtet, 1982 über die Pränataldiagnostik angeborener Herzfehler, die er zusammen mit Martin Hansmann durchführte [13, 14].

Mit der Verbesserung der Bildqualität, der Implementierung von Doppler und Farbdoppler in das zweidimensionale Bild, war es möglich, allein auf der Basis dieser nichtinvasiven Untersuchung detaillierte Aussagen über Anatomie und Hämodynamik der Herzfehler zu machen und gegebenenfalls die Indikation zur Operation zu stellen [2]. Herzkatheter und Angiokardiografie als belastende und invasive Untersuchungstechniken konnten – in Absprache mit den kooperierenden Herzchirurgen – gezielt, aber in eingeschränktem Maße angewandt werden. So werden heutzutage kritisch kranke Neugeborene und Säuglinge entweder sofort ohne weitere invasive Diagnostik operiert oder nur zum Zweck einer Intervention einer Herzkatheterisierung unterzogen [10]. Eine anschauliche Zusammenstellung der Vor- und Nachteile der Methoden findet sich bei Götz von Bernuth und Eberhard Mühler [15].

Eine weitere Entwicklung war die transösophageale Echokardiografie (TEE). Ein in ein flexibles Gastroskop eingebauter Transducer ermöglichte so die Beschallung des Herzens vom Ösophagus aus. Mit der TEE kann das Ergebnis einer operativen Korrektur direkt intraoperativ beurteilt werden und eventuelle, relevante Restdefekte lassen sich unmittelbar beheben [5].

VI Entwicklung der Diagnostik und Therapie bei angeborenen Herzfehlern

Von der Gegenwart in die Zukunft: Gewebedoppler, Gewebedeformation (Strain, Strain Rate) und dreidimensionale Echokardiografie
From Presence to Future: Tissue-Doppler, Tissue Deformation (Strain, Strain Rate), and Three-dimensional Echocardiography

Die Verbesserung der Transducertechnologie und eine schnellere Signalverarbeitung der Ultraschallwellen erlauben eine differenzierte Funktionsbeurteilung und Diagnostik. Der Gewebedoppler erfasst global die myokardiale Bewegungsgeschwindigkeit in Systole und Diastole und verbessert so unter anderem die Einschätzung der diastolischen Funktion. Eine methodische Weiterentwicklung (Darstellung der Gewebedeformation durch sogenanntes Speckle Tracking) analysiert die regionale Wandbewegung. Mit diesem Verfahren kann die komplexe Kontraktionsabfolge dargestellt werden: longitudinale, radiale und zirkumferentielle Bewegungsrichtung sowie die Torsion [1, 11].

An einer dreidimensionalen Abbildung des Herzens mittels Ultraschall wurde über längere Zeit gearbeitet. Mittlerweile sind besser auflösende und kleinere Schallköpfe mit entsprechender nachgeschalteter Bildverarbeitung verfügbar. Ein Vorteil dieser Bildgebung ist die Volumetrie und die Volumenänderung der Herzhöhlen [12], die sich hinsichtlich der Genauigkeit dem Goldstandard des MRT nähert. Eine mögliche Weiterentwicklung könnte die Fusion von dreidimensionalen Bild- und Funktionsinformationen (Wandbewegung und Blutflüsse) in Echtzeit sein.

Schlusswort
Conclusion

Folgendes war und ist auch heute noch ausschlaggebend und richtig: Die wissenschaftliche Neugier des jungen Arztes, die geduldige Fürsprache eines Oberarztes und die Überzeugung eines Chefs sind die elementaren Zutaten für eine erfolgreiche wissenschaftliche Entwicklung. Die Echokardiografie hat sich in vier Jahrzehnten atemberaubend entwickelt und ist heute ein wichtiges diagnostisches Verfahren (Abb. VI.2).

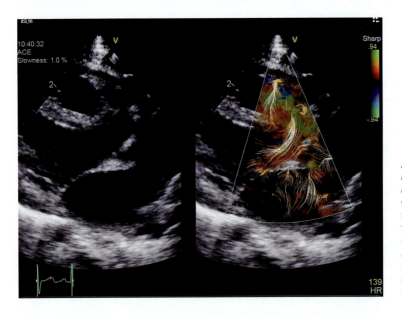

Abb. VI.2: Darstellung des Blutflusses durch einen Ventrikelseptumdefekt (Blood Speckle Imaging)
Visualisation of blood flow through a ventricular septal defect (so-called blood speckle imaging)
(Quelle: D. Kececioglu)

Die Entwicklung der Echokardiografie – mit einem Ultraschallstrahl zum Herzen und zurück

Summary

After the early beginnings in 1954 in Sweden by Inge Edler and 1957 by Sven Effert in Düsseldorf it took up to 1970, until M-mode echocardiography was used to examine congenital heart defects (CHD). A research grant enabled Jürgen Keutel in Indianapolis to measure cardiac dimensions of children's hearts and to demonstrate typical patterns of CHD. For the first time echocardiography was a main topic at the annual meeting of the DGPK in 1974. The implementation of the Doppler method, especially the colour coded Doppler was the next major step to enhance diagnosis of CHD. In addition to these technical improvements in cardiac imaging the segmental approach to the anatomy of the heart was introduced. Using this new technology invasive methods such as heart catheterisation and angiocardiography were supplemented and mostly replaced by echocardiography. Tissue-Doppler, tissue deformation (strain, strain rate), and three-dimensional echocardiography became the next steps to the future.

Literatur
References

[1] Boettler P, Hartmann M, Watzl K, Maroula E, Schulte-Mönting J, Knirsch W, Dittrich S, Kececioglu D. Heart rate effects on strain and strain rate in healthy children. J Am Soc Echocardiogr 2005; 18: 1121–1130
[2] Frigiola A, Redington AN, Cullen S, Vogel M. Pulmonary regurgitation is an important determinant of right ventricular contractile dysfunction in patients with surgically repaired tetralogy of Fallot. Circulation 2004; 110: 153–157
[3] Hagler DJ. Echocardiographic segmental approach to complex congenital heart disease in the neonate. Echocardiography 1991; 8: 467–475
[4] Hatle L. Noninvasive assessment and differentiation of left ventricular outflow obstruction with Doppler ultrasound. Circulation 1981; 64: 381–387
[5] Kececioglu D, Olivier M, Vogt J, Scheld HH. Reproducibility of quantitative pediatric transesophageal echocardiography. J Am Soc Echo 1995; 8: 735–738
[6] Keutel J. Ultraschallechokardiographische Untersuchungen bei Kindern. Jahrestagung der Arbeitsgemeinschaft für Pädiatrische Kardiologie, Bonn 1972
[7] Keutel J. Echocardiographic findings in congenital mitral stenosis and in parachute mitral valves. Eur J Cardiol 1976; 4: 236
[8] Keutel J. Echokardiographische Befunde bei Ebsteinscher Mißbildung der Tricuspidalklappe mit besonderer Berücksichtigung des Schweregrades. Klin Wschr 1977; 90: 236
[9] Konecke LL, Keutel J, Feigenbaum H, Chang S. Echocardiographic manifestations of transposition of the great vessels. Am J Cardiol 1973; 31: 128
[10] Krabill KA, Ring WS, Foker JE et al. Echocardiographic versus cardiac catheterization diagnosis in infants with congenital heart disease requiring cardiac surgery. Am J Cardiol 1987; 60: 351–354
[11] Laser KT, Hauffe P, Haas NA, Körperich H, Faber L, Peters B, Fischer M, Kececioglu D. Percentiles for left ventricular rotation: comparison of reference values to paediatric patients with pacemaker-induced dyssynchrony. Eur Heart J Cardiovasc Imaging 2014; 15: 1101–1107
[12] Laser KT, Horst JP, Barth P, Kelter-Klöpping A, Haas NA, Burchert W, Kececioglu D, Körperich H. Knowledge-based reconstruction of right ventricular volumes using real-time three-dimensional echocardiographic as well as cardiac magnetic resonance images: comparison with a cardiac magnetic resonance standard. J Am Soc Echocardiogr 2014; 27: 1087–1097
[13] Redel DA, Fehske W. Diagnose und morphologische Abklärung der Trikuspidalatresie mit Hilfe der zweidimensionalen Schnittbildechokardiographie. Jahrestagung 1980 der DGPK, Essen, Herz/Kreisl, 1981; 5/81, 243
[14] Redel DA, Hansmann M. Pränatale Diagnostik von Herzerkrankungen durch die Echokardiographie. Jahrestagung der DGPK, Frankfurt, Herz/Kreisl 1982; 12/82, 664
[15] von Bernuth G, Mühler E. Echokardiographie vs. Herzkatheterisierung in der präoperativen Diagnostik der angeborenen Herzfehler. In: Schumacher G (Hrsg.) Bildgebende Verfahren in der Kinderkardiologie. Wissenschaftliche Verlagsgesellschaft, Stuttgart 1995, S. 45–58
[16] Wells PNT. History and development. In: Roelandt JRTC, Sutherland GR, Iliceto S, Linker DT (edts). Cardiac Ultrasound, Curchill Livingstone, Edinburgh 1993

Entwicklung der Kernspintomografie in Deutschland
History of Cardiovascular Magnetic Resonance Imaging in Germany

Heiko Stern und Ludger Sieverding

Die Anfänge
The Beginning

Das bildgebende Verfahren der Magnetresonanztomografie (MRT), in Deutschland auch Kernspintomografie genannt, wurde von Paul C. Lauterbur 1973 in New York in seinen Grundzügen entwickelt [1]. Von dem Briten Peter Mansfield Mitte der 1970er-Jahre mathematisch verbessert und um das 100-Fache in der Bildverarbeitung beschleunigt, konnten erstmals klinisch verwertbare Bilder von Organen dargestellt werden [2]. Beide Forscher erhielten 2003 dafür den Nobelpreis für Medizin.

Darstellungen des Herzens und vor allem von angeborenen Herzfehlern wurden Anfang der 1980er-Jahre erstmals publiziert. Herz und Kreislauf stellten hohe Ansprüche an die MRT, da sowohl Herzbewegung wie auch Atmung die Akquisition von MR-Bildern des Herzens „unscharf" machten, wenn man nicht zu besonderen Trigger-Techniken griff.

Der in San Francisco arbeitende Charles Higgins leistete in der kardialen MRT (cMRI) Pionierarbeit. Interessanterweise spielte bei ihm die Darstellung angeborener Herzfehler von Anfang an eine bedeutende Rolle [3].

So verbreitete sich die Faszination von Schnittbildern der menschlichen Anatomie durch Fachzeitschriften und dann auch populärwissenschaftliche Zeitungen in alle Welt.

Zur Erinnerung: Anfang der 1980er-Jahre bildeten wir die Anatomie des Herzens im Ultraschall mit den ersten zaghaften Schritten der 2-D-Echokardiografie ab und die Doppler-Echokardiografie stand vor der Einführung. Kardiologische Studien bestanden gelegentlich aus der Frage, ob diese pulsierende Linie im M-Mode-Echo nun die Pulmonalarterie oder die Aortenwurzel darstellen sollte. Und da kommt diese neue Methode, die MRT, und bildet in einem Schnittbild einfach alles ab!

Die Magnetresonanz war Anfang der 1980er-Jahre in Deutschland noch ein Entwicklungsprojekt mit wenigen, oft firmengestützten Standorten, die für den klinischen Gebrauch noch ferne Zukunftsmusik darstellte, aber die Erinnerung an das „Wow!" bei den ersten Bildern blieb bestehen.

Die ersten Kernspintomografen und die Verbreitung der Methode
The First Magnets in Germany and Acceptance of MR Imaging

1988 wurde in München der erste kommerzielle Kernspintomograf installiert. Da München nie arm an finanzstarken und innovativen Praxen war, wurde das erste Gerät nicht in einer Klinik oder Universitätsklinik, sondern in einer radiologischen Praxis, standesgemäß am Stachus, installiert. Das Ungetüm, ein Picker 0,15 T (die Entwicklung wurde später nicht mehr fortgesetzt), wurde nicht im Parterre oder in einem Keller, sondern im fünften Stock in der Sonnenstraße am Stachus mit einem Kran installiert. Die Problematik der Statik hat damals viele Gemüter bewegt, aber die Konstruktion blieb stabil. Für die Installation des Magneten wurde das Dach des fünfstöckigen Hauses abgedeckt.

An diesem ersten Gerät wurden MR-Untersuchungen hauptsächlich an Gehirn, Wirbelsäule und für die Orthopädie durchgeführt. Dies hat sich, nebenbei bemerkt, bis zum heutigen Tag nicht wesentlich geändert. Der damalige Chef in der Kinderkardiologischen Klinik des Herzzentrums München, Konrad Bühlmeyer, ergatterte an diesem MR-Gerät erste Messzeiten. Man dachte zu dieser Zeit, dass vor allem die bizarren Fehlbildungen der Thoraxgefäße eine gute Anwendung der MRT sein könnten, denn die Untersuchung an dem sich bewegenden Herzen war schon damals schwierig. Geräteauslastung, Effizienz, schnelle Geräteamortisierung waren damals zwar bekannte Begriffe, aber man ließ sich davon nicht beeinflussen. So wurde für die Kinderkardiologie im Herzzentrum ein kleiner Slot in der Woche für Untersuchungen an Kindern mit angeborenen Herzfehlern zur Verfügung gestellt.

Damit starteten die ersten klinischen Untersuchungen. Die ersten Ergebnisse an Patienten mit Aortenisthmusstenose wurden 1991 publiziert [4]. Abb. VI.3 zeigt ein Bild aus jener Zeit, um eine Vorstellung zu vermitteln, welche Bildqualität in diesen Jahren erzielt wurde. Es wurde überwiegend mit Spin-Echo-Sequenzen gearbeitet, seltener auch mit Gradientenechos für Cine Loops, aber dazu benötigte man stärkere Magneten.

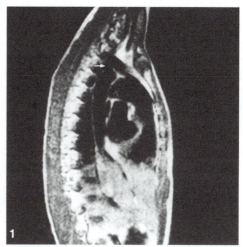

Abb. VI.3: Sagittales Bild einer Aorta mit umschriebener Aortenisthmusstenose
Imaging of discrete aortic coarctation
(Quelle: Stern HC, et al. [4])

Etwa zur gleichen Zeit (1987) wie in München begann die Arbeitsgruppe um Ludger Sieverding in der kinderkardiologischen Abteilung der Universitätskinderklinik der Universität Tübingen, Kinder mit angeborenen Herzfehlern zu untersuchen. Eingebettet in eine interdisziplinäre Arbeitsgruppe von Radiologen, Neuroradiologen, Chemikern, Biochemikern und Physikern hatte diese Gruppe Zugang zu einem MR-Gerät der Universität, einem Siemens Magnetom 1,5 T, der weitaus stärker als der Picker-Magnet in München war, und hatte damit ideale Voraussetzungen zu Sequenzentwicklungen für Flussmessungen und Darstellungen mit Gradientenechosequenzen. Ludger Sieverding zeigte schon früh, dass die Stärke der Kernspintomografie nicht nur in der frei wählbaren Schnittebene und der damit erzielten anatomischen Darstellung lag, sondern dass die MRT auch etwas völlig anderes konnte, nämlich Flussmessungen aus dem Phasenshift der Spins zu berechnen. Anders als die Doppler-Echokardiografie wurden hier nicht nur Geschwindigkeiten, sondern wirklich Flüsse gemessen. Die notwendigen Zeiten für die Bildberechnungen waren damals enorm und mussten außerhalb des Routinebetriebs durchgeführt werden, da die sonst verbliebene Computerleistung für weitere Untersuchungen nicht ausreichte. Heute ist sie fester Bestandteil jeder Kardio-MRT. Abb. VI.4 zeigt Magnituden- und Phasenbilder von 1992, aus denen die Arbeitsgruppe ihre Flussberechnungen ableitete, und darunter ein daraus berechnetes Flussprofil in der Aorta [5].

VI Entwicklung der Diagnostik und Therapie bei angeborenen Herzfehlern

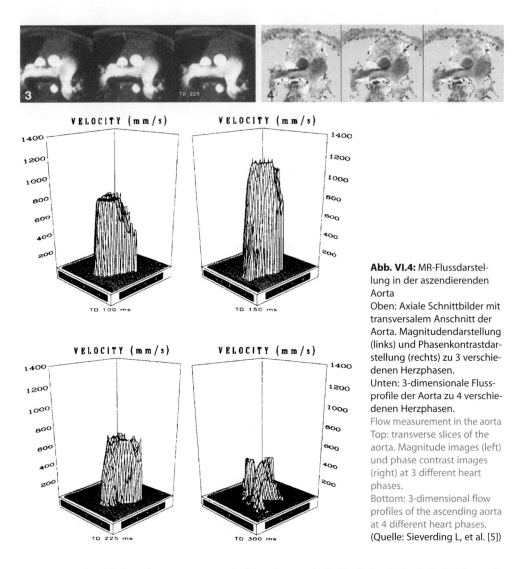

Abb. VI.4: MR-Flussdarstellung in der aszendierenden Aorta
Oben: Axiale Schnittbilder mit transversalem Anschnitt der Aorta. Magnitudendarstellung (links) und Phasenkontrastdarstellung (rechts) zu 3 verschiedenen Herzphasen.
Unten: 3-dimensionale Flussprofile der Aorta zu 4 verschiedenen Herzphasen.
Flow measurement in the aorta
Top: transverse slices of the aorta. Magnitude images (left) und phase contrast images (right) at 3 different heart phases.
Bottom: 3-dimensional flow profiles of the ascending aorta at 4 different heart phases.
(Quelle: Sieverding L, et al. [5])

Für einige Jahre blieben das Herzzentrum in München und die Kinderkardiologie in Tübingen in Deutschland die beiden kinderkardiologischen Kliniken, die systematisch klinische Untersuchungen an Kindern mit angeborenen Herzfehlern durchführten. Auch die kinderkardiologische Klinik in Aachen, traditionell „technikfreundlich", experimentierte früh mit dieser Technik, hatte aber auch das Problem, dass alle kinderkardiologischen Klinken in Deutschland mit der MRT hatten, nämlich den Zugang zum Gerät.

Der Zugang zum MR-Tomografen als Nadelöhr der Methode
Access to the MR Machine is the „Bottleneck" of MR Imaging

Schnell erkannten die kinderkardiologischen Abteilungen in Deutschland, dass die neue MRT für die angeborenen Herzfehler eine vielversprechende Methode darstellte, aber der Zugang zum Gerät war häufig versperrt. Es gab in den 1990er-Jahren wenige Geräte. Oft mussten sich alle Kliniken der Universität mit einem oder zwei MR-Tomografen begnügen und zudem wurden die Geräte meist von den radiologischen Abteilungen betrieben, die machtbewusst den Zugang regelten und häufig dafür sorgten, dass MRTs nur unter Federführung der Radiologen stattfanden. Dagegen war die Expertise der Diagnostik fast ausschließlich in kinderkardiologischen Händen konzentriert. Dies erwies sich als Dilemma und verzögerte in Deutschland die Anwendung der MRT bei angeborenen Herzfehlern.

Die klinische Forschung der MRT bei angeborenen Herzfehlern konzentrierte sich auf Geräte, die speziell für die klinische Forschung angeschafft waren. In München konnten kardiale MRTs zunächst an einem 0,5-T-Magneten auf dem Firmengelände der Fa. Philips durchgeführt werden, später an einem 1,5-T-Magneten, der auch von der Nuklearmedizinischen Klinik des Klinikums rechts der Isar betrieben wurde. Es ist eine wahre Anekdote, dass die Betreiberrechte für den Magneten zugunsten der Nuklearmedizinischen Klinik universitätsintern damit begründet wurde, dass die Methode ja „nuclear magnetic resonance" hieß. Richard Bauer und später Markus Schwaiger aus der Nuklearmedizinischen Klinik stellten großzügig Untersuchungszeiten zur Verfügung. Auch in Tübingen ging die Forschung überwiegend an einem Siemens-Forschungsmagneten voran.

Aus dieser Erkenntnis heraus haben sich kinderkardiologische Kliniken entweder eigene Geräte zulegen können, wie zum Beispiel in Gießen, oder sich feste Messzeiten reservieren können, die auch von ausgebildeten Kinderkardiologen genutzt werden konnten. Dies war natürlich nur möglich, nachdem sich die Zahl der betriebenen MRT-Geräte deutlich vergrößerte, der Zugang zur Methode damit erleichtert wurde und die nicht unerheblichen Finanzmittel zur Beteiligung oder gar Anschaffung der Geräte zur Verfügung standen. Auf diese Weise haben sich in den 2000er-Jahren kinderkardiologische Kliniken in Gießen, am Herzzentrum in Berlin und Bad Oeynhausen, in Kiel und Bonn festen Zugang zu Messzeiten sichern können oder sogar eigene Magneten angeschafft. Am Herzzentrum in München konnte die Anschaffung des eigenen Geräts vor allem durch die langjährige Unterstützung des Klinikleiters John Hess bei den zuständigen bayerischen Behörden erreicht werden.

Die MR-Angiografie und 3-D-Darstellung
MR Angiography and 3-D Imaging

Nachdem die zweidimensionale Flussmessung in verschiedenen Gefäß- und Herzabschnitten immer mehr perfektioniert wurde – wozu die neue Arbeitsgruppe um Philipp Beerbaum am Herzzentrum in Oeynhausen in den 2000er-Jahren viel beitrug –, war die dreidimensionale Akquisition und Darstellung von Daten und Bildern der nächste große Schritt in der MRT. Mittels einer kontrastoptimierten 3-D-Sequenz konnte die Tübinger Arbeitsgruppe hochaufgelöste 3-D-Datensätze akquirieren und in Zusammenarbeit mit dem Heidelberger Institut für Medizinische Biometrik und Informatik virtuelle und reale 3-D-Modelle erstellen, die heute breite Verwendung in der präoperativen Planung und in der Lehre finden.

Bei der Bildgebung in der kardialen MRT blieb der stetige Kampf mit der Physik um Bildauflösung und Akquisitionszeit. Wollte man mehr von dem einen, musste man mehr von dem anderen opfern. Beides zusammen zu verbessern, war nicht möglich. In dieser Zeit brachte Parallel Imaging einen entscheidenden Fortschritt. Dies wurde im Bereich der kardialen MRT immer mehr von zwei Firmen, Siemens und Philips, weltweit in klinischen Magneten realisiert. Parallel Imaging brachte einen großen Zeitvorteil und einen Nachteil in der Bildauflösung, der zu verkraften war. Damit

VI Entwicklung der Diagnostik und Therapie bei angeborenen Herzfehlern

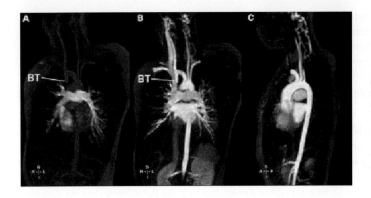

Abb. VI.5: Sequenzielle, Gadolinium-verstärkte MR-Angiografie der Pulmonalarterien und der Aorta
Sequential, gadolinium enhanced MR angiography of the pulmonary arteries and the aorta
(Quelle: H. Stern)

konnten nun kontrastmittelgestützte Angiografien der großen Thoraxgefäße durchgeführt werden, die schnell Verbreitung fanden. Oben ein Beispiel aus den frühen 2000er-Jahren aus der Münchener Arbeitsgruppe, das zeigt, wie die zeitliche Ankunft des Kontrastmittels und die Perspektive in dem neuen 3-D-Imaging variiert werden konnten (Abb. VI.5).

Selbst Koronargefäße schienen jetzt in der MR-Angiografie darstellbar. Gerald Greil – erst in Tübingen, dann in Boston und später in London – zeigte dies eindrucksvoll zusammen mit dem Physiker René Botnar an jungen Patienten mit Koronaranomalien und nach Kawasaki-Fieber [6].

Die Gemeinschaft der deutschen Kinderkardiologen nahm diese neue Form der Angiografie mit Begeisterung auf, erinnerte sie doch sehr an die gewohnte konventionelle Röntgenangiografie. Man vergaß dabei gern, dass sowohl die zugrunde liegende Physik als auch die Probleme der Bildgebung völlig unterschiedlich waren. Leider war auch die Auflösung der konventionellen Angiografie immer noch um einen Faktor 5 bis 8 besser als die damaligen MR-Bilder.

Die MR-Spektroskopie
MR Spectroscopy

Die Magnetresonanz hat bisher drei Nobelpreise hervorgebracht: Physik: 1944 I. Rabi, 1952 F. Bloch; Chemie: 1991 R. Ernst, 2002 K. Wüthrich; Medizin: 2003 P. Mansfield und C. Lauterbur. Die kardiale MR-Spektroskopie ist prinzipiell auch am Menschen in einem klinischen MRT-Gerät durchführbar. Welch eine Vorstellung! Im lebenden Gewebe chemische Analysen über energiereiche Phosphate mit der Phosphorspektroskopie oder In-vivo-Laktatmessungen mit der H1-Spektroskopie durchzuführen! Die MR-Spektroskopie blieb aber bisher für die klinische Medizin und die Untersuchung am Menschen ein leeres Versprechen. Zu schwach ist das Signal und zu summarisch und unsauber das gesamte Spektrum. In München wurden einige Jahre darauf verwendet, Phosphorspektroskopie am Herzen für klinische Fragestellungen zu verwenden. Diese Ergebnisse wie auch diejenigen anderer Gruppen blieben dürftig. Allerdings konnte die Tübinger Arbeitsgruppe in Zusammenarbeit mit dem Physikalischen Institut mithilfe einer speziellen Technik (Protonenentkopplung: dabei werden Phosphor- und Wasserstoffkerne gleichzeitig angeregt) grundlegende Arbeiten zum Energiestoffwechsel des Myokards bei hypertropher Kardiomyopathie zu publizieren [7]. Das Verfahren war jedoch aufwendig und bis heute gibt es nur wenige klinisch verwertbare Daten.

MRT im Kompetenznetz Angeborene Herzfehler
MRI in the German Competence Network for Congenital Heart Defects

Bereits in der ersten Förderphase (2002–2007) des Kompetenznetzes Angeborene Herzfehler, das vom damaligen Chef des Deutschen Herzzentrums Berlin, Peter Lange, beantragt und gegründet wurde, spielte die MRT eine wichtige Rolle. Sie war das zentrale Instrument der Bildgebung für Patienten mit korrigierter Fallot-Tetralogie. In den verschiedenen Förderphasen des Kompetenznetzes AHF wurden zahlreiche und wichtige Arbeiten über Fallot-Patienten mit großen Fallzahlen veröffentlicht [8]. Für die MRT federführend waren damals Philipp Beerbaum aus dem Herzzentrum Bad Oeynhausen (später in London), Titus Kühne vom Herzzentrum Berlin und dann Samir Sarikouch, der nach dem Weggang von Beerbaum die Leitung der MRT in Oeynhausen übernahm. Überhaupt entwickelte sich die Fallot-Tetralogie zur Paradeanwendung für die kardiale MRT. Volumetrie des rechten Ventrikels, Quantifizierung der Pulmonalklappeninsuffizienz und Darstellung der zentralen Pulmonalarterien – welche Methode konnte dies, noch dazu nichtinvasiv, bieten?

In einem der meist gelesenen Artikel im Journal of Cardiovascular Magnetic Resonance (JCMR), den Sohrab Fratz aus der Münchner Arbeitsgruppe 2013 mit vielen internationalen Autoren über die derzeitige Anwendung der MRT bei angeborenen Herzfehlern verfasste [9], waren sich alle Autoren über die zentrale Anwendung der MRT bei der lebenslangen Betreuung von Fallot-Patienten einig.

Interventionen in der MRT
Interventions in the MR Environment

Einen neuen großen Schritt in noch unberührtes Terrain machte die MRT, indem sie Interventionen unter MR-Kontrolle durchführte. Dies war und ist eine Herausforderung für die konventionelle Herzkatheterisierung und Angiokardiografie mittels Röntgenstrahlung. Die Position der konventionellen Angiografie ist stark: Unerreichte Bildauflösung von unter einem Millimeter, unübertroffener Kontrast durch selektiv injiziertes Kontrastmittel und 60 Jahre kontinuierlich technische Entwicklung. Warum also eine Alternative suchen?

Für die MRT sprechen zwei Argumente: Erstens bildet die MRT die Gefäßwand und die kardialen Strukturen ab, in denen man mit Kathetern manipuliert. Damit umgeht man die Katheterführung unter Durchleuchtung, die keine Wandbegrenzungen zeigt. Zweitens vermeidet oder zumindest reduziert man mit der MRT ionisierende Strahlung, die ein definitiv erhöhtes Malignomrisiko im jungen Alter hervorruft. Die Schwierigkeiten für die MRT sind enorm. Muss doch alles wegen des Magnetfelds neu erfunden werden: Katheter, Führungsdrähte, Klemmen, Nadeln etc. Zunächst schienen die Elektrophysiologen einen einfachen Zugang zu finden: Sie ließen ein 3-D-Bild des Herzens in der MRT anfertigen und projizierten dieses Bild einfach auf ihre Durchleuchtungsbilder in ihrer Röntgenanlage. Das sparte Strahlung, war aber nur ein Anfang.

In Deutschland haben den Weg der Intervention als Erste Carsten Rickers mit seinen Erfahrungen aus Minneapolis, USA [10], und Titus Kühne im Deutschen Herzzentrum Berlin beschritten. Während Carsten Rickers, wieder in Deutschland angekommen, sich mehr mit der Myokardperfusionsmessung beschäftigte, die ihm sein genialer Physiker aus Minneapolis-Zeiten, Michael Jerosch-Herold, lieferte, wurde in Berlin in Zusammenarbeit mit Peter Ewert als hervorragendem Interventionalisten zumindest aufgezeigt, was die MRT leisten könnte. Hier ein Beispiel einer Isthmusstenosen-Dilatation, die am Herzzentrum in Berlin durchgeführt wurde (Abb. VI.6).

Mittlerweile werden Katheter und auch „Drähte" aus Kunststoff und Glasfiber für Katheterisierungen im MR hergestellt. Sohrab Fratz aus der Arbeitsgruppe am Herzzentrum in München war in

VI Entwicklung der Diagnostik und Therapie bei angeborenen Herzfehlern

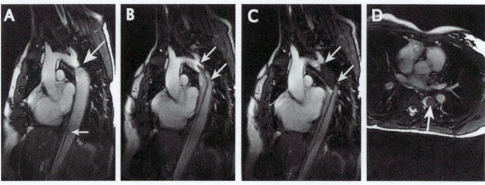

Abb. VI.6: Dilatation einer Aortenisthmusstenose mittels Führung durch MRT [11]
Balloon dilation of a coarctation of the aorta, guided by cardiovascular magnetic resonance
(Quelle: Zanjani K, et al. [11])

Deutschland der Erste, der ab 2013 die Herzkatheteruntersuchung in einer völlig konventionellen MR-Umgebung zusammen mit Peter Ewert, der mittlerweile die Kinderkardiologische Klinik am Herzzentrum München leitet, durchführte. Es wurde ein neuer Draht aus Glasfiber mit dem Start-up-Unternehmen „Nano4Imaging" eingeführt. Voraussetzung und unterstützend war natürlich, dass die Magneten zu Bildern mit Echtzeitsequenzen fähig waren, die eine zeitnahe Orientierung des Katheters zuließen.

4-D-Flussmessungen
4-D Flowmessurements

Flussmessungen sind und bleiben ein elementarer Bestandteil des Magnetresonanzverfahrens bei angeborenen Herzfehlern. Sie wurden konsequent weiterentwickelt. Der derzeitige Standard ist die vierdimensionale Flussdarstellung in Gefäßen und im Herzen. 4-D bedeutet, dass jede beliebige Perspektive eingenommen werden kann und dazu der Fluss zeitaufgelöst mit Vektoren oder dem sogenannten Particle Tracing dargestellt wird. Die ersten derartigen Bilder wurden von Titus Kühne und Eugénie Riesenkampff 2009 am Herzzentrum in Berlin durchgeführt, bald aber auch von Philipp Beerbaum mit seiner damaligen Arbeitsgruppe in London und der Freiburger Arbeitsgruppe um Raoul Arnold. Die Arbeitsgruppe in München mit Christian Meierhofer und Sohrab Fratz folgten bald, ebenso Carsten Rickers in Kiel in den Jahren 2013–2016. Generell besteht bei 4-D-Flussmessung immer noch das Problem, dass beeindruckende Bilder kreiert werden, die einen großen Zeitaufwand erfordern, aber es fehlt deren Alleinstellungsmerkmal in der Anwendung. Noch gibt es keine klinische Anwendung, die 4-D-Fluss einzig voraussetzt und somit deren Anwendung rechtfertigt. Hier ein Beispiel der 4-D-Flussmessung in der Aorta bei einer bikuspiden Aortenklappe (Abb. VI.7).

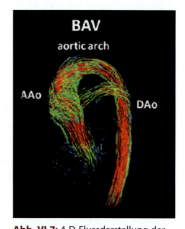

Abb. VI.7: 4-D-Flussdarstellung der Aorta bei einem Patienten mit bikuspider Aortenklappe
4-D flow imaging of the aorta in a patient with bicuspid aortic valve
(Quelle: H. Stern)

Beeindruckend sind nicht nur die Flussdarstellung, sondern auch die Möglichkeiten der abgeleiteten hämodynamischen Parameter: Berechnung von Wandschubspannung, Druckdifferenzen, kinetischer Energie und nicht zuletzt Computational Flow Dynamics (CFD).

Sohrab Fratz – in memoriam

Bei einer Darstellung der Geschichte der Magnetresonanz kommen wir nicht umhin, an Sohrab Fratz zu erinnern, der im Februar 2016 viel zu früh von uns gegangen ist. Sohrab war nicht nur in der Arbeitsgruppe in München, sondern in ganz Deutschland und darüber hinaus ein wichtiger und von allen anerkannter Protagonist der Magnetresonanz bei angeborenen Herzfehlern. Er war innovativ, dabei aber sehr kritisch allen scheinbar plausiblen Dingen gegenüber. Er leitete die Arbeitsgruppe MR in der Kinderkardiologie des Herzzentrums München von dem Augenblick im Jahr 2006 an, an dem das Herzzentrum München durch das Bemühen von John Hess ein eigenes Gerät zur Verfügung hatte. Er hinterlässt bei uns allen eine große Lücke.

Summary

First clinical applications of magnetic resonance were published in the early 80s last century, first cardiovascular images appeared 2–3 years later. From the early beginning congenital heart disease was a focus of cardiovascular MR (CMR). In Germany, the first CMR groups were founded in the German Heart Center in Munich and the Clinic of Paediatric Cardiology at Tübingen University.

Although CMR of congenital heart disease was generally considered to be important, most MR machines were located in radiology departments and access for paediatric cardiologists was limited in Germany.

Parallel imaging and 3-D angiography became new and important features and were promoted by the Clinic of Pediatric Cardiology in Bad Oeynhausen. This group cooperated with the MR group in the German Heart Center Berlin and both were leading in evaluating MR images in the "Kompetenznetz Angeborene Herzfehler". Milestones in the progress of CMR were the introduction of 4-D imaging and interventions in the MR suite. Results from interventional MR were first demonstrated in the Paediatric Cardiology Clinics at Kiel University and German Heart Center Berlin. Meanwhile, CMR has become an imaging modality which is present in almost all high volume clinics of paediatric cardiology in Germany.

Literatur
References

[1] Lauterbur PC. Image formation by induced local interactions. Examples employing nuclear magnetic resonance. Nature 1973: 190–191
[2] Mansfield P, Maudsley AA. Medical imaging by NMR. Br J Radiol 1977; 50: 188–194
[3] Higgins CB, Stark D, McNamara M, Lanzer P, et al. Multiplane magnetic resonance imaging of the heart and major vessels: studies in normal volunteers. AJR Am J Roentgenol 1984; 142: 661–667
[4] Stern HC, Locher D, Wallnofer K, Weber F, et al. Noninvasive assessment of coarctation of the aorta: comparative measurements by two-dimensional echocardiography, magnetic resonance, and angiography. Pediatr Cardiol 1991; 12: 1–5
[5] Sieverding L, Jung WI, Klose U, et al. Noninvasive blood flow measurement and quantification of shunt volume by cine magnetic resonance in congenital heart disease. Preliminary results. Pediatr Radiol 1992; 22: 48–54
[6] Greil GF, Wolf I, Kuettner A, et al. Stereolithographic reproduction of complex cardiac morphology based on high spatial resolution imaging. Clin Res Cardiol 2007; 96: 176–185
[7] Sieverding L, Jung WI, Breuer J, et al. Proton-decoupled myocardial 31P NMR spectroscopy reveals decreased PCr/Pi in patients with severe hypertrophic cardiomyopathy. Am J Cardiol 1997; 80: 34A–40A
[8] Sarikouch S, Boethig D, Peters B, et al. Investigators of the German Competence Network for Congenital Heart, Defects. Poorer right ventricular systolic function and exercise capacity in women after repair of tetralogy of fallot: a sex comparison of standard deviation scores based on sex-specific reference values in healthy control subjects. Circ Cardiovasc Imaging 2013; 6: 924–933
[9] Fratz S, Chung T, Greil GF, et al. Guidelines and protocols for cardiovascular magnetic resonance in children and adults with congenital heart disease: SCMR expert consensus group on congenital heart disease. J Cardiovasc Magn Reson 2013; 15: 51
[10] Rickers C, Jerosch-Herold M, Hu X, et al. Magnetic resonance image-guided transcatheter closure of atrial septal defects. Circulation 2003; 107: 132–138
[11] Zanjani KS, Sabi T, Moysich A, et al. Feasibility and efficacy of stent redilatation in aortic coarctation. Catheter Cardiovasc Interv 2008; 72: 552–556

Kardiale Computertomografie
Cardiac Computed Tomography

Sven Dittrich

Die kardiale Computertomografie ist das jüngste Mitglied in der mittlerweile großen Familie der bildgebenden Verfahren bei Patienten mit angeborenen Herzfehlern. Erst seit etwa 2005, mit der Einführung der ersten „Dual-Source-CT" ist die Methode für die Kinderkardiologie breiter anwendbar [1, 2].

Was kann die Computertomografie, was die Angiografie im Herzkatheterlabor, Echokardiografie und Magnetresonanztomografie mit all ihren Modalitäten nicht können?

Sie kann nichtinvasiv in unschlagbar kurzer Akquisitionszeit (< 1/4 Sekunde) einen vollständigen, räumlich hochaufgelösten dreidimensionalen Datensatz der Anatomie des Herzen und der Gefäße liefern [3]. Für die Behandlungsplanung etwa bei komplexen Herzfehlern im Neugeborenalter ist die plastische dreidimensionale Darstellung sicher ein großer diagnostischer Gewinn (Abb. VI.8; [1, 4, 5]). Der Computertomografie fehlen aber im Gegensatz zu allen anderen Bildgebungsmethoden Informationen zum Blutfluss und zur Bewegung des Herzens und der Herzklappen.

Möglich wurde die Anwendung der Computertomografie in der Kinderkardiologie erst, als die Strahlenbelastung zum einem durch die Röntgentechnik selbst, aber auch durch die stark verbesserte Computertechnik, die mit neuen Rechenalgorithmen die Strahlendosis nochmals vermindert, so weit gesenkt werden konnte, dass die Anwendung heute in der Routine bei entsprechender Indikationsstellung vertretbar erscheint [6].

Dabei war es ein langer Weg bis zum pädiatrietauglichen Kardio-CT. Schon 1979 erhielten der englische Ingenieur Godfrey N. Hounsfield (1919–2004) und der südafrikanische Physiker Allan M. Cor-

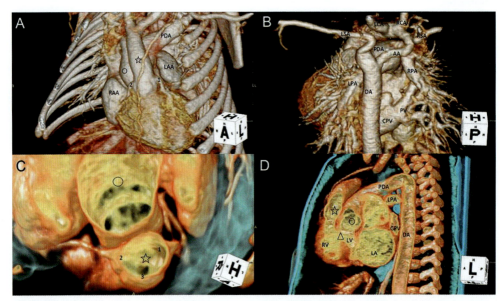

Abb. VI.8: CT eines fünf Tage alten Neugeborenen mit einer komplexen Form der Transposition der großen Gefäße
CT of a five days old newborn baby with a complex type of transposition of the great arteries
(Quelle: Glöckler M, et. al. [1])

mack (1924–1998) gemeinsam den Medizin-Nobelpreis für ihre Pionierarbeiten in der Computertomografie. Arbeiten, die sie völlig unabhängig voneinander durchgeführt hatten. Allan Cormack publizierte 1964 eine erste Arbeit, in der die Dichte einzelner Punkte in einem Volumen aus Aufnahmen einer rotierenden Röntgenröhre ermittelt wurde. Godfrey Hounsfield wiederum entwickelte 1998 den ersten Prototyp eines Experimental-Scanners und dann den ersten Kopfscanner, der 1972 in London im Atkinson Morley Hospital in Betrieb genommen wurde. Godfrey Hounsfield arbeitete weder an einer Universität noch bei einem renommierten Gerätehersteller, sondern bei der britischen Firma EMI, die für ihre Schallplattenproduktion bekannter war als für die Produktion elektronischer Bauelemente. Die weiteren technischen Entwicklungen, wie die Einführung der Mehrzeilentechnik, die Aufnahmetechnik in einer Spirale durch einen definierten Tischvorschub während der Untersuchung sowie die Einführung mehrerer gleichzeitig bildaufnehmenden Röhren, die im 90°-Winkel zueinander stehen, wurden in der Industrie geleistet.

Letztlich führt die Konkurrenz der verschiedenen Bildgebungsverfahren, die die Computertomografie zu weiterer Reduktion der Strahlenbelastung im Wettbewerb mit den dosisfreien Untersuchungsarten Echokardiografie und Magnetresonanztomografie zwingt und die Echokardiografie und die Magnetresonanztomografie wiederum zur schnelleren Bildakquise und höherer räumlicher Auflösung, zu einer unseren Patienten sehr nützlichen ständigen Verbesserung der Diagnostik und Behandlungsqualität [1, 5, 7, 8].

Summary

With introduction of modern multislice dual-source computed tomography and dose-reduction of radiation with advanced computed iterative reconstruction, the use of CT for diagnostic angiography has become applicable for a broader number of patients. Very fast acquisition times and high spatial resolution are advantages compared to MRI. On the other hand, CT lacks cine and flow informations. Patients may benefit from the broader portfolio of imaging techniques and individual use of the technique, with fits best to the clinical problem.

Literatur
References

[1] Glöckler M, Halbfass J, Koch A, Dittrich S, Achenbach S, Ruffer A, Ihlenburg S, Cesnjevar R, May M, Uder M, Rompel O. Preoperative assessment of the aortic arch in children younger than 1 year with congenital heart disease: utility of low-dose high-pitch dual-source computed tomography. A single-centre, retrospective analysis of 62 cases. Eur Cardio-thorac Surg 2014; 45: 1060–1065
[2] Kuettner A, Gehann B, Spolnik J, Koch A, Achenbach S, Weyand M, Dittrich S, Uder M, Staatz G. Strategies for dose-optimized imaging in pediatric cardiac dual source CT. RoFo: Fortschritte auf dem Gebiete der Röntgenstrahlen und der Nuklearmedizin 2009; 181: 339–348
[3] Frush DP, Herlong JR. Pediatric thoracic CT angiography. Pediatr Radiol 2005; 35: 11–25
[4] Eichhorn J, Fink C, Delorme S, Ulmer H. Rings, slings and other vascular abnormalities. Ultrafast computed tomography and magnetic resonance angiography in pediatric cardiology. Z Kardiol 2004; 93: 201–208
[5] Ihlenburg S, Rompel O, Rueffer A, Purbojo A, Cesnjevar R, Dittrich S, Glöckler M. Dual source computed tomography in patients with congenital heart disease. J Thorac Cardiovasc Surg 2014; 62: 203–210
[6] Rompel O, Glöckler M, Janka R, Dittrich S, Cesnjevar R, Lell MM, Uder M, Hammon M. Third-generation dual-source 70-kVp chest CT angiography with advanced iterative reconstruction in young children: image quality and radiation dose reduction. Pediatr Radiol 2016; 46: 462–472
[7] Hausmann P, Stenger A, Dittrich S, Cesnjevar R, Ruffer A, Hammon M, Uder M, Rompel O and Glöckler M. Application of Dual-Source-Computed Tomography in Pediatric Cardiology in Children Within the First Year of Life. RoFo: Fortschritte auf dem Gebiete der Röntgenstrahlen und der Nuklearmedizin 2016; 188: 179–187
[8] Stenger A, Dittrich S, Glöckler M. Three-Dimensional Rotational Angiography in the Pediatric Cath Lab: Optimizing Aortic Interventions. Pediatr Cardiol 2016; 37: 528–536

Sternstunden der Herz-Kreislauf-Medizin

Werner Forßmann (29.8.1904–1.6.1979) – die verhinderte akademische Laufbahn eines Nobelpreisträgers

von Angelika Lindinger

Der „Nobelpreis für Physiologie oder Medizin" 1956 wurde an André Cournand, Werner Forßmann (Abb. 1) und Dickinson Richards verliehen. Prof. G. Liljestrand, Sekretär des Nobelpreis-Komitees für Physiologie oder Medizin am Königlichen Karolinska-Institut, Stockholm, eröffnete seine Rede anlässlich dieser Preisverleihung unter Hinweis auf William Harvey mit dem Satz, *„dass das Herz die Sonne im Mikrokosmos des menschlichen Körpers"* sei. Er wies im Weiteren darauf hin, dass Herzerkrankungen mittlerweile für mehr Todesfälle verantwortlich sind als jede andere Erkrankung. Er führte dann aus, dass Forßmann bereits 1928 – *„mit der Furchtlosigkeit der Jugend"* – seinen legendären Selbstversuch der Katheterisierung des rechten Herzens mit einem 65 Zentimeter langen Ureterenkatheter vorgenommen hat. Und er fuhr fort, dass es wahr sei, dass diese Methode an nur wenigen Stellen in der Welt angenommen wurde, so unter anderem in Prag und Lissabon, aber dass man Forßmann in Deutschland nicht die nötige Unterstützung zukommen ließ und ihn stattdessen – in dem unbegründeten Glauben an die Gefährlichkeit der Intervention – kritisierte. Alles in allem habe er in einem Milieu gearbeitet, das den Wert seiner Idee nicht erfasst habe. Und so wurde diese Idee einige Jahre später an der New York Medical School aufgegriffen und nach mehrjähriger Vorarbeit

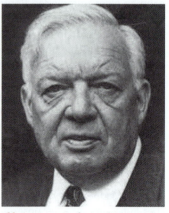

Abb. 1: Werner Forßmann (1904–1979) (Quelle: Ralf Bröer, Ärzte Zeitung, 27.8.2004)

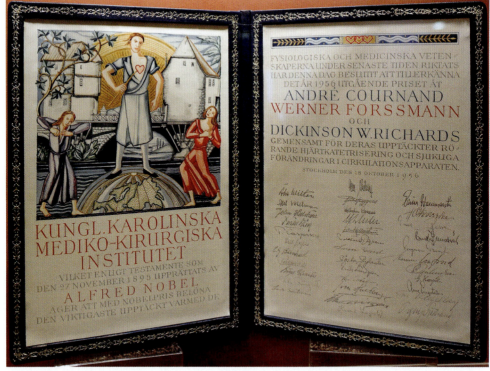

Abb. 2: Verleihungsurkunde des Nobelpreises an Werner Forßmann, André Cournand und Dickinson Richards 1956
Nobel prize award granted to Werner Forßmann, André Cournand und Dickinson Richards in 1956
(Quelle: Ralf Roletschek: Urkunde über Verleihung des Nobelpreises für Medizin an Dr. Werner Forßmann, aufgenommen am 3.3.2006 im Klinikum Barnim, Werner-Forßmann-Krankenhaus mit freundlicher Genehmigung durch den Geschäftsführer Harald Kothe-Zimmermann)

1941 von André Cournand und Dickinson Richards publiziert. Sie hätten – unter anderem während des Zweiten Weltkriegs bei Verwundeten – den Herz-Kreislauf-Schock als ein schwerwiegendes Problem erkannt und den Blutverlust dafür verantwortlich gemacht, der mit einer Bluttransfusion behoben werden könne. Im Weiteren seien dann die Hämodynamik von erworbenen Herzfehlern erforscht worden, und die Ergebnisse hätten unter anderem den Einfluss der linken Herzseite auf die rechte dargelegt (!). So weit der Laudator während der Preisverleihung (Abb. 2).

Werner O. Th. Forßmann wurde 1904 als einziges Kind eines Juristen in Berlin geboren; er besuchte das humanistische Gymnasium in Tempelhof. Sein Vater fiel 1916 im Ersten Weltkrieg, als er zwölf Jahre alt war. Er wurde nach Angaben seiner Tochter Renate von Mutter und Großmutter nach preußischen Wertvorstellungen erzogen. Er begann das Medizinstudium 1922 an der Berliner Friedrich-Wilhelm-Universität, der heutigen Humboldt-Universität. Er hatte berühmte Lehrer, so den Anatomen Rudolph Fick und den Pathologen Otto Lubarsch. Nach dem Staatsexamen ging er 1928 an das Universitätsklinikum, das heutige Krankenhaus Moabit, wo weitere Berühmtheiten wie Georg Klemperer, Karl Bonhoeffer und Louis Lewin seine Ausbildung prägten. 1929 begann er als Assistenzarzt am Auguste-Victoria-Klinikum (heute Werner-Forßmann-Krankenhaus) in Eberswalde unter dem leitenden Chirurgen Sanitätsrat Dr. Richard Schneider.

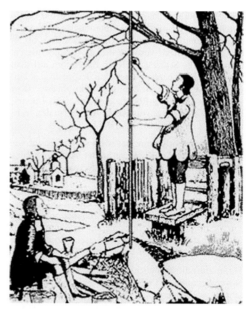

Abb. 3: Stephen Hales' Bericht über die erste arterielle und venöse „Druckmessung" mittels eines Glasrohrs bei einem Pferd (1711)
Stephen Hales' measuring blood pressure of a horse by using a glass tube (1711)
(Quelle: Diana Berry: Eur Heart J 2009; 30, 1297–1298)

Forßmann war frustriert von der Tatsache, dass klinische Situationen wie der Herz-Kreislauf-Stillstand und andere kritische Zustände hämodynamisch nicht suffizient erfasst werden konnten. Nun war er nicht der Erste, der in diesem Zusammenhang an eine Katheterisierung des Herzens und der Gefäße dachte. Bereits 1711 hatte Stephen Hales (1677–1761) über die erste arterielle und venöse „Druckmessung" mittels eines Glasrohrs bei einem Pferd berichtet (Abb. 3).

Wesentliche weiterführende Arbeiten wurden dann Mitte des 19. Jahrhunderts in Tierversuchen von dem französischen Physiker Etienne-Jules Marey (1830–1904), dem Veterinär Auguste Chauveau (1827–1917) sowie von Claude Bernard (1813–1878) geleistet. Auch in Deutschland wurden 1905 Katheterisierungen von Fritz Bleichröder, Ernst Unger und W. Löb unter anderem an Hunden durchgeführt. Gelegentlich kam Bleichröder dabei auch die „Rolle des menschlichen Guineaschweins" zu, an dem Unger venöse und arterielle Sondierungen vornahm. Diese Versuche wurden weder manometrisch mit Druckkurven noch röntgenologisch dokumentiert; auch wurden sie nicht publiziert.

Zu dieser Zeit wurden Angiografien im Tierversuch initial mit sehr toxischen Kontrastmitteln durchgeführt, die jeweils mit dem Tod der Tiere endeten. In den Jahren 1923 und 1924 wurde dann über die ersten Arteriografien am lebenden Menschen und über die Darstellung der Pulmonalarterien berichtet (Brooks, Dunner und Calm), die jedoch wiederum überwiegend ohne Dokumentation ausgeführt wurden.

Forßmann hatte Kenntnis von den französischen und deutschen Vorarbeiten, und es war seine Intention, „das rechte Herz über das venöse System mit einer sichereren und besser anwendbaren Methode" zu sondieren. Davon überzeugt, dass die venöse Katheterpassage gut funktionieren könne, konfrontierte er seinen damaligen Vorgesetzten Richard Schneider mit seinem Vorhaben: Er wolle dies auch beim Menschen – in diesem Fall bei sich selbst – durchführen, was dieser ihm postwendend wegen des „hohen persönlichen Risikos" untersagte. Das veranlasste den unbeirrbaren Forßmann, weitere diesbezügliche Unternehmungen allein auszuführen.

Der „Selbstversuch" – wie er in aller Welt genannt wurde – ist in Forßmanns erstem Bericht darüber in der Klinischen Wochenschrift 1929 in wissenschaftlichem Format und ohne jegliche Ausschmückung beschrieben.

Die Geschichte dahinter liest sich in seinen Memoiren allerdings sehr viel aufregender: Er gewann das Vertrauen einer Chirurgieschwester und bat sie, ihm ein venae sectio-Besteck zu richten. Sie willigte sogar ein, ihren Arm zu Verfügung zu stellen. Als er sie jedoch auf dem Tisch festgeschnallt hatte, führte er bei sich selbst nach Lokalanästhesie in seiner linken Ellenbeuge eine venae sectio durch und schob – unter den Protesten der Schwester – einen 65 Zentimeter langen Ureterenkatheter bis in den rechten Vorhof vor. Um dies zu dokumentieren, befreite er die Schwester wieder, da sie ihm auf dem Weg zur Röntgenanlage über eine Treppe in das Untergeschoss der Klinik behilflich sein musste. Dort wurde die berühmte Röntgenaufnahme mit Darstellung der Katheterlage vom linken Arm bis in den rechten Vorhof angefertigt (Abb. 4).

Fakt ist, dass Forßmann, nachdem sich seine Tat wie ein Lauffeuer in der Klinik verbreitet hatte, eine halbe Stunde später zu seinem Chef zitiert wurde, der die Zuwiderhandlung seines Untergebenen zwar entschieden missbilligte, ihm aber nichtsdestoweniger gleichzeitig bestätigte, dass er eine sehr wichtige Entdeckung gemacht habe, die der sofortigen Publikation wert sei. Auch empfahl er ihn zur weiteren Verfolgung seiner wissenschaftlichen Interessen an verschiedene größere Kliniken in Berlin weiter.

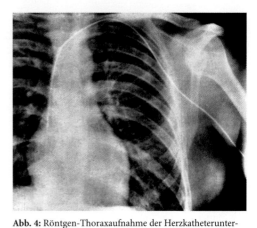

Abb. 4: Röntgen-Thoraxaufnahme der Herzkatheteruntersuchung (Forßmanns Selbstversuch)
X-ray of Forßmann's heart catheterisation (so called Forßmann's self-experiment)
(Quelle: Publikation in der Novemberausgabe 1929 der Klinischen Wochenschrift)

Forßmanns diesbezügliche Publikation erschien in der Novemberausgabe 1929 in der Klinischen Wochenschrift, was Unger (s.o.) veranlasste, ihn des Plagiats zu bezichtigen. Kurz zuvor hatte Forßmann an der Charité eine unbezahlte Assistentenstelle bei Ferdinand Sauerbruch angetreten, dem damals führenden Chirurgen in Deutschland. Als dieser von der Publikation erfuhr, wurde Forßmann von seinem neuen Chef sofort wieder entlassen mit dem berühmten Ausspruch: *„Mit solchen Kunststücken habilitiert man sich in einem Zirkus und nicht an einer anständigen deutschen Klinik."*

Forßmann kehrte daraufhin Ende 1929 wieder an seine vormalige Klinik in Eberswalde zurück. Er führte Rechtsherzkatheterisierungen an Hunden durch (die der günstigeren Kosten wegen von seiner Mutter und Großmutter in der Wohnung gehalten und gepflegt wurden) sowie weitere Selbstversuche, jetzt auch mit Kontrastmittelinjektionen, und publizierte dies kurze Zeit später. Als er am 11. April 1931 schließlich ein vierminütiges Referat über seine diesbezüglichen Erfahrungen auf dem 55. Kongress der Deutschen Gesellschaft für Chirurgie in Berlin hielt, schlug ihm völliges Desinteresse entgegen. Er war niedergeschmettert.

Danach bot ihm Ferdinand Sauerbruch erneut eine Stelle an der Charité an, bis er 1932 auf dessen Anraten als Assistent an der Chirurgie des Städtischen Klinikums in Mainz zu arbeiten begann. Nach der NSDAP-Machtergreifung wurde die Klinik unter nationalsozialistische Leitung gestellt. Karl Heusch bot Forßmann eine Anstellung als Oberarzt der urologischen Abteilung am Rudolf-Virchow-Krankenhaus in Berlin an.

Vier Jahre später bewarb sich Forßmann erfolgreich als Oberarzt am Städtischen Krankenhaus in Dresden-Friedrichstadt, dem damals größten chirurgischen Zentrum in Deutschland. Dort wurden eugenische Sterilisationen durchgeführt, vor denen sich Forßmann nach eigenen Angaben erfolgreich *„drücken"* konnte. Nach 1937 arbeitete er am Robert-Koch-Krankenhaus in Moabit, wo er als Oberarzt und stellvertretender Leiter der Chirurgie mit Karl Gebhardt, dem Leibarzt Himmlers, bekannt gemacht wurde. Dessen Angebot der Unterstützung seiner Arbeit lehnte er jedoch ab. Auch geriet er in Konfrontation mit Karl Krauß, SS-Führer und Leiter der Klinik, weil er entgegen dem Verbot nach den November-Ereignissen 1938 noch Juden im Krankenhaus behandelte. Auf Anraten seines Schwiegervaters verpflichtete er sich ab August 1939 bei der Deutschen Wehrmacht. Aus amerikanischer Gefangenschaft entlassen, kehrte er – gebrochen und depressiv – Ende 1945 mit seiner Familie in den Schwarzwald zurück. Wegen seiner NSDAP-Mitgliedschaft, die seit 1932 bestanden hatte, war er für mehrere Jahre mit Berufsverbot belegt und 1948 von der französischen Besatzungsmacht in einem Spruchkammerverfahren als „Mitläufer ohne Sühnemaßnahmen" eingestuft worden. So „assistierte" er in der Praxis seiner Frau als Chirurg und Urologe und war in den Nachkriegsjahren bei den dort ansässigen Bauern durch seine Hilfsbereitschaft und Unkompliziertheit sehr geschätzt. Die bedrohlich Kranken wurden im Winter, wenn keine Transportmöglichkeit vorhanden war, auch auf dem Küchentisch in sauberen Tüchern und mit ausgekochtem Instrumentarium operativ versorgt.

Erst 1950 konnte er seine Tätigkeit als Facharzt für Urologie an den Diakonie-Anstalten Bad Kreuznach wieder offiziell aufnehmen.

Mit seinem ehemaligen Betätigungsfeld, der Herzsondierung, hatte Forßmann jegliche Kontakte verloren, was er später außerordentlich bedauerte. Ende 1948 wurde er aber durch die Vermittlung eines befreundeten Pädiaters aus Lörrach in die Basler Kinderklinik eingeladen, wo er zum ersten Mal ein „Blue Baby" sah und Zeuge einer Herzkatheterisierung und Angiokardiografie bei einem Kind wurde, was ihn tief beeindruckte. Anfang der 1950er-Jahre wurde er durch Einladung von John McMichael, der 1942 erste Herzkatherisierungen in England durchgeführt hatte, in London erneut mit seinen alten Interessen konfrontiert: Forßmann wurde aufgefordert, an einem Film über die Herzkatheterisierung mitzuwirken. Wenig später traf er auch mit André Cournand auf dessen Wunsch in Heidelberg zusammen.

1954 bat ihn Otto Götze, Präsident der Deutschen Gesellschaft für Chirurgie, auf der Jahrestagung einen Vortrag zur Geschichte der Herzkatheterisierung zu halten. Im selben Jahr erhielt er die nach seinen eigenen Worten „*größte wissenschaftliche Anerkennung, die ich je im eigenen Lande erfahren durfte*". Die Deutsche Akademie der Wissenschaften in Ostberlin, Rechtsnachfolgerin der von Leibniz gegründeten Preußischen Akademie der Wissenschaften, verlieh ihm die Leibniz-Medaille, die satzungsgemäß an Forscher verliehen wurde, die auf irgendeinem Gebiet wichtige Ergebnisse ohne Unterstützung eines Universitätsinstituts erarbeitet haben.

Für den Nobelpreis war Werner Forßmann in den Jahren vor 1956 bereits mehrfach von renommierten nationalen und internationalen Wissenschaftlern vorgeschlagen worden. Die Kunde von der Verleihung erreichte ihn dann als praktizierenden Facharzt „*auf dem Land*", und „*aus dieser Namenlosigkeit*" wurde er – nach seinen eigenen Worten – „*unerwartet und unvermittelt in das grelle Licht der Öffentlichkeit gestellt*". Die Überraschung war groß, nicht nur in seiner Familie, sondern auch unter den Kollegen, denen, die ihm wohlgesinnt waren, und auch allen anderen. Nach der Nobelpreisverleihung 1956 wurde Forßmann schließlich – nach langem Zögern der Fakultät – doch noch zum Honorarprofessor für Chirurgie an der Johannes-Gutenberg-Universität Mainz ernannt.

Doch auch die Zeit danach war von Unruhen in seinem beruflichen Leben gekennzeichnet. Der Übernahme der Chefarztstelle an der Chirurgischen Klinik des Evangelischen Krankenhauses in Düsseldorf am 1. Januar 1958 folgte nach einem halben Jahr wieder die Kündigung wegen sachlicher Differenzen mit dem Klinikkuratorium sowie der Weigerung von Kollegen, Patienten in seine Klinik einzuweisen. Das Schlichtungsverfahren der Landesärztekammer endete jedoch in einer Bestätigung Forßmanns in seinem Amt.

Im gleichen Jahr verlieh der Bundespräsident Theodor Heuss Werner Forßmann das Bundesverdienstkreuz. Forßmann blieb bis zu seiner Pensionierung 1969 auf seinem Posten in Düsseldorf. Er förderte an der Klinik den Ausbau der Radiologie als eigenständige Abteilung und den Aufbau einer Abteilung für Anästhesiologie.

Ab 1965 bezog er mehrfach Stellung zu ethischen Themen wie Euthanasie, Todesstrafe und Transplantation, und er nahm hier – wohl bedingt durch seine politischen Erfahrungen in der Vergangenheit – eine radikale Position ein. Er war der Meinung, dass dem Menschen die Tötung eines anderen nicht zustehe, dass aktive Sterbehilfe durch einen Arzt ebenso wie die Transplantation eines Organs als unethisch im Sinne des hippokratischen Eides zu verstehen seien. Er warnte davor, „*dass die Verfügbarkeit von Spenderorganen zu unmoralischen Aktionen einladen würde und der Kampf um Organe zu Willkür und Rücksichtslosigkeit führen würde*". Wie sehr er damit recht hatte, wissen wir heute.

Werner Forßmann wurden in den 1960er- und 1970er-Jahren viele Ehrungen zuteil (unter anderem Honorarprofessuren der Universitäten Cordoba und Düsseldorf), und er wurde zum Ehrenmitglied der Schwedischen Gesellschaft für Kardiologie und der Deutschen Gesellschaft für Urologie ernannt. 1962 war er Vorstandsmitglied der Deutschen Gesellschaft für Chirurgie.

Er verstarb am 1. Juni 1979 nach einem Herzinfarkt.

Forßmann hatte sechs Kinder, von denen drei in medizinische Fußstapfen traten. Der Sohn Wolf Georg wurde ein international anerkannter Peptid-Forscher, Bernd Forßmann entwickelte den Lithotriptor. Das jüngste Kind, Tochter Renate, arbeitete als Psychiaterin an der Virginia Commonwealth University, Richmond.

Forßmanns berufliche Vita war von Höhen und Tiefen geprägt. In jungen Jahren hatte er unbeirrt und mit großer Energie sein Ziel gegen alle Widerstände verfolgt, Herzkatheterisierung und Angiokardiografie als eine wertvolle, nahezu ungefährliche diagnostische und therapeutische Methode zu etablieren. Dabei nahm er durch seine Selbstversuche die eigene Gefährdung in Kauf. Deprimiert musste er das Desinteresse und die persönliche Ablehnung vieler Kollegen erfahren. Hinzu kamen verkrustete akademische Strukturen und widrige politische Umstände, die einen wissenschaftlichen Durchbruch seiner Ideen zunächst verhinderten. Erst spät in der zweiten Lebenshälfte wurden ihm die verdienten Ehrungen und Auszeichnungen zuteil. 1965 äußerte ein amerikanischer Kollege auf dem Kölner Thoraxkongress ihm gegenüber in knapper Formulierung: „*You are the typical man before his time.*"

Entwicklung der diagnostischen und interventionellen Katheterverfahren bei angeborenen Herzfehlern
Development of Diagnostic and Interventional Cardiac Catheterisation for Congenital Heart Disease

Peter Ewert, Hans Carlo Kallfelz und Jochen Weil

Entwicklung der diagnostischen Herzkatheteruntersuchung bei Kindern in Deutschland
Development of Diagnostic Cardiac Catheterisation in Children in Germany

Pädiater denken und handeln traditionell konservativ – eine durchaus nachvollziehbare und wohlbegründete Einstellung gegenüber dem kranken Kind. Daraus erklärt sich ihre Zurückhaltung gegenüber technischen Verfahren, insbesondere wenn eine Gefährdung des Kindes nicht auszuschließen ist. So ist es nicht überraschend, dass eine invasive Methode wie die Herzkatheterisierung anfangs fast immer nur gegen Widerstand in den Kinderkliniken etabliert werden konnte. Stimuliert durch Chirurgen, die sich ein neues Arbeitsfeld – Operationen am Herzen – eröffnen wollten, begannen in Deutschland zunächst Internisten Herzkatheterisierungen durchzuführen, vornehmlich bei Patienten mit Mitral- und Aortenfehlern. Weit häufiger jedoch wurden Katheterisierungen bei Jugendlichen und Erwachsenen mit angeborenen Herzfehlern vorgenommen, bei denen zum Beispiel ein offener Ductus, eine Aortenisthmusstenose oder eine Fallot-Tetralogie vermutet wurde, bei Fehlbildungen also, die schon sehr früh, ab Ende der 1940er-Jahre, einer operativen Intervention zugänglich waren. Vorreiter waren hier ab 1946/47 die Arbeitsgruppen in Bonn (Franz Grosse-Brockhoff, Adalbert Schaede, Ernst Derra, Robert Janker) und wenig später in Düsseldorf (Otto Bayer, Franz Loogen, später Ernst Derra und Franz Grosse-Brockhoff) und München (Hans Blömer, Rudolf Zenker). Besonders aktiv waren die Bonner, die innerhalb von weniger als fünf Jahren 750 Patienten mit angeborenen Herzfehlern katheterisierten [1], darunter auch Kinder, nicht älter als drei Jahre. Hier fand auch 1949 die erste Katheteruntersuchung bei einem Kind in Deutschland durch eine Kinderärztin – Hildegard Lotzkes – statt, die seinerzeit in der Medizinischen Klinik das „Kinderzimmer" betreute [2]. Nur bei wenigen Patienten konnten allerdings therapeutische Konsequenzen gezogen werden.

Die technischen Voraussetzungen für diese Untersuchungen waren aus heutiger Sicht kaum vorstellbar. Als Untersuchungstisch diente anfangs eine kippbare Röntgendurchleuchtungseinheit mit einem Schirmbild, das der Untersucher aber nur mit Mühe – seitwärts davon stehend – beobachten konnte [10]. Die Strahlenbelastung war entsprechend hoch. Die Katheter wurden anfangs nur von einer linken oder rechten Cubitalvene aus nach Venaesectio eingeführt und man beschränkte sich auf die Sondierung des rechten Herzens [3–6]. Vor der Sondierung von einer Leistenvene aus wurde wegen der Gefahr von Thrombosen und Embolien gewarnt [4]. Bei Vorhof- oder großen Ventrikelseptumdefekten gelangte man auch auf die linke Seite. Eine retrograde Sondierung über die Arteria femoralis oder Arteria cubitalis galt als viel zu gefährlich, sodass bis in die 1960er-Jahre darauf verzichtet wurde. In dem ersten deutschen Standardwerk zur Herzkatheterisierung von Otto Bayer et al. 1954 (Abb. VI.9) wird eine Arterienpunktion nicht einmal erwähnt [3]. Es werden nur Aortendruckkurven von Patienten mit einer Fallot-Tetralogie und einem Truncus arteriosus communis wiedergegeben, wobei die Aorta jeweils über den Ventrikelseptumdefekt antegrad sondiert worden war. Diese Zurückhaltung bezüglich Arterienpunktionen war ein wesentlicher Grund für die spätere Einführung der transseptalen Sondierung der linken Seite nach Brockenbrough durch Alois J. Beuren und Jürgen Apitz [7]. Die von Franz Grosse-Brockhoff und seinen Mitarbeitern geübte perkutane Punktion des linken Ventrikels zur Druckmessung und Kontrastmittelapplikation fand keinen Eingang in die kinderkardiologische Diagnostik [8].

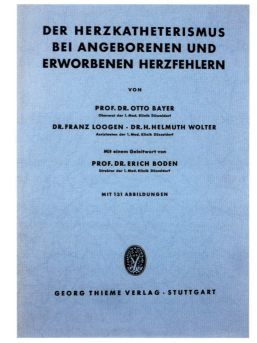

Abb. VI.9: Buchumschlag des ersten deutschen Standardwerks zur Herzkatheterisierung
Cover of the first German textbook on cardiac catheterisation
(Quelle: H. C. Kallfelz)

Kathetertypen
Types of Catheters used

Wie Werner Forßmann (s. S. 192) verwendete man anfangs ebenfalls Ureterenkatheter mit einem „Rekord"-Anschluss und ab etwa 1948 Herzkatheter der U.S. Catheter Co., die aus gewebtem Dacron hergestellt und mit einer lackartig glatten Oberfläche versehen waren. Diese Sonden waren in den Größen sechs bis acht French verfügbar mit einer Standardlänge von 100 Zentimetern, gut formbar, relativ elastisch und gut führbar. Ab Anfang der 1960er-Jahre stand dann auch die Kathetergröße fünf French mit 50 und 80 Zentimeter Länge für Kleinkinder und Säuglinge zur Verfügung. Für die Druckmessungen wurden Katheter vom Typ Cournand (nur eine Öffnung an der Katheterspitze) oder Goodale-Lubin (zusätzlich zwei seitliche Öffnungen mit zwei bis drei Millimeter Abstand von der Spitze) verwendet. Für Kontrastmittelinjektionen kamen der sogenannte NIH-Katheter mit verschlossener Spitze und sechs seitlichen Öffnungen und später der Berman- (mit endständigem Ballon) sowie Pigtail-Katheter zum Einsatz, der die Injektion größerer Kontrastmittelmengen pro Sekunde erlaubte. Diese relativ teuren Katheter waren ein „Schatz", der von Ärzten und den Katheterschwestern sorgfältig gehütet wurde. Sie wurden regelmäßig nach Gebrauch aufwendig gereinigt, sterilisiert und bis zu dreißigmal wiederverwendet. Diese Katheter aus den USA waren bis zur Mitte der 1970er-Jahre in Gebrauch und wurden erst dann sukzessive von Teflonkathetern zur einmaligen Verwendung abgelöst. Flexible Führungsdrähte waren erst ab Mitte der 1960er-Jahre verfügbar.

Die bereits in den 1950er-Jahren entwickelte Punktions- und Sondierungstechnik nach Seldinger mit Einführungsschleuse wurde in der pädiatrischen Kardiologie erst im Laufe der 1970er-Jahre eingeführt. Der Hauptgrund war, dass Schleusen und Führungsdrähte für die kleinen anatomischen Verhältnisse noch nicht zur Verfügung standen.

VI Entwicklung der Diagnostik und Therapie bei angeborenen Herzfehlern

Ab Mitte der 1960er-Jahre waren auch Katheter zur intrakardialen [8] Phonokardiografie auf dem Markt, die jedoch nur selten zum Einsatz kamen.

Dagegen wurden Elektrodenkatheter häufiger notfallmäßig zur ventrikulären Elektrostimulation bei iatrogen ausgelöstem AV-Block oder bei paroxysmalen Vorhoftachykardien zur Überstimulation eingesetzt.

Druckmessverfahren und Blutgasanalysen
Pressure Measurement and Bloodgas Analysis

Für die intravasale und intrakardiale Druckmessung wurden in der ersten Zeit sogenannte Kapazitivmanometer verwendet [3], die vor dem Einsatz sorgfältig kalibriert werden mussten, später dann Elektromanometer vom Typ Statham. Die Analyse der Blutgase erfolgte mithilfe der Van-Slyke-Apparatur oder der Haldane-Technik, beides sehr zuverlässige Methoden, die jedoch einen hohen Messaufwand benötigten. Im Laufe der 1950er-Jahre wurde dann das deutlich leichter zu handhabende Hämoreflektor-Verfahren nach Brinkmann eingeführt. Die seinerzeit tätigen Ärzte hatten überwiegend eine Physiologievorbildung und waren bemüht, die Hämodynamik möglichst präzise zu erfassen. Dazu gehörte nicht nur die genaue Erfassung der Drücke und des Sauerstoffgehalts in den verschiedenen Gefäß- und Herzabschnitten, sondern auch die Bestimmung der Kreislaufzeit – meist mit dem Decholin-Äther-Test [5, 9] – und mithilfe von Indikatorverdünnungskurven (Cardiogreen u.a.) der Nachweis von Shunts und deren Größe. Die nach dem Fick'schen Prinzip ermittelten Kreislauf- und Shuntvolumina waren Grundlage für die Berechnung der übrigen Parameter. Vielerorts wurden die Herzkatheterisierung und die Angiokardiografie nicht in einer Sitzung, sondern an aufeinanderfolgenden Tagen durchgeführt, da man die Belastung der kleinen Patienten für zu hoch hielt [5]. Die Aufzeichnung der Druckkurven erfolgte anfangs mit herkömmlichen 2- oder 3-Kanal-EKG-Geräten zum Beispiel der Firma Siemens [3]. Die Auswertung der Druckkurven erfolgte manuell.

Prinzipiell war die Untersuchungstechnik um die Mitte der 1960er-Jahre standardisiert. Unterschiede gab es nur bei der Wahl der Registriergeräte und der jeweiligen Methode zur Bestimmung des Sauerstoffgehalts der Blutproben.

Angiokardiografie
Angiocardiography

Die ersten angiokardiografischen Darstellungen angeborener Herzfehler sind hierzulande ab 1947, also vor 70 Jahren, in Bonn durchgeführt worden. Mit einer von Robert Janker [10] schon vor dem Zweiten Weltkrieg entwickelten Methode, der Röntgenschirmkinematografie (Abb. VI.10–13) wurden die angiokardiografischen Bilder auf 36-Millimeter-Filmen mit einer Bildrate von 25 pro Sekunde festgehalten. Einer guten zeitlichen Auflösung standen jedoch als Nachteile eine mangelhafte Detailerkennbarkeit aufgrund der Aufnahmen vom Röntgenschirm und eine hohe Strahlenbelastung gegenüber. Grundsätzlich wurden bei Kindern bis zum Beginn der 1950er-Jahre nur periphere Kontrastmittelinjektionen, also in die jeweilige Armvene vorgenommen, da selektive Injektionen in eine der Herzhöhlen oder die großen Arterien für zu gefährlich gehalten wurden [4, 5, 6]. Obwohl man versuchte, relativ große Kontrastmittelmengen – etwa zwei Milliliter pro Kilogramm Körpergewicht – von Hand schnellstmöglich zu injizieren, waren diese Angiobilder meist nur schwer zu deuten, da schon auf dem Weg bis zur Pulmonalarterie eine erhebliche Verdünnung eintrat und sich die Strukturen zusätzlich überlagerten. Anfangs standen nur sogenannte

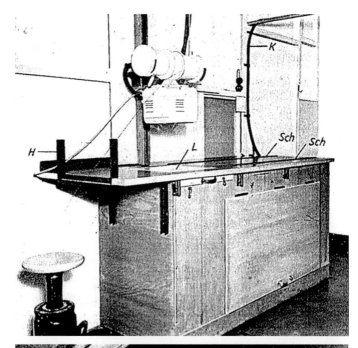

Abb. VI.10: Frühe Anlage für Röntgenkinematografie von Janker [10]. Patientenlagerungstisch in einem vollständig dunklen Raum. L = Leuchtschirm für den liegenden Patienten, K = Kabel zwischen Kinokamera und Gitter des Steuerventils der Röntgenapparatur.
Early (1947) X-ray-unit for angio-cinematography designed by Janker [19]. L = X-ray-screen, K = cable between the cinecamera and the steering device for the x-ray tube.
(Quelle: R. Janker)

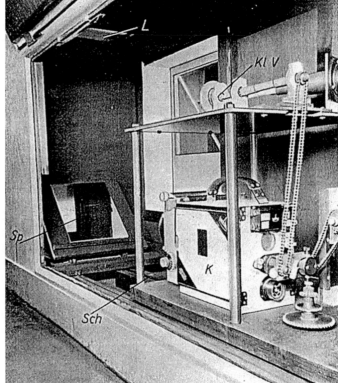

Abb. VI.11: Unter dem Lagerungstisch eingebaute Einrichtung zur Röntgenkinematografie. L = Leuchtschirm, Sp = Spiegel, Sch = Schienen für die Verschiebung des Aufnahmeaggregats, K = Kinokamera (18 Bilder/Sekunde), KiV = Vorrichtung zur Steuerung des Röhrenstroms.
Cinematographic unit built in below the patient table. L = X-ray screen, Sp = mirror, Sch = rails for moving the camera, K = camera (18 frames/second), KiV = device for steering the X-ray current.
(Quelle: R. Janker)

VI Entwicklung der Diagnostik und Therapie bei angeborenen Herzfehlern

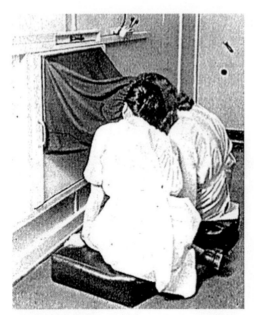

Abb. VI.12: Beobachtung des Leuchtschirms während der Angiokardiografie in einer Ebene vom strahlengeschützten Schaltraum aus.
Observation of the X-ray screen during angiocardiography in one plane, sitting in the radiation protected control room
(Quelle: R. Janker)

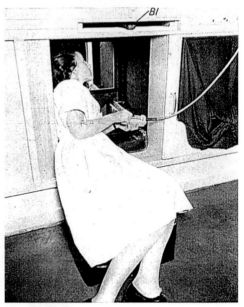

Abb. VI.13: Auf dem Leuchtschirm wird das Vorschieben des Katheters bei vollständigem Strahlenschutz beobachtet.
Observation of the catheter moved through the vessels and the heart chambers in a completely radiation protected place.
(Quelle: R. Janker)

ionische Röntgenkontrastmittel zur Verfügung, die vor allem im Säuglingsalter zu Komplikationen führen konnten. Von den 1970er-Jahren an wurden nur noch nicht ionische Kontrastmittel verwendet. Einen großen Fortschritt bedeuteten die in den 1950er-Jahren entwickelten, mit Druckluft oder elektrisch betriebenen Druckinjektoren, mit denen das Röntgenkontrastmittel in Sekunden appliziert werden konnte. Auf diese Weise ließ sich durch selektive intrakardiale oder intravasale Injektionen mit geringeren Kontrastmittelmengen eine hohe örtliche Kontrastdichte erzielen.

Bis zur Mitte der 1950er-Jahre existierten nur Einebenenanlagen. Von der Detailerkennbarkeit her, also der räumlichen Auflösung, boten die gegen Mitte der 1950erJahre verfügbaren, in Schweden entwickelten sogenannten Blattfilm-Wechsler-Anlagen von Elema-Schönander und anderen, mit denen sechs bis zwölf Bilder pro Sekunde generiert werden konnten, die besten Ergebnisse, allerdings um den Preis einer hohen Strahlenbelastung. Die für die Diagnostik bei angeborenen Herzfehlern erforderliche Darstellung der Angiokardiografien in zwei Ebenen wurde Ende der 1950er-Jahre mit den Blattfilm-Wechslern realisiert, die zum Teil bis in die 1980er-Jahre weltweit genutzt wurden.

Mit der Einführung von elektronischen Bildverstärkern, die zunächst jedoch nur mit 5-Zoll-Durchmesser zur Verfügung standen, wurde die Qualität der kineangiokardiografischen Bilder deutlich verbessert und die Strahlenbelastung verringert. Zu diesen Vorteilen kam noch die Möglichkeit, mit hohen Bildfrequenzen bis zu 100 Bilden pro Sekunde den dynamischen Ablauf der Herzaktionen auch bei den im Kindesalter hohen Herzfrequenzen besser beurteilen zu können. Zweiebenenanlagen mit dieser Technik wurden ab Anfang der 1960er-Jahre von Philips gebaut, später

Entwicklung der diag./interventionellen Katheterverfahren bei angeborenen Herzfehlern

auch von Siemens und anderen. Mit der gepulsten Röntgenstrahlung im Verbund mit hochempfindlichen und hochauflösenden Bildverstärkern mit 9-Zoll-Durchmesser (Plumbicon) wurde eine hohe zeitliche und räumliche Auflösung bei erheblich reduzierter Strahlenbelastung erreicht, sodass die kinematografischen Anlagen den Blattwechslern überlegen waren. Die Dokumentation der Bildserien erfolgte von Beginn an in der Ära Janker [10] auf 36-Millimeter-Filmen, aufgenommen mit Ariflex-Kinokameras der Firma Arnold und Richter, die auch in einfacherer Form von der Filmindustrie genutzt wurden.

Die ursprünglich starr rechtwinklig angeordneten biplanen Röntgenbildverstärkereinheiten (Abb. VI.14) für frontale und laterale Projektion erforderten zur optimalen Darstellung der Anatomie bei den oft komplexen Fehlern eine der jeweiligen Situation angepasste schräge und/oder angehobene – sogenannte angulierte oder axiale – Lagerung des Patienten mithilfe röntgenstrahlendurchlässiger keilförmiger Schaumstoffkissen [13, 14]. Mit den in den 1980er-Jahren von der Industrie entwickelten C-Bogen-Anlagen, die eine voneinander unabhängige beliebige Einstellung

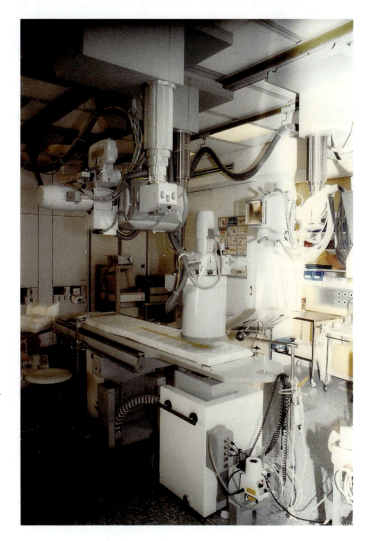

Abb. VI.14: Biplane Herzkatheterkineangiokardiografieeinheit mit vertikaler und horizontaler Anordnung der Röntgenbildverstärkerebenen (1977)
Equipment for biplane cardiac catheterisation and angiocardiography with fixed vertical and horizontal X-ray-image-intensifier-planes (1977)
(Quelle: MH-Hannover: Hochschularchiv)

VI Entwicklung der Diagnostik und Therapie bei angeborenen Herzfehlern

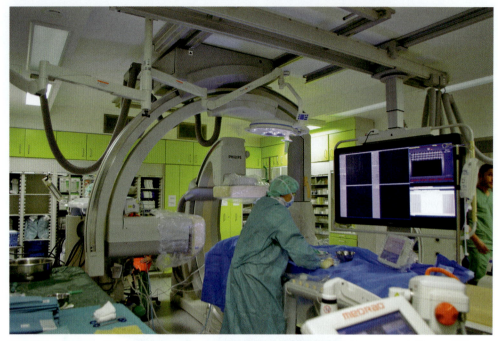

Abb. VI.15: Modernes Herzkatheterlabor für Hybrideingriffe mit zwei in alle Richtungen verstellbaren C-Bögen (MHH 2017)
Modern cardiac catheter laboratory for hybrid interventions equipped with two C-arches for imaging and angiocardiography in all thinkable planes (MHH, 2017)
(Quelle: H. C. Kallfelz)

der beiden Ebenen erlaubten, wurden die angiokardiografischen Darstellungen wesentlich erleichtert (Abb. VI.15).

In der nächsten Entwicklungsstufe erfolgte der Übergang von der analogen zur digitalen Technik, indem zunächst die angiokardiografischen Bildserien simultan auf Film und Magnetband abgelegt wurden. Diese Entwicklung wurde entscheidend von der Kieler Arbeitsgruppe um Paul Heintzen [11, 12] weitergetrieben, die bereits 1969 ein Hard-Software-System vorstellte, das in der Lage war, sämtliche bei der Herzkatheterisierung anfallenden Informationen online zu verarbeiten. Eine für die Durchführung der Untersuchung wesentliche Erleichterung bedeutete auch die Entwicklung einer simultanen und variablen Darstellung beider Ebenen der Röntgenbildverstärkerfernsehkette auf einem Monitor. Schließlich wurde von dort auch die digitale Bildverarbeitung angestoßen und unter anderem nutzbar gemacht für dreidimensionale volumetrische Analysen von Ventrikeln aus biplanen Angiokardiogrammen sowie die Subtraktionsangiografie und die Videodensitometrie.

Entwicklung der interventionellen Herzkatheterverfahren für angeborene Herzfehler weltweit
Development of Interventional Cardiac Catheterisation for Congenital Heart Disease worldwide

Als Beginn der interventionellen Herzkatheteruntersuchung wird der Versuch einer Sprengung einer valvulären Pulmonalstenose durch einen mit einem Draht versehenen gekrümmten Herzkatheter durch Rubio-Alvarez (Mexiko) im Jahr 1953 gesehen (Abb. VI.16) [15]. Dieser Behandlungsversuch war eher anekdotisch und wurde von anderen Kollegen nicht übernommen.

Der Meilenstein für den Beginn einer nicht operativen Behandlung von angeborenen Herzfehlern mittels Herzkatheter war die von William J. Rashkind und William W. Miller (USA) eingeführte Ballonatrioseptostomie bei Säuglingen mit einer Transposition der großen Gefäße im Jahr 1966 (Abb. VI.17) [16]. Diese Methode zur Verbesserung der Mischung von oxygeniertem und desoxygeniertem Blut auf Vorhofebene war lebensrettend und hat sich rasch durchgesetzt. Diese Intervention wird noch heute ohne größere Modifikation durchgeführt.

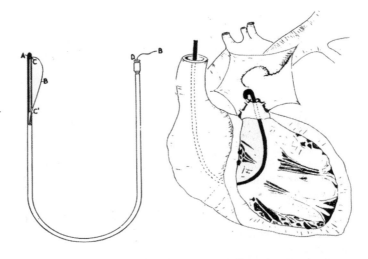

Abb. VI.16: Erster Versuch einer Sprengung einer valvulären Pulmonalstenose durch einen mit einem Draht versehenen gekrümmten Herzkatheter
First attempt to relief a valvar pulmonary stenosis with a curved cardiac catheter with a wire
(Quelle: Rubio-Alvarez V, et al. [15])

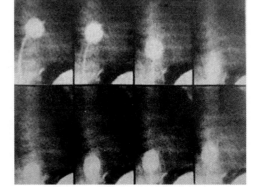

Abb. VI.17: Ballonatrioseptostomie zur Palliation bei Säuglingen mit Transposition der großen Arterien
Balloon atrioseptostomy for the palliation in infants with transposition of the great arteries
(Quelle: Rashkind WJ, Miller WW [16])

VI Entwicklung der Diagnostik und Therapie bei angeborenen Herzfehlern

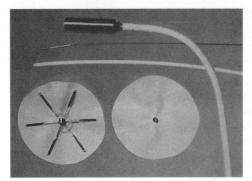

Abb. VI.18: Erster Verschluss eines Vorhofseptumdefekts vom Sekundumtyp mittels Doppelschirm
First occlusion of an atrial septal defect (secundum type) with a double umbrella
(Quelle: King TD, Mills NL [18])

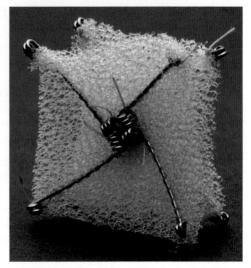

Abb. VI.19: Rashkind-Doppelschirm zum Verschluss eines offenen Ductus arteriosus
Rashkind double umbrella for the occlusion of a patent ductus arteriosus
(Quelle: J. Weil)

Ein Jahr später (1967) berichteten Werner Porstmann und Mitarbeiter aus der Charité in Berlin (Deutschland) erstmals von einem Verschluss eines offenen Ductus arteriosus mittels eines Ivalon-Plugs (s. S. 218) [17]. Diese neue und erfolgreiche Technik eröffnete den Weg, den Verschluss von intra- und extrakardialen Shunts anzugehen.

Terry King und Noel Mills (USA) entwickelten 1974 als Erste eine Methode, einen Vorhofseptumdefekt vom Sekundumtyp (ASDII) mittels eines Doppelschirms zu verschließen (Abb. VI.18) [18]. William J. Rashkind und Mitarbeiter (USA) modifizierten diese Technik, mit der sie einen Vorhofseptumdefekt vom Sekundumtyp und einen offenen Ductus arteriosus in den 1970er-Jahren [19] zufriedenstellend therapieren konnten (Abb. VI.19). In den folgenden Jahren wurden eine Vielzahl von Okkludern konzipiert.

Da Probleme bei der Positionierung der Implantate und vereinzelt Brüche der Metallarme auftraten, wurden die Systeme nach mehrjährigem erfolgreichem Einsatz bei Hunderten von Patienten zurückgezogen. Auch zwei andere Systeme zum Ductus- und Vorhofseptumdefektverschluss, das sogenannte Buttoned Device von Sideris (Griechenland) [20] und der Clamshell-Occluder von Jim Lock (USA) [21] konnten sich trotz Verbesserungen nicht durchsetzen.

Die Suche nach einem geeigneten Verschlusssystem für Shunts auf Vorhof- und Ductusebene fand einen vorläufigen Abschluss mit der Entwicklung eines Nitinoldrahtdoppelschirms durch Kurt Amplatz (USA) in den 1990er-Jahren. Dieser Typ von Okkluder hat sich wegen seiner einfachen und sicheren Handhabung zum Verschluss von vielen intra- und extrakardialen Shunts, einschließlich eines Ventrikelseptumdefekts, durchgesetzt.

Charles Th. Dotter [22], der als Vater der kardiovaskulären Intervention gilt, hatte 1964 erstmalig eine periphere Arterie mit einem selbst gefertigten Ballonkatheter erfolgreich geöffnet. Das Verfahren wurde in der vaskulären Medizin schnell weltweit aufgenommen, blieb aber auf die peripheren Gefäße beschränkt, bis schließlich 1977 Andreas R. Grüntzig und Mitarbeiter (Schweiz) von einer erfolgreichen perkutanen Dilatationen stenosierter Koronararterien mittels eines Ballonkatheters bei erwachsenen Patienten berichteten [23]. Diese Technik hat die Behandlung von Stenosen im Bereich von Gefäßen und Herzklappen revolutioniert und nach einer gewissen Verzögerung Eingang in die Behandlung von angeborenen Herzfehlern gefunden.

Jean Khan und Mitarbeiter (USA) behandelten erstmals 1982 erfolgreich Patienten mit einer valvulären Pulmonalstenose mittels Ballondilatation [24]. Dieser Eingriff ebnete den Weg, um eine Vielzahl von Gefäß- oder Herzklappenstenosen, wie zum Beispiel native sowie postoperativ entstandene Aortenisthmusstenosen, valvuläre Aortenstenosen oder Stenosen der peripheren Pulmonalarterien mittels Ballondilatation zu therapieren.

Es zeigte sich, dass der Erfolg von Ballondilatationen bei Stenosen von Gefäßen nur bedingt eine langfristige Verbesserung brachte. Die Entwicklung von großlumigen Stents, die ursprünglich in kleinerem Durchmesser zur Behandlung von Koronararterienstenosen verwandt wurden, eröffneten die Möglichkeit, diese Engen auch bei angeborenen Herzfehlern sicher zu versorgen. Eine wegweisende erste Veröffentlichung zu Implantation von ballondilatierbaren Stents (Palmaz-Schatz-Stents) in Pulmonalarterien und peripheren Venen erfolgte durch Mullins und Mitarbeiter (USA) im Jahr 1988 [25]. In den darauffolgenden Jahren erschienen viele Publikationen über die erfolgreiche Implantation von neu konzipierten Stents zum Beispiel bei Stenosen im Bereich der Pulmonalarterien und -venen, peripheren Venen und Arterien sowie des Aortenisthmus oder zum Offenhalten eines Ductus arteriosus als Palliation bei ductusabhängigen Herzfehlern.

In den letzten beiden Dekaden haben folgende interventionelle Verfahren die Behandlung von angeborenen Herzfehlern entscheidend verbessert:

1. Die perkutane Implantation einer Pulmonalklappe, die auf die bahnbrechende Innovation von Philipp Bonhoeffer zurückzuführen ist und im Jahr 2000 veröffentlicht wurde – noch drei Jahre bevor Alain Cribier (Frankreich) die erste Aortenklappe per Katheter bei erwachsenen Patienten implantierte [26].
2. Die Entwicklung von Hybridverfahren, bei denen Katheterinterventionen am offenen Thorax in Kooperation mit Herzchirurgen durchgeführt werden können, zum Beispiel Stenting von schwer zugänglichen Pulmonalstenosen.

Besondere Beachtung findet hier die Behandlung des hypoplastischen Linksherzens durch ein chirurgisch-interventionelles Hybridverfahren als Alternative zur klassischen Norwood-Operation. Wegbereiter dieser neuen Behandlungstechnik für Neugeborene mit einem hypoplastischen linken Ventrikel waren die Arbeitsgruppe um John Cheatham (USA) [27] und um Dietmar Schranz (Deutschland, s.u.).

Innovationen und Entwicklungen in Deutschland
Innovations and Developments in Germany

Verschluss des offenen Ductus arteriosus
Closure of a Patent Ductus arteriosus

Gilt Werner Forßmann als der Wegbereiter der Herzkathetertechnik, so trifft dies für Werner Porstmann als einem der Pioniere der Katheterinterventionen zu (s. S. 218). Bereits 1966 hatte er als Erwachsenenradiologe an der Charité in Berlin (DDR) eine Technik entwickelt, die den interventionellen Ductusverschluss über eine 13-French-Schleuse in der Femoralarterie ermöglichte [17]. Der Stopfen wurde aus Ivalon individuell gefertigt und über einen arteriovenösen Loop in den Ductus platziert. In der Literatur findet sich eine Serie von 208 Patienten mit einer Verschlussrate von 95 Prozent [28].

VI Entwicklung der Diagnostik und Therapie bei angeborenen Herzfehlern

Ab 1994 hatte die Gruppe um Dierk A. Redel in Bonn mit einer Reihe von Publikationen zum Verschluss eines offenen Ductus arteriosus mit Nitinol-Spiralfedern Pionierarbeit geleistet [29].

Ballondilatation von valvulären Stenosen
Balloon Dilation of Valvar Stenoses

Von August bis Oktober 1984 führten Gerhard Rupprath und Karl Ludwig Neuhaus – weltweit erstmals – in Göttingen bei drei Neugeborenen beziehungsweise Säuglingen erfolgreich eine Ballonvalvuloplastie einer hochgradigen valvulären Aortenstenose durch. Sie benutzten dazu einen 4,3-French-Grüntzig-Koronardilatationskatheter mit einem maximalen Durchmesser von 4,2 Millimetern. Der Gradient sank bei den drei Patienten von 73 ± 3 auf 34 ± 6 mmHg (Abb. VI.20) [30].

Nach diesen ersten Dilatationen erfolgte bis Juni 1987 durch Gerhard Rupprath und Karl Ludwig Neuhaus eine Ballonvalvuloplastie einer valvulären Aortenstenose bei 25 Patienten im Alter von fünf Tagen bis 25 Jahren. Es trat nur ein Todesfall bei einem fünf Tage alten Neugeborenen mit kritischer Aortenstenose auf [31].

Gleichzeitig begannen zahlreiche Zentren, die valvulären Pulmonalstenosen mit Mono-Foil- (ein einziger Ballon) oder Tre-Foil-Kathetern (drei gleichzeitig aufzublasende kleine Ballons) zu dilatieren. Diese Ergebnisse wurden auf der Jahrestagung der DGPK 1988 in Münster auf Initiative von Achim A. Schmaltz und Jürgen Apitz in kooperativen Studien aller aktiven Zentren gesammelt und vorgetragen: Achim A. Schmaltz et al. für die valvuläre Pulmonalstenosen [32], Gerhard Rupprath

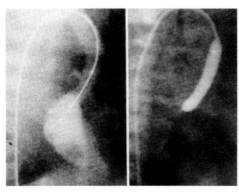
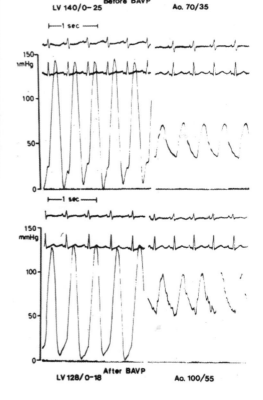

Abb. VI.20: Erste Patienten mit einer Ballonvalvuloplastie (BVP) einer Aortenstenose: laterale Kineangiografie vor und während der BVP (li.); Druckregistrierung in LV und Aorta vor (oben) und nach (unten) der BVP (re.).
First patient with balloon valvuloplasty: lateral LV-Cineangio before and during BVP (l.); pressure recordings LV and aorta before (top) and after (bottom) BVP (r.).
(Quelle: G. Rupprath)

Entwicklung der diag./interventionellen Katheterverfahren bei angeborenen Herzfehlern

et al. für die Aortenstenosen [33], Walter Sebening et al. für die Aortenstenosen des jungen Säuglingsalters [34] und Peter Brode für Gefäßstenosen [35]. Die Ergebnisse der Dilatation der Pulmonalklappenstenosen wurde auch auf dem Europäischen Kongress für Kardiologie vorgetragen und im European Heart Journal publiziert [36].

In der Folgezeit hat sich die Ballonvalvuloplastie als Alternative zu einer operativen Valvulotomie etabliert.

Stents
Stents

Stents bei kleinen Kindern bringen die Problematik mit sich, dass sie im Laufe des Körperwachstums in ihrem Durchmesser angepasst werden müssen. Auf der Suche nach Stents, die bereits im Säuglingsalter durch sehr dünne Schleusen eingeführt werden können und die dann bis zum Abschluss des Körperwachstums im Erwachsenenalter entsprechend den hämodynamischen Erfordernissen nachdilatiert werden können, gab es verschiedene Versuche mit unterschiedlichen Stentdesigns. Martin B. E. Schneider veröffentlichte 2003 einen Case Report über den „Babystent" PFM [37]. Erste Ergebnisse einer Weiterentwicklung des „Babystents" (Osypka) wurden von Jochen Grohmann 2016 veröffentlicht [38].

Peter Ewert evaluierte den Growth-Stent (Qualimed), der aus zwei lasergeschnittenen Stenthälften mit Nut- und Federelementen bestand, die mit einem resorbierbarem Faden fixiert wurden (Abb. VI.21) [39, 40].

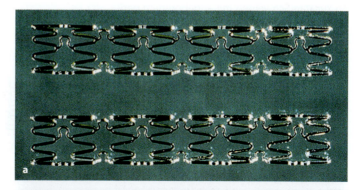
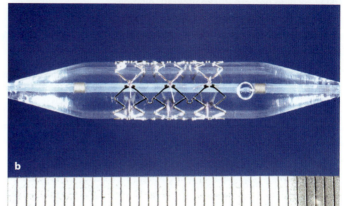

Abb. VI.21: Der Growth-Stent wurde aus zwei separat gefertigten Stenthälften (a) hergestellt, die mit resorbierbaren Fäden aneinander geknotet waren (b).
The „Growth Stent" was made from two separately cut stent halves (a), connected by reabsorbable sutures (b).
(Quelle: P. Ewert)

VI Entwicklung der Diagnostik und Therapie bei angeborenen Herzfehlern

Peter Zartner berichtete erstmals 2005 von der Implantation eines biodegradierbaren Magnesiumsstents in die linke Pulmonalarterie eines Frühgeborenen [41].

Bereits zum Ende der 1990er-Jahre eröffnete sich eine neue Option für die Anwendung von Stents. Über mehr als zwei Jahrzehnte war die Kinderkardiologie bei den ductusabhängigen Fehlern therapeutisch beschränkt auf die pharmakologische Manipulation des Ductus mit Prostaglandinen oder operative Maßnahmen. Nun zeichnete sich die Möglichkeit ab, den Ductus mechanisch, also mit einem Stent offen zu halten und somit Zeit zu gewinnen für einen letztlich erforderlichen chirurgischen Eingriff. Da spezifisch für diesen Eingriff entwickelte Stents nicht zur Verfügung standen, wurden als Off-Label-Use unterschiedliche ballondilatierbare oder selbst expandierende Stents mit gleich günstigen Ergebnissen eingesetzt, wobei die selbst expandierenden Stents bezüglich Komplikationen einen leichten Vorteil aufwiesen [42]. In allen Serien erwies sich dieser Therapieweg hinsichtlich Komplikationen und Mortalität dem klassischen Blalock-Taussig-Shunt deutlich überlegen [43, 44].

Verschluss eines Ventrikelseptumdefekts
Closure of a Ventricular Septal Defect

Nach den Vorarbeiten der Gruppe um Dierk A. Redel in Bonn zum Verschluss eines offenen Ductus arteriosus (PDA) mit Nitinol-Spiralfedern [29], wurde diese von Trong-Phi Lê und Mitarbeitern so modifiziert, dass Ventrikelseptumdefekte (VSD) – insbesondere perimembranöse Defekte mit einem Aneurysma – erfolgreich verschlossen werden konnten.

An Yucatán-Schweinen mit angeborenem perimembranösem VSD konnte die Wirksamkeit des Nitinol-Coils gezeigt werden [45]. Dabei konnte die Erkenntnis gewonnen werden, dass der Coil am besten in der Aorta ascendens konfiguriert und durch die Aortenklappe in den linken Ventrikel gezogen werden musste, um dann in den Defekt adaptiert zu werden. Das Konfigurieren des Coils im linken Ventrikel war wegen der Verletzungsgefahr des Mitralklappenapparats problematisch. Im Vergleich zu dem ursprünglichen PDA-Okkluder hat der VSD-Coil eine bessere Rückhaltekraft, eine bessere Formstabilität und zusätzlich Dacron-Fäden an den distalen Coilwindungen [46] (Abb. VI.22).

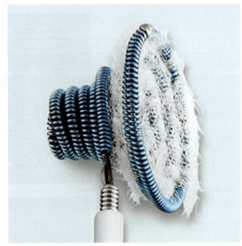

Abb. VI.22: Der Nit-Occlud® Lê VSD-Coil – vorzugsweise zum Verschluss eines perimembranösen Ventrikelseptumdefekts mit Aneurysma und von muskulären VSDs
The Nit-Occlud® Lê VSD Coil – preferentially for the closure of a perimembraneous ventricular septal defect with an aneurysm
(Quelle: T.-P. Lê)

Hybridverfahren zur Behandlung von Neugeborenen mit einem hypoplastischen Linksherzsyndrom
Hybrid Procedure for the Treatment of Newborns with Hypoplastic Left Heart Syndrome

Die „deutsche" Geschichte der Hybridbehandlung von Neugeborenen mit einem hypoplastischen Linksherzyndrom entstand in der Kinderkardiologie Gießen, nachdem John Gibbs et al. in Leeds 1993 den ersten chirurgisch-interventionellen Hybrideingriff im British Heart Journal veröffentlichten [47]. In Leeds wurde das Verfahren auf Basis von acht erfolglosen Prozeduren eingestellt und als nicht empfehlenswert publiziert [48].

Gleichzeitig wurde die Idee eines schonenden Hybridverfahrens in Gießen verfolgt und in die Realität umgesetzt. Mitte bis Ende der 1990er-Jahre wurde unter der Leitung des Kinderkardiologen Dietmar Schranz und des Kinderherzchirurgen Hakan Akintuerk das sogenannte „Giessen Procedure" entwickelt, das weltweit große Beachtung fand. In diesem Verfahren wird der Ductus arteriosus mit einem Stent offen gehalten und der pulmonale Fluss durch ein Banding der rechten und linken Pulmonalarterie (bilaterales Banding) reduziert. Wenn notwendig, erfolgt zusätzlich die perkutane Manipulation des Vorhofseptums zur Generierung eines regulierbaren Vorhofflusses.

Hakan Akintuerk war dann auch weltweit der erste Chirurg, der einen „Comprehensive Stage II" mit Aortenbogenrekonstruktion und Glenn-Shunt (Norwood-Stage I + II) durchführte [49]. Somit konnte mit dem Giessen Procedure von einer sehr extensiven Herz-Lungen-Maschinen-Operation beim Neugeborenen abgesehen werden [50].

Bei jetzt fast 250 Neugeborenen wurde in Gießen ein Hybrid-Stage I mit einer Sterblichkeit von unter zwei Prozent, der Comprehensive Stage II mit weniger als fünf Prozent Todesfälle durchgeführt [51].

Im Rahmen der Entwicklung erhielt mit dem selbst expandierbaren „Sinus-Super-Flex-DS" erstmalig ein Stent die CE-Zulassung zum Ductus-Stenting des Neugeborenen.

Komplettierung des Fontan-Kreislaufs
Completion of the Fontan Circuit

Auf der Suche nach interventionellen Verfahren, die die Zahl der operativen Eingriffe beim univentrikulären Herzen bis zur Fontan-Zirkulation reduzieren könnten, entwickelte Gerd Hausdorf zusammen mit Wolfgang Konertz (1995) das Konzept eines multifenestrierten intraatrialen Tunnels, kombiniert mit einer gebändelten Anastomose zwischen der rechten Pulmonalarterie und der oberen Hohlvene zum rechten Vorhof hin [52, 53].

Peter Ewert zeigte im Tiermodell die prinzipielle Machbarkeit eines interventionell angelegten aortopulmonalen Shunts (Abb. VI.23) [54] und die Anlage einer oberen cavopulmonalen Anastomose [55].

VI Entwicklung der Diagnostik und Therapie bei angeborenen Herzfehlern

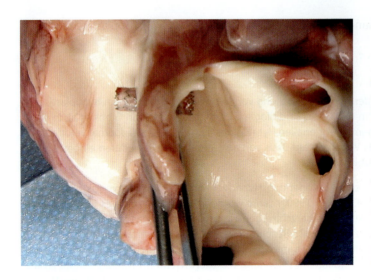

Abb. VI.23: Interventionelle Anlage eines zentralen aortopulmonalen Shunts im Tiermodell: Am explantierten Präparat erkennt man den gecoverten Stent zwischen Aorta ascendens und Pulmonalarterienstamm.
Transcatheter creation of an aorto-pulmonary shunt in an animal model: The explanted specimen shows the position of the covered stent between aorta and pulmonary trunk.
(Quelle: P. Ewert)

Biokompatibilität
Biocompatibility

Während in den meisten Publikationen zu katheterinterventionellen Therapieverfahren Angaben zur Machbarkeit und Sicherheit im Vordergrund stehen, rückt seit Beginn des Jahrtausends zunehmend auch die Gewebeverträglichkeit (= Biokompatibilität) der verwendeten Implantate in den Fokus des Interesses.

Nach Vorarbeiten in der Arbeitsgruppe von Ralph Grabitz in Aachen etablierte Matthias Sigler in Göttingen ein Labor für die histopathologische Aufarbeitung zur Untersuchung der Biokompatibilität von kardiovaskulären Implantaten, das inzwischen für diese Fragestellung die Funktion eines nationalen Referenzzentrums einnimmt [56].

Im Göttinger Implantat-Biokompatibilitätslabor wird eine Vielzahl von Explantaten (human und tierexperimentell) standardisiert aufgearbeitet und ausgewertet. Zur Aufarbeitung wird neben histologischen Standardverfahren auch die Säge-Schleif-Technik nach Kunstharzeinbettung angewandt. Dadurch lässt sich auch die unmittelbare Grenzfläche zwischen Metall- oder Kunststoffanteilen der Implantate und dem umliegenden Gewebe histologisch untersuchen.

Durch die Etablierung von immunhistochemischen Färbungen an Präparaten nach Kunststoffeinbettung ist neben einer histomorphometrischen seit einigen Jahren auch eine qualitative Gewebeanalyse möglich (Abb. VI.24).

An einer großen Gruppe von Okkludern für den interventionellen Verschluss von Vorhofseptumdefekten konnte im Vergleich zu mehreren tierexperimentellen Serien gezeigt werden, dass eine hohe Übereinstimmung zwischen Gewebereaktionen bei Explantaten aus Tiermodellen zu humanen, chirurgisch explantierten Okkludern besteht [57]. Dies bedeutet, dass tierexperimentelle Daten tatsächlich Rückschlüsse auf Gewebereaktionen im Menschen zulassen. In dieser und einer weiteren Studie konnte die vollständige Endothelialisierung nach in der Regel drei Monaten bei Okkluder-Explantaten demonstriert werden [58].

Neben vielen weiteren Implantat-Typen wie Stents, Gore-Tex-Shunts, resorbierbaren Septumdefekt-Okkludern, Vorhofohr-Okkludern, Schrittmacherelektroden und biologischen wie künstlichen

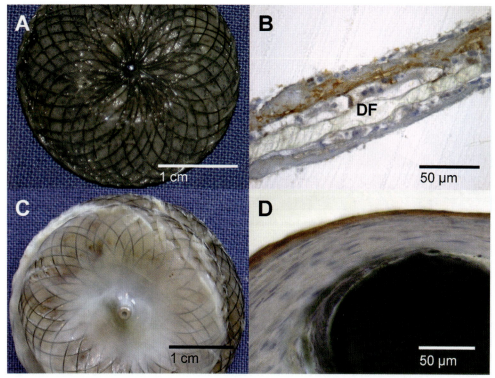

Abb. VI.24: Makroskopische Ansichten von Amplatzer-ASD-Okkludern nach Implantationszeiten von fünf Tagen (A) und 15 Monaten (C) mit korrespondierenden immunhistochemischen Färbungen mit Antikörpern gegen Fibrin (B) und den Endothel-Marker Von-Willebrand-Faktor (D)
Macroscopic view of an Amplatzer-ASD-Occluder after a period of implantation of five days (A) and 15 months (C) with the corresponding immunhistochemical stain with antibodies against Fibrin (B) and the endothelium marker Von-Willebrand-Factor (D)
(Quelle: M. Sigler)

Herzklappen wurde aus der Arbeitsgruppe auch die weltweit erste Serie von histologisch untersuchten perkutan implantierten Pulmonalklappenprothesen (Melody-Klappe) in Menschen publiziert [59]. Es konnte dabei die gute Biokompatibilität der Klappenprothesen mit in der Regel zarten Taschenklappen gezeigt werden. Zum anderen war bei diesen Patienten nach klinisch ausbehandelter Endokarditis die Persistenz einer signifikanten zellulären Entzündungsreaktion in der Wand des Pulmonalklappen-Conduits nachzuweisen.

Regulierung zur Einführung von neuen Materialien
Regulation for the Introduction of New Materials

Parallel zur Einführung immer neuer Materialien, Ballons, Okkludern und Implantaten wurde die Regulierung bei der Zulassung neuer Medizinprodukte immer aufwendiger und kostspieliger. Nischenprodukte für den kinderkardiologischen Anwendungsbereich zu entwickeln, wurde daher immer schwerer. Selbst scheinbar „einfache", aber geniale Ideen, wie zum Beispiel die Kombination zweier bereits zugelassener Produkte wie der Contegra-Klappe (Medtronic) mit dem CP-Stent (Numed) zu einer Transkatheterklappe (Melody, Medtronic) bedeutete einen jahrelangen Kraftakt, der praktisch nur mithilfe eines finanzkräftigen Industriepartners gelang.

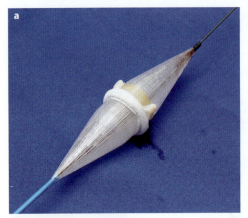
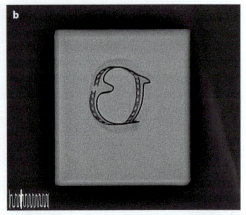

Abb. VI.25: Klappe (a). Bei 22 atm Druck wird der Klappenring gesprengt. (b) Röntgenologischer Nachweis des geborstenen Klappenrings.
Dilatation of an Edwards Perimount bioprothesis by an ultra-high-pressure balloon (a). At 22 atm the ring of the valve is cracked. (b) X-ray image demonstrating the disrupted ring.
(Quelle: P. Ewert)

Die Innovationskraft in der Kinderkardiologie besteht daher zunehmend in der Entwicklung oder Verbesserung von Katheterverfahren unter Ausnutzung neuer Produkte, die nicht unbedingt für kinderkardiologische Zwecke entwickelt und zugelassen wurden. Ein gutes Beispiel dafür sind die Einführung von Ultra-High-Pressure-Balloons, die es mit Berstdrücken jenseits der 30 oder sogar 40 atm erlauben, praktisch alle konventionellen Stents aufzubrechen, sodass das Problem mit der wachstumsbedingten Restriktion kleiner Stents damit überwunden werden kann.

Die Arbeitsgruppen um Peter Ewert in Berlin und München konnten auch zeigen, dass sogar manche Bioklappenringe mit diesen Ballons zum Bersten gebracht werden können, sodass größere Transkatheterklappen implantiert werden können (Abb. VI.25) [60].

Weitere Verfahren, die zunächst ohne gezielte Innovation durch die Industrie möglich wurden, sind zum Beispiel der interventionelle ASD-Verschluss ohne Röntgenstrahlung, der durch den rotationssymmetrischen Amplatzer-Okkluder und die verbesserten transösophagealen Ultraschallsonden möglich wurde [61, 62] und schließlich auch das „Giessen Procedure" (s. o.) [49, 50].

Arbeitsgemeinschaft interventionelle Kardiologie in der DGPK
Working Group of Interventional Cardiac Catheterisation of DGPK

Durch den enormen Aufschwung der interventionellen Therapiemöglichkeiten in den 1990er-Jahren wuchs der Bedarf nach intensiverem Austausch auf diesem Gebiet. Auf der Jahrestagung 2002 in Bamberg luden Peter Ewert und Frank Uhlemann erstmals interessierte interventionell tätige Kinderkardiologen ein mit dem Ziel, eine Arbeitsgemeinschaft zu gründen. Im Herbst 2004 erfolgte der formelle Antrag an die DGPK. Im Juni 2005 erfolgte in Stuttgart die konstituierende Sitzung, an der 30 Teilnehmer aus Deutschland Österreich und der Schweiz teilnahmen (Ewert P. Protokoll der konstituierenden Sitzung der Arbeitsgemeinschaft interventionelle Kardiologie bei angeborenen Herzfehlern. DGPK, Stuttgart, 10./11. Juni 2005). Seitdem trifft sich die Arbeitsgemeinschaft zweimal jährlich.

Entwicklung der diag./interventionellen Katheterverfahren bei angeborenen Herzfehlern

Neben dem fachlichen Austausch dient die Arbeitsgemeinschaft auch zur Koordination multizentrischer Projekte. Hier sind zu nennen die Evaluation von über 1000 Aortenklappen-Valvuloplastiken im Jahr 2011(Peter Ewert et al. [63]), die multizentrische Studie über den VSD-Verschluss im Hybridverfahren 2011(Ina Michel-Behnke et al. [64]) und die Studie zur Inzidenz von Femoralarterienthrombosen nach arteriellen Herzkatheteruntersuchungen im Säuglingsalter im Jahr 2013 (Walter Knirsch et al. [65]).

Darüber hinaus wurde eine Reihe von Projekten angestoßen, die bisher noch nicht publiziert wurden. Zu nennen ist eine Studie hinsichtlich Stents im rechtsventrikulären Ausflusstrakt bei Säuglingen mit Fallot-Tetralogie beziehungsweise Pulmonalatresie und VSD (Harald Bertram et al., Hannover), eine Untersuchung über die Sicherheit von Endomykokard-Biopsien (Götz Müller et al., Hamburg) sowie eine Studie zur Inzidenz von Kopfschmerzen nach interventionellem ASD-Verschluss (Oliver Kretschmar et al., Zürich).

Das Junior-Training für den interventionell interessierten Nachwuchs geht ebenfalls auf eine gemeinsame Initiative der Arbeitsgemeinschaft zurück, und wird seit 2013 von Ina Michel-Behnke sehr erfolgreich jährlich in Wien angeboten.

Summary

Diagnostic cardiac catheterisation in patients with congenital heart defects was started in Germany by colleagues working in internal Medicine in the years 1947/48. In the late 1950s paediatricians took over gradually invasive diagnostics as the patients turned up in a younger age. In the early times catheters and instruments were not adapted for the use in infants. The devices for the measurement of pressure and oxygen content were complicated to handle and angiocardiography could be performed in one plane only. Because of its high osmotic concentration the injection of the early X-ray-contrast dyes was dangerous in infants. Despite the limited technical facilities at that time more than ten working groups or units of Paediatric Cardiology were founded up to 1965. Biplane fluoroscopy by image intensifiers became available reducing the X-ray-load and biplane imaging by cinematography or film changer (AOT) made the diagnosis of cardiovascular anomalies easier and safer. A major step forwards was the introduction of digital technology for processing and saving the data from the hemodynamic und angiographic studies.

The decisive step from the diagnostic to the therapeutic cardiac catheterisation occurred with pioneering work by William Raskind and William W. Miller about the balloon atrial septostomy to palliate infants with transposition of great arteries in 1966. In the following decades the whole amazing armamentarium of interventional cardiac catheterisation was developed worldwide. In Germany important contributions to the development of interventional cardiac catheterisation were made such as the first percutaneous occlusion of a patent ductus arteriosus, closure of a ventricular septal defect by Nitinol Coils, occlusion of an atrial septal defect without fluoroscopy or a hybrid procedure for infants with the hypoplastic left heart syndrome ("Giessen Procedure").

To coordinate the clinical and scientific demands of interventional cardiac catheterisations in Germany the Working Group of Interventional Cardiology of the DGPK was founded in 2005.

Literatur
References

[1] Schaede A, Lotzkes H. Ein Beitrag zu den diagnostischen Möglichkeiten der Herzkatheterisierung bei angeborenen Herzfehlern. DMW, 1952, 77: 454–457
[2] Schaede A, Lotzkes H, Hilger HH. Zur Frage der körperlichen Entwicklung bei angeborenen Herzfehlern. Arch. Kreislaufforsch., 1956, 24: 1–26
[3] Bayer O, Loogen F, Wolter H. Der Herzkatheterismus bei angeborenen und erworbenen Herzfehlern. Georg Thieme Verlag, Stuttgart 1954
[4] Klinke K. Diagnose und Klinik der angeborenen Herzfehler. Georg Thieme Verlag, Stuttgart 1950
[5] Heck W. Die Klinik der congenitalen Angiocardiopathien im Säuglings- und Kindesalter. Gustav Fischer Verlag Stuttgart 1955

[6] Grob M, Rossi E. Einführung in die moderne Diagnostik der angeborenen Angiokardiopathien. Helvetica Paediatrica Acta, 1949, 4: 189–243
[7] Beuren AJ, Apitz J, Stoermer, J. Transseptale Katheterisierung des linken Herzens. Z. Kreislaufforsch., 1961, 50: 1162
[8] Grosse-Brockhoff F, Löhr HH, Loogen F, Vieten H. Die Punktion des linken Ventrikels zur Kontrastmitteldarstellung seiner Ausflussbahn. Fortschr. Röntgenstr., 1959, 90: 300
[9] Lotzkes H. Bestimmung der Kreislaufzeit mit Decholin-Äther bei angeborenen Herzfehlern. Z. Kreislaufforsch., 1952, 41: 191–194
[10] Janker R. Apparatur und Technik der Röntgenkinematographie zur Darstellung der Herzinnenräume und der großen Gefäße. RöFo, 1949, 72: 513–520
[11] Gardner, RM, Pryor TA, Malerczyck, V, Heintzen P. Automatisierung der Herzkathetertechnik. Z Kreislaufforsch., 1970, 59: 347–380
[12] Heintzen P. Geschichte der deutschen Kinderkardiologie. In: Lüderitz B, Arnold G. (Hrsg.). 75 Jahre Deutsche Gesellschaft für Kardiologie – Herz- und Kreislaufforschung. Springer Verlag Berlin, Heidelberg, New York, Barcelona, Hongkong, London, Mailand, Paris, Tokyo 2002: 362
[13] Bargeron LM Jr, Elliot LP, Soto B, Bream PR u. Curry GC. Axial cineangiography in congenital heart disease. Section I: Technical and anatomic considerations. Circulation, 1977, 56: 1075–1083
[14] Fellows KE. in: Lock JE, Keane JF, Fellows KE eds. Diagnostic and interventional catheterization in congenital heart disease. Martinus Nijhoff Publishing, Boston. Dordrecht, Lancaster 1987
[15] Rubio-Alvarez V, Limon-Larson R, Soni J. Valvulotomias intracardiacas por medio de un cateter. Arch Inst Cardiol Mexico, 1953, 23: 183–192
[16] Rashkind WJ, Miller WW. Transposition of the great arteries. Results of palliation by balloon atrioseptostomy in thirty-one infants. Circulation, 1968, 38(3): 453–462
[17] Portstmann W, Wierny L, Warnke H. Der Verschluss des D. arteriosus persistens ohne Thorakotomie (Vorabbericht). Thoraxchir Vask Chir., 1967, 15: 199–203
[18] King TD, Mills NL. Nonoperative closure of atrial septal defects. Surgery, 1974, 75: 383–388
[19] Rashkind WJ, Cuaso CC. Transcatheter closure of patent ductus arteriosus: successful use in a 3.5 kilogram infant. Pediat Cardiol, 1979, 1: 3–7
[20] Sideris EB, Leung M, Yoon JH, Chen CR, Lochan R, Worms AM, Rey C, Meier B. Occlusion of large atrial septal defects with a centering buttoned device: early clinical experience. Am Heart J., 1996, 131: 356–359
[21] Lock JE, Rome JJ, David F et al. Transcatheter closure of atrial septal defects: experimental studies. Circulation, 1989, 79: 1091–1099
[22] Dotter CT, Judkins MP. Transluminal treatment of arteriosclerotic obstruction. Circulation, 1964, 30: 654–70
[23] Grüntzig AR, Senning A, Siegenthaler WE: Nonoperative dilatation of coronary-artery stenosis: percutaneous transluminal coronary angioplasty. N Engl J Med., 1979, 301: 61–68
[24] Kan JS, White RI, Mitchell SE et al. Percutaneous balloon valvuloplasty: a new method for treating congenital pulmonary valve stenosis. N Engl J Med., 1982, 307: 540–542
[25] Mullins, CE, O'Laughlin MP, Vick GW et al. Implantation of balloon-expandable intravascular grafts by catheterization in pulmonary arteries and systemic veins. Circulation, 1988, 77: 188–199
[26] Bonhoeffer P, Boudjemline Y, Saliba Z, Merckx J, Aggoun Y, Bonnet D, Acar P, Le Bidois J, Sidi D, Kachaner J. Percutaneous replacement of pulmonary valve in a right-ventricle to pulmonary-artery prosthetic conduit with valve dysfunction. Lancet, 2000, 356: 1403–1405
[27] Galantowicz M, Cheatham JP, Phillips A, Cua CL, Hoffman TM, Hill SL, Rodeman R. Hybrid approach for hypoplastic left heart syndrome: intermediate results after the learning curve. Ann Thorac Surg., 2008, 85: 2063–2070
[28] Wierny L, Plass R, Portstmann W. Transluminal closure of patent ductus arteriosus: long-term results of 208 cases treated without thoracotomy. Cardiovasc Intervent Radiol., 1986, 9: 279–285
[29] Neuss MB, Coe JY, Tio F, Le TP, Grabitz R, Redel DA. Occlusion of the neonatal patent ductus arteriosus with a simple retrievable device: a feasibility study. Cardiovasc Intervent Radiol., 1996, 19: 170–175
[30] Rupprath G, Neuhaus KL. Percutaneous balloon valvuloplasty for aortic valve stenosis in infancy. Am. J. Cardiol, 1985, 55: 1655–1656
[31] Rupprath G, Neuhaus KL: Valvuloplastie der kongenitalen Aortenstenose. Herz, 1988, 13: 24–31
[32] Schmaltz AA, Bastanier C, Bein G et al. Ballondilatation der valvulären Pulmonalstenose – eine kooperative Studie der Deutschen Gesellschaft für pädiatrische Kardiologie. Herz/Kreisl., 1989, 1: 78
[33] Rupprath G, Hage KJ, Hentrich F et al. Ballondilatation der valvulären und subvalvulären nichtkritischen Aortenstenose. Eine kooperative Studie der Deutschen Gesellschaft für pädiatrische Kardiologie. Herz/Kreisl., 1989, 1: 79

[34] Sebening W, Hagel KJ, Kallfelz HC et al. Ballonvalvuloplastie der Aortenklappenstenose bei Säuglingen im Alter bis zu 3 Monaten – kooperative Studie der Deutschen Gesellschaft für pädiatrische Kardiologie. Herz/Kreisl., 1989, 1: 79

[35] Brode P, Hofstetter R, Schmaltz AA, Vogt J, Sebening W. Kooperative Studie der Deutschen Gesellschaft für pädiatrische Kardiologie. Kardiologische Interventionen bei Säuglingen und Kindern an angeborenen und erworbenen Gefäßstenosen (außer Aortenistmusstenose). Herz/Kreisl., 1989, 1: 81

[36] Schmaltz AA, Bein G; Grävinghoff L et al. Balloon valvuloplasty of pulmonary stenosis in infants and children – Co-operative study of the German Society of Pediatric Cardiology. Eur Heart J, 1989, 10: 967–971

[37] Schneider MB, Fischer G, Lange PE. First human use of a new PFM „Babystent". Heart, 2003 Jan, 89(1): 83

[38] Grohmann J, Sigler M, Siepe M, Stiller B. A new breakable stent for recoarctation in early infancy: Preliminary Clinical Experience. Catheter Cardiovasc Interv., 2016, 87: E143–150

[39] Ewert P, Riesenkampff E, Neuss M, Kretschmar O, Nagdyman N, Lange PE. Novel growth stent for the permanent treatment of vessel stenosis in growing children: an experimental study. Catheter Cardiovasc Interventions, 2004, 62: 506–510

[40] Ewert P, Peters B, Nagdyman N, Miera O, Kuhne T, Berger F. Early and mid-term results with the Growth Stent – a possible concept for transcatheter treatment of aortic coarctation from infancy to adulthood by stent implantation? Catheter Cardiovasc Interventions, 2008, 71: 120–126

[41] Zartner P, Cesnjevar R, Singer H, Weyand M. First successful implantation of a biodegradable metal stent into the left pulmonary artery of a preterm baby. Catheter Cardiovasc Interv., 2005, 66: 590–594

[42] Goreczny S, Qureshi SA, Rosenthal E et al. Comparison of self-expanding stents for hybrid ductal stenting in hypoplastic left heart complex. Cardiol Young, 2017, 27: 837–845

[43] Bentham JR, Zava NK, Harrison WJ et al. Duct stenting versus modified Blalock-Taussig Shunt in neonates with duct-dependent pulmonary blood flow: Associations with clinical outcomes in a multicenter national study. Circulation, 2018, 137(6): 581–588

[44] Glatz AC, Petit CJ, Goldstein BH et al. A comparision between patent ductus arteriosus stent and modified Blalock-Taussig shunt as palliation for infants with ductal dependent pulmonary blood flow: Insights from the Congenital Catheterization Research Collaborative. Circulation, 2018, 137(6): 589–601

[45] Lê TP, Vaessen P, Freudenthal F, Grabitz RG, Sievert H. Transcatheter occlusion of subaortic ventricular septal defects (VSD) using a nickel-titanium spiral coil (NitOcclud): animal study and initial clinical results. Progress in Pediatr Cardiol, 2001, 14: 83–88

[46] Haas NA, Kock L, Bertram H et al. Interventional VSD-Closure with the Nit-Occlud(®) Lê VSD-Coil in 110 Patients: early and midterm results of the EUREVECORegistry Pediatr Cardiol, 2016, 38(2): 215–227

[47] Gibbs JL, Wren C, Watterson KG, Hunter S, Hamilton JR. Stenting of the arterial duct combined with banding of the pulmonary arteries and atrial septectomy or septostomy: a new approach to palliation for the hypoplastic left heart syndrome. Br Heart J., 1993, 69(6): 551–555

[48] Gibbs JL, Uzun O, Blackburn ME, Wren C, Hamilton JR, Watterson KG. Fate of the stented arterial duct. Circulation, 1999, 25, 99(20): 2621–2625

[49] Akintuerk H, Michel-Behnke I, Valeske K, Mueller M, Thul J, Bauer J, Hagel K-J, Kreuder J, Vogt P, Schranz D. Stenting of the arterial duct and banding of the pulmonary arteries: basis for combined Norwood stage I and II repair in hypoplastic left heart. Circulation, 2002, 105: 1099–1103

[50] Ohye RG, Schranz D, Yves D'Udekem. Current therapy for hypoplasric left Heart Syndrome and related single ventricle variants. Circulation, 2016, 134:,1265–1279

[51] Schranz D, Bauer A, Reich B, Steinbrenner B, Recla S, Schmidt D, Apitz C, Thul J, Valeske K, Bauer J, Müller M, Jux C, Michel-Behnke I, Akintürk H. Fifteen-year single center experience with the 'Giessen Hybrid' approach for hypoplastic left heart and variants: current strategies and outcomes. Pediatr Cardiol, 2015, 36: 365–373

[52] Konertz W, Schneider M, Herwig V, Kampmann C, Waldenberger F, Hausdorf G. Modified hemi-Fontan operation and subsequent nonsurgical Fontan completion. J Thorac Cardiovasc Surg., 1995 Sep, 110(3): 865–867

[53] Hausdorf G, Schneider M, Konertz W. Surgical preconditioning and completion of total cavopulmonary connection by interventional cardiac catheterisation: a new concept. Heart, 1996 Apr, 75(4): 403–409

[54] Sabi TM, Schmitt B, Sigler M et al. Transcatheter creation of an aortopulmonary shunt in an animal model. Catheterization and cardiovascular interventions, 2010, 75: 563–569

[55] Schmitt B, Sabi TM, Sigler M, Berger F, Ewert P. Upper cavo-pulmonary anastomosis by transcatheter technique. Catheter Cardiovasc Interventions, 2012, 80: 93–99

[56] Sigler M, Paul T, Grabitz RG. Biocompatibility of cardiovascular implants. Z Kardiol, 2005, 94: 383–391

[57] Sigler M, Jux C. Biocompatibility of septal defect closure devices. Heart, 2007, 93: 444–449

[58] Foth R, Quentin T, Michel-Behnke I, Vogt M, Kriebel T, Kreischer A, Ruschewski W, Paul T, Sigler M. Immuno-

VI Entwicklung der Diagnostik und Therapie bei angeborenen Herzfehlern

histochemical characterization of neo-tissues and tissue reactions to septal defect occlusion devices. Circulation Cardiovasc Intervent, 2009, 2: 90–96

[59] Schneider H, Vogt V, Boekenkamp R, Hoerer J, Eicken A, Foth R, Kriebel T, Paul T, Sigler M. Melody transcatheter valve: Histopathology and clinical implications of nine explanted devices. Intern J Cardiol, 2015, 189: 124–131

[60] Tanase D, Grohmann J, Schubert S, Uhlemann F, Eicken A, Ewert P. Cracking the ring of Edwards Perimount bioprosthesis with ultrahigh pressure balloons prior to transcatheter valve in valve implantation. Int J Cardiol., 2014, 20, 176: 1048–1049

[61] Ewert P, Daehnert I, Berger F et al. Transcatheter closure of atrial septal defects under echocardiographic guidance without X-ray: initial experiences. Cardiol Young, 1999, 9: 136–140

[62] Ewert P, Berger F, Daehnert I et al. Transcatheter closure of atrial septal defects without fluoroscopy: feasibility of a new method. Circulation, 2000, 101: 847–849

[63] Ewert P, Bertram H, Breuer J et al. Balloon valvuloplasty in the treatment of congenital aortic valve stenosis – a retrospective multicenter survey of more than 1000 patients. Int J Cardiol, 2011, 149: 182–185

[64] Michel-Behnke I, Ewert P, Koch A et al. Device closure of ventricular septal defects by hybrid procedures: a multicenter retrospective study. Catheter Cardiovasc Intervent 2011, 77: 242–251

[65] Knirsch W, Kellenberger C, Dittrich S et al. Femoral arterial thrombosis after cardiac catheterization in infancy: impact of Doppler ultrasound for diagnosis. Pediatr Cardiol, 2013, 34: 530–535

Sternstunden der Herz-Kreislauf-Medizin
Werner Porstmann (22.2.1921–5.4.1982) und der interventionelle Duktusverschluss

von Angelika Lindinger

Werner Porstmann (Abb. 1), geboren 1921 in Geyersdorf, Erzgebirge, und verstorben 1982 im Berlin der DDR, wechselte im Rahmen seiner ärztlichen Tätigkeiten 1953 von der Inneren Medizin in das Fach der Radiologie an der Charité. Dort habilitierte er sich und hatte ab 1965 eine Professur für kardiovaskuläre Diagnostik inne. 1981 wurde er Direktor des neu geschaffenen Instituts für kardiovaskuläre Diagnostik.

Werner Porstmann gilt heute als einer der Pioniere der interventionellen Kardiologie und Radiologie. Er begann 1957 mit der Linksherzkatheterisierung und führte 1959 die erste Koronarangiografie durch. Mitte der 1960er-Jahre erhielt er Besuch von dem Radiologen Charles Dotter, der zusammen mit Melwin Judkins in den USA bereits Femoralarterienverschlüsse interventionell eröffnet hatte, was dort jedoch nicht adäquat anerkannt wurde. Porstmann hat diese Verfahren in Berlin weiterwickelt, indem er zur Wiedereröffnung von Arterienverschlüssen anstelle des simplen Katheterbougies von Dotter ab 1973 einen aufblasbaren Ballon aus Latex, den sogenannten Korsettballon, verwendete. Diese Verfahren waren auch Andreas Grüntzig bekannt, der dann an der Weiterentwicklung der Ballons auf dem Weg zu den heutigen Koronardilatationskathetern gearbeitet hat. Porstmann wird auch die erste Embolisation von pulmonalen AV-Fisteln zugeschrieben.

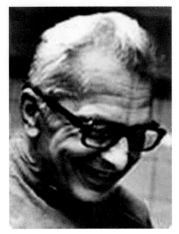

Abb. 1: Werner Porstmann (1921–1982)
(Quelle: Deutsche Röntgengesellschaft e.V. Berlin)

Ein Meilenstein seiner interventionellen Aktivitäten aber war der transfemorale Verschluss des persistierenden Ductus arteriosus. 1967 hatte er – pikanterweise in dem Journal „Thoraxchirurgie" – einen *„vorläufigen Bericht"* über seine ersten beiden Patienten mit dem Titel „Der Verschluss des Ductus arteriosus persistens ohne Thorakotomie" publiziert. Darin stellt er *„die prinzipielle Anwendbarkeit"* seines Pfropfens aus Polyvinylalkoholschaum zum Duktusverschluss (Abb. 2) vor und betont jedoch in der einleitenden Zusammenfassung gleichzeitig, dass *„damit z.Z. nicht beabsichtigt ist, eine Alternative zur bewährten chirurgischen Behandlung des Ductus arteriosus persistens aufzustellen"*. Es folgte 1968 in der Zeitschrift „Fortschritte auf dem Gebiet der Röntgenstrahlen" eine „2. Mitteilung" über 22 Patienten im Alter von 16–38 Jahren, bei denen der PDA transfemoral mit dem PVA-Plug verschlossen wurde mit einer Nachverfolgung über 20 Monate. Er wies darin auf die geänderte Zugangstechnik mit rein perkutanem Verfahren hin, was die vorher erforderliche operative Freilegung von Arteria und Vena femoralis überflüssig machte. Unter den *„erfolgreich behandelten Fällen befand sich auch ein ‚Rezidiv' nach chirurgischer Ligatur des Ductus"*. Er resümiert jetzt, dass dieses Verfahren *„als echte Alternative zum chirurgischen Vorgehen und als Methode der Wahl bei chirurgischem Rezidiv angesehen werden kann"*. Und er erwähnt ferner, dass es sich auch bei *„komplizierendem pulmonalen Hypertonus zum allmählichen Verschluss eignen"* würde.

Wenige Jahre später konnte er über 160 Patienten berichten, von denen in 92,2 Prozent der Fälle der PDA mit diesem Verfahren erfolgreich verschlossen werden konnte; keiner der Patienten verstarb infolge der Prozedur. In einem zusammenfassenden Überblick in „Seminars in Roentgenology" 1981 erläuterte er das Vorgehen sowie die Vorarbeiten dazu explizit:

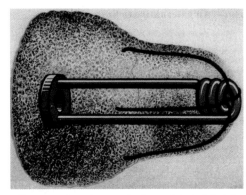

Abb. 2: Werner Porstmanns Pfropfen aus Polyvinylalkoholschaum zum PDA-Verschluss
Werner Porstmann's plug made of polyvinyl alcohol foam for PDA closure
(Quelle: Werner Porstmann and Lech Wierny: Percutaneous Transfemoral Closure of the Patent Ductus arteriosus – An Alternative to Surgery. Seminars in Roentgenoloy. 1981; XVI, 2: 95–102)

„In vorangestellten tierexperimentellen Untersuchungen wurde das Plugmaterial (initial Ivalon, später röntgendichter Polyvinylalkoholschaum) auf seine intraarterielle Tauglichkeit hin überprüft. Es wurde festgestellt, dass nach 6 Monaten das Plugmaterial zu 60% durch Empfänger-eigenes Gewebe ersetzt war.

In Studien an Hunden wurde das gesamte interventionelle Vorgehen incl. des Kathetermaterials und des arteriellen und venösen Zugangs erprobt; auch wurde hier bereits der veno-arterielle Loop in dieser Prozedur gehandhabt.

Der veno-arterielle Loop diente dazu, bei einem evtl. Austausch eines nicht größengerechten Plugs diesen über den venösen Anteil (nach Venae sectio) entfernen zu können.

Bei den Patienten wurde der arterielle Zugang vorab gewissenhaft untersucht hinsichtlich Größe und Verlauf der Femoralarterien sowie ihrer Weite im Verhältnis zur PDA-Weite. Der Plug wurde – nachdem er initial aus einem rechtwinkligen, 6 cm langen Stück PVA bestand, das nicht komprimiert war – zu einer triangulären Form weiterentwickelt und vor allem auf 1/4 bis 1/5 seines ursprünglichen Durchmessers komprimiert. Auch wurde er in verschiedenen Größen vorgehalten.

Zur schonenden Einführung des Plugs in die Femoralarterie wurde ein coaxiales Kathetersystem mit Teleskopdilatatoren von 12–22 French entwickelt.

Nach Einführung des Plugs über die aortale Seite des Ductus wurde er solange vorgepuscht, bis er am pulmonalen Ende leicht komprimiert erschien.

Der korrekte Sitz sowie der komplette Verschluss des PDA wurden durch Kontrastmittelinjektionen in die Aorta, Auskultation und Phonokardiogramm (!) kontrolliert.

Während der Untersuchung wurden 300 E Heparin appliziert, die am Ende durch Protamin antagonisiert wurden. Es wurde ein Kompressionsverband in der Leiste angelegt.

Ambulante Nachkontrollen wurden regelmäßig bis 5 Jahre nach dem Eingriff vorgenommen incl. Kontrollen der Femoralispulse."

Man stellt mit Erstaunen fest, dass diese Prozedur, erstmals ausgeführt vor 50 Jahren – zu einer Zeit also, da interventionelle Eingriffe noch keineswegs an der Tagesordnung waren – unserem heutigen Vorgehen bei transfemoralen Verschlüssen von kardialen Shuntverbindungen verblüffend ähnlich war.

Porstmann und Kollegen haben mit diesem Verfahren bis 1980 insgesamt 160 Erwachsene und Kinder bis zu einem minimalen Alter von vier Jahren behandelt. Dreißig dieser Patienten waren Kinder im Alter von 4–14 Jahren. Porstmann resümierte danach, dass der transfemorale PDA-Verschluss ohne Zweifel dem chirurgischen PDA-Verschluss überlegen sei (!).

Noch 1986 wurde das von ihm entwickelte Verschlusssystem von renommierten, interventionell tätigen Kliniken in Deutschland eingesetzt.

Der PVA-Plug war der erste einer langen Serie von sehr verschiedenen Okkludern, die im Verlauf der folgenden Jahre durch stetig kleinere und flexiblere Verschlusssysteme ersetzt wurden und die noch bis heute eine ständige Verbesserung erfahren. Sie sind damit vor allem auch im pädiatrischen Bereich unproblematisch einsetzbar.

Werner Porstmann gründete 1967 die Arbeitsgemeinschaft für Kardiovaskuläre Röntgendiagnostik innerhalb der Gesellschaft für Medizinische Radiologie in der DDR. Er war Herausgeber der Zeitschrift „Radiologica diagnostica" und Mitherausgeber des „European Journal of Radiology".

Die Entwicklungsarbeiten am PDA-Plug wurden damals aus Mitteln des „Planes für Neue Technik der DDR" unterstützt. Seine wissenschaftlichen Leistungen wurden in der DDR durch hohe staatliche Auszeichnungen gewürdigt.

Porstmann zählt zu den Pionieren der interventionellen Kardiologie, wovon auch Behandlungsstrategien im pädiatrischen Bereich profitiert haben. Er wurde mit vielen Ehrenmitgliedschaften von radiologischen und kardiologischen Gesellschaften in Europa ausgezeichnet und wurde zum Mitglied der Deutschen Akademie der Naturforscher Leopoldina ernannt. Die deutsche Röntgengesellschaft ehrt sein Andenken durch ein Stipendium, das von der „Deutschen Gesellschaft für Interventionelle Radiologie und minimalinvasive Therapie" seit 2008 mit dem Porstmann-Preis fortgeführt wird. Posthum wurde er 1987 mit dem Andreas-Grüntzig-Preis der European Society of Cardiology ausgezeichnet.

Pädiatrische Elektrophysiologie
Paediatric Electrophysiology

Thomas Paul

Einleitung
Introduction

Die 1970er- und 1980er-Jahre des letzten Jahrhunderts waren durch die Pioniere der pädiatrischen Elektrophysiologie geprägt. Zu diesen zählten unter anderem Paul Gillette und Arthur Garson Jr. vom Texas Children's Hospital in Houston, Texas. Die ersten pädiatrischen Elektrophysiologen hatten sehr unterschiedliche Hintergründe. Einige hatten sich ihr spezifisches Wissen selbst angeeignet, andere waren durch Erwachsenen-Elektrophysiologen ausgebildet beziehungsweise unterhielten eine enge Kooperation mit einer Einheit für klinische Elektrophysiologie in einer kardiologischen Klinik. Andere stammten aus der theoretischen Elektrophysiologie. Ihnen allen gemein waren eine breite Erfahrung mit angeborenen Herzfehlern sowie eine hervorragende Ausbildung und Expertise in der Herzkatheteruntersuchung bei Kindern mit komplexen angeborenen Herzfehlern. Der gemeinsame Nenner war die Faszination für die Diagnostik und Therapie von Herzrhythmusstörungen im Kindesalter. Die technischen Fortschritte in der Elektrophysiologie während dieser Zeit waren beeindruckend. Die Ableitung intrakardialer Elektrogramme, die Möglichkeit der programmierten Vorhof- und Kammerstimulation sowie die chirurgische Therapie von Arrhythmien waren Meilensteine dieser Zeit.

Gründung der ersten pädiatrisch-elektrophysiologischen Arbeitsgruppen
Paediatric Electrophysiology at the Very Beginning

Die ersten pädiatrisch-elektrophysiologischen Arbeitsgruppen entstanden in den 1970er-Jahren in den großen kinderkardiologischen Zentren der USA. Zunächst wurde die Ableitung von His-Bündel-Potenzialen bei Kindern beschrieben, anschließend konnten altersspezifische Normalwerte der intrakardialen Leitungsintervalle vom Säugling bis zum Jugendlichen erstellt werden. Weitere Publikationen zu den Ergebnissen der programmierten Stimulation im Kindesalter folgten. Intraoperative Mappinguntersuchungen beschrieben detailliert die Lokalisation des spezifischen Reizleitungssystems bei Patienten mit komplexen angeborenen Herzfehlern. Ziel der Kartierung des Reizleitungssystems war die Vermeidung eines AV-Blocks bei herzchirurgischen Eingriffen.

Erste Erfahrungen mit der permanenten Herzschrittmacher-Therapie bei jungen Patienten wurden ebenfalls bereits in dieser Zeit veröffentlicht. Zudem konnten Dosisempfehlungen zu den wesentlichen antiarrhythmischen Substanzen in der Kinderkardiologie entwickelt werden. Ferner wurden erste Erfahrungen mit der transplazentaren Pharmakotherapie von fetalen Tachykardien publiziert.

Ein großer Fortschritt war die Etablierung der transösophagealen Elektrokardiographie mit der Möglichkeit der Vorhofstimulation und somit zur Terminierung von supraventrikulären Tachykardien. Dies war damals die einzige sichere und einfache Methode zur Terminierung dieser Tachykardien, da Adenosin noch nicht verfügbar war. Die erste Katheterablation mit Gleichstrom wurde bei einem Kind mit einer junktionalen ektopen Tachykardie von Gillette und Mitarbeitern durchgeführt [1]. Standardverfahren zur kurativen Behandlung von Kindern und Jugendlichen mit supraventrikulären und ventrikulären Tachykardien war zunächst allerdings die chirurgische Ablation.

Aus dieser frühen Phase der pädiatrischen Elektrophysiologie stammen zudem die ersten Berichte zum plötzlichen Herztod nach Korrekturoperation der Fallot-Tetralogie wie auch Untersuchungen zum Auftreten spätpostoperativer atrialer und ventrikulärer Tachyarrhythmien nach der chirurgischen Behandlung spezifischer angeborener Herzfehler wie zum Beispiel nach der Vorhofumkehroperation bei Patienten mit einer d-Transposition der großen Arterien.

Die zu diesem Zeitpunkt bereits umfangreichen Erfahrungen in der pädiatrischen Elektrophysiologie wurden in Standardlehrbüchern publiziert (Pediatric cardiac Dysrhythmias, Gillette PC & Garson A, Grune & Stratton, New York, 1981, „The grey book"). In den US-amerikanischen Zentren wurden spezielle Arbeitsbereiche für die pädiatrische Elektrophysiologie mit speziellen Trainingsprogrammen in dieser Subdisziplin etabliert. Zu den ersten Kliniken zählten das Texas Children's Hospital in Houston, Texas, das C. S. Mott Children's Hospital in Ann Arbor, Michigan, das Children's Memotrial in Chicago, Illinois, sowie die Universität von Miami, Florida.

Pädiatrische Elektrophysiologie in Deutschland
Paediatric Electrophysiology in Germany

In den späten 1980er-Jahren wuchs entsprechend auch in den großen deutschen kinderkardiologischen Zentren der Bedarf nach einer Expertise in der pädiatrischen Elektrophysiologie. In der Göttinger Abteilung für Pädiatrische Kardiologie führten Helmut Weber und Lothar Schmitz Tierversuche zur Therapie von Herzrhythmusstörungen durch Gleichstromapplikation durch [2]. In der Abteilung gelang die weltweit erste Katheterablation einer akzessorischen Leitungsbahn durch DC-Ablation [3]. Durch die schwere Erkrankung und den frühen Tod von Alois J. Beuren wurde dieses Therapieprinzip aber später nicht weiterverfolgt.

In der Medizinischen Hochschule Hannover bestand in den 1980er-Jahren bereits eine enge Kooperation der Abteilungen für Pädiatrische Kardiologie, Kardiologie sowie Thorax-, Herz- und Gefäßchirurgie (Hans Carlo Kallfelz, Ingrid Luhmer, Thomas Paul, Helmut Klein, Günther Frank, Francesco Siclari) zur chirurgischen Therapie von Kindern und Jugendlichen mit hochsymptomatischen supraventrikulären Tachykardien [4].

Einer Reihe von jungen Kinderkardiologen aus Deutschland wurde in den folgenden Jahren eine fundierte Ausbildung an einem elektrophysiologischen Zentrum ermöglicht. Zu diesen zählen Thomas Paul aus Hannover (Texas Children's Hospital, Houston, TX, Arthur Garson, Jr.), Gabriele Hessling aus Heidelberg (Children's Memorial Hospital, Chicago, IL, D. Woodrow Benson) und Joachim Will aus Gießen (Texas Children's Hospital, Houston, TX, Richard A. Friedman).

Katheterablation bei Kindern
Catheter Ablation in Children

Der große Durchbruch auch für die pädiatrische Elektrophysiologie war die Einführung der Hochfrequenzstromkatheterablation in die klinische Routine. Im Juni 1991 wurde an der Medizinischen Hochschule Hannover die erste Hochfrequenzstromkatheterablation einer akzessorischen atrioventrikulären Leitungsbahn bei einem 14 Jahre alten Jungen durchgeführt (Abb. VI.26). Ein weiterer Meilenstein war das Verständnis des Mechanismus einer AV-Knoten-Reentrytachykardie mit

VI Entwicklung der Diagnostik und Therapie bei angeborenen Herzfehlern

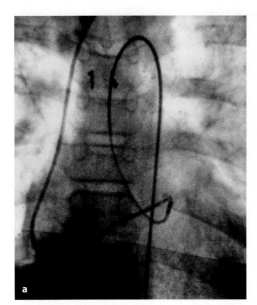

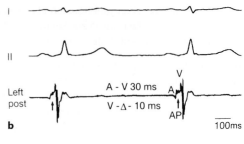

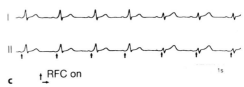

Abb. VI.26: a) Katheterposition bei der Hochfrequenzstromablation einer am posterioren Mitralklappenanulus lokalisierten akzessorischen atrioventrikulären Leitungsbahn (a.p.-Strahlengang) bei einem 14 Jahre alten Jungen mit einem Wolff-Parkinson-White-Syndrom im Jahr 1991: Ein 7 F-Elektrodenkatheter ist von der linken V. cubitalis in den Coronarvenensinus eingeführt, die Spitze des steuerbaren Mapping- und Ablationskatheters (7 F) ist über retrograden transaortalen Zugang am posterioren Mitralklappenanulus platziert.

Catheter positions at radiofrequency catheter ablation of an accessory atrioventricular pathway at the posterior mitral valve annulus (a.p. view) in a 14-year-old boy with Wolff-Parkinson-White syndrome in 1991: a 7 F electrode catheter has been introduced into the coronary sinus via the left antecubital vein, the tip of the steerable mapping and ablation catheter (7 F) is placed retrogradely at the ventricular aspect of the posterior mitral valve annulus.

b) Oberflächen-EKG (Ableitungen I und II) sowie intrakardiale Ableitungen von der Spitze des Mapping- und Ablationskatheters (left post.; Patient und Katheterposition wie in Abbildung a) im Sinusrhythmus: Im Oberflächen-EKG besteht ein Präexzitationsmuster, die bipolaren Ableitungen vom Ablationskatheter zeigen ein sehr kurzes lokales AV-Intervall von 30 ms, das lokale ventrikuläre Elektrogramm (V) geht dem Beginn der Präexzitation im Oberflächen-EKG um 10 ms voraus. Zwischen dem lokalen atrialen (A) und dem ventrikulären (V) Elektrogramm kann ein Aktivierungspotenzial der akzessorischen atrioventrikulären Leitungsbahn (AP) abgeleitet werden.

Surface ECG (leads I and II) and endocardial recordings from the tip of the mapping and ablation catheter (left post.; patient and catheter positions as in Figure 1a) during sinus rhythm: preexcitation pattern on surface ECG is evident, bipolar recordings from the ablation catheter exhibit a short local AV interval of 30 msec, the local ventricular electrogram (V) preceeds the onset of preexcitation in lead II by 10 msec. An activation potential of the accessory pathway (AP) can be recorded between the local atrial (A) and ventricular electrogram (V).

c) Hochfrequenzstromapplikation (Zieltemperatur 65 °C, 30 Watt): nahezu unmittelbar nach Beginn der Energieapplikation (RFC) kommt es zur Leitungsunterbrechung in der akzessorischen Leitungsbahn, erkennbar am Verlust der Delta-Welle (Pfeile).

Radiofrequency current application (target temperature 65 °C, 30 watt): almost at the start of energy application (RFC on) conduction within the accessory pathway is interrupted as nicely visible by loss of delta wave (arrows). (Quelle: T. Paul)

der Möglichkeit der Ablation des langsam leitenden Schenkels ohne Gefährdung der AV-Knotenfunktion. Somit war die kausale Behandlung der häufigsten angeborenen supraventrikulären Tachykardien per Katheterintervention möglich.

Im Sommer 1994 wurden von der Pediatric Electrophysiology Society die Daten des US-amerikanischen Registers zur Hochfrequenzstromkatheterablation von supraventrikulären Tachykardien im

Pädiatrische Elektrophysiologie

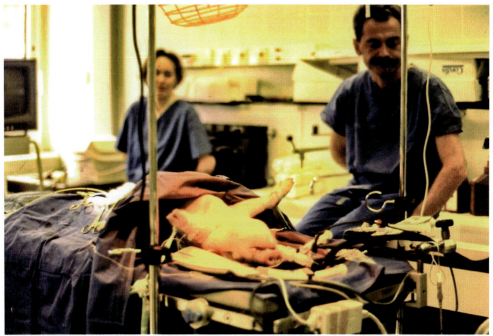

Abb. VI.27: Tierexperimentelle Untersuchungen in der Medizinischen Hochschule Hannover im Jahr 1994 zur Läsionsbildung nach Hochfrequenzstromapplikation bei jungen Schweinen
Animal laboratory of Hannover Medical School in 1994 during studies on radiofrequency current lesion formation in young pigs
(Quelle: T. Paul)

Kindesalter publiziert [5]. Aufgrund der hohen Sicherheit und Effizienz nahm die Zahl der mit der Hochfrequenzstromtechnik behandelten Kinder rasch zu.

Ein weiterer Meilenstein in der Hochfrequenzstromkatheterablation war in den anschließenden Jahren die Einführung der sogenannten Cooled-tip-Technologie. Diese Modifikation erlaubte eine Induktion größerer Läsionen und somit eine transmurale Narbenbildung. Dies war die Voraussetzung zur effizienten Behandlung von Patienten mit postoperativen atrialen wie auch ventrikulären Tachykardien. Das endokardiale Mapping war bei diesen Patienten zunächst als ein reines Kontaktmapping und Bestätigung der kritischen Zonen durch Stimulationsmanöver durchgeführt worden. Die Einführung der elektroanatomischen 3-D-Mappingsysteme (Carto®, Ensite 3000®) stellte einen weiteren Meilenstein in der Entwicklung der Elektrophysiologie dar, da nun die individuelle Anatomie rekonstruiert werden konnte und ein Substratmapping sowie ein Propagationsmapping (Darstellung des Erregungsablaufs) der Tachykardie erstellt werden konnten. So wurde eine gezielte Ablation ermöglicht, auch konnte der Erfolg durch Nachweis der Kontinuität der Ablationslinien überprüft werden [6, 7].

Tierexperimentelle Untersuchungen zur Läsionsbildung am unreifen Myokard zeigten nach Hochfrequenzstromapplikation an den AV-Anuli keine Größenzunahme mit dem Wachstum, allerdings bestand ein geringes Risiko der Affektion der Koronararterien (Abb. VI.27; [8]). Die zu Beginn des 21. Jahrhunderts in die klinische Routine eingeführte Cryoenergietechnik zeichnet sich durch eine höhere Sicherheit bezüglich des Risikos eines AV-Blocks aus, allerdings besteht ein erhöhtes Rezidivrisiko.

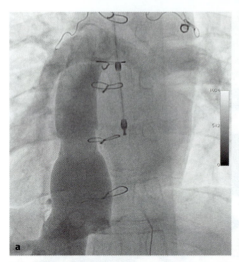
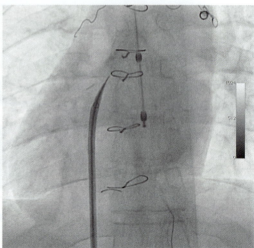

Abb. VI.28a: Linker Abschnitt: Angiografie des extrakardialen Fontan-Conduits (Goretex 20 mm) bei einem 22 Jahre alten Mann mit Dextrokardie, Situs solitus, singulärem Ventrikel, Atresie der linksseitigen AV-Klappe und Pulmonalatresie zu Beginn der elektrophysiologischen Untersuchung bei rezidivierenden atrialen Tachykardien. Die Fenestration zwischen dem Conduit und dem Vorhof hatte sich spontan verschlossen. Zweipoliger Elektrodenkatheter im Ösophagus als atriale Referenzelektrode. **Rechter Abschnitt:** Punktion der ehemaligen Fenestration mit einer transseptalen Nadel in einer steuerbaren 8,5 F-Schleuse.
Left panel: angiography of an extracardiac Fontan conduit (Goretex 20 mm) in a 22-year-old man with dextrocardia, situs solitus, single ventricle, atresia of the left-sided AV valve and pulmonary atresia at the start of electrophysiological study for recurrent supraventricular tachycardia episodes. Fenestration between conduit and atrium had closed spontaneously. Bipolar esophageal electrode catheter serving for stable recording of atrial electrograms. **Right panel:** puncture of the former fenestration with a transseptal needle in a steerable 8.5 F sheath.
(Quelle: T. Paul)

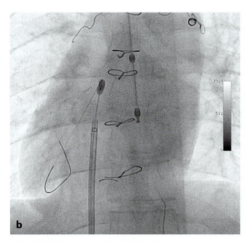
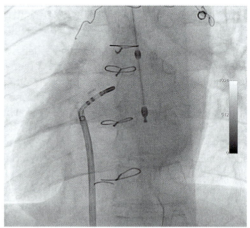

Abb. VI.28b: Linker Abschnitt: Dilatation der Fenestration mit einem 4-mm Ballon. **Rechter Abschnitt:** steuerbarer Mapping- und Ablationskatheter im pulmonal-venösen Vorhof.
Left panel: balloon dilation with a 4 mm balloon. **Right panel:** steerable mapping and ablation catheter in pulmonary venous atrium.
(Quelle: T. Paul)

Pädiatrische Elektrophysiologie

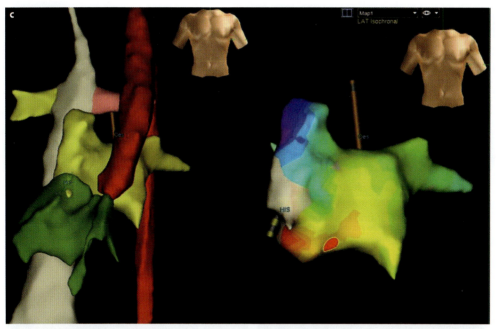

Abb. VI.28c Linker Abschnitt: Rekonstruktion der Anatomie mit dem 3-dimensionalen nichtfluoroskopischen Mappingsystem Ensite NAVX (a.p.-Ansicht): Aorta (rot), singulärer Ventrikel (grün), Fontan-Conduit (grau) mit proximaler rechter (gelb) und linker (rot) Pulmonalarterie, Vorhof (gelb), Ösophaguskatheter (braun, Oes). **Rechter Abschnitt:** Aktivierungsmap der Vorhoftachykardie, Ablationspunkt (rot).
Left panel: reconstruction of atrial anatomy with the 3-dimensional nonfluoroscopic mapping system Ensite NAVX (a.p. view): aorta (red), single ventricle (green), Fontan conduit (grey) with proximal right (yellow) and left (red) pulmonary artery, atrium (yellow), esophageal catheter (brown, Oes). **Right panel:** activation map of atrial tachycardia, radiofrequency current application (red).
(Quelle: T. Paul)

Mit der Einführung des nichtfluoroskopischen Katheterlokalisationssystems LocaLisa® konnte schließlich eine deutliche Reduktion der Durchleuchtungszeiten bei der Ablationsbehandlung von Kindern mit atrioventrikulären Reentry-Tachykardien erzielt werden. Mit der Weiterentwicklung dieses Systems (Ensite NAVX® der Fa. St. Jude Medical) ist heute schließlich eine strahlenfreie elektrophysiologische Untersuchung und Katheterablation bei allen Kindern und Jugendlichen mit supraventrikulären Tachykardien und einem strukturell normalen Herzen möglich.

Eine Herausforderung in der Kinderkardiologie stellen unverändert die Patienten nach Vorhofumkehroperation nach Mustard und Senning sowie Patienten mit einer Fontan-Zirkulation dar. Bei diesen Patienten ist häufig das Substrat der Tachykardien im pulmonalvenösen Vorhof lokalisiert. Mit der Verbesserung der technischen Möglichkeiten und dem Verständnis der Kinderelektrophysiologen für die individuelle anatomische Situation ist auch hier ein direkter Zugang zum Substrat möglich geworden (Abb. VI.28; [9]).

Die Erfahrungen, Möglichkeiten und Grenzen des Managements von Kindern und Jugendlichen mit supraventrikulären und ventrikulären Tachykardien wurden in der Leitlinie „Tachykarde Herzrhythmusstörungen" der DGPK zusammengestellt [10].

Herzschrittmacher- und ICD-Therapie
Cardiac Pacemakers and ICD

Ebenso rasant wie die Katheterablationstechnik hat sich auch die Technologie im Bereich der Herzschrittmacher- und ICD-Therapie bei Kindern und Jugendlichen in den letzten 30 Jahren entwickelt.

Die Sicherheit und Effizienz der permanenten antibradykarden Schrittmachertherapie war bereits in den 1980er-Jahren durch mehrere pädiatrisch-elektrophysiologische Arbeitsgruppen belegt worden. Allerdings war bei Säuglingen und Kleinkindern bei epikardialer Stimulation mit Schraubelektroden eine hohe Rate von Elektrodenfehlfunktionen zu verzeichnen. Ein Durchbruch war die Einführung der steroideluierenden epikardialen Elektroden in den 1990er-Jahren. Hierdurch konnte die Performance der Elektroden und damit die Sicherheit der epimyokardialen Stimulation deutlich erhöht werden, auch wenn die Zahl der Komplikationen im Vergleich zur endokardialen Stimulation erhöht war und bis heute immer noch ist.

Auch für die Diagnostik und Therapie von bradykarden Herzrhythmusstörungen und die antibradykarde Herzschrittmacher-Therapie wurde eine Leitlinie der DGPK erstellt [11].

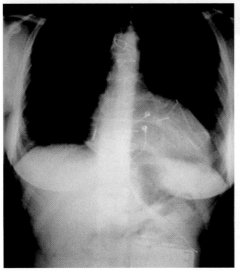 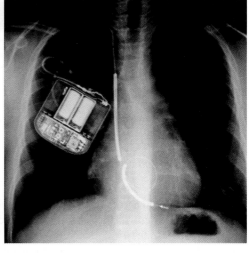

Abb. VI.29: Linker Abschnitt: Röntgen-Thoraxbild nach epikardialer ICD-Implantation bei einem 14 Jahre alten Mädchen mit einer dilatativen Kardiomyopathie nach Reanimation bei Kammerflimmern (p.a.-Strahlengang): epikardiale Patch-Elektroden sowie atriale und ventrikuläre Sensing-Elektroden, das ICD-Aggregat befindet sich in der linken Oberbauchwand. **Rechter Abschnitt:** Röntgen-Thoraxbild nach transvenöser ICD-Implantation bei einem 12 Jahre alten Jungen mit Long-QT-Syndrom nach Reanimation (p.a.-Strahlengang): bei einem Missverhältnis der Länge der Defibrillationselektrode zur Körpergröße ist diese unter Schleifenbildung in den rechten Ventrikel disloziert.
Left panel: chest X-ray after epicardial ICD implantation in a 14-year-old girl with dilated cardiomyopathy after cardiac arrest due to ventricular fibrillation (p.a. view): epicardial patch electrodes, epicardial atrial and ventricular sensing electrodes, ICD device within the left upper abdominal wall. **Right panel:** chest X-ray after transvenous ICD implantation in 12-year-old boy with long QT syndrome after cardiac arrest due to ventricular fibrillation (p.a. view): due to a mismatch of the length of the defibrillation electrode related to body size, dislocation and loop formation within the right ventricle has occurred.
(Quelle: T. Paul)

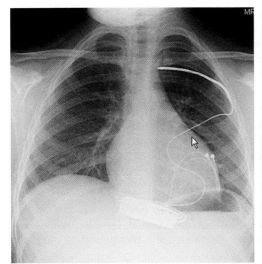 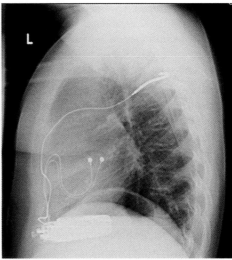

Abb. VI.30: Röntgen-Thoraxbilder nach extrakardialer ICD-Implantation bei einem 5 Jahre alten Jungen mit Long-QT-Syndrom nach Reanimation (p.a.-Strahlengang links, lateraler Strahlengang rechter Abschnitt): Defibrillationselektrode in der linken Pleura, epikardiale Sensing- und Pacing-Elektroden auf der Seitenwand des linken Ventrikels, ICD-Generator subkardial; Defibrillationsschwelle < 10 J.
Chest X-rays after extracardiac ICD implantation in a 5-year-old boy with long QT syndrome after cardiac arrest (p.a. view left panel, lateral view right panel): defibrillation electrode in the left pleural space, epicardial sensing and pacing electrodes at the lateral left ventricular wall, subcardiac ICD device; defibrillation threshold < 10 J.
(Quelle: T. Paul)

Die Erfahrungen mit der kardialen Resynchronisationstherapie sind bei Kindern und bei Patienten mit einem angeborenen Herzfehler noch begrenzt, die Empfehlungen aus der Kardiologie sind nicht unmittelbar in die Kinderkardiologie übertragbar.

Anfang der 1990er-Jahre wurden bereits interne Kardioverter-Defibrillatoren auch bei Kindern und Jugendlichen implantiert. Nachdem zunächst nur großvolumige Geräte mit epikardialen Patch-Elektroden zur Verfügung standen (Abb. VI.29), war mit der Einführung der endokardialen Systeme ein großer Fortschritt erzielt worden. Probleme bereitete zunächst in vielen Zentren die adäquate Programmierung der Systeme für die Belange der pädiatrischen Patienten. Da die ICD-Generatoren und Sonden für das Erwachsenenalter entwickelt worden waren (Abb. VI.29), mussten neue Wege für die Versorgung von Säuglingen und Kleinkindern sowie von Patienten mit einer univentrikulären Kreislaufsituation gefunden werden. Hier wurden verschiedene Implantationstechniken entwickelt. Prinzipiell erfolgt bei diesen Patienten eine „extrakardiale" Implantation der Schockelektrode im Perikard oder in der linken Pleura, das ICD-Aggregat wird in den Oberbauch oder subkardial implantiert (Abb. VI.30).

Auch für die ICD-Therapie im Kindesalter ist eine Leitlinie der DGPK erstellt worden [12].

Ionenkanalerkrankungen
Inherited Channelopathies

Die Diagnostik und Therapie von Kindern mit hereditären Ionenkanalerkrankungen stellt eine weitere große Aufgabe in der pädiatrischen Elektrophysiolgie dar. Exemplarisch soll hier das Long-QT-

VI Entwicklung der Diagnostik und Therapie bei angeborenen Herzfehlern

Syndrom beschrieben werden. Die Bedeutung der Betablockertherapie für diese Patienten war bereits in den 1980er-Jahren bekannt. Auch die Wertigkeit der einzelnen Betablocker beziehungsweise die herausragende Bedeutung von Propranolol und Nadolol im Vergleich zu anderen Betablockern war durch klinische Studien belegt worden. Zudem war bereits aus klinischer Erfahrung bekannt, dass bei einzelnen Patienten eine zusätzliche Therapie mit Mexiletin effektiv war.

Die entscheidenden Fortschritte zum besseren Verständnis dieser Erkrankungen hat die Molekulargenetik in den 1990er-Jahren und zu Beginn des 21. Jahrhunderts geleistet. Der Nachweis spezifischer Gendefekte und die Differenzierung der verschiedenen Formen des Long-QT-Syndroms mit den unterschiedlichen Störungen der Kalium- beziehungsweise Natriumkanäle hat eine differenzierte Therapie ermöglicht. Ebenso konnten der Stellenwert und die Indikation für eine ICD-Therapie auch für Kinder und Jugendliche mit Ionenkanalerkrankungen etabliert werden [13].

Ein weiteres Beispiel für die Fortschritte in der Diagnostik und Therapie der Ionenkanalerkrankungen ist die katecholaminerge polymorphe ventrikuläre Tachykardie. Auch hier hat sich gezeigt, dass der Einsatz von Propranolol den übrigen Betablockern überlegen ist. Die zusätzliche Flecainid-Therapie hat die Behandlung und Prognose dieser Patienten deutlich verbessert.

Durch Schwartz und Mitarbeiter wurde bereits in den 1980er-Jahren die Bedeutung der linksseitigen kardialen Sympathektomie zur Suppression von lebensbedrohlichen ventrikulären Tachyarrhythmien für Patienten mit einem Long-QT-Syndrom beschrieben. Inzwischen hat diese Behandlungsform auch für Patienten mit einem ICD und medikamentös therapierefraktären ventrikulären Tachyarrhythmien beziehungsweise lebensbedrohlichen Ereignissen einen neuen Stellenwert erlangt. Die linksseitige kardiale Sympathektomie hat zu einer deutlichen Verbesserung der Lebenssituation und Prognose dieser Kinder und Jugendlichen geführt [14].

Aktuelle Situation
Present Situation

Die aktuelle Bedeutung der pädiatrischen Elektrophysiologie sowie deren Exzellenz in Forschung und Krankenversorgung in Deutschland lässt sich schließlich dadurch dokumentieren, dass die deutschen Zentren in internationalen Arbeitsgruppen wie in der Working Group on Cardiac Dysrhythmias and Electrophysiology der AEPC sowie im Executive Committee der nordamerikanischen Pediatric and Congenital Electrophysiology Society (PACES) vertreten sind. Bei der Zusammenstellung der aktuellen Leitlinien und Konsensuspapiere der europäischen wie auch der US-amerikanischen Fachgesellschaften waren deutsche pädiatrische Elektrophysiologen ebenfalls vertreten beziehungsweise federführend beteiligt [15].

Die Bedeutung des Schwerpunkts der pädiatrischen Elektrophysiologie innerhalb der pädiatrischen Kardiologie in Deutschland wird schließlich auch dadurch verdeutlicht, dass zwei Lehrstühle in Deutschland mit ausgewiesenen pädiatrischen Elektrophysiologen besetzt wurden (Aachen und Göttingen).

Summary

Over the last 40 years, paediatric electrophysiology has evolved as an important part within paediatric cardiology. In this chapter, development of paediatric electrophysiology from the very beginning and transfer of knowledge and skills from the founding centres in the United States to German paediatric cardiology is described. Introduction of radiofrequency catheter ablation for treatment of tachyarrhythmias in children and adolescents into clinical practice was the main step for definite cure for these patients. Today, modern 3-dimensional mapping systems allow mapping and ablation of even complex supraventricular and ventricular

Pädiatrische Elektrophysiologie

tachyarrhythmias without the need of significant fluoroscopy. Progress in cardiac pacemakers and implantable cardioverter-defibrillators has resulted in an established therapy even for newborns and infants with significant bardycardias and life-threatening ventricular tachyarrhythmias. Molecular genetic testing, clinical expertise and knowledge of developmental cardiology nowadays allow specific risk assessment and therapy for young patients with inherited channelopathies. Today, German paediatric electrophysiology is well represented within the European and US professional societies.

Literatur
References

[1] Gillette PC, Garson A, Jr., Porter CJ, Ott D, McVey P, Zinner A, Blair H. Junctional automatic ectopic tachycardia: New proposed treatment by transcatheter his bundle ablation. Am Heart J 1983; 106: 619–623

[2] Weber H, Schmitz L, Dische R, Rahlf G. Percutaneous intracardiac direct-current shocks in dogs: Arrhythmogenic potential and pathological changes. Eur Heart J 1986; 7: 528–537

[3] Weber H, Schmitz L. Catheter technique for closed-chest ablation of an accessory atrioventricular pathway. N Engl J Med 1983; 308: 653–654

[4] Paul T, Siclari F, Klein H, Luhmer I, Kallfelz HC. Electrophysiologic study and surgical ablation of refractory and life-threatening supraventricular tachycardia in children. Eur J Pediatr 1991; 150: 298

[5] Kugler JD, Danford DA, Deal BJ, Gillette PC, Perry JC, Silka MJ, Van Hare GF, Walsh EP. Radiofrequency catheter ablation for tachyarrhythmias in children and adolescents. The pediatric electrophysiology society. N Engl J Med 1994; 330: 1481–1487

[6] Nakagawa H, Shah N, Matsudaira K, Overholt E, Chandrasekaran K, Beckman KJ, Spector P, Calame JD, Rao A, Hasdemir C, Otomo K, Wang Z, Lazzara R, Jackman WM. Characterization of reentrant circuit in macroreentrant right atrial tachycardia after surgical repair of congenital heart disease: Isolated channels between scars allow „focal" ablation. Circulation 2001; 103: 699–709

[7] Paul T, Windhagen-Mahnert B, Kriebel T, Bertram H, Kaulitz R, Korte T, Niehaus M, Tebbenjohanns J. Atrial reentrant tachycardia after surgery for congenital heart disease: Endocardial mapping and radiofrequency catheter ablation using a novel, noncontact mapping system. Circulation 2001; 103: 2266–2271

[8] Paul T, Bokenkamp R, Mahnert B, Trappe HJ. Coronary artery involvement early and late after radiofrequency current application in young pigs. Am Heart J 1997; 133: 436–440

[9] Krause U, Backhoff D, Klehs S, Schneider HE, Paul T. Transbaffle catheter ablation of atrial re-entrant tachycardia within the pulmonary venous atrium in adult patients with congenital heart disease. Europace 2016; 18: 1055–1060

[10] Paul T, Gebauer R, Kriebel T, Schneider H, Janousek J. Tachykarde Herzrhythmusstörungen. Leitlinie 21a der Deutschen Gesellschaft für Pädiatrische Kardiologie 2011 (http://www.kinderkardiologie.org/fileadmin/user_upload/Leitlinien/13 LL Tachykarde HerzrhythmusstoerungenAS.pdf)

[11] Paul T, Ruschewski W, Janousek J. Bradykarde herzrhythmusstörungen. Leitlinie 22 der Deutschen Gesellschaft für Pädiatrische Kardiologie 2010 (http://www.kinderkardiologie.org/fileadmin/user_upload/Leitlinien/12 LL Bradykarde HerzrhythmusstoerungenAS.pdf)

[12] Janousek J, Ruschewski W, Paul T. Tachykarde ventrikuläre Herzrhythmusstörungen – Indikationen zur ICD-Therapie. Leitlinie 21b der Deutschen Gesellschaft für Pädiatrische Kardiologie 2011 (http://www.kinderkardiologie.org/fileadmin/user_upload/Leitlinien/14 LL Tachykarde Herzrhythmusstoerungen Indikationen zur ICD TherapieAS.pdf)

[13] Brugada J, Blom N, Sarquella-Brugada G, Blomstrom-Lundqvist C, Deanfield J, Janousek J, Abrams D, Bauersfeld U, Brugada R, Drago F, de Groot N, Happonen JM, Hebe J, Yen Ho S, Marijon E, Paul T, Pfammatter JP, Rosenthal E. Pharmacological and non-pharmacological therapy for arrhythmias in the pediatric population: Ehra and aepc-arrhythmia working group joint consensus statement. Europace 2013; 15: 1337–1382

[14] Schneider HE, Steinmetz M, Krause U, Kriebel T, Ruschewski W, Paul T. Left cardiac sympathetic denervation for the management of life-threatening ventricular tachyarrhythmias in young patients with catecholaminergic polymorphic ventricular tachycardia and long qt syndrome. Clin Res Cardiol 2013; 102: 33–42

[15] Hernández-Madrid A, Paul T, Abrams D, Aziz PF, Blom NA, Chen J, Chessa M, Combes N, Dagres N, Diller G, Ernst S, Giamberti A, Hebe J, Janousek J, Kriebel T, Moltedo J, Moreno J, Peinado R, Pison L, Rosenthal E, Skinner JR, Zeppenfeld K; ESC Scientific Document Group (2018). Arrhythmias in congenital heart disease: a position paper of the European Heart Rhythm Association (EHRA), Association for European Paediatric and Congenital Cardiology (AEPC), and the European Society of Cardiology (ESC) Working Group on Grown-up Congenital heart disease, endorsed by HRS, PACES, APHRS, and SOLAECE. Europace. 2018 Mar 20. doi: 10.1093/europace/eux380

Entwicklung der Intensivmedizin im Bereich der Kinderkardiologie
The Development of Intensive Care in Paediatric Cardiology

Hans Carlo Kallfelz und Brigitte Stiller

Einleitung
Introduction

Die Versuche, lebensbedrohlich erkrankte Menschen zu retten, gehen über lange Zeit zurück. Am häufigsten betrafen früher diese Bemühungen Kriegs- und Unfallverletzte, lagen also in den Händen der Chirurgen. Diese Zuordnung blieb auch weitgehend bis ins 20. Jahrhundert bestehen. Nachdem größere chirurgische Eingriffe beispielsweise im Abdomen und Thorax durchgeführt wurden, entstanden in den 1920er- und 1930er-Jahren erste Abteilungen für „Frischoperierte und Schwerkranke" [1], wo die Pflege „durch erprobte und erfahrenste Pflegepersonen" gewährleistet werden sollte. Hier liegen die Vorläufer heutiger Intensivstationen.

Mit der Entstehung der Anästhesie als einem eigenen Fachgebiet in der zweiten Hälfte des letzten Jahrhunderts wurde jedoch die Aufgabe der postoperativen Behandlung mehr und mehr von dieser Berufsgruppe übernommen und auf praktisch alle Notfallsituationen ausgedehnt. Das betraf die Primärversorgung beispielsweise von Unfallverletzten ebenso wie die Betreuung nach schweren operativen Eingriffen und anderen Notfällen. Erst in den letzten zwei bis drei Jahrzehnten haben sich aus den Bereichen Kardiologie und Neurologie eigene spezialisierte Intensiveinheiten entwickelt (Chest Pain Units und Stroke Units).

Dagegen ist in der Pädiatrie die Intensivmedizin aus einer ganz anderen Richtung entstanden. Die bis ins letzte Jahrhundert sehr hohe Neugeborenen- und Säuglingssterblichkeit stand zunächst im Mittelpunkt der Bemühungen, die mit Inkubatoren, zum Beispiel der Ruehl'schen Wiege aus St. Petersburg (1835) (Abb. VI.31) oder der Credé'schen Wanne (1868) aus Leipzig, zum Schutz vor Unterkühlung Neugeborener begonnen hatten [2]. Tarnier hatte 1878 an der Pariser Charité die „Couveuse" eingeführt, Vorläufer der später in den USA (Airshields) und in Deutschland (Dräger) entwickelten Inkubatoren [3]. Diese Geräte, teilweise sogar mit Beatmungsfunktion (Isolette-Respirator von Airshields) ausgestattet und verbunden mit Atem- und Pulsmonitoren [2] waren erste Schritte hin zu der heute selbstverständlich erscheinenden hochspezialisierten Intensivbehandlung von Früh- und Neugeborenen. Die Pflege und Behandlung dieser Kinder lag bis in die 1950er-Jahre weitgehend in der Hand der Geburtshelfer, dann auch parallel bei Kinderärzten und vor allem bei den Kinderkran-

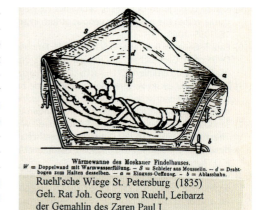

Abb. VI.31: Eines der ersten Wärmebetten für Frühgeborene von G. v. Ruehl (St. Petersburg, 1835)
One of the first thermal beds for premature babies by G. v. Ruehl, physician in ordinary to the tsarina (St. Petersburg, 1835)
(Quelle: F. F. Marx [3])

kenschwestern in den Zimmern für Neugeborene. Außer der Aufrechterhaltung der Körpertemperatur in sukzessive verbesserten Inkubatoren, Sauerstoffgabe (mit der zunächst nicht bekannten Folge der Erblindung durch retrolentale Fibroplasie bei unreif Geborenen infolge zu hoher O_2-Konzentrationen) und Flüssigkeitszufuhr, nur selten parenteral, existierten zu dieser Zeit keine weiteren Therapieoptionen.

Neue Herausforderungen bei der Betreuung herzkranker Säuglinge und Kinder
New Challenges in Taking Care of Infants and Children with Heart Disease

Mit den in den 1950er- und 1960er-Jahren sich entwickelnden Möglichkeiten der chirurgischen Behandlung angeborener Herzfehler ergaben sich neue Herausforderungen bei der postoperativen Versorgung. Eigene Erfahrungen auf diesem Gebiet fehlten ebenso wie Kenntnisse zu den möglichen Folgen und Komplikationen nach herzchirurgischen Eingriffen. Es mangelte an differenzierter Möglichkeit zur Überwachung der kardiopulmonalen Situation. Zunächst ließ sich nur das EKG kontinuierlich auf einer Braun'schen Röhre darstellen, die Blutdruckmessung erfolgte manuell mit oft ungeeigneten Manschetten. Bis zum Beginn der 1960er-Jahre waren zum Beispiel Blutdruckmanschetten-Breiten unter zwölf Zentimeter kaum verfügbar. In weiten Bereichen der Pädiatrie war die Blutdruckmessung in dieser Zeit eine nahezu unbekannte Untersuchungsmethode. Die Bestimmung der Blutgase und des Säure-Basen-Status war im Prinzip ab Mitte der 1960er-Jahre verfügbar, aber meist nur im „Zentrallabor", weitab von den Intensivstationen durchführbar.

Da anfangs fast nur ältere Kinder und junge Erwachsene mit meist leichteren Herzfehlern operiert wurden, übernahmen die Chirurgen, vereinzelt auch Anästhesisten deren postoperative Betreuung. In einzelnen Kliniken wurde dieses System bis zum Ende des letzten Jahrhunderts beibehalten. Als man jedoch begann, komplexere Fehler in den ersten Lebensjahren zu operieren, erwies sich dieses Konzept als ungeeignet. Es zeigte sich, dass zusätzlich pädiatrische Expertise erforderlich war, um die Patienten die oft stürmische postoperative Phase möglichst komplikationsarm überstehen zu lassen. So entwickelten sich unterschiedlich gestaltete Kooperationen zwischen Kinderkardiologen und Kardiochirurgen: Die Operierten verblieben auf einer kardiochirurgischen Intensivstation mit enger Konsultation durch die Kinderkardiologen oder wurden mehr oder weniger kurzfristig von dort oder direkt aus dem Operationssaal auf eine pädiatrische oder eine spezialisierte kinderkardiologische Intensivstation übernommen. Neben der Betreuungskompetenz spielten hierbei aber auch lokale räumliche Verhältnisse und Wege eine wichtige Rolle für die jeweilige Organisation der postoperativen Versorgung. Zu dieser Problematik hatte sich im Rahmen des 9. Pädiatrischen Kreislaufkolloquiums 1968 in Gießen bereits eine Kinderkardiologische Gruppe geäußert (Beuren, Rautenburg, Wimmer, Heintzen, Graham, Kallfelz, Hilgenberg; [4]).

Nach einer jüngsten Erhebung (2017) bei den kinderkardiologischen Zentren in Deutschland, an der 16 Kinderherzkliniken teilnahmen, ergab sich folgendes Bild: In allen 16 Zentren lag die postoperative Intensivbehandlung in der Hand der Kinderkardiologen, wobei diese in fünf Häusern gleichzeitig auch verantwortlich waren für alle allgemeinpädiatrischen intensivpflichtigen Kinder, in zwei Institutionen sogar für alle neonatologischen Patienten. Die postoperative Versorgung von Erwachsenen mit angeborenen Herzfehlern erfolgte in den meisten Zentren ebenfalls durch Kinderkardiologen, vereinzelt aber auch auf kardiochirurgischen Intensivstationen. Die Zahl der Intensivbetten je Klinik einschließlich Intermediate-Care-Plätzen wurde mit 6 bis 21 angegeben.

Dieses Ergebnis zeigt, dass die 2010 vom Gemeinsamen Bundesausschuss (G-BA) verbindlich festgelegten Richtlinien zur Sicherung und Förderung der Qualität in der medizinischen Versorgung von Patienten mit angeborener Herzkrankheit umgesetzt wurden [18]. Dadurch wurde, wie gewünscht, die Struktur-, Prozess- und Ergebnisqualität verbessert, wobei die gemeinsame Führung der kinderkardiologischen Intensivstationen durch Kinderkardiologen und Kinderherzchirurgen sowie die räumliche Nähe der Station zum Operationssaal von entscheidender Bedeutung sind.

Strukturentwicklung und nachfolgende berufspolitische Aktivitäten
Development of Clinical Structures and Activities Regarding Professional Policy

Die erste deutsche interdisziplinäre pädiatrische Intensivpflegestation wurde 1965 unter der ärztlichen Leitung von Volker von Löwenich in Mainz in Betrieb genommen, wenige Monate nachdem in Göteborg die erste europäische Kinderintensivstation eröffnet worden war. Die „Intensiv-Baracke" der Mainzer Kinderklinik hatte bis zu 14 Betten in 6 Patientenzimmern mit Monitoren und erstmals auch Beatmungsplätzen. Neben den Früh- und Neugeborenen wurden dort vor allem kinderchirurgisch und neurochirurgisch operierte Kinder versorgt. Kinderkardiologische Patienten folgten erst 1985. Das erste deutschsprachige Lehrbuch. „Pädiatrische Intensivbehandlung" [15] mit gerade einmal 142 Seiten entstand dort, bezog sich aber fast ausschließlich auf die Neonatologie.

P. Emmrich organisierte in Mainz bereits im Jahr 1973 einen ersten Kurs zur „Weiterbildung Fachkrankenpflege Pädiatrie und Intensivmedizin", der später in die staatlich anerkannte zweijährige pädiatrische Intensiv-Fachweiterbildung mündete. Eine ähnliche Weiterbildung startete wenig später P. Lemburg in Düsseldorf. Eine weitere frühe pädiatrische Intensivstation mit kinderkardiologischem Schwerpunkt entwickelte sich an der Medizinischen Hochschule Hannover. Hier wurde 1978 ein Fortbildungskurs für Kinderkrankenschwestern eingeführt. Die gesetzliche Grundlage für diese berufsbegleitende Weiterbildung über zwei Jahre mit einer Gesamtstundenzahl von 720, je zur Hälfte praktisch und theoretisch, bildete ein Runderlass des Niedersächsischen Sozialministeriums von 1977 [11]. Diese Weiterbildungsmaßnahmen zur „Fachkinderkrankenschwester/-pfleger" wurden nach Anerkennung der Weiterbildungsstätte regelmäßig im Zwei-Jahres-Rhythmus fortgesetzt und schlossen jeweils mit einer staatlichen Prüfung ab. Trotz erheblicher Anstrengungen der Gesellschaft ist es aber in den frühen 1990er-Jahren nicht gelungen, die von den Landessozialministerien voran getriebenen Änderungen in den Weiterbildungsordnungen für das Pflegepersonal aufzuhalten. Im Bestreben, den Bereich der Pflege auf eine akademische Ebene anzuheben, wurden die Unterrichtsinhalte stark zur theoretischen Seite verschoben auf Kosten der praktischen Ausbildung [13].

1970 fand das erste ärztliche Intensivsymposium in Mainz statt und Mitte der 1970er-Jahre wurde als wissenschaftliche Fachgesellschaft die Deutsch-Österreichische Gesellschaft für Neonatologie und Pädiatrische Intensivmedizin (DÖGNPI) gegründet und später in die heutige Gesellschaft für Neonatologie und pädiatrische Intensivmedizin (GNPI) umbenannt. Hier konnten von Beginn an auch pädiatrische Kardiologen ihren Einfluss geltend machen (Jüngst, Kallfelz, Schöber).

1977 wurde die Deutsche Interdisziplinäre Vereinigung für Intensivmedizin (DIVI) gegründet als eine Dachorganisation für sämtliche Bereiche mit intensivmedizinisch zu betreuenden Kranken [12]. Drei „Intensivpädiater" waren Gründungsmitglieder und die Pädiatrie nachfolgend immer im Vorstand vertreten.

Entwicklung der Patientenüberwachung (Monitoring)
Development of Patient Monitoring

Die bereits in den 1930er-Jahren vonseiten der deutschen Chirurgen in Zusammenarbeit mit Elektrotechnikern entwickelten ersten Überwachungsgeräte für Herz- und Atemfrequenz sowie Blutdruck (Kardiotron) [1] waren Einzelstücke geblieben. Die Weiterentwicklung war während des Zweiten Weltkriegs abgebrochen und kam anschließend nur schleppend wieder in Gang. In den frühen 1960er-Jahren kamen dann aber zunehmend, zunächst von Anästhesisten genutzte „Überwachungsschränke" [1] in Gebrauch, die von Firmen wie Hellige oder Siemens individuell nach den Wünschen der Nutzer mit Modulen bestückt wurden. Mit 19"-Einschüben ausgestattet, waren anfangs nur die EKG-Kurve sichtbar und die Herzfrequenz abzulesen, später ließen sich auch Atemkurven und Atemfrequenz sowie kontinuierlich der arterielle Blutdruck darstellen und Alarmgrenzen festlegen. Zu Anfang der 1970er-Jahre setzte eine Verkleinerung der Monitore (Abb. VI.32) und gleichzeitig eine wesentliche Erweiterung der Mess- und Darstellungsmöglichkeiten ein. Die ersten kompakteren Monitore waren in der Lage, bis zu fünf physiologische Parameter simultan und kontinuierlich darzustellen: EKG, Atemkurve und -frequenz, arterieller und venöser Druck, Rektal- und Haut-Temperatur usw. (Abb. VI.33; [5]). Das Verfahren der kontinuierlichen transkutanen pO_2-Messung (Transoxode C® Hellige) wurde erst zu Beginn der 1980er-Jahre und der $tcpCO_2$-Erfassung sowie die Pulsoximetrie erst zum Ende der 1980er-Jahre verfügbar.

Neben der Überwachung der sogenannten Vitalparameter ist die Erfassung des Säuren-Basen-Status und der Blutgase von eminenter Bedeutung zur Beurteilung der kardiovaskulären und respiratorischen Situation und damit auch für die Therapie-Führung. Die in den 1960er-Jahren eingeführte Analyse nach Astrup war in der Anfangszeit ein aufwendiges Verfahren, für das in den Kliniken zunächst nur wenige Geräte zur Verfügung standen. Wegen der damit verbundenen logistischen Hindernisse (lange Wege, personelle Unterbesetzung etc.) waren Analysen nicht mit der gebotenen Häufigkeit und Schnelligkeit möglich, sodass die Beurteilung vor allem der Beatmungssituation unsicher war. Sorgfältige Beobachtung des Patienten und „Erfahrung" mussten in dieser Zeit nicht selten die fehlenden Daten ersetzen und oftmals die therapeutischen Entscheidungen leiten. Erst Mitte der 1980er-Jahre kamen kostengünstigere und leichter zu bedienende Blutgasanalysegeräte auf den Markt, sodass zeitnahe Analysen auf Intensivstationen möglich wurden.

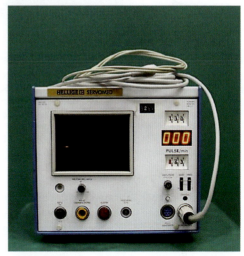

Abb. VI.32: Hellige SM 151: einfacher EKG- und Blutdruck-Monitor mit Alarmfunktion 1972
Simple Monitor for ECG and blood pressure with alarm signal from the Hellige Company (SM 151) 1972
(Quelle: H. C. Kallfelz)

VI Entwicklung der Diagnostik und Therapie bei angeborenen Herzfehlern

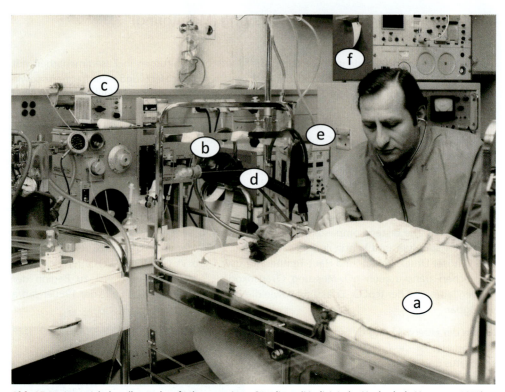

Abb. VI.33: Intensivbehandlungsplatz für herzoperierte Säuglinge (Medizinische Hochschule Hannover 1975).
a Wärmebett (Dräger), **b** Beatmungsgerät Engström 150, **c** Perfusor (Braun), **d** Ambu-Beutel, **e** Monitor für EKG, Atemfrequenz, arteriellen Druck, ZVD und Rektaltemperatur, **f** Defibrillator mit 1-Kanal-EKG-Schreiber
Intensive care place for infants after cardiac surgery (Hannover Medical School 1975) **a** thermal bed (Dräger), **b** Ventilator Engstroem 150, **c** fluid injection device Perfusor (Braun), **d** Ventilation bag, **e** Monitor for ECG, respiration rate, arterial and central venous pressure, **f** Defibrillator with one channel ECG
(Quelle: H. C. Kallfelz)

Eine entscheidende Verbesserung für die angemessene Betreuung der Patienten stellte aber auch ab Mitte der 1980er-Jahre die Umstellung der Analyseverfahren auf Mikroblutproben dar und die Möglichkeit, dezentral die Untersuchung mehrerer Serumparameter simultan vorzunehmen.

Die Entwicklung der apparativen Ausstattung zur Therapie
Development of Therapeutical Devices

Beatmungsgeräte
Ventilators

Ein wichtiger technischer Vorläufer für die heutige Intensivmedizin im Bereich der Erwachsenen und Kinder war die Ende der 1920er-Jahre in den USA erfundene und weltweit bis in die 1960er-Jahre vieltausendfach zur Behandlung der Atemlähmung bei Poliomyelitis eingesetzte Eiserne Lunge (Abb. VI.34). Einzelne Patienten überlebten Jahrzehnte mit deren Hilfe. In den Jahren nach dem zweiten Weltkrieg wurden wegen der wiederkehrend auftretenden Polio-Epidemien in mehreren deutschen Kinderkliniken neben Tuberkulose-Stationen auch Einheiten mit Eisernen Lungen betrieben. Diese Beatmungsform war jedoch teuer, in der Wartung aufwendig und nicht für herzkranke Kinder geeignet.

Für die Behandlung von Patienten nach operativen Eingriffen, insbesondere im kardiopulmonalen Bereich, wurden dann in den 1950er-Jahren in den USA druckgesteuerte Beatmungsgeräte entwickelt: Bird und Bennett (Abb. VI.35) boten die erste Möglichkeit, Patienten über einen längeren Zeitraum zu beatmen. Für Neugeborene und junge Säuglinge mit pulmonalen Problemen war diese Beatmungsform allerdings wenig geeignet. Eine ausreichende Befeuchtung der Beatmungsluft war zunächst nicht möglich. Wesentlich besser geeignet war der volumengesteuerte Engström-Respirator aus Schweden (Abb. VI.35), der recht zuverlässig die festgelegten Atemzugvolumina einhielt und zusätzlich die Möglichkeit bot, mit Narkosegasen genutzt zu werden. In der

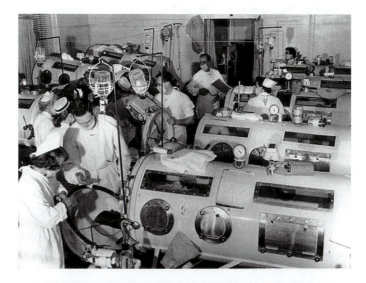

Abb. VI.34: „Eiserne Lungen" im Einsatz während einer Polioepidemie im Haynes Memorial Hospital in Boston, 1955
"Iron Lungs" during an epidemic of Polio in Haynes Memorial Hospital in Boston 1955
(Quelle: AP Archiv)

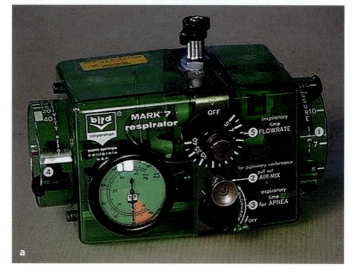

Abb. VI.35: In den 1950er- und 1960er-Jahren entwickelte Beatmungsgeräte:
a Bird-Respirator Mark 7
b Bennett-Respirator PR 2
c Engström-Ventilator Modell 150
Ventilators developed in the 1950 to 1960 years:
a Bird Respirator Mark 7
b Bennett Respirator PR 2
c Engstroem Ventilator Model 150
(Quellen: Firmen-Abbildungen)

VI Entwicklung der Diagnostik und Therapie bei angeborenen Herzfehlern

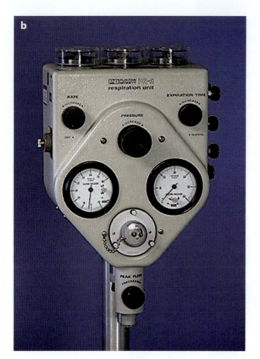
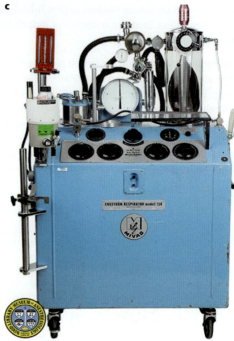

Folge wurden von zahlreichen Firmen, genannt seien nur Dräger, Siemens, Maquet, Elema, hochdifferenzierte Ventilatoren entwickelt, die individuell adaptiert an Lebensalter und pulmonaler Pathologie einsetzbar sind. Die anfangs starrfrequent arbeitenden Geräte wurden sukzessive mit weiteren Beatmungsmodalitäten wie IMV, SIMV, HFPPV, PEEP, HFO etc. ausgestattet, die heute eine der jeweiligen Situation angepasste individuelle Beatmung ermöglichen und das Barotrauma für die Lungen und eine hämodynamische Beeinträchtigung für die intrapulmonale Zirkulation reduzieren. Auch die Entwöhnung von der Beatmung wurde schon mit dem CPAP-Modus seit den 1970er-Jahren sehr vereinfacht [6].

Infusionstechnik
Technique of intravenous infusion

Obwohl das Prinzip der intravenösen Infusion seit dem 19. Jahrhundert bekannt war, wurde die Methode erst im 20. Jahrhundert in größerem Umfang eingesetzt, in der Pädiatrie erst seit den 1950er-Jahren. Zunächst standen nur einfache Stahlkanülen zur Verfügung, die schlecht zu fixieren waren und häufig dislozierten. Erst ab 1965 kamen Kunststoffkanülen vom Typ der Braunüle in Gebrauch, die jedoch wegen ihrer Größe für Säuglinge ungeeignet waren. In den folgenden Jahren entwickelten mehrere Firmen Verweilkanülen bis herunter zur Größe von 26 G, die dann auch bei jungen Säuglingen eingesetzt werden konnten. Anfangs erfolgten Infusionen nach dem „Schwerkraftprinzip" aus Lösungsflaschen über Kunststoffschläuche, wobei die Infusionsmenge über Schlauchklemmen geregelt wurde. Eine volumenmäßig genaue Zufuhr war damit nicht möglich, was vor allem bei sehr kleinen Patienten eine Gefährdung bedeutete. Die von der Firma B. Braun in den frühen 1950er-Jahren begonnene Entwicklung von Infusionspumpen, zunächst den motorgetriebenen Spritzenpumpen – Perfusoren® (Abb. VI.33) –, dann den Infusomaten® mit foto-

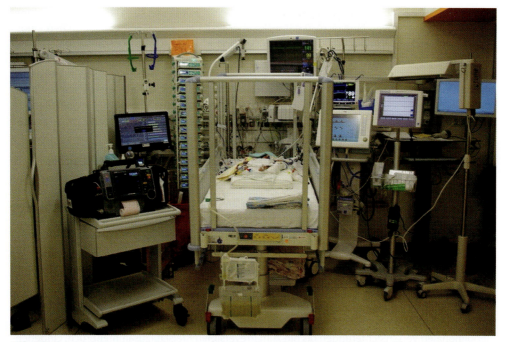

Abb. VI.36: Intensivtherapieplatz für herzoperierte Säuglinge (Medizinische Hochschule Hannover 2017)
Intensive care place for infants after cardiac surgery (Medical School Hannover 2017)
(Quelle: H. C. Kallfelz)

elektrischer Tropfenzählung, erlaubte schließlich eine genaue Volumenzufuhr pro Zeiteinheit. Die elektronische Steuerung der Geräte gestattet heute die zusätzliche Festlegung nach Zeiten und/oder Volumina (Abb. VI.36).

Schrittmacher
Pacemaker

In den frühen Jahren der Chirurgie angeborener Herzfehler kam es wegen mangelnder Kenntnis der Lage und des Verlaufs des spezifischen Reizleitungssystems nicht selten zu einem kompletten AV-Block. Es waren deshalb in den meisten herzchirurgischen Kliniken zum Ende der Operationen routinemäßig epikardiale, nach außen geleitete Schrittmacherdrähte implantiert worden, die bei Bedarf eine elektrische Stimulation durch einen externen Schrittmacher ermöglichten. So trivial das aus heutiger Sicht erscheint, so problematisch war diese Behandlung bis in die 1970er-Jahre: Externe Schrittmacheraggregate standen nur vereinzelt zur Verfügung, besaßen nur einen starren Stimulationsmodus und keine Inhibitionsfunktion. Daraus ergaben sich naturgemäß weitere Rhythmuskomplikationen. Mit Einführung des VVI-Modus Anfang der 1970er-Jahre konnte man die externe Stimulation bei entsprechender Indikation dann vorbehaltlos durchführen.

Defibrillatoren
Defibrillators

Externe Defibrillatoren gehören zur Grundausrüstung einer Intensivstation. Die Verwendung im pädiatrischen Bereich ist jedoch an bestimmte Voraussetzungen gebunden, die in der Anfangszeit nicht erfüllt werden konnten. Das Prinzip der Defibrillation wurde von dem amerikanischen Ingenieur W. B. Kouwenhoven bereits 1930 entdeckt, aber erst 1947 erstmalig beim Menschen eingesetzt. Da die Geräte bis in die 1960er-Jahre jedoch keine Abstufung der jeweiligen Stromstoßstärke erlaubten, waren sie für die Anwendung bei Kindern kaum geeignet. Mit der Tendenz, offene Herzoperationen immer häufiger im Säuglings- beziehungsweise Kleinkindesalter vorzunehmen, entwickelte die elektromedizinische Industrie zunehmend kleinere Defibrillatoreinheiten und entsprechende Elektrodengrößen mit der Möglichkeit, die Stromstoßstärke variabel der jeweiligen Situation anzupassen.

Entwicklung der Intensivbehandlung bestimmter Krankheitsbilder
Evolution of the Intensive Care of Specific Pathological Conditions

Zwei typische postoperative Problemsituationen sollen beispielhaft den weiten Weg von deren Erkennung und Analyse der Pathophysiologie zur erfolgreichen Therapie in den letzten 50 Jahren illustrieren.

Postoperative pulmonal-hypertensive Krisen
Postoperative Pulmonary Hypertensive Crises

In der Anfangszeit der korrektiven Herzchirurgie bei Säuglingen und Kleinkindern kam es immer wieder in den ersten postoperativen Tagen zu zunächst unerklärlichen, plötzlichen extremen kardiopulmonalen Verschlechterungen bis hin zum irreversiblen Kreislaufzusammenbruch. Eingehendere Analysen [7] zeigten dann eine Reihe von Risikofaktoren als Auslöser dieser Komplikation:

- Herzfehler mit großem Links-rechts-Shunt und pulmonalarterieller Druckerhöhung wie zum Beispiel große Ventrikelseptumdefekte, Truncus arteriosus oder totale Lungenvenenfehlmündung
- Hyperkapnie und respiratorische Azidose
- Unruhezustände und forcierte Bronchialtoilette

Erst kontinuierliche PA-Druckmessungen über intraoperativ gelegte oder Swan-Ganz-Katheter in den ersten postoperativen Tagen dokumentierten krisenartig auftretende Druckerhöhungen in der Lungenschlagader als Ursache. Mit der Klärung der Hintergründe war aber noch kein Therapiekonzept geboren.

Die pathophysiologische Ausgangssituation war nicht zu ändern, es mussten also die möglichen Trigger-Ereignisse vermieden und Wege zur Beeinflussung der hyperreagiblen Lungengefäße gesucht werden. Alle Faktoren, die die pulmonale Vasokonstriktion im Sinne der von Euler-Liljestrand-Reaktion auslösen oder unterhalten, mussten ausgeschaltet werden. Also alveoläre Hypoventilation mit konsekutiver Hypoxie und Hyperkapnie, eine respiratorische wie metabolische Azidose mit begleitender Beeinträchtigung der kardialen Kontraktilität mussten vermieden beziehungsweise korrigiert werden. Oft konnte dann schon eine Hyperventilation mit einem FiO_2 bis 1,0, Absenkung des pCO_2 und Induktion einer respiratorischen Alkalose die Situation verbessern. Nicht selten war diese Maßnahme nicht ausreichend, um den Zustand nachhaltig zu beeinflussen. Mit der Einführung des inhalativen oder infundierten Prostacyclins in den 1980er-Jahren war dann erstmalig eine – wenn auch aufwendige – pharmakologische Beeinflussung der Lungengefäße möglich. Der Durchbruch bei der Behandlung dieser gefürchteten Krisen stellte sich am Ende der 1980er-Jahre ein mit der Entdeckung des Stickstoffmonoxids (NO) als hochpotentem Vasodilator. Mit sorgfältiger Ausschaltung der bekannten Risikofaktoren, tiefer Sedierung, gegebenenfalls Relaxation und Verzicht auf prolongierte Bronchialtoilette sowie sachgerechter Ventilation, eventuell unter Zusatz von NO ist diese Komplikation selten geworden [8–10]. Heutzutage gilt bei stabilem Kreislauf (!) die frühzeitige Extubation als beste Prophylaxe einer pulmonal-arteriellen Hochdruckkrise.

Dennoch existieren Patienten, deren Lungenfunktion so erheblich beeinträchtigt ist, dass mit allen verfügbaren konventionellen Beatmungsmethoden kein ausreichender Gasaustausch erreicht werden kann. Hier kann dann die seit Beginn der 1990er-Jahre verfügbare extrakorporale Membranoxygenation (ECMO) als Ultima Ratio eingesetzt werden. Das Verfahren erlaubt, den Ausfall der Lunge über Tage und Wochen zu überbrücken, ist aber nach wie vor komplikationsträchtig [10, 14].

Postoperative Herzinsuffizienz
Postoperative Cardiac Low Output Syndrome

Eine Herzoperation unter Einsatz der Herz-Lungen-Maschine (HLM) bedeutet stets einen den gesamten Organismus erheblich beeinträchtigenden Eingriff. Abhängig von der Dauer der Kreislaufunterbrechung, dem Grad der Hypothermie, dem Verfahren zur Einleitung und Aufrechterhaltung des intraoperativen Herzstillstands und vor allem von der kardiopulmonalen Ausgangssituation sowie der Erfahrung des Operateurs war die postoperative Situation des Patienten fast immer durch eine Kreislaufdepression mit Folgen für alle Organsysteme gekennzeichnet. In der Frühzeit der Herzchirurgie waren diese Komplikationen mangels Kenntnis pathophysiologischer Grundlagen, fehlender diagnostischer und therapeutischer Möglichkeiten kaum zu beeinflussen.

In einem mehr als zwei Jahrzehnte (1950–1975) währenden schmerzhaften Lernprozess wurden die Multikausalität weitgehend aufgeklärt und die Grundlagen für eine immer erfolgreichere postoperative Intensivtherapie bei diesen Patienten erarbeitet. Letztlich ist die Entwicklung bis heute noch nicht abgeschlossen. Bis weit in die 1970er-Jahre standen uns zur diagnostischen Erfassung der Situation neben klinischem Befund, Röntgenbild, EKG, arteriellem und zentralvenösem Druck sowie einigen Laborbefunden keine weiteren Daten zur Verfügung. Die Behandlung beschränkte sich auf Beatmung, Infusionen, Digitalis und bei akuten Verschlechterungen Adrenalin und Kalziumglukonat.

Mit der Einführung der Echokardiografie Ende der 1970er-Jahre erweiterten sich auf der Intensivstation gerade für die Herzoperierten die diagnostischen Möglichkeiten immens [10, 14]. Neben der Beurteilung der Ventrikelkontraktilität wurden Aussagen über eventuell vorhandene Restshunts oder -stenosen, Perikard- und Pleuraergüsse möglich. Die Auswirkungen therapeutischer Maßnahmen ließen sich im Verlauf besser abschätzen. Damit ließ sich die Behandlung individuell an die jeweilige Situation anpassen und steuern, ohne sich allein auf klinische Befunde wie Zeichen der Zentralisation, rückläufige Diurese etc. beschränken zu müssen.

Mit zunehmender Kenntnis der verschiedenen Ursachen für die Entstehung eines Cardiac-Low-Output-Syndroms wie etwa erheblicher Minderung der Ventrikelkontraktilität, Hypovolämie, Herzbeuteltamponade, pulmonalvaskuläre Widerstandserhöhung und anderes konnten gezielte, der Situation angepasste Therapiestrategien entwickelt werden. Neben der Anpassung der Beatmungsparameter wurden mehr und mehr pharmakologische Interventionen eingesetzt wie zum Beispiel inotrope Stimulation mit Katecholaminen kombiniert mit gezielter Nachlastsenkung durch Nitroglyzerin oder Natriumnitroprussid und ab den 1980er-Jahren mit Dobutamin oder Amrinon [8, 10]. Das vor allem nach Eingriffen bei komplexen Fehlern mit langdauernder Kreislaufunterbrechung häufig auftretende „Capillary Leak Syndrome" und die damit oft einhergehende kardiale Kompression bei primärem Thoraxverschluss hatten bei fehlender Kenntnis der ursächlichen Zusammenhänge nicht selten zu Todesfällen geführt. Der Verzicht auf den primären Verschluss des Thorax unmittelbar nach der Operation oder die, zunächst heroisch erscheinende, Rethorakotomie bei den geringsten Hinweisen auf eine Tamponade erwiesen sich dabei oftmals als lebensrettend [8, 10].

Das bei prolongiertem Low Cardiac Output unvermeidliche Nierenversagen konnte meist nicht durch Diuretika überwunden werden. Hier hatten dann seit Mitte der 1980er-Jahre technische Entwicklungen wie die Hämofiltration oder/und die Peritonealdialyse ihren Platz in der kinderkardiologischen Intensivbehandlung [10,14].

Stand ein Lungenversagen im Vordergrund und sprach die Gesamtsituation für ein mögliches Überleben des Patienten, konnte dann die seit Beginn der 1990er-Jahre verfügbare extrakorporale Membranoxygenation (ECMO) als Ultima Ratio eingesetzt werden [10, 14]. Die damalige Terminologie unterschied zwischen veno-venöser und veno-arterieller ECMO, also der heutigen ECLS als Ausdruck von „Extracorporeal Life Support".

Mechanischer Kreislaufersatz
Mechanical Circulatory Support

Der mechanische Kreislaufersatz erhielt in den vergangenen vier Jahrzehnten ganz wesentliche Impulse von der deutschen Kinderkardiologie und Herzchirurgie. Stand Ende der 1980er-Jahre zur mechanischen Behandlung und Überbrückung des Herzversagens nur eine prolongierte Nutzung der Herz-Lungen-Maschine mittels Rollerpumpen zur Verfügung, begann Anfang der 1990er-Jahre bereits der temporäre Rechts- oder Linksherzersatz durch die erste Generation von Zentrifugalpumpen.

Im pulsatilen Bereich hatte die Firma Medos, Aachen, in den 1990er-Jahren Polyurethanventrikel mit extrakorporalem pneumatischen Antrieb entwickelt, die Produktion jedoch wieder eingestellt, da das vergleichbare Produkt von Berlin Heart, Berlin, breiteren Einsatz fand und wohl weniger Thrombenbildung aufwies.

Berlin Heart, EXCOR, ein inzwischen weltweit genutztes Ventricular-Assist-Device-System (VAD) für Kinder, ist bis heute das einzige funktionierende und zugelassene Langzeitunterstützungssystem für Säuglinge und Kleinkinder und wird weltweit eingesetzt.

Die heutige Berlin Heart GmbH wurde ursprünglich 1996 unter dem Namen Mediport Kardiotechnik GmbH durch das Deutsche Herzzentrum Berlin (DHZB) gegründet. Zuvor hatten unter der Leitung des Herzchirurgen E. S. Bücherl bereits jahrzehntelange In-vitro- und In-vivo-Versuche im Tiermodell stattgefunden. Bereits 1990 konnte unter der Leitung des chirurgischen Nachfolgers, Roland Hetzer, im DHZB das erste Kind, ein 8-jähriger Junge, mittels eines für Erwachsene gebauten Berlin-Heart-VAD bis zur Herztransplantation erfolgreich überbrückt werden (Abb. VI.37). So wurde der Bedarf nach Kinderpumpen evident, von denen die ersten 1992 auf den Markt kamen. Sechs verschiedene Pumpengrößen (10–80 ml Schlagvolumen) standen nun zur Verfügung. Allerdings starben die Kleinkinder und Säuglinge noch ganz überwiegend, bis Anfang dieses Jahrtausends mit spezialisierten End-zu-Seit-Kanülen, neuer Antikoagulationskonzepte und einem neuen intensivmedizinischen Plan weitgehende Änderungen der Behandlungen eingeführt wurden. Dazu gehörten der möglichst einzeitige Thoraxverschluss und die schnelle Extubation und Mobilisierung, der enterale Nahrungsaufbau und damit die Entfernung jeglicher zentraler Kathe-

Entwicklung der Intensivmedizin im Bereich der Kinderkardiologie

Abb. VI.37: 8-jähriger Junge mit DCM am biventrikulären Unterstützungssystem (Berlin Heart EXCOR) aus dem Jahre 1995, der nach wenigen Wochen erfolgreich transplantiert werden konnte.
8-year old boy with DCM on the biventricular assist device (Berlin Heart EXCOR) in 1995 who underwent successful heart transplantation a few weeks later.
(Quelle: B. Stiller)

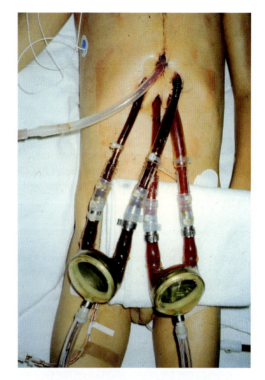

Abb. VI.38: 18 Monate altes Kind mit fulminanter Myokarditis im Jahr 1996 am pneumatisch pulsatilen biventrikulären Unterstützungssystem (Berlin Heart, rechts 25 ml und links 30 ml Schlagvolumen), das nach drei Wochen erfolgreich abtrainiert werden konnte.
18-months old boy with fulminant myocarditis on the pneumatic pulsatile ventricular assist device (Berlin Heart, stroke volume right 25 ml and left 30 ml). Weaning after three weeks was successful in 1996.
(Quelle: B. Stiller)

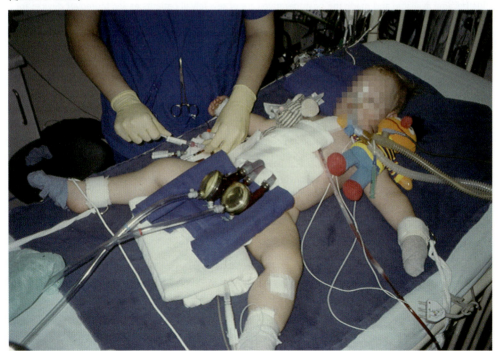

ter nach wenigen Tagen. Diese Kinder konnten erstmals mit VADs weg von der Intensivstation und auf peripheren kinderkardiologischen Stationen betreut werden. Das Erstaunen über die Myokarderholung unter gut entlastetem Myokard ist heute schwer vorstellbar. Während heute oftmals initial im kardiogenen Schock ein ECLS implantiert wird, um dann einige Tage Zeit zu weiteren Untersuchungen vor der Berlin-Heart-EXCOR-Implantation zu haben, wurden Mitte der 1990er-Jahre noch die ersten Kinder, deren Myokard sich am EXCOR erholt hatte, über eine mehrtägige ECLS-Behandlung von der Kreislaufunterstützung schrittweise entwöhnt (Abb. VI.38; [16]). Erst im November 2011 erhielt das Berlin-Heart-EXCOR seine FDA-Zulassung; zuvor waren jegliche dortige Einsätze nur als individuelle Heilversuche möglich. Trotz amerikanischer staatlicher Forschungsunterstützung in hoch zweistelliger Millionenhöhe gibt es bis heute für diese Kinder kein Alternativprodukt zum Berlin Heart EXCOR Pediatric. Mittlerweile wurde dieses in Berlin entwickelte und im DHZB maßgeblich weiter verbesserte System weltweit bei mehr als 1600 Kindern implantiert.

Summary

Paediatric cardiac intensive care has received a key position within the treatment of congenital heart disease. It developed slowly when cardiovascular surgery started to operate on more complicated lesions in infants and small children using the heart-lung-machine in the late 1950 years. As in the beginning there was only scarce knowledge about the pathophysiology of the cardiovascular system in the postoperative period and only few means to monitor the patient's situation; serious complications including deaths were not rare. The technical conditions when taking care of postoperative paediatric patients were not really developed and therefore difficult in the beginning. Thus a long learning curve resulted. The monitoring facilities improved by time and by close observation of the patient's condition the clinical experience grew considerably. When having learnt about the reactions of the cardiopulmonary system to different forms of ventilation and the effects of drugs on the cardiovascular system, the results improved. In addition a number of potent drugs like specific catecholamines or smooth muscle relaxants like prostacyclin or nitric oxide became available and made the postoperative care of severely ill patients easier. Moreover devices for hemofiltration or even extracorporal membrane oxygenation and finally complete ventricular assistance have been developed and made the prognosis for those severely ill patients far better. It has to be pointed out that the success in intensive care is to a great extent dependent on the most responsible work of well trained and devoted nurses.

Literatur
References

[1] Goerig M, Schulte am Esch J. Die Anästhesie in der 1. Hälfte des 20. Jahrhunderts in: Schulte am Esch J, Goerig M: Die Entwicklung der Anästhesie nach 1945, Schüttler J (Hrsg). 50 Jahre Deutsche Gesellschaft für Anästhesiologie und Intensivmedizin, Springer-Verlag, Berlin/Heidelberg 2003
[2] Peiper A. Chronik der Kinderheilkunde, Georg Thieme, Leipzig,1951
[3] Marx FF. Die Entwicklung der Säuglingsinkubatoren, Siering KG, Bonn1968
[4] Rautenburg HW. Geschichte der Kinderkardiologie in Deutschland, Gießen 1989
[5] Piepenbrock S, Hempelmann G. Intraoperative and postoperative monitoring of cardiovascular function in pediatric and adult cardiosurgical patients. Int Anesthesiol Clin 1976; 14: 49
[6] Hatch DJ, Talor RW, Glover WJ, CogswellWJ, Gogswell JJ,Battersby EF, Kerr A. Continuous positive-airway pressure after open heart surgery in infancy. Lancet 1973; 2: 469
[7] Hopkins RA, Bull C, Haworh, SG, Stark J. Pulmonary hypertensive crises following surgery for congenital heart defects in young children. Eur J Cardiothorac Surg 1991; 5: 628
[8] Sumner E, Stark J. Postoperative Care, in: Stark J, deLeval M, Surgery for congenital heart defects, 2nd ed. W. B. Saunders Company, Philadelphia, London, Toronto, Montreal, Sydney, Tokyo, 1994
[9] Leonard SR, Nikaidoh H, Moriss Copeland, M. Cardiothoracic Surgery, in: Essentials of pediatric intensive care, Levin DL, Moriss FC, 2nd ed. Churchill Livingstone, New York, Edinburgh, London, Madrid, Melbourne, San Francisco, Tokyo, St. Louis,1997
[10] Hausdorf G. Intensivtherapie angeborener Herzfehler, Steinkopff, Darmstadt 2000

[11] Weiterbildungs- und Prüfungsordnung zur Fachkrankenschwester und Fachkrankenpfleger in der internistischen operativen Intensivpflege und Anästhesie sowie in der Pädiatrischen Intensivpflege und Anästhesie RdErl. des niedersächs. Min.Soz. vom 17.03.1977, Nds. MBl. S. 324
[12] Lawin P, Opderbecke HW, Schuster H-P. Die geschichtliche Entwicklung der Intensivmedizin in Deutschland, Gründung und Entwicklung der Deutschen Interdisziplinären Vereinigung für Intensiv- und Notfallmedizin (DIVI). Anaesthesist 1999; 48: 560–566
[13] Weiterbildungs- und Prüfungsordnung zur Fachkrankenschwester und Fachkrankenpfleger in der internistischen operativen Intensivpflege und Anästhesie sowie in der Pädiatrischen Intensivpflege und Anästhesie RdErl. des niedersächs. Min.Soz. vom 30.07.1993, Nds. MBl. S. 722
[14] Chang AC, Hanley FL, Wernowsky G, Wessel DL (eds.). Pediatric cardiac Intensive Care, Williams & Wilkins, Baltimore, Philadelphia, London, Paris, Bangkok, Hong Kong, Munich, Sydney, Tokyo, Wroclaw 1998
[15] Von Loewenich V, Koch H. Pädiatrische Intensivbehandlung. Stuttgart: Georg Thieme Verlag 1974
[16] Stiller B, Dähnert I, Weng YG, Hennig E, Hetzer R, Lange PE. Children may survive severe myocarditis with prolonged use of biventricular assist devices. Heart 1999; 82: 237–240
[17] Stiller B, Weng Y, Hübler M, Lemmer J, Nagdyman N, Redlin M, Lange PE, Hetzer R. Pneumatic pulsatile ventricular assist devices in children under 1 year of age. Eur J Cardiothorac Surg 2005; 28: 234–239
[18] Richtlinie zur Kinderherzchirurgie, Gemeinsamer Bundesausschuss, Bundesanzeiger 89a/2010, Köln

Belastungsuntersuchungen und Sport
Exercise Testing and Sports

Karl-Otto Dubowy und Alfred Hager

Wie alles anfing
Historical Review

Die heutige Leistungsdiagnostik geht auf das Jahr 1789 zurück, als Lavoisier und Seguin erstmals Messungen zum Sauerstoffgehalt der Atemluft durchführten. Mit der Entwicklung der ersten Drehkurbeln (1883) und Fahrradergometer mit elektromagnetischer Bremse (1912) gelang es Hugo Wilhelm Knipping 1929, einen wichtigen Meilenstein zur Objektivierung der Leistungsfähigkeit durch Ergometerarbeit zu schaffen. Die Untersuchung des Gasstoffwechsels in Ruhe war bereits seit 1924 möglich. Im gleichen Jahr (1924) prägte Archibald Vivian Hill den Begriff der maximalen Sauerstoffaufnahme, der bis heute als Beurteilungsgrundlage der kardiopulmonalen Leistungsfähigkeit Bestand hat. In den 1920er- und 1930er-Jahren folgten Begriffe wie Atemreserve (1929), Atemgrenzwert (1933) und der Begriff des Atemäquivalents (1932; zitiert nach [1]; Abb. VI.39). Karlman Wasserman und Malcolm McIlroy prägten 1964 den Begriff der anaeroben Schwelle [2]. Seit den 1950er-Jahren waren zuverlässige Untersuchungen mit Erhebung von Referenzwerten der Atmung und des Stoffwechsels möglich. In den 1960er-Jahren erfolgte die Entwicklung offener Systeme, und in den 1970er-Jahren fanden voll computerisierte und elektronische Fahrradergometer und Laufbandergometer Anwendung (Abb. VI.40). Die Spiroergometrie wurde zu einer idealen Untersuchung für eine objektive Beurteilung der kardiopulmonalen Leistungsfähigkeit eines Menschen.

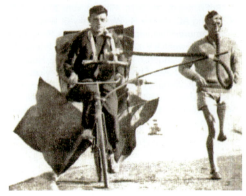

Abb. VI.39: Laufspiroergometrie: erste Schritte der Atemluftsammlung mittels Douglas-Sack (1928)
First steps of a cardiopulmonary exercise test using a Douglas bag system (1928)
(Quelle: Dargatz-Eigenverlag 1928, nach Hollmann & Strüder, 2006, S. 21)

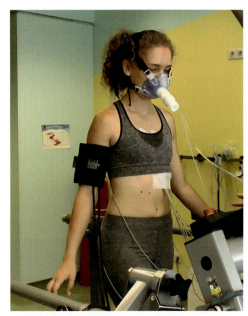

Abb. VI.40: Laufbandspiroergometrie heute
Spiroergometry on a treadmill today
(Quelle: K.-O. Dubowy)

Bedeutung der Spiroergometrie für Patienten mit angeborenen Herzfehlern
Relevance of the Cardiopulmonary Exercise Testing in Patients with Congenital Heart Disease

Während die Arbeitsgruppen in Deutschland vor allem in Köln um Hollmann an der sportmedizinischen Leistungsdiagnostik interessiert waren, arbeitete die US-Gruppe in Los Angelos um Karl Wasserman in erster Linie an der Entwicklung eines Frühindikators zur koronaren Herzkrankheit. Im Bereich der angeborenen Herzerkrankungen wurde die Spiroergometrie erst in den 1980ern von Rolf Mocellin (Freiburg) [3] und David J. Driscoll (Rochester/MN) [4] für erste sportphysiologische Untersuchungen durchgeführt. Um die Jahrtausendwende begann die systematische Beurteilung der inzwischen Jugendlichen und Erwachsenen mit angeborenen Herzfehlern mittels Spiroergometrie, deren Anzahl rasch zunahm. Die Studien zunächst aus Toronto (Patricia Longmuir, Bryan McCrindle, Per Morten Fredriksen [5]) und im Weiteren aus Leuven (Tony Reybrouck [6]) und London (Gerhard Diller [7]) zeigten, dass die kardiopulmonale Leistungsfähigkeit auch bei angeborenen Herzfehlern einen hohen prädiktiven Wert hat. Schließlich gründeten sich Konsortien aus Zentren, die viele Spiroergometrien bei Patienten mit angeborenen Herzfehlern durchführen, sowohl in Europa die European Congenital Heart and Lung Exercise Group (ECHLEG [8, 9]) und anschließend in Amerika die Pediatric Heart Network Investigators [10], damit Daten gepoolt und herzfehlerspezifisch ausgewertet werden können. Heute ist für praktisch jeden Herzfehler der prognostische Wert der spiroergometrischen Messwerte gesichert und klar definiert.

Die Bildgebung mit Herzkatheter, Echokardiografie und Kernspintomografie war notwendig, um die Herzfehler korrekt zu klassifizieren und eine morphologisch rationale Therapie einzuleiten. Diese Verfahren haben auch weiterhin ihre Bedeutung, um im weiteren Verlauf spezifische valvuläre oder myokardiale Schäden erkennen zu können. Für die Gesamtbeurteilung der Belastbarkeit und der Prognose des einzelnen Patienten hat sich jedoch die Spiroergometrie als zuverlässige Methode etabliert.

Arbeitsgemeinschaft Belastungsuntersuchungen im Kindesalter der DGPK
Working Group for Exercise Testing within the German Society of Paediatric Cardiology

Es ist der Initiative von Klaus Winter zu verdanken, dass sich auf der Jahrestagung der DGPK in Wuppertal 1999 eine Arbeitsgruppe bildete, deren Ziel der Austausch von Informationen zu Belastungsuntersuchungen im Kindesalter war. Unter seiner und später unter der Leitung von Wolfgang Lawrenz wurden Studienergebnisse zur Belastbarkeit von Kindern mit angeborenen Herzfehlern ausgetauscht und Positionspapiere zur einheitlichen Durchführung von Belastungsuntersuchungen erstellt:

- Kipptisch (Laser, Boysen, 2005; überarbeitet von Hessling, Lewin, 2011)
- 6-Minuten-Gehtest (Hager, Baden, 2006; in Überarbeitung 2017)
- (Spiro-)Ergometrie (Dubowy, 2006; in Überarbeitung 2017)

Die Arbeitsgruppe trifft sich jährlich auf Einladung der Sprecher im Rahmen der Jahrestagung der DGPK.

Kooperation mit dem Kompetenznetz Angeborene Herzfehler
Cooperation with the Competence Network Congenital Heart Defects

2004 wurde im Rahmen des Kompetenznetzes Angeborene Herzfehler das Querschnittsprojekt „Objektive Belastbarkeit" initiiert.

Ausgehend von der Überlegung, dass die Senkung der Mortalitätsrate bei korrigierenden Operationen selbstverständlich wurde und die letzten Prozentpunkte nicht mehr das alleinige Ziel der Hauptanstrengungen sein sollte, wurde immer deutlicher, dass die Verbesserung von Lebensqualität und langfristige Lebenserwartung der betroffenen Patienten das Ziel sein muss. Die körperliche Belastbarkeit ist ein wichtiger Faktor zur Einschätzung der Lebensqualität. Die Diskrepanz zwischen subjektiv empfundener und objektiver Belastbarkeit ist bei Patienten mit angeborenen Herzfehlern häufig sehr groß, jedoch wenig systematisch untersucht. Eine objektive Einschätzung ist jedoch für die Beurteilung von sportlichen Betätigungen in der Schule, für die Berufswahl sowie für Arbeit und Freizeit von großer Bedeutung. Zudem war die Beurteilung des Erfolgs von therapeutischen Interventionen auf die körperliche Leistungsfähigkeit, insbesondere in Relation zum Funktionszustand des Herzens bisher unzureichend.

Belastungsuntersuchungen ermöglichen die Beurteilung der Leistungsfähigkeit gesunder Menschen und die objektive Einschätzung der Belastbarkeit des Kranken. Da sowohl herzfehlerspezifische als auch Vergleichswerte gesunder Probanden fehlten, wurden zunächst Normwerte (Perzentilenkurven) für gesunde Probanden aller Altersgruppen geschaffen [11]. Basierend auf diesen Referenzwerten konnten weitere Studien abgeschlossen werden, die sich insbesondere mit dem Zusammenhang zwischen der Funktion des rechten Ventrikels und der objektiven Belastbarkeit beschäftigten [12–16].

Aktuelle Situation von Spiroergometrie und Belastungsuntersuchungen in Deutschland
Present Situation of Exercise Testing in Germany

Immer noch sind Ärzte, die sich mit angeborenen Herzfehlern beschäftigen, ausgerichtet auf die Morphologie. Die komplexe Vielfalt der Herzfehler ist faszinierend und die interventionellen und chirurgischen Behandlungsmöglichkeiten konzentrieren sich auf die „Korrektur" dieser Herzfehler. Auch wenn die Erkenntnis um sich greift, dass kaum ein Herzfehler korrigiert – im Sinne von „vollständig geheilt" – werden kann, sondern praktisch immer zu Restzuständen mit einer zumindest drohenden Herzinsuffizienz führt, ist das Augenmerk im weiteren Verlauf über die Herz- und Gefäßmorphologie hinaus mehr auf die Herz-Kreislauf-Funktion zu lenken.

Die aktuell geringe Bedeutung der Belastungsuntersuchungen in Deutschland steht im Kontrast zur sozialmedizinischen Anforderung und zu den Bedürfnissen der Patienten.

Aus ärztlicher Sicht standen früher die Diagnostik und Diagnose der angeborenen oder erworbenen Herzerkrankung im Vordergrund. Im Lauf der Jahre erfolgte ein Paradigmenwechsel in der sozial-/arbeitsmedizinischen Begutachtung und im Hinblick auf Rentenfragen derart, dass die kardiale Diagnose als wegweisend in die Begutachtung einfloss, letzten Endes aber die Beurteilung der tatsächlichen funktionellen Einschränkung des Patienten im Alltag in erheblichem Ausmaß neben der Prognoseabschätzung die individuelle Einstufung beeinflusst (VersMedV, Leitlinien Deutsche Rentenversicherung, arbeitsmedizinische Richtlinien).

Belastungsuntersuchungen und Sport

Für die Beurteilung der kardiopulmonalen Leistungsfähigkeit im Alltag ist eine standardisiert durchgeführte Belastungsuntersuchung zur Beschreibung des funktionellen Status eines Patienten für den Schulbesuch, den Schulsport, die Berufswahl etc. unumgänglich.

Bei einer geschätzten Anzahl von etwa 250 000–300 000 Kindern und Erwachsenen mit angeborenen oder erworbenen Herzerkrankungen in Deutschland werden nur etwa 5000 Belastungsuntersuchungen in den Fachabteilungen für Pädiatrische Kardiologie und eine geringere Anzahl in Praxen durchgeführt. Der weit überwiegende Teil der Patienten wird insbesondere vor der Berufsfindung von Ärzten oder Institutionen untersucht, denen die Komplexität des angeborenen operierten oder palliativ versorgten Herzfehlers nicht ausreichend bekannt ist.

Unverändert gilt: Wenigstens ein Jahr vor dem angestrebten Berufs-/Studieneinstieg sollte eine Beurteilung der herzfehlerbedingten Einschränkung für bestimmte Berufe möglichst detailliert ärztlicherseits erfolgen und durch Belastungsuntersuchungen, insbesondere die Ergospirometrie, durch Kinderkardiologen objektiviert werden.

Bislang ist eine kostendeckende Vergütung für eine Spiroergometrie von 30–45 Minuten Dauer allerdings nicht gegeben, was die geringe Inanspruchnahme der Untersuchung eventuell erklären könnte.

Dieser Sachverhalt steht im krassen Widerspruch zu den im „Sozialgesetzbuch" (insbesondere III und IX) hinterlegten Rechten von kardiologischen Patienten, die trotz oder bei fortbestehender Herzerkrankung einen weiter bestehenden gesundheitlichen Nachteil haben und auf qualifizierte ärztliche Beratung zur Inklusion in Schule, Ausbildung, Studium und Beruf vertrauen. Ferner mehren sich die randomisierten Studien, die zeigen, dass mit Trainingsprogrammen die Leistungsfähigkeit gesteigert werden kann. Dies macht die Sportberatung zu einem zentralen Punkt in der Langzeitbetreuung der Patienten mit angeborenen Herzfehlern. Solch eine qualifizierte ärztliche Beratung kann nur auf der Grundlage einer soliden Belastungsuntersuchung in Form einer Spiroergometrie durchgeführt werden.

Summary

Since 1789 physicians were interested in evaluating metabolism and physical fitness of their patients. Based on the evidence of Knipping and Hill, Wasserman was able to define physical performance by using a cardiopulmonary exercise test as a tool to describe aerobic and anaerobic capacity. Since the 1970s it is possible to differentiate between ventilatory, cardiac and metabolic work. However it is difficult to compare physical performance throughout the life of a healthy or ill individual. Nevertheless cardiopulmonary exercise testing is the best way to determine functional capacity of chronically ill patients especially with congenital heart disease. The "Working group for exercise testing within the German Society of Paediatric Cardiology (DGPK)" was founded in Wuppertal in 1999. The group meets once per year. The working group has aimed to standardise tilt table test, 6-minutes walking test and ergospirometry.
Thus it has been possible to create appropriate reference values for almost all age groups. Based on these centiles studies concerning especially right ventricular function were performed.
Whereas health policy is still calling for more exercise testing to define functional capacity in order to help patients to get a job and socio-professional reintegration or to take part in (school) sports many physicians hesitate to perform exercise testing because it is time-consuming and low-paid.
Nevertheless the "Working group for exercise testing within the DGPK" will continue encouraging and teaching physicians and health personnel to perform more exercise testing in an appropriate way.

VI Entwicklung der Diagnostik und Therapie bei angeborenen Herzfehlern

Literatur
References

[1] Hollmann W. 42 years ago – development of the concepts of ventilatory and lactate threshold. Sports Med 2001; 31: 315–320
[2] Wasserman K, McIlroy MB. Detecting the Threshold of Anaerobic Metabolism in Cardiac Patients during Exercise. Am J Cardiol 1964; 14: 844–852
[3] Mocellin R. Exercise testing in children with congenital heart disease. Pediatrician 1986; 13: 18–25
[4] Driscoll DJ, Danielson GK, Puga FJ, et al. Exercise tolerance and cardiorespiratory response to exercise after the Fontan operation for tricuspid atresia or functional single ventricle. J Am Coll Cardiol 1986; 7: 1087–1094
[5] Fredriksen PM, Ingjer F, Nystad W, et al. Comparison of VO2(peak) between patients with congenital heart disease and healthy subjects, all aged 8–17 years. Eur J Appl Physiol Occup Physiol 1999; 80: 409–416
[6] Reybrouck T, Bisschop A, Dumoulin M, et al. Cardiorespiratory exercise capacity after surgical closure of atrial septal defect is influenced by the age at surgery. Am Heart J 1991; 122: 1073–1078
[7] Diller GP, Dimopoulos K, Okonko D, et al. Exercise intolerance in adult congenital heart disease: comparative severity, correlates, and prognostic implication. Circulation 2005; 112: 828–835
[8] Diller GP, Giardini A, Dimopoulos K, et al. Predictors of morbidity and mortality in contemporary Fontan patients: results from a multicenter study including cardiopulmonary exercise testing in 321 patients. Eur Heart J 2010; 31: 3073–3083
[9] Giardini A, Hager A, Lammers AE, et al. Ventilatory efficiency and aerobic capacity predict event-free survival in adults with atrial repair for complete transposition of the great arteries. J Am Coll Cardiol 2009; 53: 1548–1555
[10] Anderson PA, Sleeper LA, Mahony L, et al. Contemporary outcomes after the Fontan procedure. A Pediatric Heart Network multicenter study. J Am Coll Cardiol 2008; 52: 85–98
[11] Dubowy KO, Baden W, Bernitzki S, et al. A practical and transferable new protocol for treadmill testing of children and adults. Cardiol Young 2008; 18: 615–623.
[12] Abd El Rahman MY, Rentzsch A, Scherber P, et al. Effect of bosentan therapy on ventricular and atrial function in adults with Eisenmenger syndrome. A prospective, multicenter study using conventional and Speckle tracking echocardiography. Clin Res Cardiol 2014; 103: 701–710
[13] Sarikouch S, Boethig D, Peters B, et al. Poorer right ventricular systolic function and exercise capacity in women after repair of tetralogy of fallot: a sex comparison of standard deviation scores based on sex-specific reference values in healthy control subjects. Circ Cardiovasc Imaging 2013; 6: 924–933
[14] Mueller GC, Sarikouch S, Beerbaum P, et al. Health-related quality of life compared with cardiopulmonary exercise testing at the midterm follow-up visit after tetralogy of Fallot repair: a study of the German competence network for congenital heart defects. Pediatr Cardiol 2013; 34: 1081–1087
[15] Sarikouch S, Koerperich H, Dubowy KO, et al. Impact of gender and age on cardiovascular function late after repair of tetralogy of Fallot: percentiles based on cardiac magnetic resonance. Circ Cardiovasc Imaging 2011; 4: 703–711
[16] Lemmer J, Heise G, Rentzsch A, et al. Right ventricular function in grown-up patients after correction of congenital right heart disease. Clin Res Cardiol 2011; 100: 289–296

249

Meilensteine der Entwicklung

Robert E. Gross (1905–1988)

von Herbert E. Ulmer

Von vielen wird der Beginn der Chirurgie angeborener Herzfehler auf das Jahr 1938 festgelegt, in dem es dem eigentlichen Kinderchirurgen Robert E. Gross erstmals gelang, bei einem siebenjährigen Mädchen einen persistierenden Ductus arteriosus erfolgreich chirurgisch zu verschließen.

Robert Edward Gross (Abb. 1) erblickte am 2. Juli 1905 in Baltimore, Maryland, als Sohn eines aus Deutschland eingewanderten Klavierbaumeisters das Licht der Welt. Da sich bald herausstellte, dass der Junge wegen einer angeborenen Katarakt auf einem Auge blind war, konnte er, trotz großer manueller Geschicklichkeit, dem Berufswunsch eines Uhrmachers nicht weiter nachgehen und wandte sich einer akademisch-handwerklichen Laufbahn zu.

Der Besuch des Colleges brachte ihm 1927 nicht nur den B. A. ein, sondern auch seine Ehefrau Marie Lou Orr, die Tochter eines Chirurgen. 1931 beendete er sein Medizinstudium an der Harvard Medical School in Boston, deren medizinischer Fakultät er von nun an über 40 Jahre bis zum Ende seiner Karriere 1972 angehören sollte. Da seine Bewerbung um eine chirurgische Assistentenstelle nicht angenommen wurde, wandte er sich zunächst für zwei Jahre der Pathologie zu. Damals verstarben nicht wenige Patienten an den Folgen einer Endokarditis, verursacht durch einen persistierenden Ductus. Das Schicksal dieser Menschen ließ Robert Gross von nun an nicht mehr ruhen. Zusammen mit dem späteren Pädiater John Hubbard suchte er experimentell nach einer bis dahin noch nicht entwickelten chirurgischen Technik, einen persistierenden Ductus arteriosus zu verschließen.

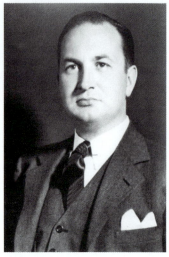

Abb. 1: Robert E. Gross
(Quelle: Miami Children's Health Foundation)

Sein klinischer Weg führte Robert Gross 1934 schließlich zu William Edwards Ladd, dem Pionier einer neuen Subspezialität der Chirurgie, zur Kinderchirurgie am Boston Children's Hospital. Dort machte er, einem lokalen Leitspruch folgend, – *„Ein akademischer Chirurg muss jedes Jahr ein neues Kaninchen aus dem Hut zaubern."* – auch rasch Karriere und war 1941 bereits Senior Resident und Mitherausgeber eines großen Lehrbuchs seines Chefs über die Chirurgie verschiedener angeborener Malformationen bei Kindern. Dennoch hatte er sein eigenes kardiochirurgisches Interesse zumindest experimentell unverändert beibehalten, ohne jedoch hierbei von seinem Chef Unterstützung zu erfahren. William Ladd wusste allerdings vom visionären Vorhaben seines Schülers und gab ihm im August 1938 vor seinem Sommerurlaub daher die Anweisung: *„Whatever you do, don't operate on that little girl with the ductus."* Kaum war Ladd jedoch sicher auf seinem Schiff nach Europa, holte sich Gross von dessen aufgeschlossenerem Stellvertreter Dr. Thomas Lanman die Genehmigung für diese Operation. Sicherheitshalber hatte er bereits eine Woche zuvor zwei Mädchen mit den Zeichen eines PDA in die Kinderklinik

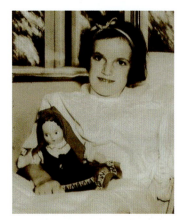

Abb. 2: Die 7-jährige Lorraine Sweeney. Bei ihr verschloss Robert Gross am 26.8.1938 erstmals erfolgreich chirurgisch einen persistierenden Ductus arteriosus.
Seven year old Lorraine Sweeney. On 26.8.1938 Robert Gross performed a completely new surgical technique and successfully closed a patent ductus arteriosus.
(Quelle: TEF VATER International Support Network)

aufnehmen lassen, um bei möglichen Problemen im ersten Fall gleich einen weiteren Versuch starten zu können.

Am Vormittag des 26. August 1938 wurde die 7-jährige Lorraine Sweeney (spätere Nichol; Abb. 2) zu einer medizinhistorischen Person als der erste Mensch, bei dem ein chirurgischer Eingriff wegen eines angeborenen Herzfehlers erfolgreich durchgeführt wurde.

Lorraine war das jüngste von acht Kindern einer irischen Einwandererfamilie aus Boston, bei der seit ihrer frühesten Kindheit ein Herzgeräusch und eine zunehmende Herzschwäche als Zeichen eines angeborenen Herzfehlers gedeutet worden waren. Tragischer Weise hatte sie wenige Monate vor der jetzt anstehenden Operation ihren Vater durch einen Autounfall verloren. Dennoch lag sie an diesem Morgen auf dem Operationstisch in der Harvard Medical School und erhielt von der Anästhesieschwester Betty Lank eine Maskennarkose unter Spontanatmung. Am Tisch war auch Marie Dressler, die OP-Schwester, mit der der gerade 33 Jahre alte Robert Gross von nun an exklusiv über 35 Jahre zusammenarbeiten sollte. Die Operation dauerte etwas mehr als eine Stunde. Lorraines Ductus erwies sich als zu kurz für die geplante Technik einer Durchtrennung, sodass er mit einem dicken Seidenfaden mehrfach unterbunden wurde. Das Mädchen erholte sich rasch, war am nächsten Tag schon außerhalb des Betts und zehn Tage später aus der chirurgischen Klinik entlassen.

Kurz nach seiner Rückkehr aus dem Urlaub traf Dr. Ladd abends im lokalen Cricketclub auf Robert Gross und erhielt auf seine Frage: *„Well, is anything new?"* die Antwort: *„Not much, nothing new."* – Noch in derselben Woche wurde Robert Gross gefeuert. Er zog sich auf seine Farm in Vermont zurück und baute dort eigenhändig einen neuen Stall für seine Pferde. Sechs Monate später wurde er nach starkem öffentlichem Druck wieder in seiner alten Position eingestellt. Es wird berichtet, dass dieser Vorfall ein ganzes Leben zwischen den beiden Männern gestanden habe, die aber dennoch über mehrere Dekaden als Kollegen und Wissenschaftler in derselben Klinik weiter erfolgreich zusammenarbeiteten.

Von Gross wurden im Weiteren noch mehrere neue herzchirurgische Verfahren eingeführt, so unter anderem ein Operationsverfahren für die Aortenisthmusstenose oder die Herstellung und der Einsatz arterieller Homografts. Andererseits erfuhr Gross wohl auch, was Ladd empfunden haben musste, als im Jahr 1942 Helen Taussig aus Baltimore zu ihm kam und ihm ihre Vorstellung einer aortopulmonalen Anastomose zur Behandlung der Fallot-Tetralogie vortrug. Seine Antwort: *„Madam, you know, I spent years of my life trying to divide the ductus, and now you want me to make one!"* Helen Taussig fuhr wieder nach Hause und übergab das Problem an ihren Chirurgen Alfred Blalock – der Rest ist Geschichte (s. S. 27).

1947 wurde Robert Gross, gegen den Willen von William Ladd, zu dessen Nachfolger als „Ladd-Professor of Children Surgery" und zum „Surgeon-of-Chief" des Children Hospital's in Boston berufen. Neben den zahlreichen Ämtern und zahllosen Ehrungen, die er erhielt, erschien 1953 unter dem Titel „The Surgery of Infancy and Childhood" ein mehr als 1000 Seiten starkes, von ihm allein verfasstes Lehrbuch der Kinderchirurgie, das weltweit als die sogenannte „Green Bible" der Kinderchirurgen bezeichnet wurde.

Unabhängig davon hat Robert Gross bis zu seinem Ausscheiden aus dem Dienst im März 1972 nach seinen eigenen Aufzeichnungen nachweislich insgesamt 1.610 Ductusoperationen durchgeführt. Vor seinem endgültigen Rückzug auf seine Farm ließ er sich dann doch noch seine lebenslang bestandene Katarakt operieren. Auch der enge Kontakt zu Lorraine Sweeney war nie abgebrochen. Auf der Trauerfeier anlässlich seines Todes am 11. Oktober 1988 – Gross verstarb im Alter von 83 Jahren – verabschiedete sie sich von ihm öffentlich mit einem irischen Gebet. Sie selbst starb 2014 im Alter von 88 Jahren als mehrfache Großmutter und Oberhaupt einer großen Familie, mehr als 75 Jahre nach ihrer historischen Operation.

Geschichte der Kinderherzchirurgie
History of Congenital Cardiac Surgery

Hans Meisner und Siegfried Hagl

Das Ansinnen, eine Historie der Kinderherzchirurgie in Deutschland zu schreiben, muss mit den Ursprüngen dieses Fachgebietes beginnen. Gleichwohl lässt sich hier eine weltumspannende Entwicklung nicht verschweigen.

„Die Geschichte der Deutschen Herzchirurgie" wurde bereits von verschiedenen Autoren festgehalten und beschrieben: Georg Rodewald, Rudolf Zenker, Wolfgang Bircks 1983 [1], dann von Hans G. Borst, Werner Klinner, Hellmut Oelert 1991 [2], gefolgt von Wolfgang Bircks 2002 [3] und zuletzt von Knut H. Leitz 2010 [4]. Da diese mit Operationen angeborener Herzfehler begann, sind Wiederholungen und Überschneidungen in der hier vorgelegten „Geschichte der Kinderherzchirurgie" nicht ganz vermeidbar. Wir möchten dabei festhalten, dass es sich um eine retrospektive Betrachtung handelt, die wir zum Teil selbst miterleben durften, mit Pionieren, die wir persönlich kannten und von denen wir lernen konnten. In dem vorgegebenen Rahmen einer Festschrift können nur die für den Entwicklungsprozess wichtigsten Schritte aufgeführt werden. Die Autoren erheben keinen Anspruch auf Vollständigkeit.

Die frühe Zeit
The Early Time

In seiner umfassenden historischen Monografie „Wege und Umwege zum Herzen" (1993) stellt Karl Ludwig Schober [5] zwei Forscher in den Vordergrund, die sich ganz besonders auf alle chirurgischen Bemühungen im Brustraum fokussiert hatten: Ernst Jeger (1884–1915) und M. Theodore Tuffier (1857–1929). Ernst Jeger entwickelte die ersten erfolgreichen Gefäßnähte, so auch eine Anastomose von der Aorta zur A. pulmonalis – man sprach von einem „künstlichen Botallo'schen Gang". TheodoreTuffier, zwar vorwiegend Lungenchirurg, gelang 1914 die transventrikuläre digitale Dilatation einer stenosierten Aortenklappe, die erste erfolgreiche Operation im Inneren eines menschlichen Herzens. Intensive Experimente am Tier bildeten die Grundlage für ihre Erkenntnisse. Auch die weitere Entwicklung der Chirurgie im Thorax, an den Gefäßen und schließlich am Herzen war ohne Tierexperimente nicht denkbar.

Die pathologisch-anatomische Seite der kongenitalen Vitien des Herzens war bis zum Ende des 19. Jahrhunderts fast komplett beschrieben. Der kanadischen Pathologin Maude Abbott (1869–1940) war es vorbehalten, ab 1908 die Brücke zur klinischen Situation zu schlagen. Vertieft wurden ihre klinischen Kenntnisse durch Kontakt zu Helen B. Taussig (1898–1986), die als Kinderärztin an der Johns Hopkins Universität zunächst vor der noch unlösbaren Aufgabe der Behandlung von Kindern mit angeborenen Herzfehlern stand. Sie bezeichnete diese ihre Kranken als ihre *cross word puzzles;* schließlich bestand für deren Behandlung lediglich *general advice on prognosis* zur Verfügung. Taussigs Beobachtung, dass Kinder mit Fallot-Tetralogie deutlich stabiler waren, solange der Ductus arteriosus offen blieb, brachte sie auf die Idee, Robert Gross, einen der führenden Chirurgen seiner Zeit zu bitten, bei diesen Kindern eine Art „künstlichen Ductus" anzulegen. Robert E. Gross, so wird berichtet, soll geantwortet haben: *„Madam, I close ductuses, I do not make new ductuses!"* Dadurch wurde die Umsetzung dieser genialen Idee um Jahre verzögert, bis Alfred Blalock 1941 als Chefchirurg an das Johns Hopkins Hospital berufen wurde.

Meilensteine in der Entwicklung der Chirurgie angeborener Herz- und Gefäßmalformationen
Milestones in Surgery of Congenital Heart and Vascular Malformations

Erste geschlossene Eingriffe an herznahen Gefäßen und Herzklappen 1938–1950
First Closed Procedures in Cardiovascular Surgery 1938–1950

Basierend auf den Ergebnissen ausgeklügelter tierexperimenteller Untersuchungen, aber oft auch durch Zufallsbeobachtungen aufmerksam geworden, begann man mit Eingriffen beim Menschen zunächst an den herznahen Gefäßen. Robert Gross in Boston wird am 26. August 1938 der erste operative Verschluss eines Ductus arteriosus (PDA) bei einem 7-jährigen Mädchen zugeschrieben, obwohl E. K. Frey zur selben Zeit in Düsseldorf bei einem 14-jährigen Jungen bereits einen offenen PDA verschlossen hatte. Gleichwohl versäumte der Operateur die Publikation seiner erfolgreichen Operation, erst in der zweiten Auflage seiner Monografie (zusammen mit Kuetgens, 1956) wird diese Operation erwähnt. Im Oktober 1944 resezierte Clarence Crafoord in Stockholm als Erster eine Aortenisthmusstenose.

Im Winter 1944/45 gelang Alfred Blalock in Baltimore, zusammen mit seinem geschickten technischen Assistenten Vivien Thomas, ein zukunftsweisender Erfolg in der Behandlung zyanotischer Herzfehler: Nach ausgedehnten Tierversuchen setzte er die grandiose Idee Helen Taussigs in die Tat um: Bei drei blausüchtigen Kindern (O_2-Sättigung 36%), 15 Monate, 6 und 11 Jahre alt, anastomosierte er die heruntergeschlagene linke A. subclavia mit der A. pulmonalis. Das Ergebnis dieser operativen Eingriffe, eine signifikante Reduktion der Zyanose und eine eklatante Verbesserung der Klinik, war beeindruckend.

Am Kinderkrankenhaus in Chicago erzielten Willis J. Potts, S. Smith und S. Gibson 1946 ähnliche Resultate durch eine Seit-zu-Seit-Anastomose zwischen Aorta und A. pulmonalis.

Thomas H. Sellors und Russell C. Brock, beide arbeiteten in London, richteten ihr Augenmerk direkt auf den Ort der Fehlbildung, hier die Stenose der Pulmonalklappe: Der Erstere eröffnete die verengte Klappe im Dezember 1947, der Zweite, Russell C. Brock sprengte im Februar 1948 bei drei Mädchen (11, 18, 23 Jahre alt) eine stenosierte Pulmonalklappe auf transventrikulärem Weg mit Erfolg. Das speziell dafür entwickelte Instrument fand seinen Weg in das chirurgische Armamentarium als *„Brock'scher Dilatator"*.

Situation der medizinischen Versorgung in Deutschland – Frühe Nachkriegsperiode
Situation of Medicine in Germany early after the Second World War

Diese fundamentalen und richtungsweisenden Entwicklungen einzelner Pioniere verbreiteten sich in Nordamerika, England und Skandinavien sehr schnell. In Deutschland beherrschten nach einem verlorenen Krieg große Not und allgemeiner Mangel an Dingen des täglichen Lebens unser Dasein.

Direkt nach Kriegsende vergingen etwa zwei Jahre, bis Krankenhäuser ihre Räumlichkeiten und ihr Personal einigermaßen wieder aufgebaut hatten. Die Funktion allerdings war weiterhin erheblich behindert durch Mangel an ausgebildeten Fachkräften, geeignetem Material und Nahrungsmitteln. Rudolf Nissen sprach von einem „trüben Erwachen" der Chirurgie in Deutschland. Durch Verluste im Krieg und in der Gefangenschaft sowie infolge der Entnazifizierung konnten nur einige wenige leitende Stellen an den deutschen Universitäten besetzt werden: 1946 Hans Hellner als Leiter der Chirurgischen Universitätsklinik in Göttingen, Ernst Derra an der medizinischen Akade-

VI Entwicklung der Diagnostik und Therapie bei angeborenen Herzfehlern

mie in Düsseldorf. Es folgten dann Albert Lezius an der Universität Hamburg 1950, ein Jahr später Fritz Linder an der Freien Universität Berlin, Karl Vossschulte in Gießen und Rudolf Zenker in Marburg.

Die deutsche Medizin und ganz besonders die noch junge Herzchirurgie waren in dieser frühen Phase auf das „Know-how" aus dem Ausland angewiesen. Hier in Europa halfen die skandinavischen Länder und England, dann als Erste die USA, später unterstützten uns auch Frankreich und die Niederlande. Zahlreiche Mitarbeiter verschiedenster Universitäten arbeiteten, meist über Stipendien an Kliniken in USA (Hans G. Borst, Werner Klinner, Josef Koncz, Fritz Sebening, Martin Zindler), andere am Karolinska Institut in Stockholm bei Clarence Crafoord (Emil S. Bücherl, Volker Schlosser, Georg Rodewald).

Von den amerikanischen Kollegen leistete als einer der Ersten William P. Longmire, ein Schüler Alfred Blalocks, Los Angeles, in Marburg und in Berlin aktive Hilfe bei Operationen mit der Herz-Lungen-Maschine. Auch andere namhafte Chirurgen halfen: Wilfred G. Bigelow, Frank Gerbode, Walton C. Lillehei und vor allem John W. Kirklin. 1961 erhielt er als einer der ersten Pioniere von der LMU München die Ehrendoktorwürde.

Hans G. Borst [6] würdigte 1985 in seiner *„AATS – Honored Guest Lecture: Hands across the Ocean"* die Unterstützung, welche die Deutsche Herzchirurgie in diesen schweren Jahren erhalten hatte.

Operationen am geschlossenen Herzen und an herznahen Gefäßen (Deutschland 1947–1956)
Closed Heart Procedures in Cardiovascular Surgery (Germany 1947–1956)

An den deutschen Universitäten gelang es einigen wenigen Arbeitsgruppen, die strukturellen und organisatorischen Voraussetzungen für eine Erfolg versprechende Diagnostik und operative Therapie Herzkranker zu schaffen. Um den zeitlichen Ablauf der Ereignisse an den einzelnen Kliniken zu analysieren, verschickten Georg Rodewald, Rudolf Zenker, Wolfgang Bircks zu Anfang der 1980er-Jahre einen Fragebogen an die bestehenden 21 Zentren für Thorax- und Kardiovaskularchirurgie. Die daraus erhobenen Ergebnisse sind im Folgenden zusammengefasst: So operierten 1947 Hans Loeweneck, 1949 Ernst Derra und Albert Lezius (Leipzig), 1952 Fritz Linder (Berlin), 1953 Josef Koncz (Göttingen) einen diagnostizierten offenen Ductus arteriosus.

Am 12. August 1948 resezierte Alexander Bernhard in Gießen eine Aortenisthmusstenose mit Erfolg. Es folgten Ernst Derra, Alfred Gütgemann, Hermann Krauss, Fritz Linder, Hans Loeweneck, Wolfgang A. K. Rathke, Fritz Rehbein, Max Schwaiger, Herbert Übermuth, Karl Vossschulte, Rudolf Zenker.

Blalock-Taussig-Operationen gelangen in den Jahre nach 1948 Zenker, Alexander Bernhard, Ernst Derra, Albert Lezius, gefolgt von Fritz Linder, Alfred Gütgemann und Fritz Rehbein 1953.

Die genannten Chirurgen verwendeten auch die Technik der Brock'schen Sprengung zur Beseitigung einer Verengung der Pulmonalklappe etwa ab 1950. Eine andere Form der Therapie bestand in der Operation unter Sicht unter Zuhilfenahme der sogenannten *inflow occlusion* (s. u.).

Auf dem Weg zu „offenen Herzoperationen" – Methoden und Techniken
On the Way to "Open Heart Operations" – Methods and Techniques

Inflow Occlusion
Inflow Occlusion

Eine besondere Form der Operationstechnik bei Klappenstenosen war die sogenannte inflow occlusion, im Tierexperiment seit Jahrzehnten erprobt. Dabei drosselte man den Zufluss zum Herzen durch temporären Verschluss beider Hohlvenen, um dann am schlagenden Herzen zum Beispiel eine stenosierte Pulmonalklappe unter Sicht zu inzidieren. Richard Varco in USA setzte diese Technik erstmals 1940 bei einem Patienten mit Erfolg ein. Diese Methode, in einem engen Zeitfenster am offenen Herzen zu operieren, verbreitete sich weltweit.

Hypothermie (Oberflächenkühlung)
Hypothermia (Surface Cooling)

Anfang 1950 veröffentlichte Wilfred G. Bigelow in Toronto seine ausgedehnten experimentellen Arbeiten zum Thema Hypothermie. Durch Senkung der Ösophagustemperatur auf 28 °C konnte bei Hunden der Kreislauf ohne Risiko einer Hirnschädigung für sechs bis acht Minuten unterbrochen werden. Zum Verständnis der Pathophysiologie haben sicher die Experimente von Franz Grosse-Brockhoff und Wolfgang Schoedel beigetragen, die den energiesparenden Effekt einer tiefen Narkose auf den Stoffwechsel in Hypothermie bereits 1943 demonstrieren konnten.

Dieses Verfahren der Oberflächenkühlung hielt Einzug in die Klinik. Damit wurde eine kurzzeitige Unterbrechung des Kreislaufs möglich. Der narkotisierte Patient wurde zum Beispiel in eine mit eiskaltem Schmelzwasser gefüllte Badewanne (Düsseldorf) gelegt oder einem minus 10 °C kalten Luftstrom (Stockholm), der durch ein Gebläse verursacht wurde, ausgesetzt und so gekühlt. Nach erfolgter Herzoperation ersetzte man das Eiswasser durch 41 °C warmes Wasser, beziehungsweise die Kaltluft durch Warmluft, um so den Patienten wieder aufzuwärmen. Mit dieser Technik operierten 1952 John F. Lewis mit seinen Mitarbeitern Richard Varco, Mansur Taufic und Walton C. Lillehei in Minneapolis erstmalig einen Vorhofseptumdefekt (ASD) bei einem fünfjährigen Mädchen unter Sicht. An vielen Kliniken in der Welt griffen zahlreiche Arbeitsgruppen das neue Verfahren auf.

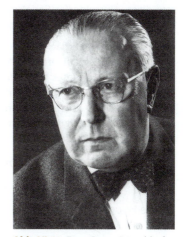

Abb. VI.41: Ernst Derra, Düsseldorf (1901–1979)
(Quelle: Archiv Herzchirurgie Düsseldorf)

Als Erste in Europa hatte das Team in Düsseldorf Erfolg: Nach Jahren intensiven experimentellen Arbeitens gelang es Ernst Derra am 9. Februar 1955, einen ASD erfolgreich zu verschließen.

Ernst Derra (Abb. VI.41), Martin Zindler und Mitarbeiter standardisierten ihre Methode der Hypothermie so, dass damit bis 1957 an sieben weiteren Universitätskliniken (Berlin, Bonn, Freiburg, Gießen, Göttingen, Hamburg, Leipzig) am offenen Herzen operiert werden konnte. Allerdings blieb die Operationszeit auf sechs bis acht Minuten begrenzt. In Einzelfällen war durch aufwendige, zusätzliche Maßnahmen eine Verdoppelung der Kreislaufunterbrechung möglich.

VI Entwicklung der Diagnostik und Therapie bei angeborenen Herzfehlern

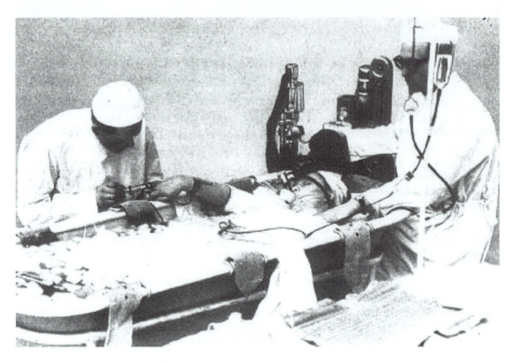

Abb. VI.42: Patient im „Eisbad": Vorbereitung zur offenen Herzoperation, Oberflächenkühlung des Patienten in Eiswasser
Patient in ice bath: preparation for an open heart operation, immersion of a patient in ice water
(Quelle: Archiv Herzchirurgie Heidelberg)

In mehr als einer Dekade operierten Ernst Derra und sein Team 1896 Patienten mit diesem Verfahren; diese „Düsseldorfer Serie" war die weltweit größte [7]. Fritz Linder berichtet 1958 von elf transaortal durchgeführten Inzisionen einer stenosierten Aortenklappe in Hypothermie.

Die Grenzen der Oberflächenhypothermie wurden durch weitere tierexperimentelle und klinische Studien eindeutig definiert (Abb. VI.42). Schnell erkannte man, dass größere und komplexere Operationen allein mit dieser Methode nicht durchführbar waren. Eine gewünschte Verlängerung der Operationszeit am offenen Herzen war nur durch Einsatz einer künstlichen extrakorporalen Zirkulation zu erwarten. Die Entwicklung beider Techniken verlief in den späten präklinischen und frühen klinischen Phasen nahezu parallel.

Extrakorporale Zirkulation
Extracorporeal Circulation

„Milde Hypothermie"
"Mild Hypothermia"

Die Wiege der extrakorporalen Zirkulation (EKZ/ECC), also der Herz-Lungen-Maschine (HLM), steht in den USA. Zu Beginn der 1930er-Jahre hatte John H. Gibbon in Boston begonnen, im Experiment eine Maschine zur Unterstützung eines Kreislaufzusammenbruchs nach Lungenembolie zu konstruieren. Erst nach 20 Jahren intensiver tierexperimenteller Arbeit gelang ihm der erfolgreiche

Geschichte der Kinderherzchirurgie

Verschluss eines ASD bei einem 18-jährigen Mädchen, am 6. Mai 1953 in Philadelphia. Andere Arbeitsgruppen folgten: Walton C. Lillehei 1954, John W. Kirklin 1955. In Europa setzte man zuerst in Schweden (Juli 1954) und Großbritannien eine HLM mit Erfolg ein.

Alle diese verwendeten Apparaturen waren „Marke Eigenbau", meist mit Anlehnung an die Erfahrungen und Entwicklungen in den USA.

In diesem Kontext darf eine von Walton C. Lillehei im März 1954 eingeführte besondere Form der extrakorporalen Zirkulation nicht fehlen, die sogenannte *cross circulation*. Bei dieser zweifelsohne heroischen Methode fungierte ein Elternteil des Patienten als „Herzlungenmaschine" [8].

Innerhalb von 14 Monaten, bis Juli 1955, operierten Lillehei und sein Team 45 Patienten zwischen vier Monaten und 14 Jahren, davon 27 mit VSD, zehn mit Fallot-Tetralogie (TOF) und fünf mit AVSD. Damals überlebten 28 Patienten. Heute, gut 60 Jahre danach, leben noch 20 Operierte in gutem Zustand [7].

In Deutschland begannen ab 1952 zahlreiche Arbeitsgruppen mit der Konstruktion einer Herz-Lungen-Maschine. Zunächst in Berlin, Göttingen, Heidelberg, Marburg und Tübingen, dann Düsseldorf, Bonn, im Weiteren auch in Erlangen, Frankfurt, Freiburg, Gießen, Hamburg und Münster. Es gab Berichte (1954–1958) über erfolgreiche Tierexperimente mit der HLM aus Göttingen (Emil S. Bücherl), Heidelberg (Kurt Spohn), Tübingen (Grieser) und Bonn (Dietmann).

Am Menschen verschloss Alfred Gütgemann (Bonn) 1955 einen ASD; der Patient verstarb an einer Luftembolie. Emil S. Bücherl operierte zwei Kinder mit TOF im Sommer 1957, doch beide verstarben.

Rudolf Zenker faszinierte die Arbeit des holländischen Physiologen J. Jongbloed, dessen wissenschaftlichen Film über extrakorporale Zirkulation er auf dem internationalen Kongress für Chirurgie in Paris 1951 erlebte. Zurück in Marburg initiierte Zenker eine Arbeitsgruppe, die sich ausschließlich der Entwicklung der Herz-Maschine widmete (Abb. VI.43, Abb. VI.44). Die Hauptinitiatoren waren Manfred Schmidt-Mende, Hans G. Borst, H. Gehl und ein Gastarzt aus Taiwan, Yu-Hang Yeh.

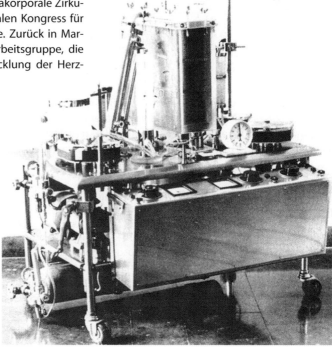

Abb. VI.43: Erste Herz-Lungen-Maschine, Modell „Kay-Gaertner", Marburg/München 1959
First heart-lung machine, model „Kay-Gaertner", Marburg/Munich 1959
(Quelle: H. Meisner)

VI Entwicklung der Diagnostik und Therapie bei angeborenen Herzfehlern

Zunächst arbeitete man im Tierversuch an einem Dispersionsoxygenator nach Lillehei und De Wall, doch die Versuche verliefen unbefriedigend. In Zusammenarbeit mit dem Physikalischen Institut der Universität Marburg verbesserten Hans G. Borst und Manfred Schmidt-Mende einen Gitteroxygenator nach Kay-Gaertner, sodass nach zweijähriger intensiver experimenteller Arbeit (80 Tierversuche) ein Einsatz am Menschen gewagt werden konnte: Am 19. Februar 1958 verschloss Rudolf Zenker einen 5 x 3 cm großen ASD bei einer 29-jährigen Patientin mit fortlaufender Naht, die er durch Einzelnähte verstärkte. Es assistierten Georg Heberer, Horst Hammelmann und H. Gehl; die Narkose lag in den Händen von Rüdiger Beer. Die Herz-Lungen-Maschine betreuten Hans G. Borst, Manfred Schmidt-Mende und Yu-Hang Yeh. Die Operation verlief ohne Komplikationen, sie war ein Erfolg. In den nachfolgenden sieben Monaten operierte das Team noch weitere sieben Patienten.

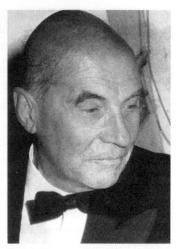

Abb. VI.44: Rudolf Zenker (1903–1984), Marburg/München (Quelle: H. Meisner)

Am 1. Oktober 1958 folgte Zenker einem Ruf an die Chirurgische Klinik der Ludwig-Maximilians-Universität München, Nußbaumstraße.

Mit der Herz-Lungen-Maschine operierten im Oktober 1958 Fritz Linder in Berlin, im Februar 1959 Ernst Derra, Düsseldorf, und Gerd Hegemann, Erlangen. Es folgten 1960 die Arbeitsgruppen in Bonn, Frankfurt, Freiburg, Gießen, Göttingen, Hamburg, Köln.

In München operierte Rudolf Zenker 1958 noch fünf weitere Kranke, 1959 70 Patienten und 1960 waren es bereits 145 [9].

Die ersten Operationen nach 1960 betrafen vorwiegend angeborene Herzfehler. Zu dieser Zeit bestand an elf Universitätskliniken die Möglichkeit zur offenen Herzchirurgie; allerdings gelang aufgrund der vor Ort bestehenden Strukturen nur an sechs Standorten ein kontinuierliches und effektives Arbeiten (Hamburg, Heidelberg, Düsseldorf, Freiburg, Göttingen und München).

Anhand experimenteller und klinischer Studien war erkennbar, dass die Kombination von extrakorporaler Zirkulation (EKZ) und milder Hypothermie (30–32 °C) Zeitvorteile bringt. Durch Einbau von Wärmeaustauschern in das extrakorporale Kreislaufsystem konnte so über direkte Kühlung des Blutstroms eine Hypothermie induziert werden. Nach der Korrektur wurde der Patient wieder erwärmt.

EKZ in Kombination mit tiefer Hypothermie
ECC in Combination with Deep Hypothermia

Die Verwendung tieferer Temperaturen, 18–22 °C, in Zusammenhang mit extrakorporaler Zirkulation kam erst einige Jahre später nach ausgedehnten experimentellen Untersuchungen zum Tragen. An der Spitze stehen hier die Japaner Hitoshi Mohri, Y. Hikasa u.a. 1967, gefolgt schließlich von Brian G. Barratt-Boyes 1970 und D. H. Dillard 1971, welche die kombinierte Anwendung von EKZ und tiefer Hypothermie in die Klinik einführten. Die von Barratt-Boyes und seinen Mitarbeitern im Februar 1973 publizierten Ergebnisse des Internationalen Symposiums über *„Surgical Heart Disease in Infancy" (Auckland, Neuseeland, 1972)* fanden weltweit größte Beachtung und

Geschichte der Kinderherzchirurgie

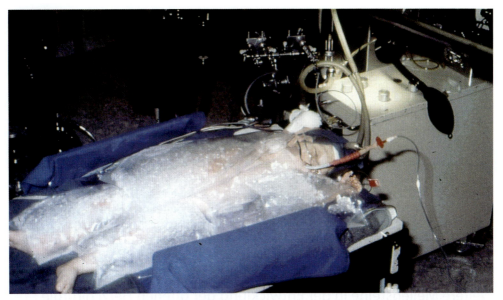

Abb. VI.45: „Baby im Eis": Vorbereitung zur offenen Herzoperation in tiefer Hypothermie bei Säuglingen, München 1974
"Baby in ice": preparation for open heart operation in infants using deep hypothermia, Munich 1974
(Quelle: H. Meisner)

Akzeptanz. Die Methode revolutionierte die Chirurgie angeborener Herzfehler bei Neugeborenen, Säuglingen und Kindern (Abb. VI.45). Aldo Castaneda in Boston perfektionierte diese Technik und setzte sie erfolgreich für Primärkorrekturen im Neugeborenenalter ein. Überall in der Welt übernahm man diese neuen Ideen, so auch in Deutschland. In München kam Mitte der 1970er-Jahre ein Kombinationsverfahren mit Oberflächenkühlung, Perfusionskühlung und begrenztem Kreislaufstillstand (45 Minuten, 20 °C), dann Wiedererwärmung mit HLM bei Neugeborenen und Säuglingen zum Einsatz. Zum engen Team gehörten neben den Pädiatern vor allem die Anästhesisten. Die Medien kommentierten diesen großen Fortschritt unter dem Titel *„Babys im Winterschlaf" (Der Spiegel 35/1975)*.

Postoperative Betreuung: Intensivstationen
Postoperative Intensive Care

Sehr früh bestand Konsens, dass alle am Herzen Operierten postoperativ einer intensiven Überwachung und besonderen Betreuung bedürfen. So entstanden an den verschiedenen Zentren nach und nach eigene Überwachungseinheiten. Kontinuierlich überwachte man neben dem EKG, den zentralvenösen und arteriellen Druck über spezielle Katheter, die Atem- und Nierenfunktion unter fortlaufender Kontrolle der Elektrolyte und Blutgase. Verantwortlich für diese Station war ein besonders geschultes Team von Ärzten und Pflegepersonal. Die Leitung einer solchen Einheit lag meist in den Händen der Chirurgie, die Anästhesie war für die Beatmung zuständig.

Zum Ende des 20. Jahrhunderts trat ein Wandel der ärztlichen Funktion ein; es hatte sich eine eigene Berufsgruppe etabliert, die sich ausschließlich der Intensivmedizin widmete: die Intensivmediziner.

VI Entwicklung der Diagnostik und Therapie bei angeborenen Herzfehlern

Eine erste Intensivstation für Herzoperierte gab es 1958 in Düsseldorf mit 18 Betten, dann in Göttingen und Hamburg. In München war 1960 ein Neubau entstanden mit einer eigenen Herzstation mit acht Intensiv- und zwölf Normalbetten.

Ein neues Berufsbild entsteht
Origin of a New Profession

In den ersten Jahren der Herzchirurgie lag die Arbeit an der Herz-Lungen-Maschine in den Händen von Ärzten. Nach Standardisierung der Technik konnte man daran gehen, nicht ärztliches Personal zu trainieren: Techniker, Mechaniker, Krankenpfleger oder Schwestern. Man begann, sie in einen Beruf einzuarbeiten, der bisher nicht existierte. Es dauerte fast 20 Jahre, bis der Beruf des heutigen Kardiotechnikers geschaffen werden konnte. 1971 gründete man die „Deutsche Gesellschaft für Kardiotechnik". Besonders hervorzuheben sind hier die konsequenten Aktionen der HLM-Teams in Düsseldorf und Göttingen. Die Aus- und Weiterbildung erfolgte in den einzelnen herzchirurgischen Zentren. Am Deutschen Herzzentrum Berlin etablierte man, auf Initiative von Roland Hetzer, die erste *„Akademie für Kardiotechnik";* sie nahm im April 1988 ihren Betrieb auf und erreichte 1991 die staatliche Anerkennung des Berufs „Kardiotechniker".

Weitere Meilensteine in der Entwicklung der offenen Herzchirurgie
Further Milestones in the Development in Open Heart Surgery

Systematik der pathologischen Morphologie
Systematic Pathological Morphology

C. Walton Lillehei beschreibt sehr eindringlich, wie er sich vor seinen epochalen Eingriffen am offenen Herzen 1954 persönlichen Rat und eingehende Informationen über die Morphologie der zur Operation vorgesehenen Vitien bei dem führenden Pathologen seiner Zeit, bei Jesse Edwards an der Mayo Klinik eingeholt hat. Beginnend ab den 1960er-Jahren stand eine beträchtliche Literatur über die pathologische Morphologie der kongenitalen Herzanomalien zur Verfügung. An der Spitze stehen hier die Namen Maurice Lev, Richard van Praagh in USA, Robert H. Anderson in London, Anton Becker in Amsterdam. In Deutschland beschäftigten sich der Anatom Kurt Goerttler in Freiburg, dann viel intensiver der Pathologe Wilhelm Doerr in Heidelberg mit der pathologischen Anatomie des Herzens, an der Universität Göttingen Alfred J. Linzbach und in Düsseldorf Hubert Meessen. In neuester Zeit dominiert in der pathologischen Embryologie angeborener Herzfehler Jörg Männer in Göttingen. Es bleibt das besondere Verdienst von Richard van Praagh, in die unterschiedlichen Beschreibungen und Nomenklaturen eine systematische Ordnung gebracht zu haben, indem er die Strukturen des Herzens in embryologisch begründete Segmente einteilte: Er unterschied die Vorhöfe, die Ventrikel (d-/l-loop) und die großen Gefäße. Fast parallel entstand durch eine etwas andere „segmentale" Beschreibung der Herzstrukturen durch Robert H. Anderson und Anton Becker in Europa eine etwas differente morphologische Ansicht. 2015 einigten sich die beiden Schulen durch Herausgabe eines *„Atlas of Congenital Heart Disease Nomenclature".* Gleichwohl existieren beide morphologischen Vorstellungen nebeneinander, unter den Chirurgen variierte die verwendete Nomenklatur zweifelsohne. Maurice Lev, Saroja Bharati, Robert H. Anderson und Anton Becker, später Gaetano Thiene in Italien gebührt das Verdienst einer speziellen Analyse des Reizleitungssystems, insbesondere dessen Varianten bei komplexen Fehlern zum Beispiel der angeborenen korrigierten Transposition der großen Gefäße oder singulärem Ventrikel. Ohne all diese fundamentalen Erkenntnisse wären die Erfolge der Kinderherzchirurgie nie möglich geworden.

Hämodilution
Haemodilution

In der frühen Phase der EKZ wurde das gesamte großvolumige extrakorporale System der HLM ausschließlich mit Fremdblut gefüllt. In der Anfangsphase benötigte man bis zu 16 Blutkonserven. Durch Einführung der Hämodilution und der dadurch erzielten Verbesserung der rheologischen Eigenschaften des Blutes war ein weiterer bedeutsamer Schritt auf dem Weg zur Perfektionierung der extrakorporalen Zirkulation erreicht. Ein anderer entscheidender Schritt war der Einsatz von Schaumoxygenatoren anstelle der Gitteroxygenatoren, die vor jedem Eingriff aufwendig mit Formalin sterilisiert und anschließend zusammengesetzt werden mussten. So konnten die Prozesse um die HLM eindeutig erleichtert und standardisiert werden. In München führten die grundlegenden Arbeiten von Alfred Schaudig und Fritz Sebening auf diesen Gebieten zu einer Verbesserung der Resultate unserer Arbeit am Herzen.

Kardioplegie
Cardioplegia

Ein ganz wesentlicher Meilenstein in der offenen Herzchirurgie war die Entwicklung der Kardioplegie, also die pharmakologische Stilllegung des Herzens und damit die Erhöhung seiner Ischämietoleranz über die durch Hypothermie erreichte Senkung des Sauerstoffbedarfs hinaus. Als herausragendes Beispiel sind hier als Erstes die grundlegenden Arbeiten von Hans J. Bretschneider 1964 zu nennen. Neben seinen Schülern Denis G. Melrose in England, U. Kirsch und Niels Bleese in Deutschland sowie später Gerald Buckberg in den USA führte er das Prinzip der Myokardprotektion durch ihre Forschung zum Erfolg. Diese Erkenntnisse und Erfahrungen haben den Siegeszug der Organprotektion weltweit wesentlich beeinflusst. Anfangs fand die Kardioplegie nur zögerlich Einzug in die Klinik. Bald wurden auch die Skeptiker von den Vorteilen der Methode überzeugt. Operationen am offenen Herzen während elektrisch induziertem Kammerflimmern gehörten bald der Vergangenheit an. Schließlich war eine deutlich messbare Verbesserung der Operationsergebnisse nachweisbar, das Verfahren wurde für die Herzchirurgie unverzichtbar.

Anästhesie
Anaesthesia

Die Entwicklungen der Herzchirurgie konnten nur in engster Zusammenarbeit mit der Anästhesie zum Erfolg führen. So verwendete zum Beispiel Martin Zindler in Düsseldorf bei den ersten Operationen am offenen Herzen in Hypothermie als Narkotikum Äther. Dieses eigentlich schon „veraltete" Narkotikum war den ursprünglich propagierten lytischen Cocktails (Phenothiazinderivate) eindeutig überlegen. Die Erweiterung der Kenntnisse über Auswirkungen von Anästhetika und Analgetika speziell auf das Herz-Kreislauf-System durch systematische experimentell-klinische Studien führte zu einer Adaptation der Anästhesieverfahren. Differenzierte Konzepte für die häufig erforderliche pharmakologische Kreislaufunterstützung wurden entwickelt. Die bereits übliche kontinuierliche Überwachung des Kreislaufs, inklusive innovativer Techniken wie Messungen des Pulmonalkapillardrucks oder des Herzzeitvolumens erleichterten die Anwendung kreislaufaktiver Medikamente in der direkten postoperativen Phase und auch während der Intensivbehandlung. Weiterhin gehörte die zeitnahe Kontrolle der Laborwerte und die aus den Ergebnissen resultierenden Maßnahmen, um eine Homöostase wiederherzustellen, zu den Aufgaben der Anästhesie, ebenso wie die Therapie intra- und postoperativer Blutungskomplikationen. Ein großer Fortschritt war hier das von B. Bull 1975 eingeführte *„Heparin-Monitoring"* mithilfe der Messung der *„activated clotting time"*. Die damit mögliche Kontrolle der Heparin- beziehungsweise Protaminwirkung führ-

VI Entwicklung der Diagnostik und Therapie bei angeborenen Herzfehlern

te zu einer signifikanten Reduktion intra- und postoperativer Blutungskomplikationen. So kristallisierte sich die Herzanästhesie im Laufe der weiteren Entwicklung als eigenes Spezialgebiet heraus. Langsam findet diese Erkenntnis mehr und mehr Zustimmung.

Technologische Fortschritte in der Kardiotechnik
Progress in Cardiotechniques

Die erste kommerziell erhältliche Herz-Lungen-Maschine in Deutschland konstruierte Egon Weishaar, ursprünglich gelernter Goldschmied, in München in enger Zusammenarbeit mit der Zenker'schen Klinik 1963. Bald standen seine Maschinen in vielen herzchirurgischen Kliniken in Deutschland, aber auch im Ausland. Einmaloxygenatoren kamen Mitte der 1960er-Jahre auf den Markt, erste Membranoxygenatoren waren ab 1975 verfügbar. Der Einbau von Mikrofiltern reduzierte thrombembolische Komplikationen signifikant (Abb. VI.46).

Für die Kinderherzchirurgie begann man mit einer „Miniaturisierung" aller Komponenten der HLM; spezielle Oxygenatoren für Kinder und Säuglinge wurden entwickelt. Dadurch konnte eine deutliche Reduktion der Fremdkörperoberflächen und der Füllvolumina erreicht werden.

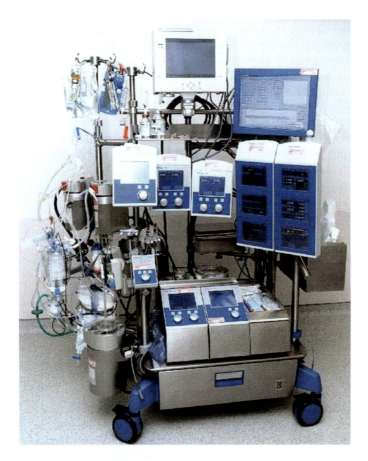

Abb. VI.46: Herz-Lungen-Maschine heute, Model: S5/Liva Nova (Stöckert/Sorin)
Contemporary heart-lung machine, recent model: S5/Liva Nova (Stöckert/Sorin)
(Quelle: © Sorin Group/LivaNova)

Ersatzteile
Spare Parts

Mit der schnell fortschreitenden Entwicklung der Herzchirurgie entstand die Notwendigkeit, irreperabel geschädigte Herzklappen zu ersetzen. Nach dem ersten erfolgreichen Klappenersatz durch Dwight Harken 1960 und Albert Starr 1961 kam es zu einer beeindruckenden Neuentwicklung von mechanischen und schließlich auch biologischen Klappenprothesen. Durch Modifikation der Funktionskomponenten konnten die strömungsdynamischen Eigenschaften sukzessive verbessert werden.

Das breite Spektrum der zur Verfügung stehenden Klappenprothesen wurde durch die Einführung von Pulmonalis- und Aortenhomografts in die Klinik erweitert. Damit waren neue therapeutische Möglichkeiten für die Säuglings- und Kinderherzchirurgie geschaffen.

Donald Ross in London ersetzte 1962 die Aortenklappe durch ein Homograft. Ihm verdanken wir auch die Idee der „chirurgischen Transposition" der Pulmonalklappe in Aortenposition, ein genialer Eingriff, der seinen Namen trägt.

Herzschrittmacher
Pacemaker

Für Kranke mit Anfällen von Bewusstlosigkeit wegen schwerer bradykarder Herzrhythmusstörungen war die Entwicklung des Herzschrittmachers lebensrettend. Erste Anwendungen bei Patienten mit Herzblock gelangen dem Kardiologen Paul Zoll in Boston 1952. Sein Impulsgeber war eine „Blackbox" mit zwei Drähten zum Patienten. In Minneapolis verwendete Walton C. Lillehei im April 1958 erstmals einen auf seine Anregung hin von dem Fernsehtechniker Earl Bakken konstruierten Impulsgeber postoperativ bei einem von ihm Operierten mit AV-Block.

Eine erste Implantation eines voll implantierbaren Systems gelang Åke Senning und dem Ingenieur Rune Elmquist in Stockholm im Oktober 1958. Der Patient erlitt infolge eines kompletten AV-Blocks 20 bis 30 Adams-Stokes-Anfälle pro Tag.

In Deutschland implantierte als Erster Heinz-Joachim Sykosch in Düsseldorf im November 1961 einen Schrittmacher, gefolgt von Paul Sunder-Plassmann in Münster einen Monat später. Die ersten Operationen erforderten eine Allgemeinnarkose und Thorakotomie.

Sowohl die Implantationstechnik als auch die Technik des Schrittmachers selbst entwickelten sich rasant, sodass an vielen Kliniken Mitte der 1960er-Jahre brauchbare Systeme auf transvenösem Weg in örtlicher Betäubung implantiert werden konnten. Zunächst war diese Behandlung eine Domäne der Chirurgie. Erst sehr viel später, nach Entstehung von adäquat technisch ausgerüsteten Herzkatheterlabors und Einrichtung von speziellen elektrophysiologischen Abteilungen in den großen Kliniken, übernahmen Kardiologen mehr und mehr diesen Arbeitsbereich.

Bei Kindern muss die Implantationstechnik der Größe des Patienten angepasst werden. Schon seit Ende der 1960er-Jahre stehen für kleine Patienten angepasste Aggregate, gegebenenfalls Sonderanfertigungen und Sonden zur Verfügung (Abb. VI.47). Hier ist die enge Kooperation zwischen Kardiologie und Chirurgie unumgänglich.

VI Entwicklung der Diagnostik und Therapie bei angeborenen Herzfehlern

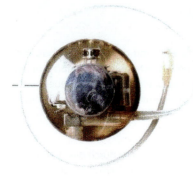
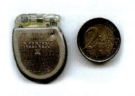

Asynchronous Pulse Generator 5858
(Medtronic 1970)

Micro Minix K
(Medtronic 1990), 17g!

Abb. VI.47: Implantierbare Herzschrittmacher für Kinder
Implantable pacemaker systems for children
(Quelle: © Medtronic GmbH)

Defibrillatortherapie
Cardiac Defibrillators

Bestehen lebensbedrohende tachykarde Rhythmusstörungen, droht der plötzliche Herztod, *sudden cardiac death* (SCD), durch irreversibles Kammerflimmern. Die Idee, bei solchen Kranken einen lebensrettenden Defibrillator (ICD, Abb. VI.48) zu implantieren, scheiterte zunächst an den technischen Möglichkeiten, insbesondere die dafür notwendige Energie in einem geeigneten Gerät zu speichern. Fortschritte der Elektronik gestatteten schließlich den Ärzten M. Mirowski und M. Mower sowie den Technikern S. Heilman und A. Langer 1975 die erste Implantation im Tierversuch in Baltimore. Eine erste erfolgreiche Implantation eines ICD bei einer Patientin mit medikamentös nicht kontrollierbaren Rhythmusstörungen erfolgte im Februar 1980 im Johns Hopkins Hospital. Für den Eingriff musste allerdings der Brustkorb eröffnet werden, um die Elektroden direkt am Herz zu platzieren. Außerdem war das Gerät relativ schwer (225 g) und noch nicht in der Lage, andere Aktionen als das Beenden von Kammerflimmern auszulösen.

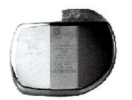

1989
209 ccm

2001
36 ccm

Abb. VI.48: Implantierbare Defibrillatoren (Medtronic), 1980 und 2001
Implantable cardioverter defibrillators (Medtronic), 1980 and 2001
(Quelle: © Medtronic GmbH)

Erst zum Ende der 1980er-Jahre gelang es der Technik, einen ohne Thorakotomie implantierbaren Defibrillator zu liefern, der über intravenöse Elektroden synchronisiert eine „Kardioversion" ermöglichte und dazu eine Schrittmacher- und Memoryfunktion aufwies. Durch eindrucksvolle Weiterentwicklung der Technologie konnten Größe und Volumen der Defibrillatoren im Laufe der Jahre erheblich reduziert werden. Die Implantation bei Kindern wurde dadurch erleichtert und die Zahl von Komplikationen verringert.

Thorax- und Kardiovaskularchirurgie, ein Spezialgebiet in der Chirurgie
Thoracic and Cardiovascular Surgery – a Speciality in Surgery

Wartelisten
Waiting Lists

Zunehmende Möglichkeiten der Diagnostik und eine deutliche Verbesserung der herzchirurgischen Ergebnisse führte von Mitte der 1960er- bis Ende der 1970er-Jahre zu einem enormen Anstieg der Patientenzahlen, der alle bestehenden Kapazitäten bei Weitem überstieg. Überall in Deutschland mussten Wartelisten angelegt werden; auf die Operation angeborener Herzfehler mussten Patienten mitunter bis zu vier Jahre warten. In dieser Zeit starben Kranke, *der „Tod auf der Warteliste"* wurde zum Schlagwort *(Die Zeit, 18. April 1969)*. Die *Welt am Sonntag* vom 26. Mai 1968 zitiert die Herzchirurgen Werner Klinner (München), Berthold Löhr (Kiel) und Georg Rodewald (Hamburg): Man spricht vom *„Notstand der deutschen Herzchirurgie"*. In Westdeutschland bestand pro sechs Millionen Einwohner eine einzige herzchirurgische Abteilung. Die Schaffung neuer Zentren war dringend geboten. In München standen 4000 Patienten auf der Warteliste, in Düsseldorf 2000, ähnlich in Göttingen, Hamburg, Heidelberg und anderen Regionen. Die Reaktion der Politik war vielfach zögerlich. In ihrer Not wandten sich Eltern herzkranker Kinder an soziale Vereine oder Zeitungen mit der Bitte um dringende Hilfe.

Ein Beispiel: Der evangelische Pfarrer Fritz Anke aus einer kleinen Pfarrei nahe Coburg begründete im süddeutschen Raum eine Hilfsorganisation *„Mayo Clinic Rödental"*, die über Spenden Operationen an herzkranken Kindern an der Mayo Clinic organisierte und finanzierte. In der Zeit von 1964 bis 1978 konnten so mehr als 500 Patienten in den USA operiert werden. In den ersten Jahren gelang dies nur mühsam über Spenden, erst in den letzten Jahren übernahmen die deutschen Krankenkassen die Kosten. Das bewundernswerte und effektive Engagement eines Einzelnen!

Die Einrichtung spezieller Abteilungen stand zur Diskussion. Im Januar 1959 besetzte man das erste Zentrum für Thorax-, Herz- und Gefäßchirurgie in Deutschland an der Universität Göttingen mit Josef Koncz. Als gleichwertiger Partner stand an seiner Seite der pädiatrische Kardiologe Alois Beuren. Als Tagungsleiter der 14. Thoraxchirurgischen Arbeitstagung am 14. Februar 1969 in Bad Nauheim wies Josef Koncz in einer denkwürdigen Rede auf die drängenden Probleme hin: *„Die zunehmende Zahl der Herzpatienten, die während der Wartezeit sterben, sollte uns ein Menetekel sein!"* Innerhalb der nächsten zwei Dekaden entstanden zahlreiche eigenständige Abteilungen. In München gründete man einen privaten Verein *„Herz in Not"*. Werner Klinner an der Spitze leistete, unterstützt von Rudolf Zenker, nachhaltige Überzeugungsarbeit. So beschloss die bayerische Staatsregierung den Bau eines speziellen Herzzentrums, das nach einer Bauzeit von 17 Monaten 1974 die ersten Patienten aufnehmen konnte. Das erste Deutsche Herzzentrum mit der Devise *„Alles unter einem Dach"* war entstanden.

Wissenschaftlicher Gedankenaustausch zwischen Chirurgie, Kardiologie und Kinderkardiologie
Exchange of Scientific Views and Ideas between Surgery, Cardiology and Paediatric Cardiology

Die Chirurgen Rudolf Nissen und Karl Vossschulte initiierten 1956 erstmalig in Bad Schachen eine „Thoraxchirurgische Arbeitstagung". In den folgenden Jahren setzten die Thorax- und Kardiovaskularchirurgen dieses Treffen jährlich im Februar in Bad Nauheim fort. Im Weiteren entwickelte

VI Entwicklung der Diagnostik und Therapie bei angeborenen Herzfehlern

sich daraus der wichtigste Fachkongress dieser Disziplin, ab 1990 mit wechselnden Tagungsorten. Auch Kardiologen nahmen mit zunehmendem Interesse daran teil. 1957 wählte man Ernst Derra als ersten Chirurgen zum Vorsitzenden für die 23. Jahrestagung der Deutschen Gesellschaft für Kreislaufforschung, 1970 Rudolf Zenker zur 36. Jahrestagung und 1989 Wolfgang Bircks anlässlich der 55. Jahrestagung; weitere folgten.

Die Kinderkardiologen trafen sich 1960 erstmalig anlässlich eines pädiatrischen Kolloquiums in Frankfurt am Main. Am 5. Pädiatrischen Kolloquium waren dann die ersten Chirurgen (Wilhelm Löhr, Josef Koncz, Georg Rodewald) zugegen. Auf ärztlicher Seite entstand in den folgenden Jahren eine zunehmend feste Phalanx von Herzchirurgen, Kardiologen und pädiatrischen Kardiologen.

Gründung der Deutschen Gesellschaft für Thorax-, Herz- und Gefäßchirurgie (DGTHG)
Foundation of the German Society of Thoracic and Cardiovascular Surgery (GSTCVS)

Am 9. Januar 1971 gründete eine Gruppe von elf aktiven Herzchirurgen (Wolfgang Bircks, Hans G. Borst, Franz Gall, Eberhard Hoffmeister, Werner Klinner, Josef Koncz, Georg Rodewald, Peter Satter, Volker Schlosser, Fritz Sebening, Kurt Stapenhorst), meist Oberärzte an Universitätskliniken – zum Teil ohne Kenntnis ihrer Chefs, der chirurgischen Ordinarien, – eine eigenständige Deutsche Gesellschaft für Thorax-, Herz-und Gefäßchirurgie (DGTHG). Dieser Vorstoß fand zunächst wenig Applaus, ja sogar heftige Kritik bei der Deutschen Gesellschaft für Chirurgie, die sich als „Mutter der Chirurgie" verstand und die Einheit des Fachs vehement zu verteidigen suchte. Lediglich zwei der Ordinarien (Ernst Derra, Rudolf Zenker) begünstigten die Gründung. Am 17. Februar 1972 fand die erste Jahrestagung der Deutschen Gesellschaft für Thorax-, Herz- und Gefäßchirurgie in Bad Nauheim statt. Aus der kleinen Gruppe, man nannte sie wegen ihrer Pioniertat *magnificent eleven*, erwuchs in den folgenden Jahrzehnten eine effektive und lebendige deutsche Fachgesellschaft mit 1000 Mitgliedern nationaler und internationaler Herkunft (Abb. VI.49).

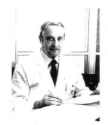 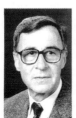 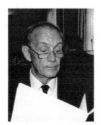 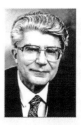 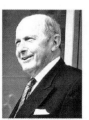

Josef Koncz   Wolfgang Bircks   Georg Rodewald   Werner Klinner   Hans Georg Borst

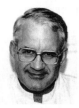 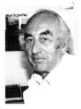 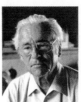 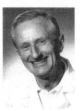 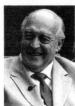 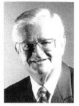

Fritz Sebening   Volker Schlosser   Kurt Stapenhorst   Peter Satter   Eberhard Hoffmeister   Franz Gall

Abb. VI.49: Die Pioniere der deutschen Herzchirurgie und Gründer der Deutschen Gesellschaft für Thorax-, Herz- und Gefäßchirurgie, DGTHG) 1971. Obere Reihe: die Männer der ersten Stunde; zweite Reihe: die nachfolgende Generation
The pioneers of German Heart Surgery and Founders of the German Society for Thoracic and Cardiovascular Surgery 1971, first (top) and second generation (bottom)
(Quelle: H. Meisner)

Statistische Analysen der Leistungsdaten und der Ergebnisse
Statistical Analyses of Performance and Results

1979 initiierten Georg Rodewald und Peter Kalmar die „Jahresstatistik der Deutschen Gesellschaft für Thorax-, Herz- und Gefäßchirurgie", sodass heute seit mehr als 35 Jahren grundlegende und exakte Leistungszahlen zur Verfügung stehen. So wissen wir, dass zum Beispiel 1970 in Deutschland an fünf Zentren knapp 3000 offene Herzoperationen durchgeführt wurden, 1978 an 21 Kliniken 8365 Operationen, davon 25 Prozent für angeborene Herzfehler. Diese Zahlen lieferten auch die Grundlage für die vehement vorgebrachte Forderung des dringend notwendigen Ausbaus der herzchirurgischen Kapazitäten in Deutschland. Das Register bildete den Vorläufer des 1987 von der DGTHG ins Leben gerufenen Qualitätssicherungsprogramms, der sogenannten „QUADRA-Studie" („**Q**uality **A**ssurance **D**ata **R**eview **A**nalysis"). 1991 schlossen sich dann die Deutsche Krankenhausgesellschaft e.V., die Spitzenverbände der gesetzlichen Krankenkassen, die Bundesärztekammer und die DGTHG für die Qualitätssicherung Herzchirurgie in einer Bundesarbeitsgemeinschaft zusammen.

1990 wurde die *„Database of the European Congenital Heart Surgeons Association"* gegründet.

Herzchirurgie in der Deutschen Demokratischen Republik (DDR)
Cardiac Surgery in the German Democratic Republic

Dieser Abschnitt entsteht in Anlehnung an die von Knut H. Leitz verfasste Historie der Herzchirurgie in der DDR, der die Gelegenheit wahrnahm, mit namhaften Beteiligten dieser Periode zu sprechen [4].

Wie sich zeigte, entstand im Laufe der Jahre aus einer Planwirtschaft eine Mangelwirtschaft, da häufig fehlende Devisen den Import von Materialien erheblich behinderten. Berufungen erfolgten über das Ministerium für Hochschulwesen in Berlin. Reiseprivilegien wurden besonders in den Westen nur systemtreuen Persönlichkeiten zugestanden. Trotz allem bestand eine Gruppe von dedizierten Kollegen, die sich der Herzchirurgie voll und ganz verschrieben hatten.

An erster Stelle sind hier Martin Herbst (Abb. VI.50) in Leipzig und Karl Ludwig Schober (Abb. VI.51) in Halle an der Saale zu nennen. Die Leipziger Klinik stand unter der Leitung des Payr-Schülers Herbert Übermuth. 1952 ernannte man ihn zum ordentlichen Professor. Er förderte die Bildung von Spezialabteilungen: So entstand 1961 die erste selbstständige Klinik der DDR für Herz- und Gefäßchirurgie mit Martin Herbst als Leiter. Übermuth gelangen bereits 1953 die Operationen eines Ductus Botalli und einer

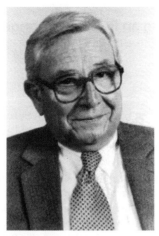

Abb. VI.50: Martin Herbst (1917–2005), Leipzig
(Quelle: H. Meisner)

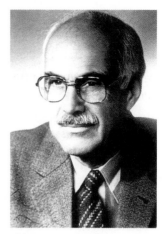

Abb. VI.51: Karl Ludwig Schober (1912–1999), Halle/Saale
(Quelle: H. Meisner)

Aortenisthmusstenose. Martin Herbst verwendete 1954 mit Erfolg ein Homotransplantat für eine Blalock-Taussig-Operation. Im Februar 1962 verschloss er dann den ersten ASD mithilfe der Herz-Lungen-Maschine. In den Jahren bis 1983 operierte man 1764 Patienten am offenen Herzen. Frühzeitig, im November 1973, berichtete Martin Herbst über die Anwendung der tiefen Hypothermie bei der Korrektur von acht Säuglingen.

An der Universität in Halle konstruierte Karl L. Schober eine HLM im Eigenbau, zusammen mit dem Biophysiker Fritz Struss, dem Anästhesisten Günter Baust und anderen [10]. In etwas mehr als eineinhalb Jahren organisierten sie in unermüdlicher, akribischer Initiative kaum beschaffbares Material. Sie verwendeten einen Scheibenoxygenator; eine erste Operation damit gelang im April 1962. Im Lauf der Jahre bis zu seiner Emeritierung 1972 operierte Schober alle „Facetten" der aktuellen Herzchirurgie. Mit seinem Namen verbunden ist das „Halle-Symposium über das Operieren mit der Herz-Lungen-Maschine", das 1964 das erste Mal stattfand. Über große Hürden hinweg hatte er es geschafft, einmal jährlich eine Einreisegenehmigung für einige wenige Kollegen aus dem Westen zu erhalten.

In Berlin erhielt die Charité einen Neubau mit zwei Operationssälen für die Herzchirurgie. Joachim Serfling operierte dort mit Harry Warnke ab 1962.

Um dem Defizit an Operationsplätzen abzuhelfen, eröffnete man im Zentralklinikum für Lungenkrankheiten in Bad Berka eine Herzabteilung 1966. Ein Jahr später dann an der Universität in Rostock, als Schwerpunkt, entwickelte sich dort die Kinderherzchirurgie. Im Rahmen der Planwirtschaft veranlasste das Ministerium 1968 die Konstruktion einer Herz-Lungen-Maschine. Als „HLM 70" stand sie dann den fünf Zentren zur Verfügung, die dazu notwendigen Einmal-Dispersionsoxygenatoren durften gekauft werden.

Die erste Herztransplantation gelang Helmut Wolff an der Charité 1986. In den nächsten drei Jahren transplantierten er und Harry Warnke 36 Patienten. Ein Kunstherzprogramm war in Rostock mit dem Namen Karl Emmrich verbunden. 1989 operierten die einzelnen Zentren zusammen 2190 Patienten, woraus sich 158 Operationen für eine Million Einwohner errechneten. Dies lag weit unter dem Bedarf, die Planwirtschaft hatte ihr Soll keineswegs erfüllt.

Das Ringen um den Erfolg an Beispielen kongenitaler Vitien
The Struggle for Success: Examples of Congenital Anomalies

Ventrikelseptumdefekt (VSD)
Ventricular Septal Defect (VSD)

Als die häufigste Anomalie unter den kongenitalen Vitien bezeichnet man die Gruppe mit einem Defekt im Kammerseptum, einem Ventrikelseptumdefekt (VSD). Wegen der eindeutigen hämodynamischen Situation dieses Fehlers wurde seine operative Therapie gezielt vorangetrieben. Im Frühjahr 1954 gelang Walton C. Lillehei in Minneapolis der Verschluss eines VSD am schlagenden Herzen unter den heroischen Bedingungen einer *cross-circulation*, das heißt der Vater diente als „lebende HLM". Sein Kreislauf übernahm für 19 Minuten den des kranken Sohnes. John W. Kirklin korrigierte einen VSD im März 1955 mithilfe der EKZ. Die Mortalität lag bei 30 Prozent; schnell offenbarte sich als tückische Begleiterkrankung die pulmonale Hypertension. Plötzlich erlangte die von Muller und Dammann 1952 initiierte „Bändelung" der Pulmonalarterie an Bedeutung. Das Operationsalter lag frühestens bei drei Monaten, die Mortalität dieser Palliativoperation allein variierte noch 1968 zwischen 5 und 15 Prozent. Ein erster operativer Verschluss eines VSD in Deutschland gelang Rudolf Zenker in Marburg 1958. Später in München, operierte das Team in zwei Jahren 170 Kranke mit VSD, die Mortalität sank auf sieben Prozent. In der nächsten Dekade ersetzte man die ventrikuläre Inzision durch den weitaus schonenderen Zugang über die Trikuspidalklappe. Komplikationen und Letalität liegen inzwischen unter einem Prozent (Abb. VI.58 [15]). In Abhängigkeit von der anatomischen Lokalisation des VSD begannen im neuen Jahrtausend Kinderkardiologen, VSDs durch Katheterverfahren mit Erfolg zu verschließen.

Die weitaus komplexeren Formen der atrioventrikulären Septumdefekte wurden ab Mitte der 1960er-Jahre an den aktiven chirurgischen Zentren mit guten Erfolgen operiert.

Fallot-Tetralogie
Tetralogy of Fallot

Unter den angeborenen Missbildungen des rechtsventrikulären Ausflusstrakts mit Blausucht steht die Fallot-Tetralogie mit 12 bis 15 Prozent aller angeborenen Herzfehler im Vordergrund. In Deutschland begann die Palliativbehandlung zyanotischer Kinder mit der historischen Operation nach Blalock-Taussig verzögert 1948. Zunächst operierte man Kinder ab dem vierten Lebensjahr. Zum Beispiel berichtet Düsseldorf über 360 Blalock-Taussig-Operationen in der Zeit von 1949 bis 1956 mit einer Mortalität von 13,1 Prozent. Die ersten Blalock-Taussig-Operationen bei Säuglingen in München (F. Sebening) sind in Erinnerung, als frisch operierte Kinder, 8 bis 14 Monate alt, mangels fehlender Intensivtherapie im VW-Käfer des Operators, intubiert, mit Anästhesisten in die zwei Kilometer entfernte Kinderklinik transportiert wurden (1963).

Auch die transventrikuläre Sprengung der verengten Pulmonalklappe nach Brock-Sellors hatte den Weg nach Deutschland gefunden.

Die erste erfolgreiche Korrektur einer Fallot-Tetralogie in der Welt gelang Walton C. Lillehei am 31. August 1954, wiederum unter *cross circulation*. John W. Kirklin operierte 1955 mit extrakorporaler Zirkulation. Überall begann ein Aufbruch, wobei sich der Übergang von Palliation zur Korrektur in kleinen Schritten vollzog. Die Therapie jedes Vitiums musste individuell betrachtet werden. Von großer Bedeutung war die Erfahrung des pädiatrischen Kardiologen. Die Entscheidung zur operativen Therapie wurde beeinflusst durch die Resultate der Chirurgie, der Anästhesie und der Intensivmedizin. Rudolf Zenker operierte in Deutschland am 15. November 1958 einen ersten Patienten mit Fallot-Tetralogie erfolgreich. Dort, in München, operierten Rudolf Zenker, Werner Klinner und das Team in einer ersten Serie bis Ende 1960 66 Patienten, 58 überlebten ohne AV-Block. Als optimales Alter für eine Korrektur betrachtete man damals das fünfte bis achte Lebensjahr.

Mit zunehmender Erfahrung konnte das Operationsalter gesenkt werden, eine Palliation war seltener notwendig. Zum Ende der 1960er-Jahre konnte man unter Verwendung des neu entwickelten Prostaglandins den Ductus Botalli offen halten. Damit gelang eine bessere Planung der Operation anstelle einer stressigen Notoperation. Das neue Präparat hatte den Chirurgen ihre „Nachtruhe" beschert.

Entscheidende Fortschritte für die Operation von Säuglingen und Kleinkindern verbreiteten sich nach der Einführung der kombinierten Anwendung von EKZ und tiefer Hypothermie Mitte der 1970er-Jahre. Das Verfahren verbreitete sich auch in Deutschland, sodass ab 1980 eine Fallot-Tetralogie im ersten Lebensjahr korrigiert werden konnte (Abb. VI.56). Inzwischen hatte man auch bei dieser Pathologie die Inzision im rechten Ventrikel durch den Zugang über die Trikuspidalklappe ersetzt.

Mit zunehmender Erfahrung und Verbesserung aller Komponenten der extrakorporalen Zirkulation sowie den großen Fortschritten in der Intensivmedizin wurde es möglich, dass heute die meisten kongenitalen Vitien bereits im Neugeborenen- beziehungsweise Säuglingsalter korrigiert werden können.

Transposition der großen Gefäße
Transposition of the Great Arteries

Die Behandlung von Vitien mit einer Transposition der großen Gefäße (TGA) ist besonders faszinierend. Neugeborene mit diesem Fehler sterben bald nach der Geburt, es sei denn, ein ausreichend großer Defekt im Vorhofseptum bleibt erhalten.

Bereits 1948 hatten Alfred Blalock und C. Rollins Hanlon ihre Experimente über ein pfiffiges operatives Verfahren zur Anlage eines Vorhofseptumdefekts ohne Unterbrechung des Kreislaufs veröffentlicht. Zwei Jahre später operierten sie die ersten Patienten. Die Mortalität dieses Eingriffs stieg mit abnehmendem Alter und lag unter sechs Wochen bei 60 Prozent und über drei Monate bei fünf Prozent.

1966 entstand die lebensrettende Methode der Ballonerweiterung des Foramen ovale (William J. Rashkind und W. W. Miller). 1967 entwickelten Huschang Rastan und Josef Koncz in Göttingen eine Stanze, um möglichst atraumatisch den Defekt im Vorhofseptum zu erweitern. Alles lebenserhaltende Eingriffe, um dann im dritten bis fünften Lebensjahr eine funktionelle Korrektur anzustreben.

Auf der Basis experimenteller Arbeiten von H. M. Albert 1955 entwickelte Åke Senning sein beispielloses Verfahren der Vorhofumkehr. 1958 operierte er einen neunjährigen Jungen mit Erfolg. Doch zunächst erwies sich diese Technik als zu kompliziert, der Vorreiter fand keine Nachfolger. In Toronto beschäftigte sich der operierende Orthopäde William T. Mustard mit diesem Krankheitsbild. Nachdem erste Versuche der anatomischen Umlagerung der großen Gefäße (*arterial switch operation*) 1954 missglückt waren, fand er den Weg zur Vorhofumkehr: am 16. Mai 1963 operierte er ein 18 Monate altes Mädchen mit Erfolg. Seine Methode mit einem „Perikard Baffle" war leichter nachvollziehbar als Sennings geniales „Schnitzwerk" mit autologem Gewebe. So verbreitete sich das Mustard-Verfahren sehr schnell in der Welt der Kinderherzchirurgie. Im Juni 1965 berichtete die BBC London exklusiv über die erfolgreiche Operation von neun Kindern mit TGA im *Hospital for Sick Children Great Ormond Street* – eine Sensation und der erste Erfolg in Europa. In Deutschland beschäftigte sich die Arbeitsgruppen um Alois Beuren und Josef Koncz in Göttingen sehr intensiv mit dieser Problematik. Allein die Palliation wies eine Mortalität von 20 Prozent auf. 1965 operierte Josef Koncz den ersten Patienten in Deutschland nach der Methode von Mustard mit Erfolg. Andere Arbeitsgruppen folgten nur zögerlich. 1971 berichtete man weltweit über 1000 Eingriffe mit Vorhofumkehr, die Letalität verbesserte sich von 40 auf 20 Prozent. Entscheidend für bessere Resultate waren die Erfahrung des chirurgischen und anästhesiologischen Teams sowie der Intensivpflege. Hannover (Hellmut Oelert) konnte in der Zeit von 1973 bis 1976 seine Mortalität bei TGA von zum Beispiel 20 auf 0 Prozent senken.

Das lange anstehende Ziel einer anatomischen Korrektur der vertauschten großen Gefäße gelang Adib D. Jatene 1975 in Brasilien, in Europa Magdi Yacoub 1976 in London bei Patienten mit TGA und VSD. Eine anatomische Korrektur bei einfacher TGA war nur möglich nach Vorbereitung durch Bändelung und Shunt-OP (Yacoub). Über erste gelungene Switch-Operationen bei Neugeborenen berichteten Aldo Castaneda und Jan Quaegebuer 1977. Sie hatten realisiert, dass in dieser Lebensphase eine gewisse perinatal überhängende pulmonale Hypertension die notwendige Pumpleistung des linken Ventrikels gewährleistet. Plötzlich standen zwei operative Möglichkeiten zur Therapie der TGA zur Verfügung: die inzwischen etablierte Vorhofumkehr nach Senning oder Mustard mit einer Mortalität um ein Prozent und das neue aufwendigere Verfahren einer anatomischen Korrektur mit einer Sterblichkeit von zehn Prozent. Erst zum Ende der 1980er-Jahre wurden die Ergebnisse der anatomischen Korrektur so gut, dass die Vorhofumkehr nach etwa 16 Jahren abgelöst werden konnte. Nicht vergessen sollte man, dass durch einschneidende Verbesserungen der Operationstechnik wie das *Lecompte-Manöver* (1981), das heißt die Verlagerung der Pulmonalarterienbifurkation vor die Neoaorta, und die *trap-door incision* an den Koronarien von Roger B. Mee (1987) entscheidende Erleichterungen geschaffen wurden. In Deutschland begann die anatomische Korrektur der simplen TGA zur Mitte der 1980er-Jahre Fuß zu fassen.

Komplexe Formen der TGA korrigierte man zunächst nach dem von Giancarlo C. Rastelli 1969 vorgeschlagenen Verfahren. 1980 führten Yves Lecompte und Mitarbeiter die Methode der *Réparation à l'Etage Ventriculaire (REV-procedure)* ein.

Herztransplantation
Heart Transplantation

Trotz zunehmender Erfahrung bei Operationen am Herzen und daraus resultierender Erweiterung der Therapiemöglichkeiten blieb die Behandlung der terminalen Herzinsuffizienz, des Endstadiums vieler angeborener und erworbener Herzfehler, die große Herausforderung in den 1960er-Jahren. Weltweit formierten sich Arbeitsgruppen, die im Wesentlichen an den zwei denkbaren Lösungen, dem Ersatz des Herzens entweder durch ein Spenderherz oder durch ein Kunstherz, intensiv arbeiteten.

Die Technik der Herztransplantation erarbeiteten in intensiven Tierversuchen Norman E. Shumway und Richard R. Lower an der Universität von Stanford in der Zeit von 1960 bis zum Ende der Dekade. Durch den Einsatz von verschiedenen Immunsuppressiva erreichten sie beeindruckende Ergebnisse. Auf dem Boden dieser Erfahrungen gelang dem südafrikanischen Herzchirurgen Christiaan N. Barnard am 2. Dezember 1967 die erste orthotope Herzverpflanzung beim Menschen. Anfang 1968 transplantierte Norman Shumway an der Stanford University das erste Herz in den USA. Christian Cabrol transplantierte am 27. April 1968 in Paris das erste Herz in Europa mit Erfolg. Eine weltweite Transplantationswelle entstand. Es bestand die Hoffnung, endlich eine effektive Therapie für die terminale Herzinsuffizienz gefunden zu haben.

1966 hatte man in München ein experimentelles Programm zur HTX begonnen. Nach gezielten Vorbereitungen erfolgte dann am 13. Februar 1969 die erste Transplantation. Nach 27 Stunden starb der Patient, da das Spenderherz keinen ausreichenden Kreislauf aufrechterhalten konnte. Ursache war eine unerkannte unfallbedingte Thrombose der rechten Koronararterie – wirklich großes Pech. Kurze Zeit später scheiterte die zweite Transplantation; beim Empfänger lag eine präoperativ nicht diagnostizierte korrigierte Transposition vor. Es wäre die erste Transplantation eines kongenitalen Vitiums gewesen. Solche Transplantationen sollten erst viele Jahre später gelingen. Nach weiteren Jahren experimentellen Arbeitens und Etablierung einer effektiven immunsuppressiven Therapie gelang Fritz Sebening und seinem altbewährten Team am Herzzentrum München am 7. Mai 1981 die erste erfolgreiche Transplantation in Deutschland.

In den folgenden Jahren wurde die Herztransplantation ins Armamentarium der deutschen Zentren aufgenommen. Die höchste Frequenz erreichte man in den 1990er-Jahren. Führend waren die Zentren LMU München, MH Hannover, DHZ Berlin und Bad Oeynhausen. Man transplantierte zwischen 1981 und 2000 an deutschen Kliniken 6667 Herzen, weniger als zehn Prozent waren Kinder.

Herztransplantation im Kindesalter
Paediatric Heart Transplantation

83 Tage nach Christiaan Barnard transplantierte Adrian C. Kantrowitz in New York ein 19 Tage altes Neugeborenes mit Trikuspidalatresie, die erste orthotope Herztransplantation bei einem Kind. Doch es starb nur wenige Stunden nach dem Eingriff. Es dauerte 18 Jahre, bis Leonhard Bailey in Loma Linda 1985 die erste erfolgreiche Transplantation bei einem Säugling gelang.

Die zunehmende Erfahrung der Arbeitsgruppe von Bailey führte dazu, dass bei Transplantationen im Säuglingsalter eine 5-Jahres-Überlebensrate von 80 Prozent erreicht wurde, in der Neonatalzeit sogar von 84 Prozent. In den USA wuchs die Zahl der im ersten Lebensjahr transplantierten Säuglinge in einem Zeitraum von fünf Jahren 1988 von 39 Patienten auf 108 im Jahr 1993. Ursache dafür war die Strategie einiger Zentren, die Herztransplantation für Neugeborene mit „hypoplastischem Linksherzen" als primäres Behandlungskonzept anzubieten. In der 1991 gegründeten „Database" der Pediatric Society of Heart Transplantation wurden in der Zeit von 1993 bis 2009 3100 Herztransplantationen bei Kindern registriert, das mittlere Alter lag bei 6,1 Jahren. Obwohl die Frühmortalität bei Kindern höher liegt als bei Erwachsenen, besteht für die Überlebenden eine sehr günstige Lebenserwartung mit annähernd 80 Prozent nach zehn Jahren.

In Deutschland transplantierte Roland Hetzer, damals noch an der MH Hannover, im März 1985 als erster einen neunjährigen Jungen mit Erfolg; er lebte 17,5 Jahre [12].

Das Kinderherzzentrum der Universität Gießen (H. Scheld) initiierte ein Programm „Herztransplantation im Kindesalter": In der ersten Periode vom Juni 1988 bis Ende 1996 transplantierte man dort bei 36 Neugeborenen und Säuglingen 37 Herzen. Die Diagnosen lauteten hier: hypoplastisches Linksherzsyndrom, Endokardfibroelastose [4], Kardiomyopathie [3]; weitere drei hatten ein komplexes Vitium. Bis 2015 stieg die Zahl auf 197 transplantierte Kinderherzen [13].

Weitere Transplantationen bei Kindern in größerer Zahl erfolgten am DHZ Berlin und in Bad Oeynhausen. Die durchschnittliche Wartezeit auf ein geeignetes Spenderorgan lag zum Beispiel in Gießen bei etwa 50 Tagen. Wegen der Schwere ihrer Erkrankung überlebten manche Kinder diese Zeit nicht; in einigen Fällen musste die Zeit bis zur Transplantation mit einem mechanischen Herzunterstützungssystem (VAD) überbrückt werden.

Herz-Lungen-Transplantation
Heart-Lung Transplantation

Bei bestimmten Vitien kann nur die Transplantation von Herz und Lunge das Leben verlängern. Denton A. Cooley in Houston führte 1969 als Erster diesen Eingriff mit Erfolg durch.

In Deutschland waren Bruno Reichart und sein Team am Klinikum der LMU München Großhadern 1983 erfolgreich. Weitere Herz-Lungen-Verpflanzungen gelangen in Hannover, Berlin, Kiel und Bad Oeynhausen.

Lungentransplantation
Lung Transplantation

Obwohl isolierte Lungentransplantationen bereits 1963 (James D. D. Hardy), 1967 (Emil S. Bücherl) und 1968 (Fritz Derom) gelangen, überlebten die meisten Patienten kaum die ersten Monate. Eine deutliche Verbesserung der Resultate beobachtete man 1981 nach Einführung des neuen Immunsuppressivums Ciclosporin A. Über den ersten Erfolg mit einem Langzeitüberlebenden nach Lungentransplantation berichtete Bruce Reitz in Stanford 1981. Die weitere technische Entwicklung der isolierten Lungentransplantation war vor allem geprägt durch die Arbeiten von Joel Cooper und Mitarbeiter in Toronto, später in St. Louis. 1986 berichteten diese über die erste En-bloc-Doppel-Lungentransplantation und 1989 über die erste sequenzielle beidseitige Lungentransplantation.

In Deutschland wurden 2015 in 15 Zentren 296 Lungentransplantationen vorgenommen. Hier stehen bezüglich Operationsfrequenz die MH Hannover, die LMU München und das DHZ Berlin an der Spitze. Es ergab sich wohl eine gewisse Zentralisierung, zweifelsohne erwünscht unter Berücksichtigung der Komplexität der Erkrankungen und der Erfolge.

Xenotransplantation
Xenotransplantation

Der weltweite Mangel an Spenderorganen stimulierte den Wunsch nach der Verwendung von xenogenem Spendermaterial. Experimentelle Studien zu diesem Thema beginnen bereits vor mehr als 50 Jahren. Erste Transplantationen beim Menschen gehen auf James D. Hardy 1964 und Christiaan Barnard 1977 zurück. Beide implantierten bei ihren Patienten in der Not als Ultima Ratio das Herz eines Schimpansen beziehungsweise eines Pavians. Die tödliche Abstoßungsreaktion trat in beiden Fällen bereits nach Stunden beziehungsweise nach vier Tagen ein. Leonard Bailey an der Loma Linda University erregte mit seiner *Baby Fae*-Transplantation im Oktober 1984 weltweit Aufsehen, bei manchen Bewunderung, aber mehr noch Empörung. Seine Idee, einem Neugeborenen mit hypoplastischem Linksherz, das damals keine Überlebenschance hatte, mit Implantation eines Pavianherzens zu helfen, scheiterte: Er glaubte, dass so kurz nach der Geburt die Immuntoleranz noch stark genug ausgeprägt wäre, um eine Abstoßungsreaktion zu verhindern. Immerhin lebte sein Patient am längsten: Das Neugeborene starb 20 Tage nach der Transplantation.

Transplantationen von Tierorganen scheitern grundsätzlich wegen einer ungleich aggressiveren Form der Immunabwehr, die sich mit den gegenwärtig verfügbaren Immunsuppressiva nicht kontrollieren lässt. Hinzu kommen mögliche virologische Probleme, wie die Übertragung von Mikroorganismen und die Entstehung sogenannter Xenozoonosen. Weiterhin ist die Größe der Organe kritisch: Ein ausgewachsener Pavian wiegt mit 25 Kilogramm weniger als die Hälfte eines durchschnittlichen erwachsenen Menschen. Solche Organe wären also nur für Kinder geeignet.

In den letzten Jahrzehnten eröffneten neue Erkenntnisse in der Genforschung theoretisch die Möglichkeit, durch Genmanipulation bei Tieren die Immuntoleranz zu verbessern. Man konzentrierte sich auf das leicht zu züchtende Schwein, obwohl es sich um einen phylogenetisch entfernten Verwandten handelt. Es wäre also eine xenogene diskordante Transplantation. In der aktuellen Forschung verwendet man sogenannte „transgene Schweine", bei denen man menschliche Gene eingeschleust hat. Damit scheint zum Beispiel die Übertragung von Schweinezellen und -gewebe zur Diabetesbehandlung in greifbare Nähe gerückt. Die Transplantation eines ganzen Organs liegt jedoch noch in ziemlicher Ferne.

Um dem bestehenden eklatanten Organmangel entgegenzuwirken, würde nach den Erfahrungen vieler anderer europäischer Länder in Deutschland eine Gesetzesänderung im Sinne einer Widerspruchslösung helfen.

Herz-Lungen-Unterstützungssysteme
Heart-Lung Support Systems

ECMO
ECMO

Die extrakorporale Membranoxygenierung (ECMO) oder extrakorporale Lungenunterstützung (ECLA) dient in erster Linie als Ultima Ratio zur temporären Unterstützung bei schwerstem akutem Lungenversagen oder kombinierten Herz-Lungen-Erkrankungen. Vorwiegend bei Neugeborenen, aber auch allen anderen Altersgruppen, gewinnt man damit Zeit zur Erholung der Organfunktionen. Erste Anwendungen zum Ende der 1960er- und Anfang der 1970er-Jahre in den USA erfüllten infolge hoher Mortalität und Komplikationen die großen Erwartungen nicht. Technische Neuerungen führten in den vergangenen Dekaden zu besseren Ergebnissen und einer Verbreitung der Anwendung.

1989 richtete man in Ann Arbor (Michigan, USA) ein zentrales ECMO-Register ein. Bis 2012 wurden dort weltweit mehr als 53 000 Anwendungen registriert und ausgewertet. Mehr als drei Viertel der Anwendungen beziehen sich auf die neonatal respiratorische Indikation. Weltweit werden bei Kindern und Erwachsenen Überlebensraten von über 60 Prozent berichtet, bei Neugeborenen von 80 Prozent. Langzeit-Follow-up-Studien lassen bei Neugeborenen in 10- bis 15 Prozent psychoneuromotorische Störungen erkennen; ohne Zweifel überwiegt jedoch der Nutzen einer ECMO-Anwendung. Die wenigsten Komplikationen entstehen bei der pumpenlosen arteriovenösen extrakorporalen Lungenunterstützung (pECLA); Voraussetzung dafür ist allerdings eine ausreichende Herzfunktion.

Heute ist diese Therapie in Deutschland in den meisten größeren Kinderkliniken etabliert. Seit der ersten erfolgreichen Anwendung an der Mannheimer Kinderklinik 1987 hat sich dort ein außergewöhnliches Zentrum mit hohem interdisziplinärem Engagement und überregionaler Funktion entwickelt. Größere Erfahrung besteht auch bei der Berliner ECMO-Gruppe. Liegt neben der Störung des Gasaustausches eine eingeschränkte Pumpfunktion des Herzens vor, so wird man, in Abhängigkeit vom Alter des Patienten, heute den Einsatz eines mechanischen Kreislaufunterstützungssystems in Erwägung ziehen.

Kreislaufunterstützungssysteme/Kunstherz
Cardiac Assist Devices/Total Artificial Heart

Auf der Warteliste für eine Herztransplantation stehen derzeit weltweit mehr als 8000 Patienten. Im Bereich Eurotransplant besteht eine seit 2004 beginnende und im weiteren Verlauf zunehmende Diskrepanz zwischen Warteliste und Transplantation. Grund für diese Entwicklung ist der allgemeine Organmangel. Diese prekäre Situation führte zu einer Intensivierung der Forschung auf dem Gebiet mechanischer kardialer Unterstützungssysteme.

Erste Ideen zu solchen Verfahren sind verbunden mit Namen wie Alexis Carrell oder Ch. Lindberg zu Beginn des 20. Jahrhunderts, dann um 1930 mit Wladimir P. Demikhov. In den 1950er-Jahren arbeiteten Willem Kolff und Tetsuzo Akutsu am ersten „Institute for Artificial Organs" in Cleveland gezielt an der Entwicklung künstlicher Organe. Neben der künstlichen Niere entstand ein Kunstherz. 1957 überlebte damit ein Tier für eineinhalb Stunden. Verschiedene Kreislaufunterstützungssysteme wurden entwickelt; Namen wie Domingo Liotta oder Robert K. Jarvik sind hier zu nennen. Ein erster klinischer Erfolg durch Implantation einer pulsatilen linksventrikulären Rollerpumpe gelang Michael DeBakey und D. Liotta 1963. 1969 folgte der erste Totalersatz eines menschlichen

Geschichte der Kinderherzchirurgie

Herzens mit Liottas Kunstherz (TAH) durch Denton A. Cooley. Hier diente das Kunstherz erstmalig als *„bridge to transplantation"*: Nach 60 Stunden ersetzte man es durch ein Spenderherz. Schon damals empfahl man dieses Zwei-Stufen-Konzept, das sich bis heute in vielen Fällen bewährt hat.

1982 implantierte William De Vries einem 61-jährigen Patienten ein „Jarvik-Kunstherz" als Totalersatz, ohne eine weitere Transplantation in Erwägung zu ziehen. Der Patient war an eine schrankähnliche Pump- und Kontrolleinheit angeschlossen. Die Resultate solcher Pioniertaten waren von begrenzter Dauer.

In intensiven Forschungsprogrammen entwickelte man mechanische Kreislaufunterstützungssysteme, die vereinfacht nicht ganz korrekt als „Kunstherzen" bezeichnet werden. Es handelt sich um Pumpsysteme, welche die Funktion eines unheilbar geschädigten Herzmuskels übernehmen. Man spricht, je nach Anwendung, von einem *linksventrikulären (LVAD), rechtsventrikulärem (RVAD) oder biventrikulärem Pumpsystem (BVAD)* oder pauschal einem *ventricular assist device (VAD)*. Hier differenziert man parakorporal, also außerhalb des Körpers, oder in situ implantierbare Systeme. Nach wie vor steht als oberstes Ziel der Totalersatz des Herzens *(Total Artificial Heart: TAH)* im Vordergrund.

2001 erschien nach fast 30 Jahren Entwicklungsarbeit als weitere technische Neuerung das „AbioCor-TAH" auf dem Markt: ein implantierbares Kunstherz, batteriebetrieben mit transkutaner Aufladung. 2001 begann die erste Implantation beim Menschen. Thromboembolien und andere Komplikationen beendeten diese Implantationsserie ebenfalls.

Etwa ab 2008 bestand unter den Forschern und Konstrukteuren Einigkeit darüber, dass der Einsatz eines Unterstützungssystems mit kontinuierlichem Fluss dem des physiologischen pulsatilen Flusses nicht unterlegen ist. Eine deutliche Vereinfachung der Technik war somit möglich geworden.

2010 begann man, mit dem verbesserten „SynCardia-TAH" zu arbeiten. Die neue Einheit war deutlich kleiner, der Kranke war nicht mehr an die Klinik gebunden.

In Deutschland betrachtete schon seit Beginn der 1960er-Jahre einer der Pioniere der Deutschen Herzchirurgie, Emil S. Bücherl (Abb. VI.52), die Entwicklung eines kardialen Unterstützungssystems als sein Lebenswerk. 1974 rief er an der Freien Universität Berlin eine eigene Forschungsabteilung für das Kunstherz ins Leben. 1976 lebte ein Kalb mit seinem ersten Kunstherz 120 Tage, 1981 268 Tage und 1984 eine Ziege 345 Tage. 1979 implantierte er sein neues „Berliner Kunstherz" (Abb. VI.53) einem Patienten als kurzfristige Überbrückung zur Transplantation. 1986 wandte er es bei drei Patienten mit kurzem beziehungsweise mehrwöchigem Erfolg an.

1988, nach Bücherls Emeritierung, drohte das Kunstherzprogramm zusammenzubrechen. Roland Hetzer am Deutschen Herzzentrum Berlin

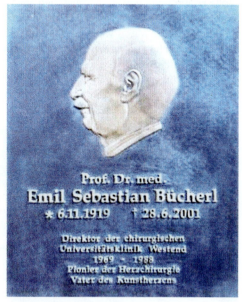

Abb. VI.52: Gedenktafel: Emil S. Bücherl
Memorial plaque: Emil S. Bücherl
(Quelle: DRK-Kliniken Berlin, Gesundheitscampus Westend)

gelang es, mithilfe eines privaten Investors das Programm am Leben zu halten – man gründete im Juli 1988 die Firma „Berlin Heart". Ein Unternehmen war geboren, das als einziges in Europa Herzunterstützungssysteme herstellte. Es standen zunächst extrakorporale Pumpen mit einem Volumen von 50, 60 und 80 Milliliter zur Verfügung. In den letzten Jahren miniaturisierte man das System auf Größen von 12, 20 und 30 Milliliter. Im Oktober 1990 implantierten Roland Hetzer und sein Team einem Achtjährigen ein Berlin Heart VAD 50 ml als *bridge to transplant* (Abb. VI.54). Eine Woche später erhielt er ein Spenderherz, er lebte noch 21 Jahre. Es war der erste Fall in Deutschland, der mit dieser Technik behandelt wurde [14].

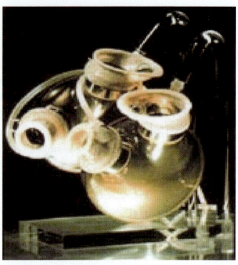

Abb. VI.53: Erstes „Berliner Kunstherz"
First "total artificial heart" in Germany
(Quelle: R. Hetzer, DHZB)

1994 gelang dem Berliner Team eine Weltsensation: Nach 160 Tagen Entlastung durch ein VAD erholte sich das eigene, bislang schwerkranke Herz so gut, dass das Kunstherz explantiert werden konnte. Dies war weltweit der erste Fall. Seither konnten im DHZB mehr als 100 „Kunstherzen" wieder explantiert werden. Insgesamt sind dort seit 1988 mehr als 2600 Unterstützungssysteme implantiert worden.

Große Erfahrungen bestehen inzwischen auch am Herz-Diabetes-Zentrum NRW Bad Oeynhausen, am UKM Münster, der MH Hannover, dem Herzzentrum Leipzig, der LMU München und an vielen weiteren Zentren. Mittlerweile erhalten in Deutschland im Jahr etwa 20 Kinder jeglichen Alters eine mechanische Pumpe. Wiegt das Kind weniger als 20 Kilogramm, so liegen Pumpe und Antrieb außerhalb des Körpers, der Patient ist an die Klinik gebunden. Kinder mit mehr als 20 Kilogramm, die älter als fünf Jahre sind, können ein Gerät erhalten, das am Herzen implantiert mit einem transkutanen Schlauch an ein tragbares Steuer- und Batteriesystem angeschlossen wird.

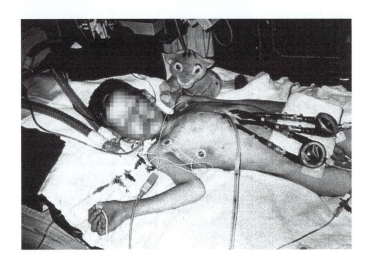

Abb. VI.54: Kind mit Kardiomyopathie an einem BVAD, früh nach Implantation des Unterstützungssystems
Child with cardiomyopathy on a biventricular system (BVAD), early after implantation
(Quelle: R. Hetzer, DHZB)

Diese Kinder führen ein annähernd normales Leben außerhalb der Klinik. Ohne Zweifel kann für Säuglinge und Kinder das Berlin Heart *„Excor Pediatric"* weltweit als führendes System bezeichnet werden.

Neueste technische Entwicklungen versprechen eine weitere Verbesserung der Resultate. Zum Beispiel implantiert man in Paris seit 2013 das *„Carmat System"*, hergestellt aus biokompatiblem Material. Vielversprechend sind auch neuere innovative Ideen der Arbeitsgruppe von Rainer Körfer in Kooperation mit dem Helmholtz-Zentrum Aachen.

Das Ziel der Therapie ist es zum einen, eine Erholung des eigenen Herzens zu erreichen (*bridge to recovery, BTR*), zum anderen gegebenenfalls ein Spenderherz zu erhalten (*bridge to transplant, BTT*). Die Chancen für die erste Option liegen nach den Erfahrungen des DHZB nur bei etwa 15 Prozent. Auf ein neues Herz wartet die Hälfte der Kinder länger als drei Monate, eine enorme Herausforderung für Patient und Familie. Jedes zweite Kind, das in Deutschland auf ein Spenderherz wartet, erhält inzwischen ein externes Kunstherz, das ihm hilft zu überleben, bis ein Spenderherz verfügbar ist (A. Haverich, persönliche Mitteilung 2017).

Fortschritte sind eindeutig erkennbar: So stieg zum Beispiel in den vergangenen zehn Jahren die Anzahl von Kindern mit terminaler Herzinsuffizienz, bei denen ein Unterstützungssystem als *bridge to transplant* eingesetzt wurde, von 22 auf 34 Prozent.

Andere Formen des *bridging* sind *bridge to candidacy*, *bridge to decision* und bei Patienten über 70 Jahre *bridge to destination (DT)*.

Diese Erfolge dürfen nicht darüber hinwegtäuschen, dass mit zunehmender Pumpdauer Komplikationen entstehen: Etwa 25 Prozent der Patienten erleiden einen Schlaganfall, das Pumpsystem kann infolge Thrombenbildung gestört werden, die Hautstelle des Kabeldurchtritts kann sich infizieren. Neueste Systeme lassen hier vielversprechende Verbesserungen erwarten. Wir wissen, dass zahlreiche Patienten mit einem *Assist Device* oder sogar einem Kunstherzen (*TAH*) mehrere Jahre leben können. Vier von fünf Patienten mit einem Unterstützungssystem überleben das erste Jahr. Ein Kranker der Medizinischen Hochschule Hannover lebt und arbeitet sogar schon seit zehn Jahren mit seinem LAD *(Heartmate II)* – das ist europäischer Rekord. Inzwischen veranstaltet man in mehreren sportlichen Disziplinen Weltmeisterschaften von Kranken mit Kunstherz. Auch deutsche Patienten gehören zu den Gewinnern.

Stehen wir vielleicht schon an der Schwelle, an der sich der alte Traum des Kunstherzpioniers Emil S. Bücherl realisieren könnte: Der Übergang künstlicher Herzaggregate vom temporären Lebenserhalt des Patienten zu der Implantation auf Dauer, als letzte Alternative zur Transplantation.

Herzchirurgie im 21. Jahrhundert
Cardiac Surgery in the 21th Century

Die „zentrale Periode der Herzchirurgie" offenbarte sich als wahrhaft stürmische Zeit mit großen Fortschritten und Erfolgen [3]. Die sich anschließende „Neuzeit der Herzchirurgie" verläuft mit kleineren Schritten mit der beständigen Entwicklung aufregender Verfahren in Operationstechnik und Intensivmedizin. Beginnend 1978 entwickelten sich in Deutschland aus 21 Zentren in 20 Jahren 80 Spezialkliniken für Herzkranke. In der Kinderherzchirurgie war die Verschiebung der korrektiven Operation ins Neugeborenen- und Säuglingsalter zu verzeichnen. Durch diese Verdrängung der Palliativoperation konnte die kumulative Mortalität reduziert werden, ebenso verminderten sich Sekundärschäden infolge Komplikationen zwischen Palliativeingriff und Korrekturoperation.

VI Entwicklung der Diagnostik und Therapie bei angeborenen Herzfehlern

Auch auf den angrenzenden Gebieten der Kardiologie und Anästhesie erfordern innovative Methoden eine offene, aber auch kritische und fächerübergreifende Auseinandersetzung.

Inzwischen operiert man an allen Fachkliniken fast das gesamte Spektrum der anfallenden angeborenen Herzfehler. Die Erfolge variieren in Anhängigkeit von der Erfahrung des pädiatrischen und des chirurgischen Teams. Ganz entscheidend für das Resultat – neben der Expertise des Teams – bleiben die klinische und hämodynamische Situation des Kranken, sein Alter und die morphologischen Gegebenheiten der Anomalie. Über Jahrzehnte erzielte man gute Ergebnisse bei der chirurgischen Behandlung seltener und komplexer Vitien besonders in Kliniken mit höherer Operationsfrequenz. Diese Tatsache hatte man in Skandinavien und England längst statistisch verifiziert und daraus die Konsequenz einer Zentralisierung der pädiatrisch-kardiologischen Arbeit gezogen. Derartige Entscheidungen erfordern viel Mut und sind immer mit schmerzhaften Einschnitten verbunden.

Als sehr hilfreich hat sich die jährliche Statistik der Deutschen Gesellschaft für Thorax-, Herz- und Gefäßchirurgie gezeigt. Die Idee von Georg Rodewald lebte weiter mit seinen Schülern Michael J. Polonius und Peter Kalmar [15]. Heute liegt dies in den Händen von Jan Gummert sowie Andreas Beckmann und Mitarbeitern [16]. Aus dieser Statistik wissen wir (Abb. VI.55), dass zum Beispiel 1978 in Deutschland nur sieben Prozent der Kinder mit einem angeborenen Herzfehler bei der Operation jünger als ein Jahr waren. Schon 1987 lag diese Zahl bei 28 Prozent und stieg in den kommenden Jahren weiter an. Heute liegt sie bei fast 50 Prozent [16]. Bei der Korrektur der TOF verlief diese Entwicklung etwas langsamer (Abb. VI.56). Besonders deutlich wird dies am Beispiel der TGA: 1978 waren 27 Prozent der Patienten bei der Korrektur weniger als ein Jahr alt, 1987 stieg diese Zahl auf 87 Prozent und 2002 auf 93 Prozent (Abb. VI.57). Der Fortschritt wird auch offenbar bei der Betrachtung der Mortalität der in Deutschland korrigierten Kinder ab 1986 bis in unser Jahrtausend: in den vergangenen 20 Jahren konnte die Letalität um mehr als die Hälfte gesenkt werden (Abb. VI.58). Generell liegt sie heute unter fünf Prozent.

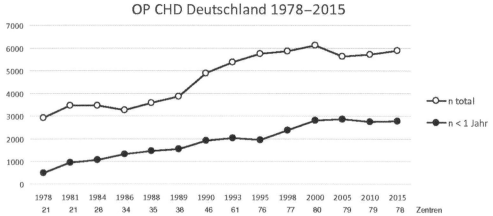

Abb. VI.55: Gesamtzahl der in Deutschland zwischen 1978 und 2015 mithilfe der HLM operierten Kinder mit CHD. Die soliden Symbole kennzeichnen die Kinder unter einem Jahr. Die Anzahl der Zentren ist unten separat aufgeführt. Zusammengestellt aus der Jahresstatistik der DGTHG (14/15).
Actual number of congenital cardiac operations in Germany carried out between 1978 and 2015, calculated from the survey of GSCTS (14/15). The solid symbols indicate infants less one year of age. The number of units is listed below.
(Quelle: H. Meisner)

Geschichte der Kinderherzchirurgie

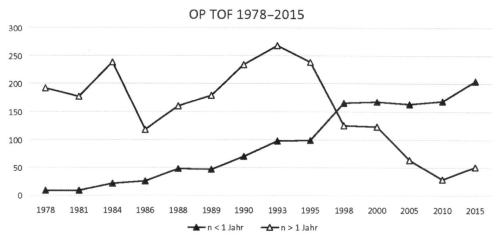

Abb. VI.56: Anzahl der in Deutschland mit TOF operierten Kinder zwischen 1978 und 2015, errechnet aus der Jahresstatistik der DGTHG (14/15).
Number of children operated on with TOF in Germany between 1978 and 2015, calculated from the survey of GSCTS (14/15).
(Quelle: H. Meisner)

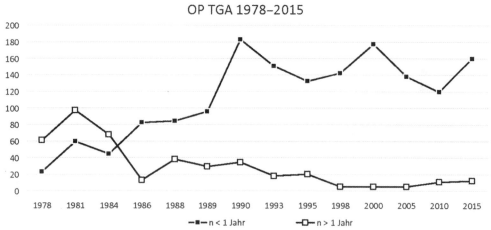

Abb. VI.57: Anzahl der in Deutschland operierten Kinder mit TGA in der Zeit von 1978 bis 2015. Die soliden Symbole kennzeichnen Kinder unter einem Jahr. Errechnet aus der Jahresstatistik der DGTHG (14/15).
Number of children operated on with TGA between 1978 and 2015 – calculated from the survey of GSCTS (14/15), The solid symbols represent children less one year of age.
(Quelle: H. Meisner)

Trotz durchwegs guter Resultate der kongenitalen Herzchirurgie bedürfen solche Patienten ständiger Überwachung durch Fachärzte. Diese Erkenntnis ist eng mit der Londoner Kardiologin Jane Somerville verknüpft, die bereits 1975 ein erstes Zentrum für operierte Kinder und Erwachsene mit angeborenen Herzfehlern (*„Paul Woodward"*) ins Leben rufen konnte. Anfang der 1990er-Jahre gründete sie dann die Arbeitsgemeinschaft für *„Grown up Congenital Heart Disease (GUCH)"*, die inzwischen weltweit unverzichtbare und wichtige Arbeit leistet. In Deutschland besteht fast an allen Herzzentren eine Mannschaft, die sich mit EMAH, das heißt jungen Erwachsenen mit angeborenen Herzfehlern beschäftigt. Vielerorts macht diese Gruppe 20 Prozent der Patienten aus.

VI Entwicklung der Diagnostik und Therapie bei angeborenen Herzfehlern

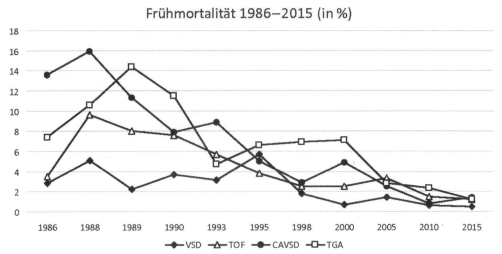

Abb. VI.58: Zusammenstellung der Frühmortalität (%) aller in Deutschland mit der HLM operierten Kinder in der Zeit 1986 bis 2015 mit den Diagnosen: VSD, CAVSD, TOF, TGA, errechnet aus der Jahresstatistik der DGTHG (14/15)
Summary of hospital mortality (%) of infants operated on in Germany between 1986 and 2015 with different diagnosis: VSD, CAVSD, TOF, TGA, calculated from the survey of GSTCVS (14/15).
(Quelle: H. Meisner)

Die Vergangenheit hat gezeigt, dass interdisziplinäre, sensible und effektive Kooperation von Fachleuten aller medizinischen Bereiche – nicht zuletzt auch der Industrie – in den vergangenen mehr als 50 Jahren für unsere Patienten unglaubliche Fortschritte gebracht hat. Die Herzchirurgie an kranken Neugeborenen, Säuglingen und Kindern, oftmals Re-Operationen, ist als Hochrisikochirurgie einzustufen. Es ist das Ziel jedes ambitionierten Arztes und Wissenschaftlers, den Patienten eine hervorragende Behandlung nach dem neuesten Stand zu bieten. Angesichts internetgeschulter und immer kritischer fragender Eltern wird die geforderte Behandlung zur großen Aufgabe. So ist und bleibt dieses Kapitel der Chirurgie für die uns Nachfolgenden immer eine bleibende Herausforderung.

Summary

When at the beginning of the 20th century surgeons dared to touch a human heart, the pathology of congenital anomalies of the heart was well described. Surgical treatment of congenital cardiac disease started with palliation of cyanotic children and operations of PDA and CoA. These earliest developments are connected to names such as Alfred Blalock, Robert Gross and Russell C. Brock. Open heart operations were initiated in 1954 in the USA by the ingenious surgeons John H. Gibbon, C. Walton Lillehei and John W. Kirklin. These pioneer years saw many disappointments, sleepless nights and lots of frustration because of errors and failures. Personal persistence and trust in concepts was the base for further scientific achievements.
In Germany surgery of congenital cardiac anomalies began in 1947. After some closed procedures the period of open heart operations began with Ernst Derra's elaborate hypothermia 1955. Rudolf Zenker used a heart-lung machine for more complex operations 1958.
Due to continuous development of paediatric and surgical know-how also by unanimous support of surgeons from England, Sweden, the Netherlands, France and in particular the US, cardiac surgery expanded and spread over Germany, yet slowly. 1971 the German Society of Thoracic and Cardiovascular Surgery was founded by a group of eleven passionate surgeons working at different University Hospitals. At that time, all over Germany about 3000 open heart operations were performed at five centres. Due to tremendous efforts 21 centres were established in 1978. Within the next 20 years they increased to 80 centres.

Geschichte der Kinderherzchirurgie

Due to continuous scientific, clinical and personal engagement heart surgery reached the high levels of international medicine. Since the middle of the 1970ies about 90 per cent of all congenital anomalies were operated on as infants and children. A decade later newborns were corrected using deep hypothermia, thus palliation was abolished yielding better results and reduced mortalities.

Since the beginning of the 1980ies cardiac transplantation became an option for children with end stage cardiac disease. The parallel development of an artificial heart entered the paediatric field in 1990, the leading team working in Berlin. Today total artificial heart and ventricular assist devices are useful tools with well-known risks involved.

This review of congenital cardiac surgery in Germany of more than half a century highlights impressive results due to incessant efforts of those who preceded. Indeed we can be proud of our history.

Danksagung
Acknowledgement

Die Autoren danken den „Historians" der DGTHG, Knut Leitz und Arno Krian, die über Jahre die Geschichte der Herzchirurgie dokumentierten, für ihre stete kompetente Unterstützung.

The authors want to thank Knut Leitz and Arno Krian, the Historians of the German Society of Thoracic and Cardiovascular Surgery, for advice and support.

Literatur
References

[1] Rodewald G, Zenker R, Bircks W. In: Herzchirurgie. Schreiber HW, Carsten G (Hrsg.) Chirurgie im Wandel der Zeit 1945–1983. Springer-Verlag Berlin Heidelberg New York 1983, 186–198
[2] Borst HG, Klinner W, Oelert H. In: Herzchirurgie. Die Eingriffe am Herzen und herznahen Gefäßen, Springer-Verlag Berlin Heidelberg, 1991
[3] Bircks W. Geschichte der Herzchirurgie in Deutschland unter Berücksichtigung ihrer Beziehung zu der Deutschen Gesellschaft für Kardiologie-, Herz – und Kreislaufforschung. In: Lüderitz B, Arnold G (Hrsg.). 75 Jahre Deutsche Gesellschaft für Kardiologie-, Herz- und Kreislaufforschung, Springer-Verlag Berlin Heidelberg New York 2002, 409–433
[4] Leitz KH. Geschichte der Herzchirurgie in Deutschland. In: Ziemer G, Haverich A (Hrsg.). Herzchirurgie, Springer-Verlag Berlin Heidelberg 2010, 3–25
[5] Schober KL. Wege und Umwege zum Herzen. Thorac Cardiovasc Surg 1993; 41 Suppl II: 155–256
[6] Borst HG. Hands across the Ocean. J Thorac Cardiovasc Surg 1985; 90: 477–489
[7] Böttger PF et al. Entwicklung der Kardiotechnik in Deutschland seit der ersten Operation am offenen Herzen 1955. In: Peter F. Böttger (Hrsg.). Chronik der Deutschen Gesellschaft für Kardiotechnik e.V. (DGfK). Bad Nauheim 2012
[8] Moller JH, Shumway SJ, Gott VL. The first open-heart repairs using extracorporeal circulation by cross-circulation: a 53-year-follow-up. Ann Thorac Surg 2009; 88: 1044–1046
[9] Klinner W. Meilensteine der Herzchirurgie, Wien Med Wochenschrift 1990; 10/11: 254–258
[10] Baust G, Silber RE (Hrsg.). Karl Ludwig Schober und die Hallesche Herz-Lungenmaschine. Verlag Janos Stekovics Wettin Löbejün OT Dössel, 2011
[11] Ziemer G, Luhmer L, Kaulitz R. Chirurgische Behandlung univentrikulärer Herzen. Z Herz-, Thorax-, Gefäßchirurgie 2016; 30: 204–212
[12] Hetzer R, Warnecke H, Schüler S et al. Heart Transplantation a two year experience, Z Kardiol 1985; 74 Suppl. 6: 51–58
[13] Thul JM. Klinikreport 2015. Universitätsklinikum Gießen-Marburg, 2015
[14] Hetzer R, Poapov EV, Alexi-Meskishvili V et.al. Single-centre experience with treatment of cardiogenic shock in children by pediatric ventricular assist devices. J Thorac cardiovasc Surg 2011; 41: 616–623
[15] Rodewald G, Polonius MJ, Kalmar P et al. Cardiac surgery in the FRG and Germany. A report by the German Society for Thoracic and Cardiovascular Surgery, Thorac Cardiovasc Surg 1978–2003
[16] Beckmann A, Funkat AK, Lewandowski J et al. German Heart Surgery Report: The Annual Updated Registry of the German Society for Thoracic and Cardiovascular Surgery. Thorac Cardiovasc Surg 2005–2015

Erwachsene mit angeborenem Herzfehler (EMAH)
Grown-Up Congenital Heart Disease Patients (GUCH)

Hans Carlo Kallfelz, Günther Breithardt und Harald Kaemmerer

Anfänge in angelsächsischen und europäischen Ländern
Beginnings in Anglo Saxon and European Countries

In den späten 1970er-Jahren waren in allen westlichen Ländern die ersten im Kindesalter operierten Patienten mit angeborenen Herzfehlern in die Adoleszenz gelangt und erwarteten eine weiterhin qualifizierte Betreuung. Daneben existierte eine kleinere Gruppe von erwachsenen Patienten, die in den 1950er- und 1960er-Jahren operiert worden waren beziehungsweise spontan überlebt hatten. Die ärztliche Betreuung dieser Patienten übernahmen in der Regel im weiteren Verlauf die Internisten oder Kinderärzte mit speziellem Interesse und Erfahrungen auf diesem Gebiet, die sie schon primär versorgt hatten. Aufgrund der nachfolgend schnell sich vergrößernden Patientenzahlen entwickelte sich eine zunehmende Spezialisierung auf diesem Gebiet, ohne dass dies zunächst als Spezialgebiet der Inneren Medizin oder später auch der Pädiatrie betrachtet wurde. Hierbei spielten bei der Versorgung der Patienten zunächst strikte Altersgrenzen, wie sie hierzulande festgelegt sind, bei der Betreuung durch Pädiater und Internisten keine Rolle.

Die Etablierung spezieller Institutionen zur EMAH-Betreuung gehen auf Joseph K. Perloff in den USA, Jane Somerville in England und John Morch in Kanada zurück, die damit in den 1960er- bis 1980er-Jahren begannen. Weltbedeutung erlangten in der Folgezeit in Kanada das General Congenital Cardiology Centre for Adults am Toronto General Hospital unter Leitung von Gary D. Webb, in den USA die Adolescent/Adult Congenital Heart Disease Clinic an der University of California, Los Angeles (UCLA) unter Joseph K. Perloff sowie die Abteilung an der Mayo-Klinik in Rochester (MN, USA) unter der Leitung von Carole Warnes.

In Europa baute Jane Somerville ein entsprechendes Zentrum in London auf, von deren Erfahrungen besonders die erwähnte Abteilung der Mayo-Klinik profitierte. In den Niederlanden wurde unter John Hess in Rotterdam ein weiteres frühes EMAH-Zentrum etabliert. Ein funktionierendes, flächendeckendes Verbundsystem mehrerer über das Land verteilter Zentren, die sich auf nationaler Ebene schwerpunktmäßig mit angeborenen Herzerkrankungen im Erwachsenenalter beschäftigen, konnte erstmals in Kanada durch die Initiative von Gary Webb aufgebaut werden [1].

Erste Initiativen in Deutschland
First Initiatives in Germany

Da in Deutschland die Chirurgie konnataler Herz-Gefäß-Fehler in größerem Maßstab erst mit einer Verzögerung von 5 bis 10 Jahren gegenüber den USA einsetzte und die meisten Patienten bereits in jüngerem Alter operiert werden konnten, gelangten hier die ersten Betroffenen in den 1980er-Jahren in das Erwachsenenalter, wenn man von der kleinen Gruppe der spontan oder nach geschlossenen Operationen in den 1950er- bis 1960er-Jahren Überlebenden absieht.

In nahezu allen europäischen Ländern und den USA können die Betroffenen unabhängig vom Alter je nach Spezialisierung von Kinderkardiologen oder Kardiologen versorgt werden. Dagegen ist es den Pädiatern infolge einer seit einem Jahrhundert in Deutschland bestehenden strengen Aufgabentrennung zwischen Kinderärzten und den übrigen Fachrichtungen grundsätzlich untersagt, Patienten jenseits des 18. Lebensjahres zu behandeln. Dieses Gebot beziehungsweise Verbot wurde bis in die 1980er-Jahre nur im Bereich der niedergelassenen Ärzte streng beachtet. In den Universitätskliniken, in denen weitaus die meisten Herzkinder diagnostiziert, operiert und weiter betreut wurden, wurde diese Regelung bis in die 1980er-Jahre weniger streng beachtet. Mit der Schaffung des pädiatrischen Teilgebiets respektive Schwerpunkts „Pädiatrische Kardiologie" änderte sich die Betreuungssituation auch im ambulanten Bereich, da die niedergelassenen Kinderkardiologen bei der Versorgung der Patienten mit angeborenen Herzfehlern auf den Zeitraum bis zum Erreichen des Erwachsenenalters beschränkt wurden. Dagegen waren die meisten Erwachsenenkardiologen fachlich nicht (mehr) qualifiziert, die Versorgung der jetzt erwachsenen Patienten mit angeborenen Herzfehlern vollverantwortlich zu übernehmen, da sie während ihrer Weiterbildung keine Erfahrungen mit diesen Krankheitsbildern mehr sammeln konnten.

In Deutschland wurde die früher unter Franz Loogen, Düsseldorf, vorhandene starke Aktivität in der Versorgung angeborener Herzfehler bis in die Mitte der 1970er-Jahre fortgeführt. Nur die dort noch ausgebildeten internistischen Kardiologen verfügten über das für die Weiterbetreuung dieser Patienten erforderliche Wissen.

Spätestens zum Ende der 1980er-Jahre wurde das Problem der Transition von der Kinderkardiologie in die weitere internistisch-kardiologische Betreuung zu einem wachsenden, nicht mehr zu übersehenden Problem. Die internistischen Kardiologen, die ihre Ausbildung in den Klinken erhalten hatten, die sich ursprünglich stärker mit den angeborenen Herzfehlern befasst hatten wie etwa Bonn, Düsseldorf, München und Münster verfügten noch über entsprechende Kenntnisse. In den meisten kardiologischen Abteilungen konzentrierte man sich aber auf die koronare Herzkrankheit, degenerative Herzklappenerkrankungen, Kardiomyopathien und Herzrhythmusstörungen. Während der Weiterbildung wurden die angeborenen Herzfehler nur noch punktuell wahrgenommen. Man hatte vorausgesetzt, dass diese Gruppe von Herzkranken vergleichsweise klein bleibe und die Betreuung durch die Kinderkardiologen gesichert sei. Aufgrund der Erfolge der präoperativen Diagnostik und der Verbesserung der Herzchirurgie überlebten aber immer mehr Patienten weit bis in das Erwachsenenalter. Seit etwa dem Jahr 2000 übersteigt die Zahl der EMAH sogar die Zahl der Kinder mit angeborenem Herzfehler (Abb. VI.59).

Die strikte Altersgrenze wirkte sich sowohl im stationären als auch im ambulanten Bereich nachteilig für diese Kranken aus, wurde dennoch wiederholt von den Sozialgerichten so entschieden, zuletzt durch eine Entscheidung des Bundessozialgerichts von 2015 (www.anhaltspunkte.de/rspr/urteile/B_6_KA_12.15_B.htm). Die Mehrheit der Patienten verlor also den ärztlichen Ansprechpartner aus der Kinderkardiologie und fand bei den internistischen Kardiologen meist keinen mit der Materie vertrauten Arzt. Sie fielen in ein „Versorgungsloch" und nahmen meist erst wieder ärztliche Hilfe in Anspruch, wenn sie sich subjektiv stärker beeinträchtigt fühlten, also zu einem oft weit-

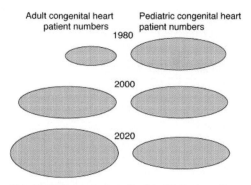

Abb. VI.59: Das geänderte Profil bei Patienten mit angeborenem Herzfehler
The changing profile of congenital heart disease
(Quelle: Webb GD [1])

VI Entwicklung der Diagnostik und Therapie bei angeborenen Herzfehlern

Tab. VI.1. Chronologie des gezielten Aufbaus einer EMAH-Betreuung an deutschen Universitätskliniken und der jeweiligen Verantwortlichkeit
Chronology of the development of GUCH-Units at German University Hospitals

Ort	Beginn	Kinderkardiologie	Kardiologie	Kinderkardiologie und Kardiologie
Göttingen	1985	+		
Hannover	1988	+		+ (ab 1992)
Köln	1990	+	+	
München	1988	+		
Aachen	1991			+
Münster	1991			+
Berlin	1990	+		

aus zu späten Zeitpunkt. Strukturierte lokale Schwerpunkte mit fächerübergreifender Betreuung dieser Patienten bestanden bis zu Beginn der neunziger Jahre in der Bundesrepublik nur an den Universitäten Göttingen, Hannover, Köln, Berlin, München, Aachen und Münster (Tab. VI.1).

Gründung der AG Kongenitale Herzfehler im Erwachsenenalter 1992 (AG 9 der DGK)
Foundation of the Working Group Congenital Heart Disease in Grown up Patients 1992 (WG 9 of the German Society of Cardiology)

Um dem erkannten Versorgungsdefizit in einem ersten Schritt zu begegnen, wurde auf Anregung von Hans Carlo Kallfelz 1992 auf der Herbsttagung der Deutschen Gesellschaft für Herz- und Kreislaufforschung in Dresden gemäß der Satzung der Deutschen Gesellschaft für Herz- und Kreislaufforschung die Einsetzung einer Arbeitsgruppe „Kongenitale Herzfehler im Erwachsenenalter" beschlossen. Hans Carlo Kallfelz, Abteilung für pädiatrische Kardiologie (MHH), sowie Harald Kaemmerer, Abteilung für Kardiologie (MHH), wurden zu Sprechern der neuen Arbeitsgruppe gewählt. Rainer de Vivie vertrat die Interessen der Kardiochirurgen (Tab. VI.2)

Tab. VI.2. Übersicht über die Sprecher und stellvertretenden Sprecher der AG 9 der DGK ab 1992
Overview of the speakers/chairmen and deputies of the WG 9 of the German Cardiac Society from 1992 on

Zeitraum	Sprecher	Stellvertretender Sprecher
1992–1995	Hans Carlo Kallfelz, Hannover	Harald Kaemmerer, Hannover
1996–1998	Hans Carlo Kallfelz, Hannover	Harald Kaemmerer, München
1999–2003	Peter Lange, Berlin	Harald Kaemmerer, München
2004–2008	John Hess, München	Ulrike Bauer, Berlin
2009–2011	Harald Kaemmerer, München	Hashim Abdul-Khaliq, Homburg/Saar
2011–2013	Hashim Abdul-Khaliq, Homburg	Fokko de Haan, Solingen
2014–2016	Fokko de Haan, Solingen	Christian Schlensak, Tübingen
Seit 2017	Christian Schlensak	Dirk Loßnitzer, Mannheim

Die Arbeitsgruppe sah ihre Aufgabe darin:

- Verbesserung der Betreuungssituation adoleszenter und erwachsener Patienten mit angeborenen Herzfehlern durch folgende Maßnahmen:
  - Gründung weiterer spezieller, fächerübergreifender Arbeitsgruppen für die Betreuung Adoleszenter und Erwachsener mit angeborenen Herzfehlern an geeigneten Zentren
  - Entwicklung eines Konzeptes zur Überführung pädiatrischer Patienten mit angeborenen Herzerkrankungen in die Betreuung eines Erwachsenenkardiologen
  - Bessere Definierung der Probleme Adoleszenter und Erwachsener mit angeborenen Herzfehlern
  - Formulierung spezieller Fragestellungen, die diese Patienten betreffen
  - Erstellung einheitlicher Therapieempfehlungen [4]
  - Informationsvermittlung im Rahmen gemeinsamer Fortbildungsveranstaltungen von pädiatrischen und internistischen Kardiologen
- Durchführung von kooperativen Studien zum Langzeitverlauf angeborener Herzfehler
- Für das Gebiet der Bundesrepublik Deutschland Durchführung einer Bestandsaufnahme, welche Ärzte und Institutionen in welchem Umfang Erwachsene mit angeborenen Herzfehlern betreuen
- Einführung einer zentralen Datendokumentation

Hiermit sollte Interesse an dieser wachsenden Patientengruppe geweckt und zudem im Rahmen von Arbeitsgruppensitzungen und Fortbildungsveranstaltungen Wissen und Kenntnisse vermittelt werden, unter anderem auch außerhalb der Tagungen der DGK durch nationale und internationale Tagungen zum Thema EMAH, wie sie dann auch unter anderem in Köln, München und Hannover durchgeführt wurden.

EMAH-Taskforce und Entwicklungsstand der stationären und ambulanten EMAH-Versorgung in Deutschland bis 2017
Task Force and Development in the Medical Care of GUCH-Patients in Germany until 2017

Da alle Aktivitäten auf dem Gebiet der EMAH-Versorgung jedoch keine nennenswerten Fortschritte erzielten, wurde auf Betreiben der DGK, unter der Leitung von Günther Breithardt (Münster) 2004 eine Taskforce „EMAH" ins Leben gerufen, an der sich Vertreter der Fachgesellschaften und Berufsgruppen für Kinderkardiologie, Kardiologie, Kardiochirurgie, Vertreter der Patientenorganisationen und der Deutschen Herzstiftung sowie das Kompetenznetz Angeborene Herzfehler beteiligten.

Basierend auf den Zielsetzungen dieser Arbeitsgruppe wurden in den Jahren 2006 und 2007 zwei Publikationen veröffentlicht, die als Grundlage für die bundesweite Zertifizierung von Ärzten und Institutionen zur Behandlung von EMAH dienen sollten. Es handelte sich um „Empfehlungen zur Qualitätsverbesserung der interdisziplinären Versorgung von Erwachsenen mit angeborenen Herzfehlern (EMAH)" [2] und „Empfehlungen für Erwachsenen- und Kinderkardiologen zum Erwerb der Zusatz-Qualifikation ‚Erwachsene mit angeborenen Herzfehlern' (EMAH)" [3]. Beide Publikationen wurden in englischer Fassung 2011 im International Journal of Cardiology publiziert [5, 6].

Diese Empfehlungen schufen die Grundlage für eine flächendeckende, bedarfsgerechte EMAH-Versorgung, in der EMAH in Deutschland abhängig von Art, Schweregrad und Stadium ihres Herzfehlers innerhalb eines **dreistufigen Versorgungssystems** betreut werden sollen (Abb. VI.60).

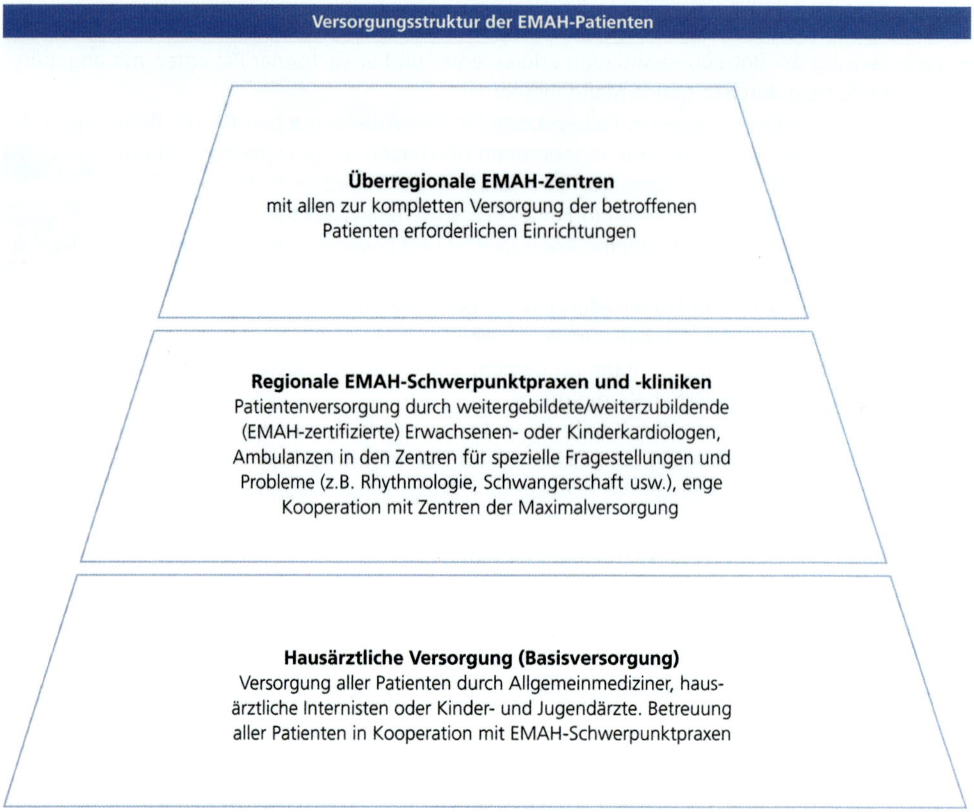

VI Entwicklung der Diagnostik und Therapie bei angeborenen Herzfehlern

Versorgungsstruktur der EMAH-Patienten

Überregionale EMAH-Zentren
mit allen zur kompletten Versorgung der betroffenen Patienten erforderlichen Einrichtungen

Regionale EMAH-Schwerpunktpraxen und -kliniken
Patientenversorgung durch weitergebildete/weiterzubildende (EMAH-zertifizierte) Erwachsenen- oder Kinderkardiologen, Ambulanzen in den Zentren für spezielle Fragestellungen und Probleme (z.B. Rhythmologie, Schwangerschaft usw.), enge Kooperation mit Zentren der Maximalversorgung

Hausärztliche Versorgung (Basisversorgung)
Versorgung aller Patienten durch Allgemeinmediziner, hausärztliche Internisten oder Kinder- und Jugendärzte. Betreuung aller Patienten in Kooperation mit EMAH-Schwerpunktpraxen

Abb. VI.60: Empfehlungen zur Strukturierung der Versorgung von EMAH-Patienten
Recommendations on the structure of the medical care of GUCH-patients
(Quelle: H. Kaemmerer [2])

Die erste Versorgungsstufe beinhaltet die hausärztliche Versorgung (Basisversorgung) durch spezifisch informierte Allgemeinmediziner und hausärztliche Internisten, die zweite Stufe die spezielle kardiologische Versorgung durch EMAH-zertifizierte Erwachsenenkardiologen oder Kinderkardiologen in Schwerpunktpraxen oder regionalen EMAH-Kliniken.

Für die Maximalversorgung (dritte Stufe) sollen überregionale Zentren mit speziellen Kenntnissen und Erfahrungen in der Behandlung komplexer, schwerwiegender und seltener angeborener Herzfehler zuständig sein. Die Stufen zwei und drei sind unterdessen erfolgreich etabliert. Für die niedergelassenen Internisten und Allgemeinmediziner muss jedoch die Fortbildung auf diesem Gebiet intensiviert werden, vor allem, um sie für die besonderen Probleme der EMAH zu sensibilisieren.

Von großer Bedeutung ist die Aufgabe der überregionalen EMAH-Zentren, neben Patientenversorgung und Forschung auch die zusätzliche Qualifikation von Kinder- oder Erwachsenenkardiologen im Bereich EMAH sicherzustellen.

Momentan gibt es hierfür in Deutschland 16 überregionale EMAH-Zentren, 2 EMAH-Schwerpunktkliniken, 7 EMAH-Schwerpunktpraxen (Abb. VI.61) sowie über 320 Kardiologen oder Kinderkardiologen mit der Zusatz-Qualifikation „Erwachsene mit angeborenen Herzfehlern" (Abb. VI.62) (Stand:

Erwachsene mit angeborenem Herzfehler (EMAH)

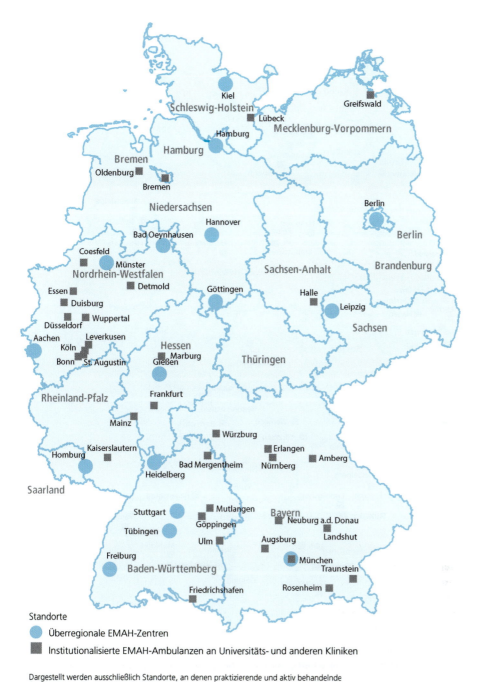

Abb. VI.61: Zertifizierte überregionale EMAH-Zentren und institutionalisierte EMAH-Ambulanzen an Universitäts- und anderen Kliniken in Deutschland (August 2016)
Certified supraregional GUCH-centres and GUCH-outpatient clinics in Germany (August 2016)
(Quelle: Deutsche Herzstiftung, Herzbericht)

VI Entwicklung der Diagnostik und Therapie bei angeborenen Herzfehlern

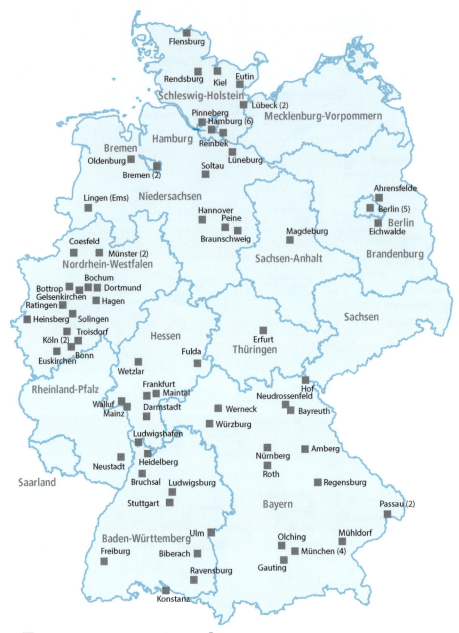

■ Standorte der EMAH-zertifizierten Ärzte in Praxen
(...) Anzahl der Praxen/Gemeinschaftspraxen an einem Standort

Dargestellt werden ausschließlich Standorte, an denen praktizierende und aktiv behandelnde Ärzte tätig sind (Stand: August 2016)

Darstellung auf Grundlage von Daten der DGPK

Abb. VI.62: Verteilung der EMAH-zertifizierten niedergelassenen Ärzte in Deutschland (August 2016)
Distribution of GUCH-certified cardiologists and paediatric Cardiologists in Germany (August 2016)
(Quelle: Deutsche Herzstiftung, Herzbericht)

Januar 2017). Die Taskforce hat 2016 das von ihr entwickelte Curriculum als Zusatz-Weiterbildung in den Prozess der Novellierung der (Muster-)Weiterbildungsordnung der Bundesärztekammer eingebracht. Erst im Lauf des Jahres 2017 werden die Beratungen zu den Zusatz-Weiterbildungen fortgeführt. Ziel ist es, eine fächer- und altersübergreifende Zusatzqualifikation zu schaffen, die es EMAH-zertifizierten Kardiologen und Kinderkardiologen erlaubt, die sachgerechte und kompetente Betreuung dieser Patienten zu übernehmen.

Summary

Up to the middle of the 20th century only a few patients with congenital heart disease survived into adulthood. But when from the 1950s on the surgeons were able to correct or palliate most of the heart lesions, more and more patients survived for a longer time and nowadays at least 90 percent of the affected newborns live far beyond their 18th year. Thus a new group of patients grew up whose late problems were hitherto unknown. Over the last 10 to 20 years these grown-up congenital heart (GUCH) disease patients exceeded by number the children and youths, thus becoming a group of more than 250 000 by now in our country. As in Germany, according to medical laws, adult GUCH patients may not be looked after by paediatric cardiologists and the knowledge of adult cardiologists of these diseases has seriously decreased, the patients felt to be left alone. Therefore the German Societies of Cardiology, Paediatric Cardiology and Cardiac Surgery formed a Task Force aiming at improving the care of this large group of patients. It was recommended that the adult and paediatric specialists in cardiology after having got their professional certification have to spend one more year in the other field each and then take an examination by a board of adult and paediatric cardiologists and heart surgeons in order to become certified as "GUCH"-Cardiologists. By now more than 320 adult and paediatric cardiologists have been certified in Germany. In order to improve the practical care of these patients on a high level, to enable scientific work and to build up registers for certain diseases it was recommended to found supraregional GUCH-centres working on the highest level and being able to solve even the most difficult problems in the GUCH patients. Up to now there are existing 16 certified supraregional centres well spread over the country. At present the Task Force is aiming to establish a subspecialist on GUCH-Cardiology who should be officially acknowledged.

Literatur
References

[1] Webb GD. Care of adults with congenital heart disease – a challenge for the new millennium. Thorac Cardiovasc Surg 2001; 49: 30–34
[2] Kaemmerer H, Breithardt G. Kommission für Klinische Kardiologie der Deutschen Gesellschaft für Kardiologie. Empfehlungen zur Qualitätsverbesserung der interdisziplinären Versorgung von Erwachsenen mit angeborenen Herzfehlern (EMAH). Clin Res Cardiol 2006; 95 Suppl 4: 76–84
[3] Hess J, Bauer U, de Haan F, Flesch J, Gohlke-Bärwolf C, Hagl S, Hofbeck M, Kaemmerer H, Kallfelz HC, Lange PE, Nock H, Schirmer KR, Schmaltz AA,·Tebbe U, Weyand M,·Breithardt G (Vorsitzender der Task Force). Empfehlungen für Erwachsenen- und Kinderkardiologen zum Erwerb der Zusatz-Qualifikation „Erwachsene mit angeborenen Herzfehlern" (EMAH). Clin Res Cardiol 2007; Suppl 2: 19–26 (doi: 10.1007/s11789-006-0026-9)
[4] Schmaltz AA, et al. Erwachsene mit angeborenem Herzfehler, S2-Leitlinie der DGK. DGPK und DGTHG zur Diagnostik und Therapie in Klinik und Praxis. Steinkopff-Verlag Heidelberg 2008
[5] Kaemmerer H, Bauer U, de Haan F, Flesch J, Gohlke-Bärwolf C, Hagl S, Hess J, Hofbeck M, Kallfelz HC, Lange PE, Nock H, Schirmer KR, Schmaltz AA, Tebbe U, Weyand M, Breithardt G. Recommendations for improving the quality of the interdisciplinary medical care of grown-ups with congenital heart disease (GUCH). Int J Cardiol 2011; 150(1): 59–64 (doi: 10.1016/j.ijcard.2010.02.031)
[6] Hess J, Bauer U, de Haan F, Flesh J, Gohlke-Baerwolf C, Hagl S, Hofbeck M, Kaemmerer H, Kallfelz HC, Lange PE, Nock H, Schirmer KR, Schmaltz AA, Tebbe U, Weyand M, Breithardt G. Recommendations for adult and paediatric cardiologists on obtaining additional qualification in „Adults with Congenital Heart Disease" (ACHD). Int J Cardiol 2011; 149(2): 186–191 (doi: 10.1016/j.ijcard.2010.01.007)

Meister ihres Fachs

Jane Somerville (geb. 1933)

von Herbert E. Ulmer

Erstmals zu Beginn des vergangenen Jahrzehnts zeigten medizinische Statistiken, dass die Zahl der Menschen mit einem angeborenen Herzfehler im Erwachsenenalter die der unter 18-Jährigen mit diesem Problem überstieg. Es ist zu erwarten, dass diese Entwicklung weiter zunehmen wird. Heute werden diese Patienten als sogenannte EMAHs (Erwachsene mit angeborenem Herzfehler) oder international als sogenannte GUCHes (Grown-Ups with Congenital Heart Disease) bezeichnet. An der Beachtung und der angemessenen kardiologischen Versorgung dieser neuen Patientengruppe hat eine engagierte Kardiologin aus England den entscheidenden Anteil.

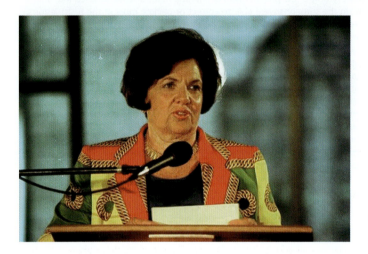

Abb. 1: Jane Somerville (Quelle: The Times, January 24, 2013)

Jane Somerville (Abb. 1) wurde am 24. Januar 1933 als Jane Platnauer im Londoner Stadtteil Kensington geboren. Den Vater, einen bekannten Theaterkritiker, erlebte Jane nur kurze Zeit, da er die Familie noch vor ihrem sechsten Lebensjahr verließ. Der Mutter, eine ebenso bekannte Gesellschaftsreporterin mit engen Verbindungen zur Bloomsbury Group, verdankt sie ihr lebhaftes Temperament und ihre Courage. Drei Kriegsjahre verbrachte Jane aus Gründen der Sicherheit in einem Internat für Jungen in Nord-Wales: *„The best education you could have if you want to enter in a male profession."* 1947, nach dem Studium einiger alter Anatomiebücher ihrer Tante, einer Physiotherapeutin, stand ihr Entschluss fest, sich der Medizin zu widmen. Kurze Zeit danach, mit 16 Jahren, lernte sie als Nachbarn den Mann ihres Lebens kennen, den 20 Jahre älteren Kardiologen Walter Somerville, den sie dann 1957 als seine Studentin heiraten, mit ihm vier Kinder haben und fast 50 Jahre glücklich zusammenleben sollte. Böse Zungen behaupten, dass Walter anfangs mehr an den Kochkünsten ihrer Mutter als an Jane selbst interessiert gewesen sein soll.

Noch im Studium an der Medical School des Guy's Hospital entdeckte sie nach einer Gastvorlesung von Alfred Blalock (s. S. 345) über die Chirurgie angeborener Herzfehler ihr Interesse für die Kardiologie. Nach ihrem Abschluss 1955 erhielt sie jedoch nur eine der begehrten Hilfsstellen im Guy's, weil sie die „Gold Medal in Clinical Surgery" gewonnen hatte. So wurde sie chirurgische Assistentin von Sir Russel Brock, war fasziniert von der Chirurgie angeborener Herzfehler, erkannte jedoch bald „*... that my hands were not connected to my brain ...*" und beendete ihre praktische chirurgische Karriere nach zwei Jahren.

1958 erhielt Jane Somerville als erste Frau am renommierten Heart House Hospital eine Weiterbildungsstelle für Kardiologie. Es folgte eine aufregende Zeit, zusammen mit Paul Wood, dem Genius der damaligen britischen Kardiologie, mit ihrem Mann Walter Somerville als verantwortlichem kardiologischen Consultant und etwas später mit dem speziell für angeborene Herzfehler zuständigen

Herzchirurgen Donald Ross. Obwohl Paul Wood 1962 in seiner eigenen Klinik an einem akuten Herztod verstarb, ausgelöst durch Kammerflimmern bei Infarkt, begann am Heart House in London eine neue kardiologische Ära mit internationalen Höchstleistungen. Auch im privaten Bereich entstanden engste, lebenslange Verbindungen zwischen den Somervilles und Donald Ross. In ihrer spärlichen Freizeit knüpfte Jane zusätzlich enge Verbindungen zum Hospital for Sick Children, in dem unter Richard Bonham-Carter und dem Chirurgen David Waterston eine spezielle Einheit zur Behandlung angeborener Herzfehler im Kindesalter etabliert wurde.

Die Entscheidung vier Kinder zu haben, ermöglichte es Jane, dabei jeweils eine kurze klinische Auszeit zu nehmen und etappenweise ihre Dissertation über „Atrioventrikuläre Septumdefekte" zu schreiben, die sie dann nach zwei Schwangerschaften und fünf Jahren 1965 abschließen konnte.

Für eine reguläre Betreuung im Heart House waren Kinder allerdings zu jung und für Great Ormond Street die Jugendlichen zu alt. Zudem fehlte Jane ein pädiatrischer Abschluss. Allerdings bekam sie im Heart House, wo sie inzwischen als internistische Consultant tätig war, die Genehmigung, ein entsprechendes Office einzurichten – allerdings auf ihre eigenen Kosten. Nach mehreren Gesprächen „... mit Lächeln und falschen Wimpern ..." mit einigen großzügigen anonymen Sponsoren konnte die kleine Einheit mit vier Betten 1975 in Betrieb genommen werden. Die Zahl der Zuweisungen von Patienten aus dem ganzen Land stieg rasch und Janes zuverlässige Diagnosen erlaubten ihren chirurgischen Freunden Operationen mit hohen Erfolgsraten. Die wissenschaftliche Etablierung der Subspezialität „Kardiologie für angeborene Herzfehler" stieß jedoch sowohl bei den Pädiatern (AEPC) als auch bei den internistischen Kardiologen (ESC) damals auf größere Widerstände.

Es war noch 1975, dass sie „... in ihrer Badewanne, ein Glas Champagner in der Hand ..." den Entschluss fasste, dass ein „Weltkongress für Pädiatrische Kardiologie und Chirurgie" für dieses Vorhaben hilfreich wäre – den sie jedoch notgedrungen wohl selbst auf die Beine würde stellen müssen. Große Hilfe hierzu erhielt sie vor allem von ihren Freunden, den großen Herzchirurgen aus nahezu allen Ländern dieser Welt. Nach vielen Mühen fand dieser erste Weltkongress im Juni 1980 in London statt. Er hatte 1300 Teilnehmer aus aller Welt und stellte den Beginn der Erfolgsgeschichte einer gemeinsamen pädiatrischen, internistischen und chirurgischen Kardiologie für angeborene Herzfehler in jedem Lebensalter dar.

Ein empfindlicher Rückschlag für Jane war die Übernahme des Heart House durch das Royal Brompton Hospital 1989. Wegen der steigenden Zahl jugendlicher und junger erwachsener Patienten hatte sie noch kurz zuvor begonnen, einen speziellen Service für diese Patienten aufzubauen, den sie auf zahlreichen internationalen Veranstaltungen, zu denen sie geladen war, modellhaft propagierte. Zu Hause im Brompton war sie nun jedoch ein zweites Mal gezwungen, einen derartigen Service auf eigene Kosten zu installieren. Mithilfe von Spenden ihrer Patienten und ihrer Freundin, der Opernsängerin Jessy Norman, konnte jedoch im Juli 1997 die „Jane Somerville GUCH-Unit" eröffnet werden: „I speak my mind. I'm often right – sometimes for the wrong reason – but I'm courageous."

Zwei Jahre später, 1999, wurde Jane, inzwischen Professorin für Kardiologie des Imperial College London, zwar in den Ruhestand verabschiedet, jedoch als Leiterin einer großen GUCH-Unit an das Heart House berufen, den Ort, an dem einmal alles begann.

Nun wurden Jane Somerville zahlreiche nationale und internationale Ehrungen zuteil. So wurde sie zum Beispiel 2010 als zweite Frau nach Helen Taussig in die Hall of Fame der AEPC, der europäischen Kinderkardiologie, aufgenommen. 2012 ehrte sie das American College of Cardiology unter anderem neben Eugene Braunwald als eine der „Five Legends of Cardiovascular Medicine".

Jane Somerville lebt heute abwechselnd in London und ihrer Wahlheimat Malta, als Direktorin und Beraterin einer von ihr dort ins Leben gerufenen Klinik für GUCH-Patienten.

VII Prävention
Prevention

Prävention kardiovaskulärer Erkrankungen im Kindes- und Jugendalter
Prevention of Cardiovascular Diseases in Childhood

Renate Oberhoffer und Friederike Wippermann

Die **kardiovaskuläre Prävention** ist das jüngste Kind in der Kinderkardiologie, obwohl man schon seit Längerem weiß, dass zahlreiche Risikofaktoren für die Entwicklung kardiovaskulärer Folgeerkrankungen auf dem Boden der Arteriosklerose weit vor dem Erwachsenenalter auf das Herz-Kreislauf-System einwirken. Bereits im Kindesalter oder sogar früher, intrauterin, entsteht die Prädisposition für Herzinfarkt, Schlaganfall und periphere arterielle Verschlusserkrankung. Diese Erkrankungen zählen weltweit zu den häufigsten Todesursachen, die jedoch durch präventive Maßnahmen in ihrem Auftreten und ihrer Ausprägung verhinder- oder verzögerbar sind.

Als eine der ersten und wichtigsten Studien zu diesem Thema hat die Bogalusa Heart Study 2011 nachgewiesen, dass bereits bei asymptomatischen Kindern und Jugendlichen subklinische Zeichen der Arteriosklerose, nämlich arterielle Gefäßwandverdickungen und sogenannte „fatty streaks" in Abhängigkeit von der Zahl der kardiovaskulären Risikofaktoren (Gewicht, Dyslipidämie, Hyperglykämie, Rauchen) bestehen [1].

Inzwischen zeigen Arbeiten nichtinvasive Messmöglichkeiten derart verdickter arterieller Gefäßwände oder gestörter Gefäßfunktion auf dem Boden einer pathologischen Endothelfunktion bereits im Kindes- und Jugendalter auf [2–4], die bei entsprechenden Risikofaktoren wie Adipositas oder reduzierter körperlicher Fitness noch deutlicher ausgeprägt sind [5, 6].

Folgende pädiatrische Populationsgruppen weisen ein erhöhtes Risiko früher Arteriosklerose auf, das mit einer höheren Rate früher kardiovaskulärer Todesfälle einhergehen kann [7]:

Kinder und Jugendliche

- mit Übergewicht und Adipositas,
- mit arterieller Hypertension,
- mit Fettstoffwechselstörungen,
- mit Diabetes mellitus Typ I und II,
- nach überstandener onkologischer Erkrankung,
- nach Kawasaki-Syndrom und anderen Vaskulitiden,
- nach Frühgeburt oder Mangelgeburt,
- aus Schwangerschaften mit Gestationsdiabetes oder maternaler Adipositas [8].

Übergewicht und Adipositas stellen sicher die größte Risikogruppe zur Entwicklung früher Arteriosklerose dar: Übergewicht besteht bei neun Prozent und Adipositas bei sechs Prozent aller deutschen Kinder und Jugendlichen, entsprechend eines Prävalenzanstiegs von 22 Prozent beziehungsweise 100 Prozent zwischen 2001 und 2006 [9]. Viele große prospektive Studien, zum Teil mit über fünf Millionen Personenjahren, haben nachgewiesen, dass eine kindliche BMI-Erhöhung, bei Jungen mehr als bei Mädchen, zu einer höheren Wahrscheinlichkeit späterer Herz-Kreislauf-Erkrankungen führt [10].

Als metabolische Konsequenz von Übergewicht und Adipositas werden bei europäischen Kindern im Alter von 5 bis 17 Jahren **Hyperinsulinämie** und **Diabetes mellitus** mit einer Prävalenz von 33 beziehungsweise 0,5 Prozent berichtet. Bekannt ist auch die hohe Koinzidenz von **Hyperlipidämien** und **arterieller Hypertension** (jeweils ca. 20 Prozent), die zusammen mit sitzender Lebensweise zur frühen Bahnung der Arteriosklerose beitragen [11]. Dieser Prozess entsteht schon im Mutterleib im Sinne „intrauteriner Prägung" [12].

Neben den vaskulären entstehen auch subklinische kardiale Veränderungen im Sinne einer systolischen oder diastolischen Dysfunktion bei adipösen Jugendlichen und können so zur frühzeitigen Entwicklung der „Volkskrankheit" Herzinsuffizienz beitragen [13, 14].

Hauptursache für die Zunahme von Übergewicht und Adipositas in den letzten Jahrzehnten ist eine bevölkerungsweit gestörte Energiebalance durch Aufnahme von zucker- und fettreicher Nahrung (Fruchtsäfte, Softdrinks, Convenience Food) und durch Rückgang des Ausmaßes täglicher körperlicher Aktivität. Bei den 11- bis 17- jährigen Deutschen erfüllen 78 Prozent der Jungen und 84 Prozent der Mädchen nicht mehr die minimalen Aktivitätsempfehlungen der WHO, die aus mindestens 60 Minuten täglicher körperlicher Aktivität, bevorzugt in Form aeroben Ausdauertrainings moderater bis hoher Intensität, aber auch aus Übungen zur Verbesserung von Muskelkraft und Knochenstabilität bestehen [15].

Unzureichende körperliche Aktivität gehört weltweit zu den wichtigsten Risikofaktoren für frühzeitiges Versterben und trägt entscheidend zur wachsenden Krankheitslast von Übergewicht und Adipositas, Diabetes mellitus Typ II und kardiovaskulären Erkrankungen bei. Für Herz- und Kreislauferkrankungen ist ein sitzender Lebensstil ein unabhängiger Risikofaktor. Randomisierte kontrollierte Studien mehrmonatiger regelmäßiger sportlicher Aktivität konnten im Rahmen **eines sekundärpräventiven Projekts** eine Reduktion von Bauchfett, Blutdruck und arterieller Gefäßsteifigkeit ebenso wie eine Steigerung der Fitness im Kindesalter nachweisen [16]. Die Effektivität des „Medikaments" Sport ist inzwischen gerade im kardiovaskulären Bereich für alle Altersgruppen in Primär- (Vorbeugung von Erkrankungen), Sekundär- (Verhütung von Folgeerkrankungen bei bereits eingetretenen Schäden) und Tertiärprävention (rehabilitative Maßnahmen) belegt. Dabei steht bei Adipositas inzwischen nicht mehr unbedingt die Gewichtsreduktion im Fokus des Interesses, sondern die Steigerung der kardiovaskulären Fitness: Diese ist unmittelbar mit einem besseren kardiovaskulären Outcome assoziiert [7, 17]. Jugendliche mit einer besseren Fitness sollen sogar eine geringere kardiovaskuläre Mortalität im späteren Erwachsenenalter aufweisen.

Unabhängig von Übergewicht und Adipositas bietet sich körperliche Aktivität als präventive Maßnahme auch bei isoliert metabolischen Erkrankungen an.

So zählen primär genetische **Hyperlipidämien** zu den häufigsten angeborenen Stoffwechselstörungen; und auch sekundäre Formen (zum Beispiel bei Adipositas, Hypothyreose, chronischen Nierenerkrankungen, chronisch entzündlichen Erkrankungen) sind im Kindes- und Jugendalter keine Seltenheit. Sie tragen meist unerkannt zu einer frühen Arteriosklerose bei und sollten nach aktuellen Leitlinien im Rahmen einer Screening-Untersuchung diagnostiziert und bei Nachweis entsprechend durch Lebensstiländerung und gegebenenfalls Einsatz von Lipidsenkern therapiert werden [18]. Insbesondere sollte bei positiver Familienanamnese zu Fettstoffwechselstörungen und frühen kardiovaskulären Ereignissen gezielt danach gesucht werden.

Die **arterielle Hypertonie** ist im Kindesalter häufig asymptomatisch und wird oftmals erst durch Routineblutdruckkontrollen entdeckt. Sie kann zu Erhöhung der Intima-Media-Dicke, Verschlechterung der Distensibilität der Gefäße, Myokardhypertrophie und diastolischen kardialen Funktionsstörungen führen. Neben der primären sind sekundäre Formen nicht nur durch organische Erkrankungen bekannt, sondern auch durch Einnahme oraler Kontrazeptiva bei jungen Mädchen, durch Methylphenidat, das inzwischen etwa ein Prozent aller Kinder verordnet wird [19], oder durch Konsum von Energydrinks. Die Leitlinien der DGPK [20] tragen dem durch einen diagnostischen und therapeutischen Algorithmus Rechnung.

Auch **Diabetiker** haben ein erhöhtes Risiko, frühzeitig kardiovaskuläre Erkrankungen zu entwickeln. Die Prävalenz von Arteriosklerose und die Mortalität sind gegenüber Nichtdiabetikern erhöht [21, 22]. Verschiedene Studien konnten nachweisen, dass die Intima-Media-Dicke als Marker endothelialer Dysfunktion bei Diabetikern erhöht ist [23]; dies wiederum korreliert mit dem Auftreten von Komplikationen. Unabhängig vom Diabetes-Typ profitieren die Kinder und Jugendlichen von vermehrter körperlicher Aktivität. Diese hat kurzzeitige wie längerfristige Effekte auf den Blutzuckerspiegel, und das kardiovaskuläre Risikoprofil verbessert sich [24]. So hat vor allem Ausdauertraining positive Effekte auf die Gefäße: Die mikrovaskuläre Dichte und die kapilläre Reaktivität nehmen zu [25]. Beim Typ-I-Diabetiker steht im Rahmen körperlicher Belastung insbesondere die Steuerung des Blutzuckerspiegels im Vordergrund. Kinder müssen über die Gefahren von Stoffwechselentgleisungen aufgeklärt und ihr Bewusstsein dahingehend geschult werden [24].

Die **fetale Programmierung** kardiovaskulärer Erkrankungen durch maternale kardiometabolische Erkrankungen ist seit einigen Jahren in den Fokus des wissenschaftlichen Interesses gerückt. Frühe sogenannte epigenetische Veränderungen, die möglicherweise bereits präkonzeptionell wirken, tragen zu einem kardiovaskulären Remodelling, metabolischen und hypothalamischen Prägungen bereits beim Ungeborenen bei. Besondere wissenschaftliche Aufmerksamkeit erzielen Kinder aus diabetischen Schwangerschaften, von adipösen Müttern und nach intrauteriner Wachstumsretardierung. Sie scheinen ebenso wie ehemalige Frühgeborene durch eine höhere Adipositas- beziehungsweise Hypertonieprävalenz sowie durch bereits frühe Veränderungen von Gefäßfunktion und -dicke ein langfristig noch nicht in vollem Umfang bekanntes Arterioskleroserisiko aufzuweisen [26, 27].

In Deutschland werden jährlich etwa 20.000 Kinder mit **onkologischen Erkrankungen** stationär behandelt [28]. Ihre multimodale Therapie kann kardiovaskuläre Veränderungen wie arterielle Hypertonie, kardiale Dysfunktion, erhöhte Gefäßsteifigkeit und verdickte Intima-Media der Gefäße nach sich ziehen [29, 30, 31]. Eine systematische Erfassung dieser Langzeitkomplikationen und ein integratives ganzheitliches präventives Konzept, das körperliche Aktivität beinhaltet, sind bislang nur im Rahmen von Projekten ins Behandlungsschema integriert.

Im Rahmen des **Kawasaki-Syndroms** können in Abhängigkeit von der Zeit (frühe oder späte Phase) Gefäßkomplikationen auftreten. Während in der frühen Phase nach der Akutphase der Erkrankung vor allem die Ausbildung von Aneurysmata oder Gefäßverschlüssen zu beobachten ist, können sich Jahre (> 2 Jahre) später neu ausgebildete Aneurysmata, Stenosen, Gefäßverschlüsse und Verkalkungen (Arteriosklerose) der Koronararterien (5 bis 10 Jahre) zeigen [32]. Dementsprechend sorgfältig sollten Kinder und Jugendliche hinsichtlich körperlicher Belastung beraten werden. Bestehen keine oder nur vorübergehende Beeinträchtigungen der Gefäße (Risikogruppen I und II), muss körperliche Aktivität nicht restriktiv gehandhabt werden. Anders hingegen sind die Empfehlungen für die Risikogruppen III bis V; betroffene Gefäße und Größe der Aneurysmata sind ausschlaggebend. Grundsätzlich sollte vor Beginn einer Belastung und im Folgenden regelmäßig die kardiale Funktion überprüft werden (unter anderem zum Ausschluss von Ischämien), um festzulegen, auf welchem Intensitätsniveau Bewegung ausgeübt werden darf [33, 34].

VII Prävention

Zusammenfassend zählen viele Kinder und Jugendliche zu einer Risikopopulation für das frühe Entstehen von Arteriosklerose. Die Aufgabe des Kinderkardiologen besteht in ihrer frühzeitigen Erfassung, sei es anamnestisch (positive Familienanamnese zu frühem kardiovaskulärem Ereignis, Risikoschwangerschaft, small or large for gestational age baby), durch Screening-Untersuchungen nach Leitlinien (Hypertonie und Hyperlipidämie) oder durch kardiovaskuläre Untersuchungen nach prädisponierenden Erkrankungen (onkologisch, metabolisch).

Als präventive Maßnahme steht unter anderem Bewegung im Vordergrund. Gesunde und (chronisch) kranke Kinder und Jugendliche profitieren von körperlicher Aktivität. Sie ist ein bedeutender Faktor im Rahmen der körperlichen und psychischen Entwicklung [35]; Vorteile vor allem hinsichtlich einer Risikominimierung kardiovaskulärer Erkrankungen sind unumstritten [36]. Bewegungsempfehlungen sollen körperliche Aktivität fördern. Alter, verschiedene Zielgruppen und etwaige Risikofaktoren sind zu berücksichtigen [37].

Im Rahmen einer Lebensstilberatung sind weiterhin Ernährungsberatung und Bewegungsempfehlungen für die gesamte Familie, dem Alter entsprechender Medienkonsum, ausreichend Schlaf und Verzicht auf Nikotin von Bedeutung.

Summary

Nowadays many children and adolescents show an increased risk of premature atherosclerosis. From a preventive perspective, the paediatric cardiologist should establish the cardiovascular risk profile evaluating the family history and examining underlying predisposing non-cardiac or cardiac diseases.
Regular physical activity is mandatory for normal physical and psychological development in childhood and youth. Moreover, its positive effects in the prevention of cardiovascular diseases are widely acknowledged. Age, cardiovascular risk factors (e.g. diabetes, dyslipidemia, obesity) and the characterisation of the target group should been taken into account when physical activity recommendations are given. Together with nutritional counselling they complete lifestyle recommendations, which should be given in a family context, especially with respect to age-adjusted media consumption, sufficient sleep and smoking cessation.

Literatur
References

[1] Paul TK, Chen W, Srinivasan SR, He J, Berenson GS. Contrast of the Impact of Multiple Cardiovascular Risk Factors on the Femoral and Carotid Intima-Media Thickness in Asymptomatic Young Adults: The Bogalusa Heart Study. Atherosclerosis 2011; 2165: 359–364
[2] Hong YM. Atherosclerotic Cardiovascular Disease Beginning in Childhood. Korean Circ J 2010; 40: 1–9
[3] Le J, Zhang D, Menees S, Chen J, Raghuveer G. „Vascular age" is advanced in children with atherosclerosis-promoting risk factors. Circ Cardiovasc Imaging 2010; 3: 8–14
[4] May AL, Kuklina EV, Yoon PW. Prevalence of cardiovascular disease risk factors among US adolescents, 1999–2008. Pediatrics 2012; 129: 1035–1041
[5] Hopkins ND, Stratton G, Tinken TM, McWhannell N, Rodgers ND, Graves LE, George K, Cable NT, Green DJ. Relationships between measures of fitness, physical activity, body composition and vascular function in children. Atherosclerosis 2009; 204: 244–249
[6] Mittelman SD, Gilsanz P, Mo AO, Wood J, Dorey F, Gilsanz V. Adiposity predicts carotid intima-media thickness in healthy children and adolescents. J Pediatr 2010; 156: 592–597
[7] Franks PW, Hanson RL, Knowler WC, Sievers ML, Bennett PH, Looker HC. Childhood Obesity, Other Cardiovascular Risk Factors, and Premature Death. New Engl J Med 2010; 362: 485–493
[8] Celermajer DS, Ayer JGJ. Childhood risk factors for adult cardiovascular disease and primary prevention in childhood. Heart 2005; 92: 1701–1706
[9] Kurth BM, Schaffrath Rosario A. Die Verbreitung von Übergewicht und Adipositas bei Kindern und Jugendlichen in Deutschland. Bundesgesundheitsbl – Gesundheitsforsch – Gesundheitsschutz 2007; 50: 736–743
[10] Baker JL, Olsen LW, Sørensen TIA. Childhood Body-Mass Index and the Risk of Coronary Heart Disease in Adulthood. New Engl J Med 2007; 357: 2329–2337

[11] Balagopal PB, de Ferranti SD, Cook S, Daniels SR, Gidding SS, Hayman LL, McCrindle BW, Mietus-Snyder ML, Steinberger J; American Heart Association Committee on Atherosclerosis Hypertension and Obesity in Youth of the Council on Cardiovascular Disease in the Young, Council on Nutrition, Physical Activity and Metabolism, Council on Epidemiology and Prevention. Nontraditional risk factors and biomarkers for cardiovascular disease: mechanistic, research, and clinical considerations for youth: a scientific statement from the American Heart Association. Circulation 2011; 123:2749–2769

[12] Alkemade FE, Gittenberger-de Groot AC, Schiel AE, VanMunsteren JC, Hogers B, van Vliet LS, Poelmann RE, Havekes LM, van Dijk KW, DeRuiter MC. Intrauterine exposure to maternal atherosclerotic risk factors increases the susceptibility to atherosclerosis in adult life. Arterioscler Thromb Vasc Biol 2007; 27: 2228–2235

[13] Sanchez AA, Levy PT, Sekarski TJ, Arbelaez AM, Hildebolt CF, Holland MR, Singh GK. Markers of cardiovascular risk, insulin resistance, and ventricular dysfunction and remodeling in obese adolescents. J Pediatr 2015; 166: 660–665

[14] Aggoun Y, Farpour-Lambert NJ, Marchand LM, Golay E, Maggio AB, Beghetti M. Impaired endothelial and smooth muscle functions and arterial stiffness appear before puberty in obese children and are associated with elevated ambulatory blood pressure. Eur Heart J 2008; 29: 792–799

[15] Bjarnason-Wehrens B. Körperliche Aktivität in Prävention und Sekundärprävention. Herzmedizin 2015; 32: 39–43

[16] Farpour-Lambert NF, Aggoun Y, Marchand LM, Martin XE, Herrmann FR, Beghetti M. Physical activity reduces systemic blood pressure and improves early markers of atherosclerosis in pre-pubertal obese children. J American College of Cardiology 2009; 54: 2396–2406

[17] Högström G, Nordström A, Nordström P. High aerobic fitness in late adolescence is associated with a reduced risk of myocardial infarction later in life: a nationwide cohort study in men. European Heart Journal 2014; 35: 3133–3140

[18] Chourdakis M, Buderus S, Dokoupil K, Oberhoffer R, Schwab KO, Wolf M, Zimmer KP, Koletzko B (2015). S2k-Leitlinien zur Diagnostik und Therapie von Hyperlipidämien bei Kindern und Jugendlichen. AWMF (Arbeitsgemeinschaft für Pädiatrische Stoffwechselstörungen (APS) in der Deutschen Gesellschaft für Kinderheilkunde und Jugendmedizin e.V.)

[19] Schubert I, Köster I, Lehmkuhl G. Prävalenzentwicklung von hyperkinetischen Störungen und Methylphenidatverordnungen. Dtsch Arztebl Int 2010; 107: 615–621

[20] Hager A, Wühl E, Bönner G, Hulpke-Wette M, Läer S, Weil J. Deutsche Gesellschaft für Pädiatrische Kardiologie (2012). Leitlinie (S2k) Pädiatrische Kardiologie, Pädiatrische Nephrologie und Pädiatrie: Arterielle Hypertonie im Kindes- und Jugendalter

[21] Krantz JS, Mack WJ, Hodis HN, Liu CR, Liu CH, Kaufman FR. Early Onset of Subclinical Atherosclerosis in Young Persons With Type 1 Diabetes. J Pediatr 2004; 145: 452–457

[22] Dawson SI, Willis J, Florkowski CM, Scott RS. Cause-specific mortality in insulin-treated diabetic patients: A 20-year follow-up. Diabetes Research and Clinical Practice 2008; 80: 16–23

[23] Trigona B, Aggoun Y, Maggio A, Martin XE, Marchand LM, Beghetti M, Farpour-Lambert NJ. Preclinical Non-invasive Markers of Atherosclerosis in Children and Adolescents with Type 1 Diabetes Are Influenced by Physical Activity. J Pediatr 2010; 157: 533–539

[24] Halle M, Kemmer FW, Stumvoll M, Thurm U, Zimmer P. Deutsche Diabetes Gesellschaft (2008). Körperliche Aktivität und Diabetes mellitus. Evidenzbasierte Leitlinie der Deutschen Diabetes-Gesellschaft.

[25] De Moraes R, Van Bavel D, DE Brito Gomes M, Tibiriçá E. Effects of non-supervised low intensity aerobic excise training on the microvascular endothelial function of patients with type 1 diabetes: a non-pharmacological interventional study. BMC Cardiovasc Disord 2016; 16: 23

[26] Visentin S, Grumolato F, Nardelli GB, Di Camillo B, Grisan E, Cosmi E. Early origins of adult disease: low birth weight and vascular remodeling. Atherosclerosis 2014; 237:391–399

[27] Zhu Y, Olsen SF, Mendola P, Yeung EH, Vaag A, Bowers K, Liu A, Bao W, Li S, Madsen C, Grunnet LG, Granström C, Hansen S, Martin K, Chavarro JE, Hu FB, Langhoff-Roos J, Damm P, Zhang C. Growth and obesity through the first 7 years of life in association with levels of maternal glycemia during pregnancy: a prospective cohort study. Am J Clin Nutrhttps://www.ncbi.nlm.nih.gov/pubmed/26817507 2016; 103: 794–800

[28] Statistisches Bundesamt. Jeder 5. Todesfall bei Kindern krebsbedingt. Letzter Zugriff am 10.6.2018 unter www.destatis.de/DE/Z4hlenFakten/ImFokus/Gesundheit/Kinderkrebstag.html

[29] Hudson MM, Ness KK, Gurney JG et al. Clinical Ascertainment of Health Outcomes Among Adults Treated for Childhood Cancer. JAMA 2013; 309: 2371–2381

[30] Krystal JI, Reppucci M, Mayr T et al. Arterial stiffness in childhood cancer survivors. Pediatr Blood Cancer 2015; 62: 1832–1837

VII Prävention

[31] Klinge A, Allen J, Murray A, O'Sullivan J. Increased pulse wave velocity and blood pressure in children who have undergone cardiac transplantation. J Heart Lung Transplant 2009; 28: 21–25
[32] Senzaki H. Long-Term Outcome of Kawasaki Disease. Circulation 2008; 118: 2763–2772
[33] Dajani AS, Taubert KA, Takahashi M, Bierman FZ, Freed MD, Ferrieri P, Gerber M, Shulman ST, Karchmer AW, Wilson W, Peter G, Durack DT, Rahimtoola SH. Guidelines for long-term Management of Patients with Kawasaki Disease. Report from the Committee on Rheumatic Fever, Endocarditis, and Kawasaki Disease, Council on Cardiovascular Disease in the Young, American Heart Association. Circulation 1994; 89: 916–922
[34] Newburger JW, Takahashi M, Gerber MA, Gewitz MH, Tani LY, Burns JC, Shulman ST, Bolger AF, Ferrieri P, Baltimore RS, Wilson WR, Baddour LM, Levison ME, Pallasch TJ, Falace DA, Taubert KA; Committee on Rheumatic Fever, Endocarditis, and Kawasaki Disease, Council on Cardiovascular Disease in the Young, American Heart Association. Diagnosis, treatment, and long-term management of Kawasaki Disease: a statement for health professionals from the Committee on Rheumatic Fever, Endocarditis, and Kawasaki Disease, Council on Cardiovascular Disease in the Young, American Heart Association. Pediatrics 2004; 114: 1704–1733
[35] Fröhner G, Gunkel J, Lision A, Raschke-Brodda S, Rohkohl K, Ruf D et al. Prävention von Überlastungsschäden im Kinder- und Jugendsport. Aus der Ständigen Kommission Kinder- und Jugendsport der DGSP. Stand 17.10.2013
[36] Löllgen H. Das A & O der sportärztlichen Vorsorge. Cardio News 2015; 18: 16
[37] Rüttgen A, Pfeifer K (2016). Nationale Empfehlungen für Bewegung und Bewegungsförderung. Letzter Zugriff am 14.6.2018 unter www.sport.fau.de/files/2016/05/Nationale-Empfehlungen-f%C3%BCr-Bewegung-und-Bewegungsf%C3%B6rderung-2016.pdf

Meilensteine der Entwicklung

Francis M. Fontan (1929–2018)

von Herbert E. Ulmer

Kaum ein anderer chirurgischer Eingriff am menschlichen Herzen veränderte die Arbeitsweise dieses Organs wohl grundlegender als die sogenannte „Cavo-Pulmonale Connection" nach dem Fontan-Prinzip. Dabei wird ein anatomisch singulär angelegter Ventrikel dazu gebracht, die systolische Pumpfunktion des fehlenden zweiten Ventrikels mit seiner diastolischen Saugfunktion zu übernehmen. – Es ist heute kaum noch vorstellbar, dass dieser Eingriff ursprünglich auf einer irrigen physiologischen Annahme beruhte.

Francis Maurice Fontan (Abb. 1) wurde am 3. Juli 1929 in der kleinen Gemeinde Nay am Fuße der Pyrenäen geboren. Im radsportbegeisterten Frankreich wird der Name Fontan jedoch noch immer eher mit seinem Vater Victor in Verbindung gebracht, der zu Zeiten der Geburt seines Sohnes als Radrennfahrer ein nationales Idol bei der Tour de France war. Aufgrund Francis' Unentschlossenheit bei der Berufswahl im jungen Alter von 14 Jahren, legte seine Schwester nach Lektüre eines Beratungsheftes kurzerhand fest: „*Mediziner*". Was wiederum von einem Schulfreund des unentschlossenen Francis sogleich auf „*... dann aber mindestens Chirurg...*" aufgestockt wurde.

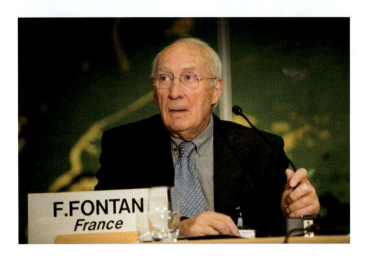

Abb. 1: Francis Maurice Fontan (Quelle: Centre Cardiothoracique de Monaco, WPC- Conference, Monaco 6. Juni 2012)

Nach dem Studienabschluss an der Universität Bordeaux 1952 folgte demnach auch konsequenterweise eine Ausbildung in Allgemeinchirurgie bei George Dubourg an der Klinik Tondu in Bordeaux. Angesichts der aktuellen Entwicklungen und der ersten Erfolge der Herzchirurgie wurde Dubourg von seinen kardiologisch interessierten internistischen Kollegen dazu gedrängt, „*... sich doch auch mit der Chirurgie des Herzens ...*" zu befassen, was dieser auch innerhalb relativ kurzer Zeit realisierte. 1959, anlässlich des Todes einer jungen Frau an den Folgen eines angeborenen Herzfehlers mit Zyanose, wurde der chirurgische Assistent Francis Fontan von seinen internistischen Kollegen gebeten, das Herz der jungen Frau zu entnehmen, was dieser auch tat – und es dabei auch gleich intensiv pathologisch-anatomisch untersuchte. Als Ergebnis fand sich eine Trikuspidalatresie, die Fontan in einer lokalen wissenschaftlichen Zeitschrift anschließend auch gleich publizierte. Nach einer weiteren Arbeit über Vorstellungen, wie ein derartiger Fehler möglicherweise operativ anzugehen sei, wurde Fontan bereits ein Jahr später, 1960, zum Leiter einer neu geschaffenen kardiologischen Abteilung am Hospital Tondu in Bordeaux ernannt. Sein späterer Kommentar: „*Ich bin wohl der einzige Herzchirurg, der jemals Chef einer kardiologischen Klinik war.*"

Die kardiochirurgische und kardiologische Aufbauarbeit fand überwiegend in Form einer intensiven Kooperation mit dem Herzchirurgen Gerard Brom und dem Kinderherzchirurgen Jan Quaegebeur an der Universität Leiden/Holland statt.

Meilensteine der Entwicklung

Die Idee, beim Fehlen eines funktionsfähigen rechten Ventrikels, wie beispielsweise bei der Trikuspidalatresie, diesen durch eine Änderung der Zufuhr des venösen Blutes direkt zur Pulmonalarterie vollständig zu umgehen, ließ Fontan von nun an nicht mehr los. Es folgten jahrelang tierexperimentelle Versuche verschiedenster Art, so zum Beispiel der Versuch, die beiden Hohlvenen direkt beziehungsweise über das rechte Vorhofohr unmittelbar an die vom Herzen abgetrennte Pulmonalarterie zu anastomosieren. Diesem Vorgehen lag die irrige Annahme zugrunde, die Pumpkraft des rechten Vorhofs könne ausreichen, das venöse Blut durch die Lungengefäße bis in den funktionell singulären linken Ventrikel zu treiben. All diese Versuche waren jedoch wenig erfolgreich; keines der Versuchstiere überlebte den Eingriff längere Zeit. Überraschend war daher im März 1968 das Ansinnen von Pierre Broustet, dem Leiter der Kardiologie der Universität Bordeaux, Francis Fontan, den „kardiologischen Chirurgen", seine bis dahin gesammelten Erfahrungen mit einem derartigen Eingriff erstmals beim Menschen, einem zwölfjährigen Mädchen mit Trikuspidalatresie umzusetzen. Die Diagnose bei dem Mädchen war seit dem sechsten Lebensjahr bekannt, allerdings bislang ohne Konsequenzen geblieben. Zu diesem Zeitpunkt bestanden jedoch eine höchstgradige Zyanose und ein Hämatokrit von 80 Prozent.

Die Operation fand am 25. April 1968 im Hospital Tondu statt. Zusätzlich zu der oberen Glenn-Anastomose wurde das rechte Herzohr über einen dazwischen geschalteten klappentragenden Aortenhomograft End-zu-End an die linke Pulmonalarterie angeschlossen – die erste totale cavopulmonale Anastomose! Der initiale postoperative Verlauf war im Vergleich zu den bisherigen Erfahrungen im Tierversuch sehr zufriedenstellend. Bereits am Folgetag stellte sich jedoch das Bild einer zentralvenösen Stauung, einer akuten Niereninsuffizienz und multipler Pleuraergüsse ein. Eine intermittierende Dialysebehandlung und wiederholte Pleurapunktionen waren erforderlich – aber auch effektiv –, sodass das Mädchen nach 30 Tagen weitgehend stabil war und nach Hause entlassen werden konnte. Diese erste Patientin überlebte bis zu ihrem 45. Lebensjahr im Jahr 2001. Erst nach zwei weiteren Operationen und einer Nachbeobachtungszeit von 30 Monaten veröffentlichten Fontan und seine Gruppe aus Bordeaux ihre Erfahrungen in der englischsprachigen Zeitschrift Thorax. Noch im selben Jahr dieses ersten Eingriffs, 1968, wurde Francis Fontan zum Nachfolger des ausscheidenden Georges Dubourg und Leiter der Herzchirurgie des Hospital Tondu ernannt, eine Position, die er bis 2002 innehatte.

Während Fontan selbst nicht wesentlich mehr als 20 Operationen dieser Art durchführte, verbreitete sich die Technik rasch in allen großen Herzzentren dieser Welt. Die Ergebnisse in den ersten Jahren erwiesen sich jedoch zunächst als wenig befriedigend, sodass zahlreiche Modifikationen des nun als „Fontan-Prozedur" bezeichneten Verfahrens eingeführt wurden. Bald wurde erkannt, dass nicht die Pumpfunktion des rechten Vorhofs, sondern unter anderem die Saugfunktion des linken Ventrikels für den Ausgang entscheidend war. 1978 wurden dann von Alain Choussat die sogenannten „Ten Commandments" als günstige Voraussetzungen formuliert. Eine wesentliche Verbesserung erbrachte jedoch die Verlagerung des cavo-pulmonalen Tunnels aus dem rechten Vorhof heraus nach extrakardial, die etwa 1988 von Marc De Leval propagiert wurde. Allerdings sind auch heute noch nicht alle offenen Fragen dieser speziellen Zirkulation geklärt, sodass sie weiterhin als eine, wenn auch wirksame Palliation anzusehen ist.

1986 wurde Francis Fontan der Gründungspräsident der Europäischen Gesellschaft für Herz-Thorax-Chirurgie (EACTS) und 1999 neben zahlreichen anderen Ehrungen in die Hall of Fame der Europäischen Gesellschaft für Pädiatrische Kardiologie (AEPC) aufgenommen.

Seit 2002 war Francis Fontan im Ruhestand und widmete sich mit seinem Sohn Edouard, als Mann aus der Gironde, erfolgreich seinem Weingut im Bordelais. Am 14. Januar 2018 verstarb Francis Fontan im Alter von 89 Jahren friedlich.

VIII Wissenschaft und Grundlagenforschung
Science and Basic Research

50 Jahre kinderkardiologische Forschung in Deutschland
50 Years of Science and Basic Research in Paediatric Cardiology in Germany

Sven Dittrich und Hans-Heiner Kramer

Die systematische Beschreibung angeborener Herzfehler aus Autopsien war eine erste wissenschaftliche Voraussetzung für die Entwicklung des Fachgebietes Kinderkardiologie. Ein weiterführendes wissenschaftliches Interesse an angeborenen Herzfehlern entwickelte sich erst mit den bahnbrechenden diagnostischen Erfindungen in der Kardiologie – EKG, Röntgen und Angiografie – und dann später mit den Erfolgen der ersten operativen Behandlungen.

So erstaunt das folgende Zitat nicht, welches dem kanadische Mediziner Sir William Osler (1849–1919) zugeschrieben wird, der 1905 als erster nicht englischer Staatsbürger den königlichen Lehrstuhl für Medizin an der Universität Oxford übernahm und der häufig als Vater der modernen Medizin bezeichnet wird: *„Für den allgemeinen Arzt sind angeborene Herzerkrankungen von extrem geringen Interesse. Die Fälle, die das Erwachsenenalter erreichen, sind äußerst selten."* Der deutsch-österreichische Mediziner Theodor Billroth (1829–1894), Begründer der modernen Bauchchirurgie, spiegelte die operativen Möglichkeiten seiner Zeit wider: *„Chirurgen, die den Versuch machen, am Herzen zu operieren, können nicht mehr auf den Respekt von Kollegen hoffen."*

Sir William Osler beließ es aber eben nicht beim Nichtwissen: Er protegierte Anfang der 1900er-Jahre die Ärztin Maude Abbott (1869–1940) und regte sie zur Forschung an angeborenen Herzfehlern an [1]. Maude Abbott wurde eine international anerkannte Autorität als Expertin für angeborene Herzfehler und publizierte 1908 den Beitrag „Congenital Cardiac Disease" in „Oslers Systems of Modern Medicine". Ihr „Atlas of Congenital Cardiac Diseases", basierend auf der Auswertung der Herzpräparate des McGill Medical Museum in Montreal, begründete die erste moderne Klassifikation angeborener Herzfehler [2].

Mit den ersten Operationserfolgen bei Patienten mit angeborenen Herzfehlern begann eine von Herzchirurgen und Kinderkardiologen getragene Ära der Entwicklung immer besser werdender Operationsmethoden. Parallel hierzu stiegen die Anforderungen an die kinderkardiologische Diagnostik sowie an die prä- und postoperative Betreuung. Die wissenschaftliche Beurteilung von Qualität, Nutzen und Nachhaltigkeit neuer Methoden rückte in den Vordergrund zur Beantwortung dringender Fragen aus Sicht der klinischen Versorgung.

In Deutschland wurde diese Forschung möglich durch die Gründung akademisch ausgestatteter kinderkardiologischer Kliniken und Abteilungen, die mit Professorenstellen besetzt wurden. Es entwickelte sich eine patientennahe Forschungsszene, die sich mit den stetig besser werdenden Möglichkeiten der intensivmedizinischen Behandlung, den verschiedenen Diagnoseverfahren, die sich durch technologische Fortschritte ständig weiterentwickelten, und den operativen wie den

VIII Wissenschaft und Grundlagenforschung

interventionellen Therapieformen angeborener Herzfehler widmete. Diese klinische Forschung war und ist bis heute praxisnah und bildet im Idealfall die wissenschaftliche Grundlage für ärztliches Handeln. In der Kinderkardiologie mit begrenzter Patientenzahl, großer morphologischer Heterogenität und großer Variabilität der Operations- oder Interventionsverfahren bleibt geplante und vergleichende klinische Forschung bis heute eine immerwährende Herausforderung.

Von Beginn an beinhaltete das wissenschaftliche Arbeiten zu angeborenen Herzfehlern Grundlagenfragen. Es begann mit der Klassifikation der angeborenen Herzfehler, später folgten Schwerpunkte zur embryologischen Entstehung, zum anatomischen Aufbau des normalen Herzmuskels und seiner Fehlbildungen sowie zur Physiologie der Herzarbeit und der Pathophysiologie bei angeborenen Herzfehlern. Die Erforschung der genetischen Grundlagen angeborener Herzfehler entwickelte sich in jüngerer Zeit mit immer neuen verbesserten Techniken im genetischen Labor.

Materialforschung spielte von Beginn an eine wichtige Rolle im wissenschaftlichen Portfolio der Kinderkardiologie und der Kinderherzchirurgie. Zunächst waren es nur operativ eingebrachte Materialien und Herzklappen, deren Haltbarkeit und deren Interaktion mit der Herzfunktion und dem Blutkreislauf wissenschaftlich untersucht wurden; später kam der Vergleich operativ und mittels Herzkathetertechnik implantierter Materialien hinzu.

Wissenschaftliche Arbeiten entstanden und entstehen in den einzelnen Zentren vor allem in Form von Publikationen, Habilitationsleistungen, Doktorarbeiten und Kongressbeiträgen. Die DGPK als wissenschaftliche Fachgesellschaft fördert das wissenschaftliche Arbeiten wesentlich durch die Ausrichtung der wissenschaftlichen Jahrestagung, durch aktive Forschungsförderung und durch die Verleihung von Forschungspreisen.

Es ist nicht möglich, 50 Jahre akademisches Arbeiten in den Kinderkardiologien Deutschlands vollständig aufzuführen oder die wissenschaftlichen Leistungen nach einer etablierten Methode systematisch darzustellen. Die nachfolgenden Kapitel beruhen inhaltlich auf einer Analyse der Selbstauskunft der kinderkardiologischen Zentren zu Habilitationen, wichtigen Publikationen und Forschungsthemen, die in Vorbereitung dieses Buches bei jedem deutschen Zentrum angefragt wurden, auf einer Analyse der von der DGPK verliehenen Forschungspreise und -förderungen und auf der Literaturrecherche der Autoren.

Literatur
References

[1] Abbott ME. Statistics of Congenital Cardiac Disease: 400 Cases Analyzed. J Med Res 1908; 19: 77–81
[2] Abbott ME. The Pathological Collections of the Late Sir William Osler and His Relations with the Medical Museum of McGill University. Canad Med Ass J 1920; 10: 91–102

Lehrbücher und Monografien
Textbooks and Monographic Literature

Sven Dittrich

Die Arbeiten der Kinderärztin Helen Taussig (1898–1986) und des Chirurgen Alfred Blalock (1899–1964) in Baltimore motivierten weltweit die Entwicklung einer zuverlässigen Diagnostik angeborener Herz- und Kreislauferkrankungen (Taussig, Blalock et al. 1947). Helen Taussigs 1947 erschienenes Buch „Congenital malformations of the heart" (The Commonwealth Fund, New York 1947) und die persönlichen Kontakte zu ihren deutschen Schülern bildeten eine Grundlage für die Entwicklung der Kinderkardiologie in Deutschland und der Ausformulierung kinderkardiologischen Wissens in Lehrbüchern. In den 1950er- und 1960er-Jahren war der „Nadas" das Leitwerk unter den kinderkardiologischen Lehrbüchern. Alexander Sandor Nadas (Boston, Harvard Medical School) schrieb vier Ausgaben seines Textbuches „Pediatric Cardiology"; die Erstausgabe erschien 1957 bei W. B. Saunders.

Die nachfolgende Zusammenstellung erhebt keinen Anspruch auf Vollständigkeit. Sie versucht vielmehr einen Bogen zu schlagen von den frühen Themen und publizistischen Zeugnissen kinderkardiologischer Arbeiten an vielen deutschen Kliniken in Ost und West zu den aktuellen deutschsprachigen Lehrbüchern und Leitlinien.

Eine erste deutschsprachige Monografie „Diagnose und Klinik der angeborenen Herzfehler" erschien 1950 im VEB Georg Thieme Verlag Leipzig (Abb. VIII.1). Der Autor war Professor Karl Klinke, Direktor der Kinderklinik der Charité in Berlin. Sein Buch beruhte hauptsächlich auf dem in den USA entstandenen Wissen zu angeborenen Herzfehlern.

Die sich entwickelnden kinderkardiologischen Arbeitsgruppen in Deutschland standen vor der Aufgabe, die Systematik angeborener Herzfehler und die aus der wissenschaftlichen und klinischen Anwendung gewonnene Erfahrungen in Diagnostik und Therapie zu publizieren. Die Auskultation, das Röntgenbild, das Elektrokardiogramm und das Phonokardiogramm bildeten die Grundlage der Diagnostik, ehe in den späten 1950er-Jahren die Herzkatheterisierung Einzug in den klinischen Alltag hielt.

Mit dem EKG beschäftigten sich viele Arbeitsgruppen. Der Kinderkardiologe Joachim Stoermer (Göttingen) veröffentlichte bereits 1959 gemeinsam mit Wilhelm Heck das Buch „Pädiatrischer EKG-Atlas" im Georg Thieme Verlag Stuttgart, das 1971 noch einmal neubearbeitet in einer zweiten Auflage erschien.

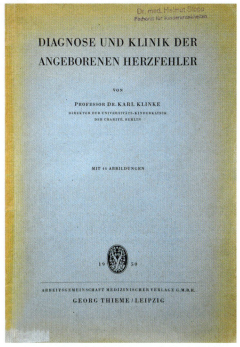

Abb. VIII.1 Erste deutschsprachige Monografie zu angeborenen Herzfehlern von Karl Klinke 1950
First German-language monography on congenital heart diseases written by Karl Klinke 1950
(Quelle: S. Dittrich)

VIII Wissenschaft und Grundlagenforschung

1963 erschien ebenfalls im Georg Thieme Verlag Stuttgart eine Monografie „Synopsis vom Röntgenbild, Elektrokardiogramm und Phonokardiogramm" unter dem Titel „Differentialdiagnose kongenitaler Herzfehler", herausgegeben von Nikolaus Schad (Stuttgart/Zürich), Ralph Künzler (Zürich) und Teoman Onat (Zürich).

In Halle an der Saale publizierte der Kardiologe Rudolf Zuckermann 1963 die Monografie „Herzauskultation" im VEB Georg Thieme Verlag Leipzig. Aus der wissenschaftlichen Zusammenarbeit der Charité in Berlin mit der Kinderklinik der Militärmedizinischen Akademie in Bad Saarow entstand 1979 die zweibändige Monografie „Pädiatrische Elektrokardiographie" von D. Mücke (Bad Saarow) und Joachim Bartel (Berlin).

In Erlangen arbeitete der Kinderkardiologe Hermann Gutheil intensiv am Elektrokardiogramm und veröffentlichte 1972 im Thieme Verlag die „Kinder-EKG-Fibel", die unter dem Titel „EKG im Kindes- und Jugendalter" bis 2016 insgesamt sechs weitere Auflagen erlebte und zuletzt in der siebten Auflage unter der Herausgeberschaft von Angelika Lindinger (Homburg) und Thomas Paul (Göttingen) vollständig überarbeitet wurde (Abb. VIII.2).

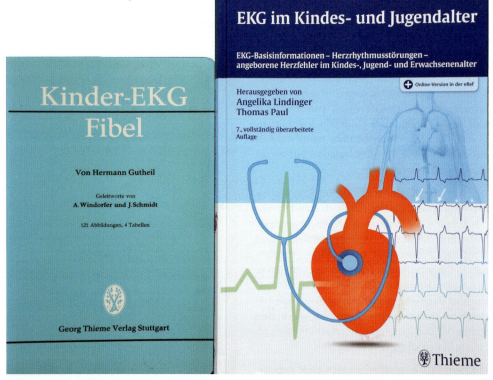

Abb. VIII.2 Erstausgabe von Herrmann Gutheil 1972 und 7. Ausgabe von Angelika Lindinger und Thomas Paul 2016
First edition published by Herrmann Gutheil 1972 and 7th edition published by Angelika Lindinger and Thomas Paul 2016
(Quelle: S. Dittrich)

50 Jahre kinderkardiologische Forschung in Deutschland

Die erste deutschsprachige Monografie zum Thema Herzkatheterisierung wurde bereits 1954 unter dem Titel „Die Herzkatheterisierung bei angeborenen und erworbenen Herzfehlern" von Otto Bayer (Berlin), Franz Loogen (Düsseldorf) und Hans H. Wolter (Heidelberg) im Georg Thieme Verlag Stuttgart veröffentlicht (Abb. VIII.3) und erschien 1967 in zweiter Auflage. Alois J. Beuren (Göttingen) publizierte 1966 einen Atlas „Die angiographische Darstellung kongenitaler Herzfehler" im Walter de Gruyter Verlag (Abb. VIII.3).

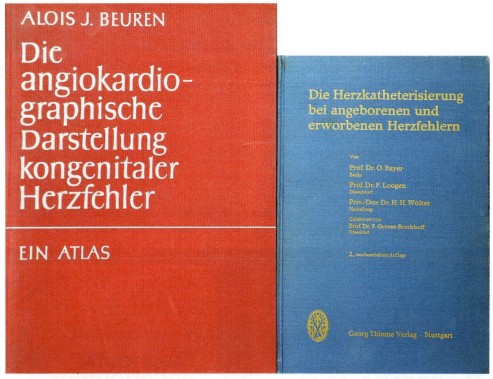

Abb. VIII.3 Angiografischer Atlas von Alois J. Beuren von 1966 und Monografie zur Herzkatheterisierung in der Erstauflage von 1954
Angiographic atlas by Alois J. Beuren from the year 1966 and first edition of the monography on cardiac catherisation from 1954
(Quelle: S. Dittrich)

In Leipzig fand die enge Zusammenarbeit zwischen Kinderkardiologie, Herzchirurgie und Kardiologie Ausdruck in der 1971 im Verlag Volk und Gesundheit Berlin erschienenen Monografie „Missbildungen des Herzens und der großen Gefäße" von Karl Bock (Kinderkardiologie), Martin Herbst (Kardiochirurgie), Heinz Trenckmann (Kardiologie) und Ferdinand Spreer (Pathologie).

Bei ihrer Arbeit auf den sich entwickelnden Intensivstationen in kinderkardiologischen Kliniken war vielen Ärzten die 1990 von Dietmar Schranz (Mainz) publizierte erste Auflage des Bandes „Pädiatrische Intensivtherapie" im Gustav Fischer Verlag Stuttgart eine große praktische Hilfe. Gerd Hausdorf (Hannover) brachte 2000 das in intensivmedizinisch-kinderkardiologischen Kreisen viel benutzte Buch „Intensivtherapie angeborener Herzfehler" im Steinkopff Verlag Darmstadt heraus, das leider aufgrund des frühen Todes des Autors keine Neuauflage erlebte.

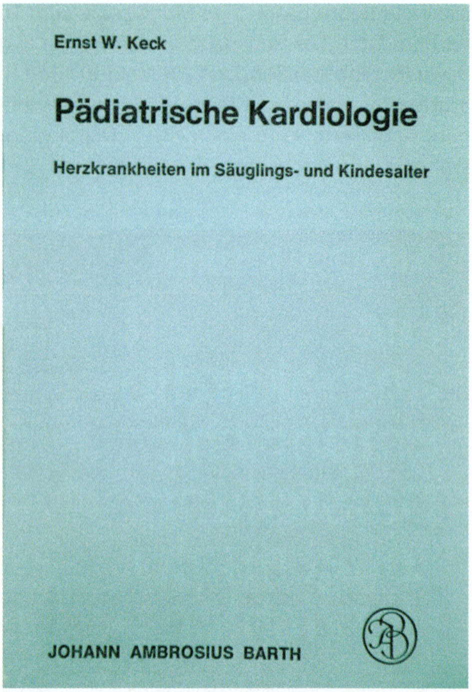

VIII Wissenschaft und Grundlagenforschung

Abb. VIII.4 Lehrbuch zur Kinderkardiologie von Ernst W. Keck in der Erstauflage von 1972
First edition of Ernst W. Keck's paediatric cardiology textbook published in 1972
(Quelle: S. Dittrich)

Die Erstauflage des Lehrbuches „Pädiatrische Kardiologie. Herzkrankheiten im Säuglings- und Kinderalter" von Ernst W. Keck (Hamburg) erschien 1972 im Verlag Urban und Schwarzenberg (München, Abb. VIII.4). Es folgten vier weitere Auflagen und 2002 eine unter der Mitherausgeberschaft von Gerd Hausdorf entstandene fünfte, völlig überarbeitete Neuauflage im Urban & Fischer Verlag München Jena.

Aus der Arbeit des Deutschen Herzzentrums München veröffentlichten Gebhard Schumacher und Konrad Bühlmeyer 1978 die erste Auflage des Lehrbuches „Diagnostik angeborener Herzfehler". Diesem folgte 1980 ein zweiter Band „Systematik der angeborenen Herzfehler" (Abb. VIII.5). Beide Bände wurden 1988 in einer zweiten Auflage im Perimed-Verlag Erlangen zu-

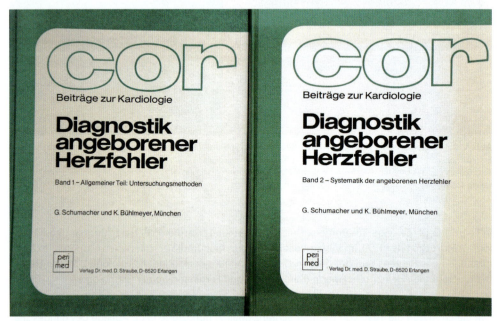

Abb. VIII.5 Zweibändige Erstauflage des späteren Lehrbuches „Klinische Kinderkardiologie" von Gebhard Schumacher und Konrad Bühlmeyer von 1978 (Band 1) und 1980 (Band 2)
First edition in two volumes of the later textbook "Clinical paediatric cardiology" published by Gebhard Schumacher und Konrad Bühlmeyer in 1978 (vol. 1) and 1980 (vol. 2)
(Quelle: S. Dittrich)

sammengefasst. Unter dem Titel „Klinische Kinderkardiologie. Diagnostik und Therapie der angeborenen Herzfehler" und mit John Hess (München) als drittem Herausgeber erschienen im Springer Verlag Berlin Heidelberg 2001 die dritte überarbeitete und erweiterte Auflage und 2008 die vierte Auflage.

Die Methode der Echokardiografie fand natürlich zeitgemäßen Eingang in alle systematischen Lehrbücher. Ein Spezialist der Echokardiografie war Dierk A. Redel aus Bonn, der 1988 in englischer Sprache im Springer Verlag Berlin Heidelberg das Buch „Color Blood Flow Imaging of the Heart" herausbrachte. Ein Reprint seines Buches erschien 2011 ebenfalls im Springer Verlag.

Achim A. Schmaltz (Essen) veröffentlichte gemeinsam mit Helmut Singer (Erlangen) in dem 1994 erschienenen Buch „Herzoperierte Kinder und Jugendliche" einen Leitfaden zur Langzeitbetreuung herzoperierter Kinder.

Herausgegeben von Jürgen Apitz (Tübingen) erschien 1998 die erste Auflage des Lehrbuches „Pädiatrische Kardiologie. Erkrankungen des Herzens bei Neugeborenen, Säuglingen, Kindern und Heranwachsenden" im Steinkopff Verlag Heidelberg, der 2002 eine zweite Auflage folgte.

Das aktuelle deutschsprachige Lehrbuch trägt den Titel „Kinderkardiologie. Klinik und Praxis der Herzerkrankungen bei Kindern, Jugendlichen und jungen Erwachsenen" von Nikolaus A. Haas und Ulrich Kleideiter (Bad Oeynhausen), Thieme Verlag Stuttgart 2011 (Abb. VIII.6). Dieses Lehrbuch

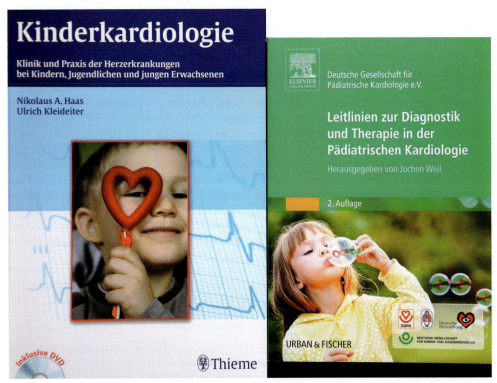

Abb. VIII.6 Aktuelles Lehrbuch von Nikolaus A. Haas in der Erstauflage von 2011 und aktuelle Leitlinien der DGPK unter der Herausgeberschaft von Jochen Weil in der zweiten Auflage von 2016
First edition of the current textbook published by Nikolaus A. Haas in 2011 and latest guidelines of DGPK, second edition, edited by Jochen Weil
(Quelle: S. Dittrich)

wurde 2015 unter dem Titel „Pediatric Cardiology. Symptoms – Diagnosis – Treatment" auch in einer englischsprachigen Ausgabe verlegt.

Die „Leitlinien zur Diagnostik und Therapie in der Pädiatrischen Kardiologie" erschienen unter der Herausgeberschaft von Achim A. Schmaltz erstmals schon 1997 im Steinkopff Verlag und überarbeitet 2007 dann in einer ersten Auflage im Verlag Urban & Fischer, Elsevier, München. Im Jahr 2016 erfolgte eine vollständig neu erarbeitete zweite Auflage unter der Herausgeberschaft von Jochen Weil im Verlag Urban & Fischer, Elsevier, München (Abb. VIII.6). Im Juli 2017 erschienen diese Leitlinien in verkürzter Form auf Englisch in der Zeitschrift „Cardiology in the Young".

Gemeinsam erarbeitete Leitlinien der DGK, DGPK und DGTHG „Erwachsene mit angeborenen Herzfehlern (EMAH)" erschienen 2008 im Steinkopff-Verlag.

„Maß und Zahl" in der Angiokardiografie
Measurements and Numbers in Angiocardiography

Hans-Heiner Kramer

Paul H. Heintzen ist als internationaler Pionier auf dem Sektor angiokardiografischer Bildverarbeitungsverfahren anzusehen. Sein Ziel war es, anstelle der rein subjektiven Betrachtung von Kardangiografien die Röntgenbildinformationen mit exakten Messverfahren besser zu nutzen [1, 2]. Er zeigte den Röntgenherstellern die hierfür notwendige Strahlenstabilisierung auf. Die quantitativen Beziehungen zwischen der Röntgenstrahlenschwächung und der Konzentration sowie Schichtdicke des Kontrastmittels erlaubten damit erstmals eine quantitative Röntgenbildanalyse. Zusammen mit seinen Mitarbeitern Joachim Bürsch und Peter Lange konnten nach tierexperimentellen Studien wichtige hämodynamische Parameter wie Schlagvolumina und die Regurgitationsfraktion auch im klinischen Alltag quantitativ ermittelt werden [3, 4, 5]. Nach Entwicklung von digitalen Bildserienspeichern konnten bislang analoge Röntgen-Fernsehbild-Serien digital gespeichert werden. Auf dieser technologischen Basis wurde die bisherige Videodensitometrie zur noch heute im klinischen Alltag genutzten digitalen Subtraktionsangiografie weiterentwickelt. Mit seiner technologisch ausgerichteten großen Gruppe von Wissenschaftlern hat Heintzen einen frühen und enorm großen Beitrag dazu geleistet, dass „Maß und Zahl" zur Analyse pathophysiologischer Prozesse – diese von ihm oft benutzte Formulierung gibt wohl am besten sein wissenschaftliches Credo wieder – in die Kardiologie Einzug halten konnten, ohne die wir uns unser Fachgebiet heute gar nicht mehr vorstellen können.

Literatur
References

[1] Heintzen PH. A simple method for the recording of radiopaque dilution curves during angiography. Am J Heart 1965; 69: 720
[2] Heintzen PH, Malerczyk V, Pilarczyk J, Scheel KW. On-line processing of the video-image for left ventricular volume determination. Comp Biomedical Research, 1971; 4: 474–485
[3] Bürsch JH, Heintzen PH. Pulmonary perfusion measurements by videodensitometry. Methods and preliminary results. Annales de radiologie 1978; 21: 349–353
[4] Lange PE, Beurich HW, Onnasch DG, Heintzen PH. The accuracy of experimentally determined angiographic right ventricular volume. Basic Res Cardiol 1983; 78: 172–182
[5] Lange PE, Neubert D, Onnasch DG, Sievers HH, Heintzen PH. Effects of angiocardiographic contrast media on the pulmonary circulation in pigs. Am J Cardiol 1984; 54: 1125–1130

Forschung zu Herzkatheterinterventionen bei angeborenen Herzfehlern
Research of Catheter Interventions in Congenital Heart Defects
Sven Dittrich

Die ab 1966 von dem Radiologen Werner Porstmann unter Mitarbeit von Wierny und Warnke vorgenommenen Ductusverschlüsse an der Charité in Berlin waren weltweit die ersten katheterinterventionellen Eingriffe zum Ductusverschluss überhaupt. Porstmann hat seine neue Methode und Ergebnisse ab 1967 in einer Reihe von Arbeiten international publiziert [1] und 1986 auch über Langzeitergebnisse berichtet [2].

Ein Meilenstein der interventionellen Kinderkardiologie war im Mai 1966 die erste Ballonatrioseptostomie bei einem Baby mit Transposition der großen Arterien durch den Kardiologen William Rashkind in Philadelphia [3]. Schon im Oktober 1966 behandelte Hans Carlo Kallfelz das erste Baby in Bonn erfolgreich mit einem Rashkind-Manöver. Die Berichterstattung über neue und erfolgreiche Herzkathetertechniken [4] erfolgte in dieser Zeit hauptsächlich auf den Jahrestreffen der Arbeitsgemeinschaft der kinderkardiologisch interessierten Ärzte. Publikationen über das Rashkind-Manöver folgten aus der Münchener und der Göttinger Arbeitsgruppe durch Konrad Bühlmeyer [5] und Alois J. Beuren [6].

Die Entwicklung der interventionellen Kardiologie bis zu ihrem heutigen Stand verlief in mehreren Wellen technischer und methodischer Innovationen. Geeignete Materialien mussten entwickelt werden. Neue Indikationen für bereits etablierte Techniken wurden erprobt. In allen Phasen sowie zu allen Facetten wissenschaftlichen Arbeitens zur interventionellen Kardiologie haben deutsche Wissenschaftler und Arbeitsgruppen ihre Spuren hinterlassen, Pionierarbeit geleistet und neue Methoden wissenschaftlich etabliert. Aus fast allen Standorten gab es Publikationen zum Themengebiet Interventionen. Die nachfolgende Auflistung kann nur exemplarisch die Bedeutung aufzeigen, die die wissenschaftliche Bearbeitung der interventionellen Kardiologie für unser Fachgebiet hat.

Die erste Welle der Entwicklung interventioneller Kardiologie kam mit der Einführung von Ballonkathetern für Angio- und Valvuloplastien. 1977 führte der deutsche Kardiologe Andreas Grüntzig in Zürich die erste Koronardilatation am Patienten durch [7]. Die Technik entwickelte sich rasch zur Methode der Wahl für die Behandlung von kongenitalen Pulmonal- und Aortenstenosen. 1982 wurde die Pulmonalklappendilatation eingeführt [8]. Frühe Arbeiten aus Deutschland zur Pulmonalklappendilatation kamen aus der Frankfurter Kardiologie [9]. In Vorbereitung der DGPK-Jahrestagung 1988 in Münster entstanden auf Initiative von Jürgen Apitz und Achim A. Schmaltz (Tübingen) erste kooperative Studien in Deutschland zu den Themen Ballondilatation der valvulären Pulmonalstenose, der nicht kritischen valvulären und subvalvulären Aortenstenose sowie der valvulären Aortenklappenstenose, die 1989 nur in einem Abstract-Band publiziert wurden. Die Daten zur Pulmonalklappenvalvuloplastie mit 305 Patienten aus 20 Zentren wurden dann 1989 von Achim A. Schmaltz international publiziert [10]. In Göttingen entwickelten der Kinderkardiologe Gerhard Rupprath und der Kardiologe Klaus Neuhaus die 1985 publizierte Technik der interventionellen Valvuloplastie der neonatalen Aortenklappenstenose und leisteten damit Pionierarbeit [11]. 26 Jahre später konnte die AG „Interventionelle Kardiologie" der DGPK ihre Erfahrungen aus über 1000 mit dieser Methode behandelten Patienten aus 20 Zentren (Deutschland, Österreich, Schweiz) auswerten und publizieren [12].

Die Gruppe um Dierk A. Redel in Bonn leistete mit einer Reihe von Publikationen ab 1994 zum Ductusverschluss mit Spiralfedern ebenfalls Pionierarbeit [13]. Die Arbeiten wurden unter ande-

VIII Wissenschaft und Grundlagenforschung

rem von Ralph G. Grabitz in Aachen weitergeführt, der hierfür 1998 den Wissenschaftspreis der DGPK erhielt [14].

Den nächsten großen Entwicklungsschritt in der interventionellen Kardiologie brachte die Einführung der interventionellen Verschlusssysteme für den Vorhof- und den Ventrikelseptumdefekt. Nach verschiedenen Pionierleistungen – 1975 erfolgte der erste Vorhofseptumdefekt-Verschluss durch Terry King in New Orleans, Louisiana [15] – wurden in den 1990er-Jahren verschiedene Verschlusssysteme entwickelt. Mehrere deutsche Arbeitsgruppen leisteten hier relevante Beiträge, am sichtbarsten die Arbeitsgruppe um Gerd Hausdorf (Berlin) unter anderem mit Beiträgen zum ASDOS-System [16], zum STARFlex-Occluder [17] und zum CardioSeal-Occluder [18], die Beiträge von Felix Berger (Berlin) zum Sideris buttoned Device [19, 20] und die multizentrische Arbeit aus Hamburg zum Angelwings-Okkluder [21]. Mit der Einführung der von Kurt Amplatz entwickelten Nitinol-Drahtsysteme kam weltweit der Durchbruch für den interventionellen ASD-Verschluss, der von da an bei geeigneten Patienten das operative Vorgehen ersetzte. Nach den ersten amerikanischen Publikationen ab 1997 [22] forschte die Interventionalistengruppe um Felix Berger unter der Leitung von Peter Lange am Deutschen Herzzentrum Berlin mit ersten Publikationen ab 1998 systematisch zum ASD-Verschluss mit dem Amplatzer Septal Occluder [23]. Der interventionelle VSD-Verschluss ist seit den frühen 2000er-Jahren in der Diskussion und hat sich seither in der Anwendung für eine ausgewählte Zahl von Patienten bewährt. Die AG „Interventionelle Kardiologie" der DGPK publizierte 2011 gesammelte Erfahrungen aus elf deutschen Zentren zum VSD-Verschluss [24]. Deutsche Autoren führten [25] oder beteiligten sich an europäischen Registern [26]. Die Berliner, die Gießener, die St. Augustiner sowie die Kieler Gruppe publizierten monozentrische Studien zum VSD-Verschluss [27, 28, 29, 30, 31]. Trong-Phi Lê (Bremen) wird mit der von ihm entwickelten Spirale zum VSD-Verschluss international wahrgenommen [25, 32].

Eine ganze Reihe von innovativen interventionellen Techniken wurden von Gerd Hausdorf, erst Hamburg, später Berlin, Hannover und Göttingen, publiziert. Er berichtete 1993 als Erster von Radiofrequenzeröffnungen des rechtsventrikulären Ausflusstrakts [33]. 1998 gab es aus seiner Gruppe erste Publikationen zum Ductus-Stenting [34]. Die AG „Interventionelle Kardiologie" der DGPK publizierte 2015 die aus elf deutschen Zentren zusammengetragenen Auswertungen zum Stenten des rechtsventrikulären Ausflusstrakts [35].

Ein weiterer großer Entwicklungsschritt für die interventionelle Kardiologie war die Einführung großlumiger Stents für die Behandlung von Aortenisthmusstenosen und Pulmonalarterienstenosen. 2001 publizierte John Cheatham erste Anwendungen des nach ihm benannten Cheatham-Platinum-Stents [36]. Großlumige Stents haben die Möglichkeiten der Intervention bei angeborenen Herzfehlern enorm erweitert, wurden anfänglich aber sehr kritisch diskutiert. Aus Deutschland haben ab 2005 unter anderem Publikationen aus der Berliner Gruppe [37] und aus Stuttgart [38] maßgeblich zur Etablierung der Technik beigetragen.

Die Gießener Gruppe unter Dietmar Schranz steht für das weltweit bekannte Hybridverfahren zur Behandlung von Neugeborenen mit einem hypoplastischen Linksherzsyndrom (HLHS, s. u.), aber auch für die systematische Erforschung der pulmonalarteriellen Hypertonie [39] und daraus abgeleiteten Interventionsverfahren [40].

Die von Philipp Bonhoeffer in Paris 1998 erstmals durchgeführte transvenöse Implantation einer Pulmonalklappe ist die jüngste große Innovation interventioneller Kardiologie angeborener Herzfehler [41]. Die weltweit erste interventionelle Herzklappenimplantation begründete eine neue Ära interventioneller Kardiologie. Eine Reihe von Publikationen zu diesem Thema kommen aus den Deutschen Herzzentren Berlin (Peter Ewert, Felix Berger) und München (John Hess, Andreas Eicken) ebenso wie aus anderen Kliniken Deutschlands [42].

50 Jahre kinderkardiologische Forschung in Deutschland

Auch in der Etablierung und wissenschaftlichen Begleitung elektrophysiologischer Eingriffe bei Kindern und Patienten mit angeborenen Herzfehlern sind deutsche Arbeitsgruppen mit führend, unter anderem mit Publikationen von Thomas Paul (Hannover/Göttingen) [43] und Joachim Hebe in Bremen [44]. Schon zuvor hatten in Deutschland rhythmologisch tätige Kinderkardiologen und Kardiologen um Angelika Lindinger (Homburg) in einer Multicenter-Studie zur permanenten junktionalen Reentrytachykardie (PJRT) zusammengearbeitet und die Ergebnisse unter anderem 1995 auf dem NASPE-Kongress in Boston vorgestellt [45].

Literatur
References

[1] Porstmann W, Wierny L, Warnke H. Closure of persistent ductus arteriosus without thoracotomy. Germ Med Monthly 1967; 12: 259–261

[2] Wierny L, Plass R, Porstmann W. Transluminal closure of patent ductus arteriosus: long-term results of 208 cases treated without thoracotomy. Cardiovasc Intervent Radiol 1986; 9: 279–285

[3] Rashkind WJ, Miller WW. Creation of an atrial septal defect without thoracotomy. A palliative approach to complete transposition of the great arteries. Jama 1966; 196: 991–992

[4] Beuren AJ, Apitz J. Left ventricular angiocardiography by transseptal puncture of the left atrium. Circulation 1963; 28: 209–220

[5] Bühlmeyer K. [Experiences with Rashkind's atrioseptostomy in transposition of great vessels]. Monatsschrift für Kinderheilkunde 1969; 117: 170

[6] Beuren AJ, Keutel J, Gandjour A, Vesselinova T, Stoermer J, Hayek H. [Balloon atrial septostomy (Rashkind's procedure): results in 91 infants]. Dtsch Med Wschr 1972; 97: 148–151

[7] Grüntzig A. [Percutaneous dilatation of experimental coronary artery stenosis- description of a new catheter system]. Klin Wschr 1976; 54: 543–545

[8] Kan JS, White RI, Jr., Mitchell SE, Gardner TJ. Percutaneous balloon valvuloplasty: a new method for treating congenital pulmonary-valve stenosis. N Engl J Med 1982; 307: 540–542

[9] Bussmann WD, Sievert H, Reifart N. [Percutaneous bursting of the pulmonary valve]. Dtsch Med Wschr 1984; 109: 1106–1108

[10] Schmaltz AA, Bein G, Gravinghoff L, Hagel K, Hentrich F, Hofstetter R, Lindinger A, Kallfelz HC, Kramer HH, Mennicken U et al. Balloon valvuloplasty of pulmonary stenosis in infants and children--co-operative study of the German Society of Pediatric Cardiology. Eur Heart J 1989; 10: 967–971

[11] Rupprath G, Neuhaus KL. Percutaneous balloon valvuloplasty for aortic valve stenosis in infancy. Am J Cardiol 1985; 55: 1655–1656

[12] Ewert P, Bertram H, Breuer J, Dahnert I, Dittrich S, Eicken A, Emmel M, Fischer G, Gitter R, Gorenflo M, Haas N, Kitzmuller E, Koch A, Kretschmar O, Lindinger A, Michel-Behnke I, Nuernberg JH, Peuster M, Walter K, Zartner P, Uhlemann F. Balloon valvuloplasty in the treatment of congenital aortic valve stenosis – a retrospective multicenter survey of more than 1000 patients. Internat J Cardiol 2011; 149: 182–185

[13] Neuss MB, Coe JY, Tio F, Le TP, Grabitz R, Redel DA. Occlusion of the neonatal patent ductus arteriosus with a simple retrievable device: a feasibility study. Cardiovasc Intervent Radiol 1996; 19: 170–175

[14] Grabitz RG, Freudenthal F, Sigler M, Le TP, Boosfeld C, Handt S, von Bernuth G. Double-helix coil for occlusion of large patent ductus arteriosus: evaluation in a chronic lamb model. J Am Coll Cardiol 1998; 31: 677–683

[15] King TD, Thompson SL, Steiner C, Mills NL. Secundum atrial septal defect. Nonoperative closure during cardiac catheterization. Jama 1976; 235: 2506–2509

[16] Hausdorf G, Schneider M, Franzbach B, Kampmann C, Kargus K, Goeldner B. Transcatheter closure of secundum atrial septal defects with the atrial septal defect occlusion system (ASDOS): initial experience in children. Heart 1996; 75: 83–88

[17] Hausdorf G, Kaulitz R, Paul T, Carminati M, Lock J. Transcatheter closure of atrial septal defect with a new flexible, self-centering device (the STARFlex Occluder). Am J Cardiol 1999; 84: 1113–1116, a1110

[18] Kaulitz R, Peuster M, Jux C, Paul T, Hausdorf G. Transcatheter closure of various types of defects within the oval fossa using the double umbrella device (CardioSEAL) – feasibility and echocardiographic follow-up. Cardiol Young 2001; 11: 214–222

[19] Berger F, Uhlemann F, Nürnberg JH, Haas NA, Lange PE. [Is transcatheter occlusion of a persistent foramen ovale a possibility for the avoidance of a paradoxical embolism?]. Dtsch Med Wschr 1997; 122: 1371–1376

[20] Rao PS, Berger F, Rey C, Haddad J, Meier B, Walsh KP, Chandar JS, Lloyd TR, de Lezo JS, Zamora R, Sideris EB.

Results of transvenous occlusion of secundum atrial septal defects with the fourth generation buttoned device: comparison with first, second and third generation devices. International Buttoned Device Trial Group. J Am Coll Cardiol 2000; 36: 583–592

[21] Rickers C, Hamm C, Stern H, Hofmann T, Franzen O, Schrader R, Sievert H, Schranz D, Michel-Behnke I, Vogt J, Kececioglu D, Sebening W, Eicken A, Meyer H, Matthies W, Kleber F, Hug J, Weil J. Percutaneous closure of secundum atrial septal defect with a new self-centering device („angel wings"). Heart 1998; 80: 517–521

[22] Masura J, Gavora P, Formanek A, Hijazi ZM. Transcatheter closure of secundum atrial septal defects using the new self-centering amplatzer septal occluder: initial human experience. Catheter Cardiovasc Diagn 1997; 42: 388–393

[23] Berger F, Ewert P, Bjornstad PG, Dahnert I, Krings G, Brilla-Austenat I, Vogel M, Lange PE. Transcatheter closure as standard treatment for most interatrial defects: experience in 200 patients treated with the Amplatzer Septal Occluder. Cardiol Young 1999; 9: 468–473

[24] Michel-Behnke I, Ewert P, Koch A, Bertram H, Emmel M, Fischer G, Gitter R, Kozlik-Feldman R, Motz R, Kitzmuller E, Kretschmar O. Device closure of ventricular septal defects by hybrid procedures: a multicenter retrospective study. Cathet Cardiovasc Interv 2011; 77: 242–251

[25] Haas NA, Kock L, Bertram H, Boekenkamp R, De Wolf D, Ditkivskyy I, Freund MW, Gewillig M, Happel CM, Herberg U, Karthasyan E, Kozlik-Feldmann R, Kretschmar O, Kuzmenko Y, Milanesi O, Mueller G, Pongiglione G, Schubert S, Tarusinov G, Kampmann C. Interventional VSD-Closure with the Nit-Occlud(R) Le VSD-Coil in 110 Patients: Early and Midterm Results of the EUREVECO-Registry. Ped Cardiol 2017; 38: 215–227

[26] Carminati M, Butera G, Chessa M, De Giovanni J, Fisher G, Gewillig M, Peuster M, Piechaud JF, Santoro G, Sievert H, Spadoni I, Walsh K. Transcatheter closure of congenital ventricular septal defects: results of the European Registry. Eur Heart J 2007; 28: 2361–2368

[27] Ewert P, Kretschmar O, Peters B, Abdul Khaliq H, Nagdyman N, Schulze-Neick I, Bass J, Le TP, Lange PE. [Transcatheter closure of congenital ventricular septal defects]. Z Kardiol 2004; 93: 147–155

[28] Handke R, Jux C, Schranz D, Schneider M. Transcatheter closure of perimembranous ventricular septal defects using umbrella devices. Catheter Cardiovasc Intervent 2006; 68: 936–941

[29] Michel-Behnke I, Le TP, Waldecker B, Akintuerk H, Valeske K, Schranz D. Percutaneous closure of congenital and acquired ventricular septal defects –considerations on selection of the occlusion device. J Interv Cardiol 2005; 18 89–99

[30] Fischer G, Apostolopoulou SC, Rammos S, Schneider MB, Bjornstad PG, Kramer HH. The Amplatzer Membranous VSD Occluder and the vulnerability of the atrioventricular conduction system. Cardiol Young 2007; 17: 499–504

[31] Zartner P, Christians C, Stelter JC, Hraska V, Schneider MB. Transvascular closure of single and multiple muscular ventricular septal defects in neonates and infants < 20 kg. Catheter Cardiovasc Interv 2014; 83: 564–570

[32] Chungsomprasong P, Durongpisitkul K, Vijarnsorn C, Soongswang J, Le TP. The results of transcatheter closure of VSD using Amplatzer(R) device and Nit Occlud(R) Le coil. Catheter Cardiovasc Interv 2011; 78: 1032–1040

[33] Hausdorf G, Schneider M, Lange P. Catheter creation of an open outflow tract in previously atretic right ventricular outflow tract associated with ventricular septal defect. Am J Cardiol 1993; 72: 354–356

[34] Schneider M, Zartner P, Sidiropoulos A, Konertz W, Hausdorf G. Stent implantation of the arterial duct in newborns with duct-dependent circulation. Eur Heart J 1998; 19: 1401–1409

[35] Bertram H, Emmel M, Ewert P, Grohmann J, Haas NA, Jux C, Kehl HG, Kitzmuller E, Kretschmar O, Muller G, Wiebe W. Stenting of Native Right Ventricular Outflow Tract Obstructions in Symptomatic Infants. J Interv Cardiol 2015; 28: 279–287

[36] Cheatham JP. Stenting of coarctation of the aorta. Cathet Cardiovasc Interv 2001; 54: 112–125

[37] Ewert P, Schubert S, Peters B, Abdul-Khaliq H, Nagdyman N, Lange PE. The CP stent – short, long, covered – for the treatment of aortic coarctation, stenosis of pulmonary arteries and caval veins, and Fontan anastomosis in children and adults: an evaluation of 60 stents in 53 patients. Heart 2005; 91: 948–953

[38] Haas NA, Lewin MA, Knirsch W, Nossal R, Ocker V, Uhlemann F. Initial experience using the NuMED Cheatham Platinum (CP) stent for interventional treatment of coarctation of the aorta in children and adolescents. Z Kardiol 2005; 94: 113–120

[39] Apitz C, Hansmann G, Schranz D. Hemodynamic assessment and acute pulmonary vasoreactivity testing in the evaluation of children with pulmonary vascular disease. Expert consensus statement on the diagnosis and treatment of paediatric pulmonary hypertension. The European Paediatric Pulmonary Vascular Disease Network, endorsed by ISHLT and DGPK. Heart 2016; 102 Suppl 2: ii23–29

[40] Latus H, Apitz C, Moysich A, Kerst G, Jux C, Bauer J, Schranz D. Creation of a functional Potts shunt by stenting the persistent arterial duct in newborns and infants with suprasystemic pulmonary hypertension of various etiologies. J Heart Lung Transplant 2014; 33: 542–546
[41] Bonhoeffer P, Boudjemline Y, Saliba Z, Merckx J, Aggoun Y, Bonnet D, Acar P, Le Bidois J, Sidi D, Kachaner J. Percutaneous replacement of pulmonary valve in a right-ventricle to pulmonary-artery prosthetic conduit with valve dysfunction. Lancet 2000; 356: 1403–1405
[42] Eicken A, Ewert P, Hager A, Peters B, Fratz S, Kuehne T, Busch R, Hess J, Berger F. Percutaneous pulmonary valve implantation: two-centre experience with more than 100 patients. Eur Heart J 2011; 32: 1260–1265
[43] Paul T, Windhagen-Mahnert B, Kriebel T, Bertram H, Kaulitz R, Korte T, Niehaus M, Tebbenjohanns J. Atrial reentrant tachycardia after surgery for congenital heart disease: endocardial mapping and radiofrequency catheter ablation using a novel, noncontact mapping system. Circulation 2001; 103: 2266–2271
[44] Hebe J, Hansen P, Ouyang F, Volkmer M, Kuck KH. Radiofrequency catheter ablation of tachycardia in patients with congenital heart disease. Ped Cardiol 2000; 21: 557–575
[45] Lindinger A, Heisel A, von Bernuth G, Paul T, Ulmer H, Kienast W, Pitschner H, Kuck K, Hoffmann W. Permanent junctional re-entry tachycardia. A multicentre long-term follow-up study in infants, children and young adults. Eur Heart J 1998; 19: 936–942

Forschung zur Bildgebung bei angeborenen Herzfehlern
Research in Imaging of Congenital Heart Defects

Sven Dittrich

In keinem anderen Gebiet der Herzmedizin ist die Kenntnis der Anatomie von so großer Bedeutung wie bei angeborenen Herzfehlern. Die kardiale Bildgebung entwickelte sich vom Röntgenbild des Brustkorbs zum Angiokardiogramm und wurde später ergänzt durch die Echokardiografie, die Kernspintomografie und die Computertomografie. Im Herzkatheterlabor können heute mit der Rotationsangiografie dreidimensionale (3-D-)Bilder erzeugt werden und in der Fluoroskopie können 3-D-Darstellungen anderer Modalitäten überlagert werden. Alle Modalitäten haben spezielle Submethoden zur Fein- und Funktionsdiagnostik. Multimodale Anwendungen, Simulationen und 3- und 4-dimensionale Darstellungen sind Möglichkeiten des modernen Computerzeitalters. Die Grundlagenforschung für alle Bildgebungsverfahren ist in der medizinischen Physik beheimatet, und die Gerätelandschaft für die Spartenmedizin „angeborene Herzfehler" wird industriell maßgeblich von wenigen großen Herstellern gestaltet. Die Applikationsforschung in der Kinderkardiologie hat bei der Herstellerindustrie zwischenzeitlich jedoch große Aufmerksamkeit erlangt. Die Bildgebung bei angeborenen Herzfehlern ist oft die „Flaggschifftechnologie" für neue Produkte.

Neue Bildgebungsmethoden sind Grundlage und Motor des wissenschaftlichen Arbeitens – zu einzelnen Herzfehlern ebenso wie zu neuen Behandlungsverfahren. So waren Echokardiografie, Tissue-Doppler-Verfahren und kardiales MRT wesentliche Querschnittsprojekte in den Studien des Kompetenznetzes für angeborene Herzfehler [1–3]. Daneben gab es an vielen deutschen Standorten wissenschaftliche und methodische Schwerpunkte zum Thema Bildgebung.

Ein wissenschaftlich arbeitendes Echokardiografie-Labor gab es in den 1980er-Jahren unter der Leitung von Dierk A. Redel in Bonn [4]. Diese Arbeiten werden heute unter anderem von Ulrike Herberg fortgeführt [5, 6]. Zur Echokardiografie forschten und publizierten unter anderem Armin Wessel (Kiel, später Hannover und Göttingen [7]), Manfred Vogt (München [8]), Michael Vogel (München, Berlin [9, 10]), Hashim Abdul-Khaliq (Berlin, Homburg [11]), Deniz Kececioglu (Münster, Freiburg, Bad Oeynhausen [12, 13]). Viele weitere Leistungen aus verschiedenen deutschen kinderkardiologischen Standorten ergänzen die wissenschaftliche Entwicklung der Echokardiografie.

VIII Wissenschaft und Grundlagenforschung

Schon 1988 erhielt Armin Wessel (Göttingen) mit einer Arbeit zur Echokardiografie den Wissenschaftspreis der DGPK [14], danach 1990 Carl-Friedrich Wippermann aus Mainz [15].

Die technischen Entwicklungen des MRT und die Anwendung für die Kardiologie angeborener Herzfehler führte ab den frühen 1990er-Jahren zu der Entwicklung deutlich sichtbarer wissenschaftlicher Schwerpunkte an verschiedenen Standorten, unter anderem in Tübingen (Ludger Sieverding [16, 17]), Berlin (Titus Kühne [18]), München (Sohrab Fratz [19]), Bad Oeynhausen und Hannover (Philipp Beerbaum, Samir Sarikouch [20, 21]) und Kiel (Carsten Rickers [22]). Carsten Rickers erhielt 2005 für seine MRT-Forschung den Wissenschaftspreis der DGPK [22].

Das CT erlebte mit der Reduktion der Strahlendosis in den letzten zehn Jahren seinen Einzug in die kinderkardiologische Diagnostik – parallel zu den Möglichkeiten der dreidimensionalen angiografischen Darstellung im Herzkatheterlabor und der multimodalen Nutzung der verschiedenen Bildgebungsmethoden. Dieser wissenschaftlichen Schwerpunkt wurde schon früh von Martin Glöckler (Erlangen) verfolgt [23, 24].

Literatur
References

[1] Mueller M, Rentzsch A, Hoetzer K, Raedle-Hurst T, Boettler P, Stiller B, Lemmer J, Sarikouch S, Beerbaum P, Peters B, Vogt M, Vogel M, Abdul-Khaliq H. Assessment of interventricular and right-intraventricular dyssynchrony in patients with surgically repaired tetralogy of Fallot by two-dimensional speckle tracking. Eur J Echocardiogr 2010; 11: 786–792

[2] Orwat S, Diller GP, Kempny A, Radke R, Peters B, Kuhne T, Boethig D, Gutberlet M, Dubowy KO, Beerbaum P, Sarikouch S, Baumgartner H. Myocardial deformation parameters predict outcome in patients with repaired tetralogy of Fallot. Heart 2016; 102: 209–215

[3] Sarikouch S, Boethig D, Peters B, Kropf S, Dubowy KO, Lange P, Kuehne T, Haverich A, Beerbaum P. Poorer right ventricular systolic function and exercise capacity in women after repair of tetralogy of fallot: a sex comparison of standard deviation scores based on sex-specific reference values in healthy control subjects. Circ Cardiovasc Imaging 2013; 6: 924–933

[4] Grube E, Redel D, Janson R. Non-invasive diagnosis of a false left ventricular aneurysm by echocardiography and pulsed Doppler echocardiography. Brit Heart J 1980; 43: 232–236

[5] Herberg U, Linden K, Dewald O, Gatzweiler E, Seehase M, Duerr GD, Dorner J, Kleppe S, Ladage D and Breuer J. 3D Real-Time Echocardiography Combined with Mini Pressure Wire Generate Reliable Pressure-Volume Loops in Small Hearts. PloS one 2016; 11: e0165397

[6] Laser KT, Houben BA, Korperich H, Haas NA, Kelter-Klopping A, Barth P, Burchert W, Dalla Pozza R, Kececioglu D, Herberg U. Calculation of pediatric left ventricular mass: validation and reference values using real-time three-dimensional echocardiography. J Am Soc Echocardiogr 2015; 28: 275–283

[7] Lange PE, Seiffert PA, Pries F, Wessel A, Onnasch DG, Hahne HJ, Heintzen PH. Value of image enhancement and injection of contrast medium for right ventricular volume determination by two-dimensional echocardiography in congenital heart disease. Am J Cardiol 1985; 55: 152–157

[8] Kuhn A, Meierhofer C, Rutz T, Rondak IC, Rohlig C, Schreiber C, Fratz S, Ewert P, Vogt M. Non-volumetric echocardiographic indices and qualitative assessment of right ventricular systolic function in Ebstein's anomaly: comparison with CMR-derived ejection fraction in 49 patients. Eur Heart J Cardiovasc Imaging 2016; 17: 930–935

[9] Vogel M, Gutberlet M, Dittrich S, Hosten N, Lange PE. Comparison of transthoracic three dimensional echocardiography with magnetic resonance imaging in the assessment of right ventricular volume and mass. Heart 1997; 78: 127–130

[10] Vogel M, Weil J, Stern H and Buhlmeyer K. Responsiveness of raised pulmonary vascular resistance to oxygen assessed by pulsed Doppler echocardiography. Brit Heart J 1991; 66: 277–280

[11] Abd El Rahman MY, Hui W, Yigitbasi M, Dsebissowa F, Schubert S, Hetzer R, Lange PE, Abdul-Khaliq H. Detection of left ventricular asynchrony in patients with right bundle branch block after repair of tetralogy of Fallot using tissue-Doppler imaging-derived strain. J Am Coll Cardiol 2005; 45: 915–921

[12] Boettler P, Hartmann M, Watzl K, Maroula E, Schulte-Moenting J, Knirsch W, Dittrich S, Kececioglu D. Heart rate effects on strain and strain rate in healthy children. J Am Soc Echocardiogr 2005; 18: 1121–1130

[13] Kececioglu D, Olivier M, Vogt J, Scheld HH. Reproducibility of quantitative pediatric transesophageal echocardiography. J Am Soc Echocardiogr 1995; 8: 735–738
[14] Wessel A. Normal values of two-dimensional echocardiographic evaluation of left and right ventricular geometry in children. Herz 1985; 10: 248–254
[15] Wippermann CF, Schranz D, Huth R, Zepp F, Oelert H, Jungst BK. Determination of cardiac output by an angle and diameter independent dual beam Doppler technique in critically ill infants. Brit Heart J 1992; 67: 180–184
[16] Sieverding L, Jung WI, Breuer J, Widmaier S, Staubert A, van Erckelens F, Schmidt O, Bunse M, Hoess T, Lutz O, Dietze GJ, Apitz J. Proton-decoupled myocardial 31P NMR spectroscopy reveals decreased PCr/Pi in patients with severe hypertrophic cardiomyopathy. Am J Cardiol 1997; 80: 34a–40a
[17] Sieverding L, Klose U, Apitz J. Morphological diagnosis of congenital and acquired heart disease by magnetic resonance imaging. Pediat Radiol 1990; 20: 311–319
[18] Schmitt B, Li T, Kutty S, Khasheei A, Schmitt KR, Anderson RH, Lunkenheimer PP, Berger F, Kuhne T, Peters B. Effects of incremental beta-blocker dosing on myocardial mechanics of the human left ventricle: MRI 3D-tagging insight into pharmacodynamics supports theory of inner antagonism. Am J Physiol Heart and circul physiol 2015; 309: H45–52
[19] Fratz S, Schuhbaeck A, Buchner C, Busch R, Meierhofer C, Martinoff S, Hess J, Stern H. Comparison of accuracy of axial slices versus short-axis slices for measuring ventricular volumes by cardiac magnetic resonance in patients with corrected tetralogy of fallot. Am J Cardiol 2009; 103: 1764–1769
[20] Beerbaum P, Korperich H, Barth P, Esdorn H, Gieseke J, Meyer H. Noninvasive quantification of left-to-right shunt in pediatric patients: phase-contrast cine magnetic resonance imaging compared with invasive oximetry. Circulation 2001; 103: 2476–2482
[21] Sarikouch S, Peters B, Gutberlet M, Leismann B, Kelter-Kloepping A, Koerperich H, Kuehne T, Beerbaum P. Sex-specific pediatric percentiles for ventricular size and mass as reference values for cardiac MRI: assessment by steady-state free-precession and phase-contrast MRI flow. Circ Cardiovasc Imaging 2010; 3: 65–76
[22] Rickers C, Kraitchman D, Fischer G, Kramer HH, Wilke N, Jerosch-Herold M. Cardiovascular interventional MR imaging: a new road for therapy and repair in the heart. Magn Reson Imaging Clin N Am 2005; 13: 465–479
[23] Glöckler M, Koch A, Greim V, Shabaiek A, Ruffer A, Cesnjevar R, Achenbach S, Dittrich S. The value of flat-detector computed tomography during catheterisation of congenital heart disease. Eur Radiol 2011; 21: 2511–2520
[24] Glöckler M, Koch A, Halbfass J, Greim V, Ruffer A, Cesnjevar R, Achenbach S, Dittrich S. Assessment of cavopulmonary connections by advanced imaging: value of flat-detector computed tomography. Cardiol Young 2013; 23: 18–26

Materialforschung
Research on Materials

Hans-Heiner Kramer

Die Göttinger Arbeitsgruppe unter Gerd Hausdorf und später Thomas Paul (Christian Jux, später Matthias Sigler) beschäftigte sich früh mit der inflammatorischen Reaktion des Körpers auf das Einbringen von Implantaten zum interventionellen Verschluss von Septumdefekten, zum Beispiel mit dem Amplatzer- und dem Cardioseal/Starflex-Okkluder [1]. Sowohl an humanen explantierten als auch im Tierexperiment eingesetzten Devices fand die Göttinger AG übereinstimmend eine milde chronische, gegen die textilen Komponenten gerichtete Inflammation. Die experimentelle Besiedelung der Devices mit autologen Fibroblasten überstand im Tierexperiment mechanisch die Implantation, eine klinische Relevanz dieses Vorgehens ist bislang noch nicht zu verzeichnen [2]. Aus der Gruppe kamen auch maßgebliche Arbeiten zum bioresorbierbaren Okkluder, der sich aber bisher nicht durchsetzen konnte [3, 4]. Matthias Sigler erhielt 2016 für seine Studie zur Histopathologie explantierter Melody-Klappen den DGPK-Forschungspreis [5].

VIII Wissenschaft und Grundlagenforschung

Literatur
References

[1] Sigler M, Jux C. Biocompatibility of septal defect closure devices. Heart 2007; 93: 444–449
[2] Foth R, Quentin T, Michel-Behnke I, Vogt M, Kriebel T, Kreischer A, Ruschewski W, Paul T, Sigler M. Immunohistochemical characterization of neotissues and tissue reactions to septal defect-occlusion devices. Circulation Cardiovasc intervent 2009; 2: 90–96
[3] Jux C, Bertram H, Wohlsein P, Bruegmann M, Fink C, Wueboldt P, Paul T, Hausdorf G. Experimental preseeding of the STARFlex atrial septal occluder device with autologous cells. J Intervent Cardiol 2001; 14: 309–312
[4] Jux C, Bertram H, Wohlsein P, Bruegmann M, Paul T. Interventional atrial septal defect closure using a totally bioresorbable occluder matrix: development and preclinical evaluation of the BioSTAR device. J Am Coll Cardiol 2006; 48: 161–169
[5] Schneider H, Vogt M, Boekenkamp R, Hoerer J, Eicken A, Foth R, Kriebel T, Pau T, Sigler M. Melody transcatheter valve: Histopathology and clinical implications of nine explanted devices. Intern J Cardiol 2015; 189: 124–131

Embryologie und Herzentwicklung
Embryology and Development of the Heart

Hans-Heiner Kramer

Anfang der 2000er-Jahre beschäftigte sich in Hannover eine Arbeitsgruppe um Mesut T. Yelbuz experimentell mit embryologischen Fragestellungen unter Nutzung verschiedener Technologien. So ermöglichen Mikro-CT-Untersuchungen die detaillierte Darstellung der normalen und pathologischen Entwicklung von Herzen von Hühner-Embryonen (Tag 9) auf einem 10 μm-Level. Des Weiteren nutzten sie die sogenannte optische Kohärenztomografie in einem Inkubatorsystem, das im Gegensatz zu früheren Studien die Analyse der Herzentwicklung unter sehr physiologischen Bedingungen (zum Beispiel Temperatur) erlaubte [1]. Dies ist extrem wichtig, da sonst die für die Herzentwicklung kritischen hämodynamischen Stimuli (wie Herzzeitvolumen oder Flussraten) abnorm sind und eine korrekte Evaluation der Entwicklung nicht gewährleisten. Zusammen mit Armin Wessel (Hannover) und M. L. Kirby (Durham) erhielt Yelbuz 2003 für diese Studien zur Morphogenese, Funktion und Visualisierung des frühen embryonalen Herzens speziell im Hinblick auf die Entwicklung konotrunkaler Herzfehler den DGPK-Forschungspreis [2].

Literatur
References

[1] Yelbuz TM, Choma MA, Thrane L, Kirby ML, Izatt JA. Optical coherence tomography: a new high-resolution imaging technology to study cardiac development in chick embryos. Circulation 2002; 106: 2771–2774
[2] Yelbuz TM, Zhang X, Choma MA, Stadt HA, Zdanowicz M, Johnson GA, Kirby ML. Images in cardiovascular medicine. Approaching cardiac development in three dimensions by magnetic resonance microscopy. Circulation 2003; 108: e154–155

Genetik struktureller und angeborener Herzfehler
Genetics of Structural and Congenital Heart Defects
Hans-Heiner Kramer

Die Beschäftigung mit genetischen Fragestellungen war über lange Zeit klinisch-syndromologisch geprägt. Die Analyse von Links- und Rechtsherzangiokardiogrammen führte Alois Beuren (Göttingen) zur Beschreibung des nach ihm und dem Briten Williams benannten Williams-Beuren-Syndrom [1, 2]. Hans-Heiner Kramer (Düsseldorf) erhielt für seine prospektive Analyse von mehr als 1000 Patienten auf „Fehlbildungsmuster bei Kindern mit angeborenen Herzfehlern" 1986 den DGPK-Forschungspreis [3].

Sabine Klaassen (Berlin) war die erste Kollegin, die sich nach wissenschaftlicher Ausbildung in Boston der molekulargenetischen Forschung zuwandte und sich unter anderem mit Non-compaction-Kardiomyopathien [4] befasste. Sie stimulierte den wissenschaftlichen Nachwuchs zur Beschäftigung mit funktioneller Genomik zum Beispiel im Zebrafisch-Modell. Nachdem das menschliche Erbgut im „Human Genom Project" 2003 entschlüsselt worden war, wurden Analysen pathologischer Befunde in größerem Umfang auch bei Patienten mit angeborenen Herzfehlern möglich. Marc Philip Hitz (Kiel) erhielt für seine federführende Rolle bei der Exom-Sequenzierung von 1891 Patienten und ihrer Eltern im Jahr 2017 den DGPK-Forschungspreis [5]. Das Kompetenznetz für angeborene Herzfehler bietet mit seiner Biomaterialdatenbank eine für diese Forschung auf die Zukunft ausgerichtete hervorragende Infrastruktur [6].

Literatur
References

[1] Beuren AJ, Apitz J, Harmjanz D. Supravalvular aortic stenosis in association with mental retardation and a certain facial appearance. Circulation 1962; 26: 1235–1240
[2] Williams JC, Barratt-Boyes BG, Lowe JB. Supravalvular aortic stenosis. Circulation 1961; 24: 1311–1318
[3] Kramer HH, Majewski F, Trampisch HJ, Rammos S, Bourgeois M. Malformation patterns in children with congenital heart disease. Am J Dis Child (1960) 1987; 141: 789–795
[4] Klaassen S, Probst S, Oechslin E, Gerull B, Krings G, Schuler P, Greutmann M, Hurlimann D, Yegitbasi M, Pons L, Gramlich M, Drenckhahn JD, Heuser A, Berger F, Jenni R, Thierfelder L. Mutations in sarcomere protein genes in left ventricular noncompaction. Circulation 2008; 117: 2893–2901
[5] Sifrim A, Hitz MP, Wilsdon A, Breckpot J, Turki SH, Thienpont B, McRae J, Fitzgerald TW, Singh T, Swaminathan GJ, Prigmore E, Rajan D, Abdul-Khaliq H, Banka S, Bauer UM, Bentham J, Berger F, Bhattacharya S, Bu'Lock F, Canham N, Colgiu IG, Cosgrove C, Cox H, Daehnert I, Daly A, Danesh J, Fryer A, Gewillig M, Hobson E, Hoff K, Homfray T, Kahlert AK, Ketley A, Kramer HH, Lachlan K, Lampe AK, Louw JJ, Manickara AK, Manase D, McCarthy KP, Metcalfe K, Moore C, Newbury-Ecob R, Omer SO, Ouwehand WH, Park SM, Parker MJ, Pickardt T, Pollard MO, Robert L, Roberts DJ, Sambrook J, Setchfield K, Stiller B, Thornborough C, Toka O, Watkins H, Williams D, Wright M, Mital S, Daubeney PE, Keavney B, Goodship J, Abu-Sulaiman RM, Klaassen S, Wright CF, Firth HV, Barrett JC, Devriendt K, FitzPatrick DR, Brook JD, Hurles ME. Distinct genetic architectures for syndromic and nonsyndromic congenital heart defects identified by exome sequencing. Nat Genet 2016; 48: 1060–1065
[6] Pickardt T, Niggemeyer E, Bauer UM, Abdul-Khaliq H. A Biobank for Long-term and Sustainable Research in the Field of Congenital Heart Disease in Germany. Genomics, proteomics & bioinformatics 2016; 14: 181–190

VIII Wissenschaft und Grundlagenforschung

Klinische Forschungsschwerpunkte
Clinical Research

Hans-Heiner Kramer

Die Forschungsaktivitäten bezüglich einzelner Herzfehler soll im Folgenden exemplarisch an häufigen komplexen Fehlbildungen dargestellt werden, bei denen in den letzten Dekaden neue Behandlungswege entwickelt werden konnten oder neue Erkenntnisse über den Langzeitverlauf publiziert wurden.

Ein großer Erfolg für das gemeinsame Arbeiten für angeborene Herzfehler war die im Rahmen des Kompetenznetzes für angeborene Herzfehler ab 2006 durchgeführte PAN-Studie zur Prävalenz angeborener Herzfehler bei Neugeborenen in Deutschland, an der sich flächendeckend neben den kinderkardiologischen Kliniken auch viele Kinderkliniken und niedergelassene Kinderkardiologen beteiligten [1, 2].

Im November 2016 wurde das Pulsoxymetrie-Screening vom IQWIG als Screening auf kritische angeborene Herzfehler im Neugeborenenalter beschlossen. Der Auftrag geht auf einen Antrag der Patientenvertretung beim G-BA gemäß § 140f SGB V zurück. Unterstützt wurde das Verfahren durch zwei Sachverständige der DGPK. Vorangegangen war eine umfangreiche Arbeit der Universitätskinderkardiologie Leipzig mit einer Studie zur Pulsoxymetriemessung bei mehr als 42 000 Neugeborenen in Sachsen, welche die Durchführbarkeit und Effizienz dieser Methode bewiesen hatte.

Literatur
References

[1] Lindinger A, Schwedler G, Hense HW. Prevalence of congenital heart defects in newborns in Germany: Results of the first registration year of the PAN Study (July 2006 to June 2007). Klinische Padiatrie 2010; 222: 321–326
[2] Schwedler G, Lindinger A, Lange PE, Sax U, Olchvary J, Peters B, Bauer U, Hense HW. Frequency and spectrum of congenital heart defects among live births in Germany: A study of the Competence Network for Congenital Heart Defects. Clin Res Cardiol 2011; 100: 1111–1117
[3] Riede FT, Wörner C, Dähnert I, Möckel A, Kostelka M, Schneider P. Effectiveness of neonatal pulse oximetry screening for detection of critical congenital heart disease in daily clinical routine – results from a prospective multicenter study. Eur J Pediatr 2010; 169: 975–981

Fallot-Tetralogie
Tetralogy of Fallot

Hans-Heiner Kramer

Nachdem Patienten mit Fallot-Tetralogie mit großem Erfolg einer korrigierenden Operation im Säuglingsalter unterzogen werden konnten, war die Adaptation des rechten Ventrikels an Fehlbelastung schon früh Forschungsthema von Peter E. Lange (Kiel [1]). Später widmeten sich verschiedene Arbeitsgruppen der möglichst klappenerhaltenden Rekonstruktion des rechtsventrikulären Ausflusstrakts zur Vermeidung der RV-Dysfunktion mit Untersuchungen zur Elastanz des rechten Ventrikels im postoperativen Verlauf. Hier sind besonders Anselm Übing (Kiel/London [2, 3]) und Christian Apitz (Tübingen) zu nennen, wofür Letzterer 2011 den DGPK-Forschungspreis erhielt [4].

Unter Nutzung der Strukturen des Kompetenznetzes AHF verwendeten Samir Sarikouch et al. [5] über 400 multizentrisch erhobene Kardio-MR-Datensätze von Patienten mit Fallot-Tetralogie zur Etablierung altersspezifischer Perzentilkurven der postoperativen Größe und Funktion des rechten und linken Ventrikels und betonten die notwendige Beachtung geschlechtsspezifischer Unterschiede: Frauen zeigten nicht nur eine schlechtere systolische Funktion des rechten Ventrikels, sondern auch spiroergometrisch eine geringere körperliche Belastbarkeit [6].

Literatur
References

[1] Lange PE, Onnasch DG, Bernhard A, Heintzen PH. Left and right ventricular adaptation to right ventricular overload before and after surgical repair of tetralogy of Fallot. Am J Cardiol 1982; 50: 786–794
[2] Uebing A, Fischer G, Schlangen J, Apitz C, Steendijk P, Kramer HH. Can we use the end systolic volume index to monitor intrinsic right ventricular function after repair of tetralogy of Fallot? Inter J Cardiol 2011; 147: 52–57
[3] Voges I, Fischer G, Scheewe J, Schumacher M, Babu-Narayan SV, Jung O, Kramer HH, Übing A. Restrictive enlargement of the pulmonary annulus at surgical repair of tetralogy of Fallot: 10-year experience with a uniform surgical strategy. Eur J Cardiothorac Surg 2008; 34: 1041–1045
[4] Apitz C, Latus H, Binder W, Übing A, Seeger A, Bretschneider C, Sieverding L, Hofbeck M. Impact of restrictive physiology on intrinsic diastolic right ventricular function and lusitropy in children and adolescents after repair of tetralogy of Fallot. Heart 2010; 96: 1837–1841
[5] Sarikouch S, Koerperich H, Dubowy KO, Boethig D, Boettler P, Mir TS, Peters B, Kuehne T, Beerbaum P. Impact of gender and age on cardiovascular function late after repair of tetralogy of Fallot: percentiles based on cardiac magnetic resonance. Circ Cardiovasc Imaging 2011; 4: 703–711
[6] Sarikouch S, Boethig D, Peters B, Kropf S, Dubowy KO, Lange P, Kuehne T, Haverich A, Beerbaum P. Poorer right ventricular systolic function and exercise capacity in women after repair of tetralogy of fallot: a sex comparison of standard deviation scores based on sex-specific reference values in healthy control subjects. Circ Cardiovasc Imaging 2013; 6: 924–933

Transposition der großen Arterien
Transposition of the Great Arteries

Hans-Heiner Kramer

Nach Beendigung der Behandlung der Transposition der großen Arterien mittels Vorhofumkehr-OP, der sich besonders Hellmut Oelert und Hans Carlo Kallfelz in Hannover gewidmet hatten [1, 2], setzte sich die Kieler Arbeitsgruppe (P. Lange, H. H. Sievers) in Kooperation mit Sir Magdi Yacoub (London) mit der zweizeitigen arteriellen Switch-OP auseinander [3]. Nach Publikation der erfolgreichen Durchführung der neonatalen Switch-OP bei 13 Patienten im November 1984 unterzog die Düsseldorfer Arbeitsgruppe (Arno Krian, Hans-Heiner Kramer) bereits Anfang 1985 erstmalig in Deutschland unter Anleitung von Jan Quaegebeur (Leiden, NL) Neugeborene der arteriellen Switch-Operation [4]. Besonders der Aachener Gruppe (Götz von Bernuth, Bruno Messmer) ist allerdings eine systematische wissenschaftliche Begleitung dieser neuen Behandlungsform zuzuschreiben [5], unter besonderer Adressierung der Probleme der neonatalen EKZ (Marie-Christine Seghaye; „Geschichte der Kinderherzchirurgie") sowie der psychomotorischen Entwicklung (Hedwig Hövels-Gürich; „Psychosoziale Versorgung").

Literatur
References

[1] Breckenridge IM, Stark J, Bonham-Carter RE, Oelert H, Graham GR, Waterston DJ. Mustard's operation for transposition of the great arteries. Review of 200 cases. Lancet 1972; 1: 1140–1142

[2] Oelert H, Laprell H, Piepenbrock S, Luhmer I, Kallfelz HC, Borst HG. Emergency and non-emergency intraatrial correction for transposition of the great arteries in 43 infants. Indications, details of the operative technique and results. Thoraxchir Vask Chir 1977; 25: 305–313

[3] Lange PE, Sievers HH, Onnasch DG, Yacoub MH, Bernhard A, Heintzen PH. Up to 7 years of follow-up after two-stage anatomic correction of simple transposition of the great arteries. Circulation 1986; 74: l47–52

[4] Kramer HH, Rammos S, Krian A, Krogmann O, Ostermeyer J, Korbmacher B, Buhl R. Intermediate-term clinical and hemodynamic results of the neonatal arterial switch operation for complete transposition of the great arteries. Intern J Cardiol 1992; 36: 13–22

[5] Daebritz SH, Nollert G, Sachweh JS, Engelhardt W, von Bernuth G, Messmer BJ. Anatomical risk factors for mortality and cardiac morbidity after arterial switch operation. Ann Tthorac Surg 2000; 69: 1880–1886

Univentrikuläre Herzen
The Univentricular Heart

Hans-Heiner Kramer

Nach einzelnen Berichten über die Durchführung der Fontan-OP kleiner Patientenkohorten mit univentrikulären Herzen in den 1970er- und 1980er-Jahren (Josef Koncz, Göttingen [1]) stellte die Etablierung der Behandlung von Patienten mit Linksherzhypoplasie ab Beginn der 1990er-Jahre ein großes klinisches Betätigungsfeld dar. Während sich die Kieler Gruppe (Jens Scheewe, Hans-Heiner Kramer) der systematischen Weiterentwicklung der operativen und perioperativen Behandlung bei klassischer Norwood-OP widmete [2, 3, 4, 5], wurde in Gießen (Hakan Akintuerk, Dietmar Schranz [6]) ein von Gibbs et al 1993 [7] vorgestelltes kombiniert interventionell-chirurgisches Konzept angewendet. Die Kieler Gruppe unterzog ihre große Kohorte einer systematischen Investigation der konsekutiven Weiterentwicklung der perioperativen Behandlung, des Zusammenhangs zwischen perioperativen Parametern im Rahmen der Norwood-Operation und der späteren neurokognitiven Entwicklung der Kinder (s. u.) sowie der postoperativen Funktion des rechten Systemventrikels unter spezieller Berücksichtigung der reduzierten Windkesselfunktion des rekonstruierten Aortenbogens. Jana Schlangen erhielt für ihre Studie zu den Auswirkungen der pathologisch gesteigerten arteriellen Elastanz auf die intrinsische myokardiale Funktion des rechten Systemventrikels 2014 den DGPK-Forschungspreis [4].

Literatur
References

[1] Koncz J. [Cavo-pulmonary ansatomosis]. Thoraxchir Vask Chir 1963; 11: 105–115

[2] Furck AK, Übing A, Hansen JH, Scheewe J, Jung O, Fischer G, Rickers C, Holland-Letz T, Kramer HH. Outcome of the Norwood operation in patients with hypoplastic left heart syndrome: a 12-year single-center survey. J Thorac Cardiovasc Surg 2010; 139: 359–365

[3] Hansen JH, Schlangen J, Voges I, Jung O, Wegmann A, Scheewe J, Kramer HH. Impact of afterload reduction strategies on regional tissue oxygenation after the Norwood procedure for hypoplastic left heart syndrome. Eur J Cardiothorac Surg 2014; 45: e13–19

[4] Schlangen J, Fischer G, Petko C, Hansen JH, Voges I, Rickers C, Kramer HH, Übing A. Arterial elastance and its impact on intrinsic right ventricular function in palliated hypoplastic left heart syndrome. Intern J Cardiol 2013; 168: 5385–5389

[5] Voges I, Jerosch-Herold M, Hedderich J, Westphal C, Hart C, Helle M, Scheewe J, Pardun E, Kramer HH, Rickers C. Maladaptive aortic properties in children after palliation of hypoplastic left heart syndrome assessed by cardiovascular magnetic resonance imaging. Circulation 2010; 122: 1068–1076
[6] Akintuerk H, Michel-Behnke I, Valeske K, Mueller M, Thul J, Bauer J, Hagel KJ, Kreuder J, Vogt P, Schranz D. Stenting of the arterial duct and banding of the pulmonary arteries: basis for combined Norwood stage I and II repair in hypoplastic left heart. Circulation 2002; 105: 1099–1103
[7] Gibbs JL, Wren C, Watterson KG, Hunter S, Hamilton JR. Stenting of the arterial duct combined with banding of the pulmonary arteries and atrial septectomy or septostomy: a new approach to palliation for the hypoplastic left heart syndrome. Brit Heart J 1993; 69: 551–555

Studien zur neurokognitiven Entwicklung
Neurocognitive Development

Hans-Heiner Kramer

Mit steigender postoperativer Überlebensrate auch von Patienten mit komplexen angeborenen Herzfehlern, die oft schon in der Neugeborenenperiode einer operativen Behandlung unterzogen werden mussten, fand die Analyse der neurokognitiven Entwicklung der Patienten ein verstärktes Interesse. So unterzogen die Aachener Gruppe neben Patienten mit Fallot-Tetralogie vor allem ihr TGA-Kollektiv [1, 2] und die Kieler Gruppe ihr HLHS-Kollektiv [3, 4] umfangreichen Untersuchungen. Während die Untersuchung der TGA-Patienten im jungen Erwachsenenalter nicht selten abweichende neurologische und neurokognitive Befunde sowie gehäuft morphologische zerebrale Residuen aufzeigte, ergaben die Studien bei HLHS-Patienten, dass nicht modifizierbare patientenspezifische Faktoren sowie der präoperative Verlauf eine größere Bedeutung für die neurokognitive Entwicklung haben als postoperative Faktoren [3]. In Zürich bearbeitete die „Research Group Brain and Heart" unter Mitwirkung von Walter Knirsch mit einem breiten Methodenspektrum Hirnveränderungen und neurokognitive Entwicklung von herzkranken Kindern aller Altersstufen und einem breiten Spektrum angeborener Herzfehler [5].

Literatur
References

[1] Heinrichs AK, Holschen A, Krings T, Messmer BJ, Schnitker R, Minkenberg R, Hovels-Gurich HH. Neurologic and psycho-intellectual outcome related to structural brain imaging in adolescents and young adults after neonatal arterial switch operation for transposition of the great arteries. J Thorac Cardiovasc Surg 2014; 148: 2190–2199
[2] Hovels-Gurich HH, Seghaye MC, Ma Q, Miskova M, Minkenberg R, Messmer BJ, von Bernuth G. Long-term results of cardiac and general health status in children after neonatal arterial switch operation. Ann Thorac Surg 2003; 75:935–943
[3] Bergemann A, Hansen JH, Rotermann I, Voges I, Scheewe J, Otto-Morris C, Geiger F, Kramer HH. Neuropsychological performance of school-aged children after staged surgical palliation of hypoplastic left heart syndrome. Eur J Cardiothorac Surg 2015; 47: 803–811
[4] Hansen JH, Rotermann I, Logoteta J, Jung O, Dutschke P, Scheewe J, Kramer HH. Neurodevelopmental outcome in hypoplastic left heart syndrome: Impact of perioperative cerebral tissue oxygenation of the Norwood procedure. J Thoracic Cardiovasc Surg 2016; 151: 1358–1366
[5] Bertholdt S, Latal B, Liamlahi R, Pretre R, Scheer I, Goetti R, Dave H, Bernet V, Schmitz A, von Rhein M, Knirsch W. Cerebral lesions on magnetic resonance imaging correlate with preoperative neurological status in neonates undergoing cardiopulmonary bypass surgery. Eur J Cardiothorac Surg 2014; 45: 625–632

VIII Wissenschaft und Grundlagenforschung

Intensivmedizinisches perioperatives Management, Auswirkungen der Herz-Lungen-Maschine und Biomarker
Intensive Care in Children with Congenital Heart Disease, Inflammation due to Extracorporal Circulation, Biomarkers

Hans-Heiner Kramer

Die Intensivtherapie angeborener Herzfehler und insbesondere die perioperative Intensivtherapie entwickelten sich sehr spezifisch und lieferten viele Impulse für andere Bereiche der pädiatrischen Intensivmedizin. Bereits sehr früh, in den 1980er-Jahren, widmete sich die Gruppe um Dietmar Schranz (Mainz) hämodynamischen Fragestellungen unter dem Einfluss von Pharmaka nicht nur klinisch, sondern auch tierexperimentell und trug so wesentlich zur pathophysiologisch orientierten Weiterentwicklung von Behandlungsmethoden [1, 2] bei.

Intensivmedizinischen Fragestellungen widmete sich neben der Tübinger Arbeitsgruppe [3] auch Sven Dittrich (Berlin) mit Arbeiten zur postoperativen Nierenfunktion [4] speziell bei Patienten mit schwerer Zyanose [5].

Die in der klinischen Anwendung apparenten erheblichen Auswirkungen des extrakorporalen Kreislaufs speziell im Neugeborenen- und Säuglingsalter veranlassten die Aachener und später auch die Berliner Forscher zur experimentellen und systematischen klinischen Auseinandersetzung mit der Bedeutung der hierbei induzierten Inflammation [6, 7]. Marie-Christine Seghaye (Aachen) und Katharina Schmitt (Berlin) wurden hierfür 1996 beziehungsweise 2009 mit dem Forschungspreis der DGPK ausgezeichnet [8, 9]. Sie trugen wesentlich zur Identifizierung der Signalwege bei, wie durch Hypothermie während des kardiopulmonalen Bypasses die Zytokin-Balance im Sinne eines antiinflammatorischen Shifts verändert wird.

Die Bedeutung der Biomarker in der Diagnostik und Therapie angeborener Herzfehler wurde früh erkannt und seither in Deutschland von verschiedenen Arbeitsgruppen erforscht. Die ersten Arbeiten, zunächst zum Atrial Natriuretic Peptide, kamen von Jochen Weil aus München [10, 11]. In der Analyse des Brain Natriuretic Peptide zu den verschiedenen Facetten der angeborenen Herzfehler traten danach besonders die Arbeiten von Andreas Koch (Erlangen [12, 13]) und Thomas Mir (Hamburg) hervor [14, 15]. Arbeiten zu Biomarkern bei EMAH wurden von Oktay Tutarel (Hannover) publiziert [16, 17].

Literatur
References

[1] Schranz D, Huth R, Dahm M, Iversen S, Hein E, Stopfkuchen H, Jungst BK. Acute hemodynamic response to intravenous enoximone: an animal study and preliminary report in infants after cardiac surgery. J Cardiovasc Pharm 1989; 14 Suppl 1: S62–68

[2] Schranz D, Huth RG, Stopfkuchen H, Jungst BK. The effect of nifedipine alone or combined with low dose acetylsalicyclic acid on endotoxin-induced pulmonary hypertension in the piglet. Intens Care Med 1988; 14: 595–601

[3] Neunhoeffer F, Renk H, Hofbeck M, Grenz C, Haller C, Heimberg E, Gerbig I, Schlensak C, Kumpf M. Safety, efficacy and response to a hydrocortisone rescue therapy protocol in children with refractory hypotension after cardiopulmonal bypass. Pediatr Cardiol 2015; 36: 640–645

[4] Dittrich S, Vogel M, Dahnert I, Haas NA, Alexi-Meskishvili V, Lange PE. Acute hemodynamic effects of post cardiotomy peritoneal dialysis in neonates and infants. Intens Care Med 2000; 26: 101–104

[5] Dittrich S, Kurschat K, Dahnert I, Vogel M, Muller C, Alexi-Meskishvili V, Lange PE. Renal function after cardiopulmonary bypass surgery in cyanotic congenital heart disease. Intern J Cardiol 2000; 73: 173–179

[6] Tong G, Krauss A, Mochner J, Wollersheim S, Soltani P, Berger F, Schmitt KRL. Deep hypothermia therapy attenuates LPS-induced microglia neuroinflammation via the STAT3 pathway. Neuroscience 2017; 358: 201–210

[7] Vazquez-Jimenez JF, Qing M, Hermanns B, Klosterhalfen B, Woltje M, Chakupurakal R, Schumacher K, Messmer BJ, von Bernuth G, Seghaye MC. Moderate hypothermia during cardiopulmonary bypass reduces myocardial cell damage and myocardial cell death related to cardiac surgery. J Am Col Cardiol 2001; 38: 1216–1223

[8] Schmitt KR, Diestel A, Lehnardt S, Schwartlander R, Lange PE, Berger F, Ullrich O, Abdul-Khaliq H. Hypothermia suppresses inflammation via ERK signaling pathway in stimulated microglial cells. J Neuroimmunol 2007; 189: 7–16

[9] Seghaye M, Duchateau J, Bruniaux J, Demontoux S, Bosson C, Serraf A, Lecronier G, Mokhfi E and Planche C. Interleukin-10 release related to cardiopulmonary bypass in infants undergoing cardiac operations. J Thorac Cardiovasc Surg 1996; 111: 545–553

[10] Haufe MC, Weil J, Gerzer R, Ernst JE and Theisen K. Effects of repeated increments in right atrial pressure on secretion of atrial natriuretic factor. Am J Cardiol 1988; 61: 932–934

[11] Weil J, Strom TM, Brangenberg R, Sebening W, Haufe M, Lang RE, Bidlingmaier F, Gerzer R. Plasma atrial natriuretic peptide levels in children with cardiac diseases: correlation with cGMP levels and haemodynamic parameters. Hormone research 1987; 28: 64–70

[12] Koch A, Singer H. Normal values of B type natriuretic peptide in infants, children, and adolescents. Heart 2003; 89: 875–878

[13] Koch AM, Zink S, Singer H, Dittrich S. B-type natriuretic peptide levels in patients with functionally univentricular hearts after total cavopulmonary connection. Eur J heart failure 2008; 10: 60–62

[14] Mir TS, Haun C, Lilje C, Laer S, Weil J. Utility of N-terminal brain natriuretic peptide plasma concentrations in comparison to lactate and troponin in children with congenital heart disease following open-heart surgery. Pediatr Cardiol 2006; 27: 209–216

[15] Mir TS, Marohn S, Laer S, Eiselt M, Grollmus O, Weil J. Plasma concentrations of N-terminal pro-brain natriuretic peptide in control children from the neonatal to adolescent period and in children with congestive heart failure. Pediatrics 2002; 110: e76

[16] Tutarel O, Dangwal S, Bretthauer J, Westhoff-Bleck M, Roentgen P, Anker SD, Bauersachs J, Thum T. Circulating miR-423_5p fails as a biomarker for systemic ventricular function in adults after atrial repair for transposition of the great arteries. Intern J Cardiol 2013; 167:63–66

[17] Tutarel O, Denecke A, Bode-Boger SM, Martens-Lobenhoffer J, Lovric S, Bauersachs J, Schieffer B, Westhoff-Bleck M, Kielstein JT. Asymmetrical dimethylarginine – more sensitive than NT-proBNP to diagnose heart failure in adults with congenital heart disease. PloS one 2012; 7: e33795

Herzinsuffizienz, Kunstherzsysteme und thorakale Organtransplantation
Heart Failure, Artificial Heart and Thoracic Organ Transplantation

Hans-Heiner Kramer

Vorreiter für die heute weitverbreitete Verwendung von Betablockern zur Behandlung der Herzinsuffizienz bei angeborenen Herzfehlern vor und nach operativer Behandlung und bei kindlichen Kardiomyopathien war Rainer Buchhorn (Göttingen), der in einer, wenn auch kleinen randomisierten Studie die Effektivität dieser Behandlung nachwies [1]. Dem Thema der überbrückenden Behandlung von Patienten mit dekompensierter Herzinsuffizienz infolge Kardiomyopathien und angeborenen Herzfehlern mittels pädiatrischer Kunstherzsysteme widmete sich vor allem die Berliner Arbeitsgruppe (Roland Hetzer; Peter E. Lange [1, 2, 3]). Auf dem Sektor der pädiatrischen Herztransplantation leistete in Deutschland Heinrich Netz zusammen mit den herzchirurgischen Partnern Friedrich W. Hehrlein und Hans H. Scheld in Gießen ab 1988 Pionierarbeit [4]. Er baute diesen Schwerpunkt anschließend an der Technischen Universität München aus. Unter anderem war er an einer internationalen Multicenter-Studie zur ABO-inkompatiblen Herztransplantation im frühen Kindesalter beteiligt [5]. Entsprechend dem Engagement auf dem Kunstherzsektor spielte die Herztransplantation auch eine wichtige Rolle in der Berliner Klinik [6].

Literatur
References

[1] Hetzer R, Potapov EV, Alexi-Meskishvili V, Weng Y, Miera O, Berger F, Hennig E, Hubler M. Single-center experience with treatment of cardiogenic shock in children by pediatric ventricular assist devices. J Thorac Cardiovasc Surg 2011; 141: 616–623, 623.e611
[2] Miera O, Schmitt KR, Delmo-Walter E, Ovroutski S, Hetzer R, Berger F. Pump size of Berlin Heart EXCOR pediatric device influences clinical outcome in children. J Heart Lung Transplant 2014; 33: 816–821
[3] Stiller B, Dahnert I, Weng YG, Hennig E, Hetzer R, Lange PE. Children may survive severe myocarditis with prolonged use of biventricular assist devices. Heart 1999; 82: 237–240
[4] Hehrlein FW, Netz H, Moosdorf R, Dapper F, Scheld HH, Bauer J, Boldt J. Pediatric heart transplantation for congenital heart disease and cardiomyopathy. Ann Thorac Surg 1991; 52: 112–117
[5] Urschel S, Larsen IM, Kirk R, Flett J, Burch M, Shaw N, Birnbaum J, Netz H, Pahl E, Matthews KL, Chinnock R, Johnston JK, Derkatz K, West LJ. ABO-incompatible heart transplantation in early childhood: an international multicenter study of clinical experiences and limits. J Heart Lung Transplant 2013; 32: 285–292
[6] Huebler M, Schubert S, Lehmkuhl HB, Weng Y, Miera O, Alexi-Meskishvili V, Berger F, Hetzer R. Pediatric heart transplantation: 23-year single-center experience. Eur J Cardiothorac Surg 2011; 39: e83–89

Langzeitprognose von Kindern mit komplexen Herzfehlern und Erwachsene mit einem angeborenen Herzfehler (EMAH)
Long-term outcome of Children with Complex Heart Disease and Adults with Congenital Heart Defects (GUCH)
Hans-Heiner Kramer

Mit der Verbesserung des Langzeitüberlebens von Kindern mit angeborenen Herzfehlern [1] stellte sich in steigender Intensität die Notwendigkeit heraus, Strukturen zu schaffen, die eine angemessene medizinische Versorgung dieser Patienten gewährleisten. Triebfedern dieser Entwicklung waren anfangs vor allem Peter E. Lange (Berlin) und John Hess (München [2, 3]).

Wissenschaftlich widmete sich besonders das Deutsche Herzzentrum München mit seiner großen Zahl an erwachsenen Patienten mit angeborenen Herzfehlern (EMAH) dem Studium der Prognose verschiedener, in der Regel operativ behandelter Herzfehler im Erwachsenenalter. Beispielhaft publizierte Alfred Hager mehrere Studien über Patienten mit Aortenisthmusstenose und stellte heraus, dass es sich hierbei in ihren Auswirkungen um eine durchaus komplexe Fehlbildung handelt [4, 5]. Harald Kaemmerer adressierte – teilweise auch in Kooperation mit dem Nationalen Register AHF – neben dem Thema Sexualität und Herzfehler [6, 7] intensiv die nicht seltenen psychiatrischen Probleme erwachsener Patienten in Form von Depression und verstärktem Angsterleben, auch im Kontext ihrer reduzierten körperlichen Belastbarkeit [8]. Die EMAH-Taskforce publizierte 2011 ihre strukturellen Empfehlungen zur interdisziplinären Versorgung von Erwachsenen mit angeborenen Herzfehlern [9].

Literatur
References

[1] Junge C, Westhoff-Bleck M, Schoof S, Danne F, Buchhorn R, Seabrook JA, Geyer S, Ziemer G, Wessel A, Norozi K. Comparison of late results of arterial switch versus atrial switch (mustard procedure) operation for transposition of the great arteries. Am J Cardiol 2013; 111: 1505–1509
[2] Berdjis F, Brandl D, Uhlemann F, Hausdorf G, Lange L, Weng Y, Loebe M, Alexi V, Hetzer R, Lange PE. [Adults with congenital heart defects – clinical spectrum and surgical management]. Herz 1996; 21: 330–336
[3] Kaemmerer H, Stern H, Fratz S, Prokop M, Schwaiger M, Hess J. Imaging in adults with congenital cardiac disease (ACCD). Thorac Cardiovasc Surg 2000; 48: 328–335
[4] Bambul Heck P, Pabst von Ohain J, Kaemmerer H, Ewert P, Hager A. Survival and cardiovascular events after coarctation-repair in long-term follow-up (COAFU): Predictive value of clinical variables. Intern J Cardiol 2017; 228: 347–351
[5] Hager A, Kanz S, Kaemmerer H, Schreiber C, Hess J. Coarctation Long-term Assessment (COALA): significance of arterial hypertension in a cohort of 404 patients up to 27 years after surgical repair of isolated coarctation of the aorta, even in the absence of restenosis and prosthetic material. J Thorac Cardiovasc Surg 2007; 134: 738–745
[6] Vigl M, Hager A, Bauer U, Niggemeyer E, Wittstock B, Kohn FM, Hess J, Kaemmerer H. Sexuality and subjective wellbeing in male patients with congenital heart disease. Heart 2009; 95: 1179–1183
[7] Vigl M, Kämmerer M, Niggemeyer E, Nagdyman N, Seifert-Klauss V, Trigas V, Bauer U, Schneider KT, Berger F, Hess J, Kaemmerer H. Sexuality and reproductive health in women with congenital heart disease. Am J Cardiol 2010; 105: 538–541
[8] Muller J, Hess J and Hager A. Minor symptoms of depression in patients with congenital heart disease have a larger impact on quality of life than limited exercise capacity. Intern J Cardiol 2012; 154: 265–269
[9] Kaemmerer H, Bauer U, de Haan F, Flesch J, Gohlke-Barwolf C, Hagl S, Hess J, Hofbeck M, Kallfelz HC, Lange PE, Nock H, Schirmer KR, Schmaltz AA, Tebbe U, Weyand M, Breithardt G. Recommendations for improving the quality of the interdisciplinary medical care of grown-ups with congenital heart disease (GUCH). Intern J Cardiol 2011; 150: 59–64

Zusammenfassung und Ausblick
Summary and Perspectives

Sven Dittrich

Kinderkardiologische Forschung in Deutschland ist heute und war seit ihrem Beginn mit der Gründung des Fachgebiets vielschichtig und lebendig. Viele Arbeiten vieler Forscher und Forschergruppen zu fast allen kinderkardiologischen Forschungsthemen konnten bis heute auf internationalem Niveau publiziert werden. In den letzten 50 Jahren wurden in Deutschland und weltweit Pionierarbeiten zur Diagnostik und Therapie angeborener Herzfehler geleistet, Grundlagen der Kinderkardiologie und klinische Anwendungen systematisch erforscht und vorangetrieben.

Molekulare Grundlagen der Entstehung und der Folgen angeborener Herzerkrankungen, interventionelle Therapien, Arrhythmie- und Herzinsuffizienzbehandlung, multimodale Bildgebung und EMAH-Situation sind einige aktuelle führende Themen. Eine aktive und erfolgreiche kinderkardiologische Forschungslandschaft sichert unseren Patienten zukünftige Partizipation am medizinischen Fortschritt. Die akademischen kinderkardiologischen Standorte in Deutschland und die DGPK zusammen mit dem Kompetenznetz für angeborene Herzfehler werden sich auch zukünftig in der wissenschaftlichen Kooperation und der Konkurrenz innerhalb der Herzmedizin, der Pädiatrie und der medizinischen Fakultäten aktiv einbringen, um wissenschaftlichem Nachwuchs eine gute Perspektive zu bieten.

VIII Wissenschaft und Grundlagenforschung

Summary

Right from the start – 50 years ago – research questions have been an integral part of Paediatric Cardiology in Germany, covering a broad spectrum of applied clinical to basic research topics. The promotion of the German Society of Paediatric Cardiology in combination with individual support of many departments of paediatric cardiology has contributed to numerous publications in high-ranking journals emphasising the impact of the German community in the field of CHD. Although this research mainly added to better survival rates and clinical care for patients, many of the underlying clinical, but also molecular aspects, as well as secondary complications, such as arrhythmias and congestive heart disease are only partly understood. Notably, the growing number of GUCH patients highlights the necessity of interdisciplinary strategies integrating imaging, interventional, surgical and molecular aspects to further improve patient outcome and development of novel and individualised treatment strategies. As such the German CHD community, due to its already existing nationwide network (DGPK and the German Competence Network for Congenital Heart Disease) and its diverse research focuses is in the unique position to promote innovative research for all patients with CHD.

Anhang
Appendix

Sternstunden der Herz-Kreislauf-Medizin

William Withering (17.3.1741–6.10.1799) – der Generalist an der Schwelle zur modernen Medizin

von Angelika Lindinger

William Withering (Abb. 1), englischer Botaniker, Geologe, Chemiker und Arzt, gilt als der Entdecker der Digitalis-Wirkung. Tatsächlich wurde der rote Fingerhut bereits im 13. Jahrhundert von Ärzten in Europa als Heilpflanze genannt und von den deutschen Botanikern Leonhard Fuchs und Hieronymus Bock in den 1540er-Jahren in Form eines Aufgusses erwähnt.

William Withering aber war der Erste, der die Hauptwirkungen von Digitalis, seine therapeutischen Grenzen und vor allem seine Dosierungsbreite samt Nebenwirkungen ausführlich beschrieb.

Er wurde 1741 in Wellington in der Nähe von Shorpshire bei Stratford-upon-Avon als Sohn eines Apothekers und Neffe zweier Ärzte geboren. Er studierte Medizin an der Universität von Edinburgh, der damals führenden medizinischen Schule in Großbritannien, und schloss 1766 mit dem MD ab. Seine Dissertation schrieb er im gleichen Jahr über das „Scharlach-Fieber" mit dem lateinischen Titel „De angina gangraenosa", die sehr beachtet und auch ins Deutsche übersetzt wurde.

Während seiner initialen Tätigkeit als praktischer Arzt in der ländlichen Gegend von Stafford hatte er – da wenig gefordert – hinreichend Zeit, sich der Pflanzenwelt zu widmen, und er wurde so zu einem der bedeutendsten Botaniker Englands. Im Jahr 1776 publizierte er sein erstes großes Werk „A Botanical Arrangement of all the Vegetables Naturally Growing in Great Britain", das die erste komplette wissenschaftliche Klassifizierung und Beschreibung von Pflanzen in englischer Sprache war.

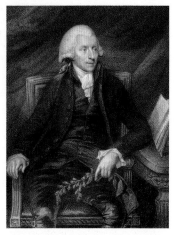

Abb. 1: William Withering (1741–1799) (Quelle: Denis M. Krikler: The Foxglove, The Old Woman From Shropshire and William Withering. J Am Coll Cardiol 1985; 5:3A–9A)

Auf der Suche nach einer einträglicheren beruflichen Tätigkeit erhielt er 1775 eine Einladung von Erasmus Darwin, dem Großvater von Charles Darwin, der als Arzt, Wissenschaftler und Poet bekannt war, eine frei gewordene Stelle als praktischer Arzt in Birmingham anzutreten. Er wurde dort schnell zum meist besuchten Arzt und behandelte zusätzlich am Allgemeinen Krankenhaus 2000 bis 3000 bedürftige Bürger unentgeltlich. Er selbst notierte, im Jahr 1785 insgesamt 6303 Meilen zur Ausübung seiner ärztlichen Tätigkeit in der Umgebung gereist zu sein.

Neben all diesen Aktivitäten übersetzte er Torbern Bergmans[1] berühmte „Sciagraphia regni mineralis" und definierte 1796 bei seinen geologischen Recherchen das Bariumcarbonat, das nach ihm Witherit benannt wurde.

Auf seinen Reisen nach Portugal, wo er Linderung für seine Lungentuberkulose erhoffte, analysierte er auf Wunsch des dortigen königlichen Hofes die chemische Zusammensetzung des Mineralwassers in den heißen Quellen, wofür er zum Mitglied der Königlichen Akademie der Wissenschaften in Lissabon ernannt wurde. Auf seinem Anwesen Edgbaston Hall (seit 1930 Sitz eines Golfclubs) richtete er einen botanischen Garten ein und züchtete Hunde und Rinder.

Anregende und glückliche Stunden verbrachte er in der damals sehr bedeutenden „Lunar Society of Birmingham", einer kleinen Gruppe von nicht mehr als 14 Mitgliedern, die sich regelmäßig zum Dinner und wissenschaftlichen Disput an Vollmondtagen trafen, um danach wieder „gut beleuchtet" den Nachhauseweg zu finden. Ihr gehörten hochgeschätzte Vertreter der Wissenschaften, Intellektuelle und Industrielle an, die es sich zur Aufgabe gemacht hatten, soziale, ökonomische, politische und technische Probleme der englischen Midlands in einer Zeit der rasanten Industrialisierung und des sozialen Umbruchs zu lösen.

Der Begründer dieser Gesellschaft war der große Ökonom Matthew Boulton; Mitglieder waren neben Erasmus Darwin und William Withering unter anderem der Arzt Jonathan Stokes, James Watt und sein Schüler William Murdock, Erfinder des Gaslichts, der Chemiker Joseph Priestley, Entdecker des Sauerstoffs, und der Porzellanfabrikant Josiah Wedgwood.

Vor allem aber ist William Withering durch seine wissenschaftliche Beschäftigung mit dem roten Fingerhut und der Beschreibung des Digitalis als Wirksubstanz bekannt geworden (Abb. 2). Nach seinen eigenen Aufzeichnungen wurde er 1775 von einer Familie nach seiner Meinung über eine geheim gehaltene Rezeptur gefragt, mit der eine Kräuterkundige alte Frau („Mother Hutton") in Shropshire Patienten mit Wassersucht und allerlei anderen

---

[1] Bedeutender schwedischer Chemiker und Mineraloge

Erkrankungen behandelte. Er stelle rasch fest, dass diese Mixtur *„20 oder mehr verschiedene Kräuter enthielt, aber die einzig wirksame Substanz nur Digitalis aus dem roten Fingerhut sein konnte"*. Er hat dem Extrakt den Namen Digitalis gegeben wegen der fingerhutähnlichen Konfiguration der Blüten. Bereits 1776 hatte er darüber in seinem Journal „Botanical Arrangement" berichtet. Ein Jahr später wurde er auch von Erasmus Darwin nach einer Rezeptur zur Behandlung der Wassersucht gefragt, und er riet zu Digitalis. 1797 dann schrieb der Sohn von Erasmus Darwin seine Dissertation über dieses Thema. Sein Vater erhob daraufhin den Anspruch, dass die Entdeckung und Nutzung von Digitalis seinem Sohn zugesprochen werden solle (was als frühes Beispiel eines akademischen Plagiatversuchs betrachtet werden kann). Withering widersprach dem mit Nachdruck.

William Withering hatte bis 1784 insgesamt 160 mit Digitalis behandelte Patienten über zehn Jahre hinweg akribisch dokumentiert und deren zugrunde liegende Erkrankung, die Applikation verschiedener Dosen von Digitalis sowie die klinischen Symptome ausführlich dargelegt. Die Arbeit wurde 1784 in dem renommierten Journal „London Pharmacopoeia" publiziert unter dem Titel „Account of the Foxglove". Darin beschrieb er die genaue Zubereitung des Aufgusses aus getrockneten Blättern des roten Fingerhuts (*„lovely green powder"*), die Dosierung (die bei späterer Nachberechnung etwa einer heutigen Tagesdosis entsprach), die medizinischen Wirkungen und vor allem die toxischen Nebenwirkungen bei Überdosierung. Er gab Anweisung, dass die Therapie bei Auftreten von Übelkeit, Farbensehen, Beeinträchtigung des Allgemeinbefindens, raschem Gewichtsverlust und vor allem bei einem Puls unter 40 Schlägen pro Minute zu stoppen und – wenn überhaupt – erst einige Tage später wieder aufzunehmen sei. Die von seinen Kollegen dem Digitalis zugeschriebene Eigenschaft der Diurese stellte er nicht in den Vordergrund, sondern *„eine Stärkung des Herzens, die bisher bei noch keiner anderen Medizin beobachtet worden"* sei. Er beschrieb auch die Häufigkeit der Nebenwirkungen, die im Verlauf seiner Untersuchungen auf zuletzt 18 Prozent zurückging, und warnte in diesem Zusammenhang ausdrücklich vor den toxischen Effekten der damals üblichen hohen Dosierung. Interessant ist ferner seine Beobachtung, dass die Wirkung von Digitalis bei Personen in guter klinischer Verfassung gering sei, jedoch weitaus effektiver bei Patienten mit *„lividen Lippen, kühler Haut, geschwollenem Bauch oder Anasarka"*. Er kam zu dem Schluss, dass, wenn Digitalis nicht helfe, nichts anderes mehr eine gute Wirkung haben könne.

Abb. 2: William Witherings bahnbrechende Abhandlung über Digitalis als Wirksubstanz unter anderem zur Behandlung der Wassersucht aus dem Jahr 1784: „An Account of the Foxglove and some of its Medical Uses"
The groundbreaking essay of William Withering concerning foxglove (digitalis) as active ingredient in hydropsy therapy from the year 1784: "An Account of the Foxglove and some of its Medical Uses" (Quelle: Béla Ringelhann: Comm. Hist. Artis Med. 1986; 115–116: 98–100)

Es ist unschwer zu erkennen, dass sich hinsichtlich Dosierung und Kenntnis von Nebenwirkungen auch nach 200 Jahren Digitalis-Therapie keine wesentlichen Änderungen ergeben haben. In der Tat wechselte über Jahrhunderte hinweg bis heute immer wieder die ärztliche Einstellung zur Verwendung von Digitalis – trotz aller zusätzlichen wissenschaftlichen Erkenntnisse. Vor allem aber dauert die Diskussion um seinen therapeutischen Einsatz und die Unsicherheit hinsichtlich seiner effektiven beziehungsweise unschädlichen Dosierung unverändert an.

William Withering ist für seine Verdienste vielfach geehrt worden. 1785 wurde er Mitglied der Royal Society, 1787 Mitglied der Linnaean Society[2] in Würdigung seiner Leistungen in der Botanik. An der Medical School der Universität Birmingham wurden der William-Withering-Lehrstuhl und eine jährliche William Withering Lecture eingerichtet.

Er wurde beschrieben als der richtige Mann zur richtigen Zeit am rechten Ort. Seine umfassende Bildung und die Kenntnisse in mehreren der Medizin benachbarten Fachgebieten, sein außerordentlicher Fleiß – trotz seiner eingeschränkten Gesundheit – sowie die empirisch evaluierende Vorgehensweise zur Anwendung von Digitalis waren seine Markenzeichen. Er führte ein intellektuell anspruchsvolles Leben in einer von sozialen Unruhen geprägten Zeit.

William Withering erlag im Oktober 1799 im Alter von 58 Jahren seiner Tuberkuloseerkrankung.

Ein Freund, der den Schwerkranken in seinen letzten Tagen noch bei der Arbeit sah, kommentierte: *„The flower of English physicians is indeed withering."*[3]

---

[2] Benannt nach Carl Nilsson Linnaeus: schwedischer Botaniker, Arzt und Zoologe (1707–1778)
[3] To wither: verwelken, verblühen

Sternstunden der Herz-Kreislauf-Medizin

Die Geschichte von der Entwicklung der Elektrokardiografie – Augustus Desiré Waller, Willem Einthoven und viele mehr

von Angelika Lindinger

Die Entwicklung des EKG hat nicht nur eine lange Geschichte, sondern auch eine sehr lange Vorgeschichte.

Sie beginnt mit William Gilbert (1544–1603), Physiker und Leibarzt der englischen Königin Elizabeth I. und Präsident des Royal College of Physicians in London (Abb. 1). Er führte um 1600 den Terminus „electria" für Objekte mit statischer Elektrizität ein. Er hatte das Wort aus dem Griechischen „electra" für Bernstein abgeleitet, welcher für seine Eigenschaft bekannt war, leichte Gegenstände anzuziehen, wenn er gerieben wurde.

Die Geschichte führt weiter zu dem italienischen Anatomen **Luigi Galvani** (1737–1798, Abb. 2), der 1786 beobachtete, dass ein abgetrennter Froschschenkel zuckt, wenn man ihn mit einem metallenen Skalpell berührte. 1791 konnte er zeigen, dass sich auch der Herzmuskel des Frosches kontrahierte, wenn er elektrisch stimuliert wurde. Er vermutete eine *„tierische Elektrizität"* oder eine *„nervo-elektrische Flüssigkeit"* im Gewebe der Tiere als Verursacher.

Der Italiener **Alessandro Giuseppe Antonio Anastasio Graf von Volta** (1745–1827, Abb. 3), Jesuitenschüler, Physiker und Dekan der philosophischen Fakultät des Institut de France in Paris sowie Geadelter von Napoleons Gnaden, konterte diese Theorie mit der Annahme, dass die postulierte Elektrizität nicht vom Gewebe des Tieres, sondern von den benützten metallischen Gegenständen herrührte (wie man heute weiß, hatten beide recht). Um 1800 entwickelte er mit der Volta'schen Säule die erste funktionierende Batterie, mit der man später die Reanimation von gehenkten Straftätern versuchte.

Der italienische Physiker und Neurophysiologe **Carlo Matteucci** (1811–1868) wies 1842 nach, dass jede Herzkontraktion von elektrischen Strömen begleitet wird. Ein Jahr später beschrieb der deutsche Physiologe, Theologe, Philosoph und Mathematiker **Emil Heinrich du Bois-Reymond** (1818–1896, Abb. 4), der als der Begründer der experimentellen Elektrophysiologie gilt, das Phänomen, dass jede muskuläre Kontraktion mit

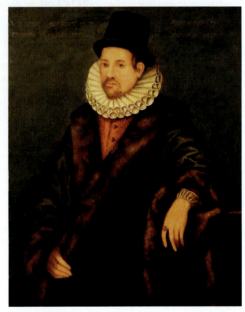

Abb. 1: William Gilbert (1544–1603) (Quelle: Wikipedia)

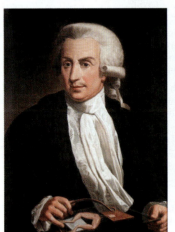

Abb. 2: Luigi Galvani (1737–1798) (Quelle: Wikipedia)

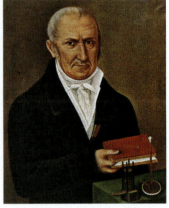

Abb. 3: Alessandro Giuseppe Antonio Anastasio Graf von Volta/Earl of Volta (1745–1827) (Quelle: Wikipedia)

einem Aktionspotenzial einhergeht. Bei seinen dabei registrierten „Ablenkungskurven" stellte der Buchstabe O/Null den Gleichgewichtszustand der Galvanometernadel dar und die Buchstaben p, q, r und s[1] die Abweichungen von der Nulllinie. Diese Ableitungen konstruierte er mit dem zur damaligen Zeit sensitivsten Galvano-

---

[1] Diese Buchstaben waren bereits seit mehreren Hundert Jahren in der Mathematik gebräuchlich und wurden unter anderem von Descartes in seinen Schriften „La Géometrie" (1637) und („De homine") 1662 verwendet.

meter, das über 24 000 Drahtwindungen mit einer Länge von fünf Kilometern verfügte. Er konnte damit erstmals elektrische Signale auch von einem menschlichen Muskel nachweisen.

Lord Kelvin (bürgerlicher Name William Thomson, 1824–1907, Abb. 5), Professor für Theoretische Physik in Glasgow, war der Erfinder des sogenannten Spiegelgalvanometers, mit dem später die transatlantische Telegrafie ermöglicht wurde. Er führte 1867 zur Registrierung von elektromagnetischen Strömen den Syphonrekorder ein, der – mit Tinte gefüllt – die elektrischen Abweichungen auf Papier aufzeichnen konnte.

1876 benützte der französische Physiologe **Etienne-Jules Marey** (1830–1904, Abb. 6) den „Elektrometer", um die elektrischen Aktivitäten eines exponierten Froschherzens auf einer fotografischen Platte aufzuzeichnen. Als Messgerät setzte er das vier Jahre zuvor von dem Luxemburger Physiker und Nobelpreisträger für Physik, **Gabriel Lippmann** (1845–1921, Abb. 7), entwickelte Kapillarelektrometer ein.

Mit diesem Kapillarelektrometer gelang den britischen Physiologen **John B. Sanderson** und **Frederick Page** im Jahr 1878 der Nachweis von elektrischen Strömen, die jede Herzkontraktion begleiten. Sie zeigten auch den Verlauf der Erregung des Ventrikelmyokards mit positiver beziehungsweise negativer elektrischer Ladung während der Kontraktion auf und lieferten damit die erste Beschreibung der ventrikulären De- und Repolarisation.

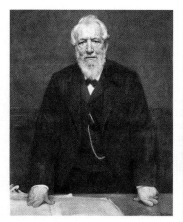

Abb. 4: Emil Heinrich du Bois-Reymond (1818–1896)
(Quelle: Fotografie eines Gemäldes von Max Koner)

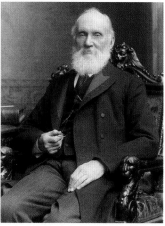

Abb. 5: Lord Kelvin (William Thomson, 1824–1907)
(Quelle: Fotografie 1906, Urheber unbekannt [Collection: Scientific Identity: Portraits from the Dibner Library of the History of Science and Technology])

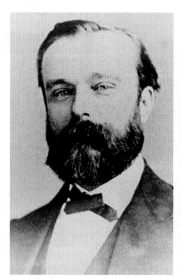

Abb. 6: Etienne-Jules Marey (1830–1904, Foto um 1850)
(Quelle: Wikipedia)

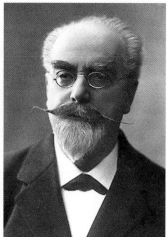

Abb. 7: Gabriel Lippmann (1845–1921, Foto 1908)
(Quelle: Nobel Foundation. Publiziert 1909 in Les Prix Nobel)

Etwa zu dieser Zeit arbeitete der britische Physiologe **A. D. Waller** an der St. Mary's Medical School, London, an der Registrierung von Ableitungen der Herzströme über die Körperoberfläche mithilfe von Elektroden an Brust und Rücken. Es gelang ihm damit, das erste menschliche Oberflächen-EKG zu erstellen, das er in Zusammenarbeit mit dem Techniker **Thomas Goswell** aus seinem Labor aufzeichnete und schließlich 1887 – ein Jahr nach Beginn der Experimente – publizierte.

Augustus Desiré Waller (18.7.1856–11.3.1922) war der einzige Sohn des damals bekannten Wissenschaftlers **Augustus Volney Waller** (1816–1870), der die nach ihm benannte Nervendegeneration beschrieb und das Phänomen der Diapedese von Leukozyten erkannte. A. D. Waller (Abb. 8) hatte Medizin an der Universität Aberdeen in Schottland studiert. Durch seine Heirat mit Alice Palmer, Tochter des vermögenden Biskuitherstellers und Parlamentsmitglieds George Palmer, wurde er in die Lage versetzt, ein geräumiges Anwesen für seine Familie und für seine raumgreifenden physiologischen Apparaturen zu erwerben, das einzige Privathaus übrigens, in dem damals die „Physiological Society" ihre Treffen abhielt. Seine Frau, eine seiner ehemaligen Medizinstudentinnen (Kommentar eines seiner Kollegen zur Hochzeit: *„Waller got his biscuit."*) unterstützte ihn bei seinen Arbeiten sehr und war sein ständiger Begleiter auf seinen ausgedehnten Reisen weltweit.

Desgleichen immer an seiner Seite war sein Hund Jimmy, der ihm mit der größten Geduld und Verständigkeit – mit seinen Pfoten in NaCl-Lösung stehend – als „EKG-Modell" zur Verfügung stand (Abb. 9). Waller hatte zu dieser Zeit die beiden Elektroden auf Brust und Rücken (Abb. 10) durch das Eintauchen von einer Hand oder beiden Händen und einem Fuß der Probanden in eine Schüssel mit Salzlösung, die mit den beiden Seiten des Elektrometers verbunden war, ersetzt.

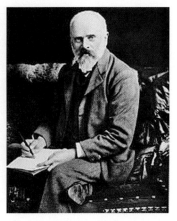

Abb. 8: Augustus Desiré Waller (1856–1922)
(Quelle: Wikipedia, Wellcome Trust Images)

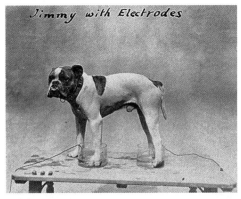

Abb. 9: A. D. Wallers Hund Jimmy
A. D. Waller's dog Jimmy
(Quelle: Wikipedia [Wellcome Trust Images])

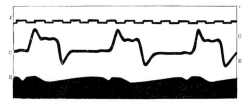

Abb. 10 EKG, von A. D. Waller 1887 mit einem Kapillarelektrometer aufgenommen mit Ableitung über zwei Elektroden. Wegen zu geringer Empfindlichkeit waren nur die Kammeraktionen erkennbar. (Augustus D. Waller. An introduction to human physiology. London; New York: Longmans, Green, 1896. 3rd ed.)
2-lead ECG recorded by A. D. Waller with a capillary electrometer. Due to low sensitivity only ventricle activities were recognizable.
(Quelle: http://www.somosmedicina.com/2017/02/cardiologo-que-enfado-parlamento.html)

Es ist das Verdienst von A. D. Waller, das erste EKG am unversehrten Tier und Menschen mittels des damals verfügbaren Kapillarelektrometers abgeleitet zu haben. Die damit verbundenen Demonstrationen am tierischen und menschlichen Objekt führte er mit großer didaktischer Gabe und Redegewalt aus – heute würde man von einem „Showman" sprechen. Den ersten Vortrag über „Elektromotorische Erscheinungen am menschlichen Herzen" hielt er auf dem 1. Internationalen Kongress für Physiologie in Basel vom 10. bis 12. September 1889. Unter seinen Zuhörern befand sich auch **Willem Einthoven**.

A. D. Waller hielt Vorlesungen in Physiologie an der London School of Medicine und an der St. Mary's Hospital Medical School, London. 1901 wurde er zum Direktor des auf seine Initiative hin errichteten Instituts für Physiologie an der Universität South Kensington ernannt. Er unterhielt an seinem Institut eine ganze Schar von Mitarbeitern und Fellows, die er mit seinem Enthusiasmus zu begeistern verstand. Er bereiste mit seinen Vorträgen Kongresse in ganz Europa und besichtigte viele physiologische Labore. Er hatte auch keine Probleme, mit seinem Automobil samt seinem voluminösen EKG-Apparat von London nach Paris und wieder zurück zu fahren.

Waller beschrieb die Phänomene der Nervenerregung und den Einfluss von Chloroform und weiteren Substanzen auf die Nervenleitung. Er publizierte 1891 das Buch „Introduction to Human Physiology", das damals als eines der besten Lehrbücher zu diesem Thema galt. Er wurde 1892 als Mitglied der Royal Society aufgenommen und erhielt viele Ehrungen und Auszeichnungen von Akademien und Universitäten. Er verstarb 1922 nach zwei Schlaganfällen.

Sternstunden der Herz-Kreislauf-Medizin

Willem Einthoven (21.5.1860–29.9.1927) wurde als drittes von sechs Kindern eines Militärarztes und öffentlichen Gesundheitsbeamten auf Java (damals Holländisch-Ostindien) geboren (Abb. 11).

Nach dem frühen Tod des Vaters kehrte die Familie nach Holland zurück, und Einthoven studierte Medizin in Utrecht. Er hatte ab 1886 eine Professur für Theoretische Medizin in Leiden inne. Willem Einthoven beschäftigte sich seit 1894 mit dem Lippmann-Kapillarelektrometer, wiederholte die Experimente Wallers und versuchte – und das unterschied ihn von Waller –, diese Erkenntnisse in der klinischen Medizin einzusetzen. Mit der Verbesserung des technisch-diagnostischen Instrumentariums legte er das Fundament der modernen Elektrokardiografie. 1895 veröffentlichte er seine Ergebnisse und definierte die Standardkurve des EKG mit den heute gebräuchlichen Buchstaben P, Q, R, S und T (Abb. 12). Kernstück seiner Arbeit war die Einführung des Saitengalvanometers im Jahr 1901, das er auf der Basis eines Empfängers für die Überseetelegrafie entwickelt hatte. Er leitete den zwischen zwei Elektroden abgenommenen Strom durch eine im Magnetfeld gespannte metallene Saite und projizierte die Ablenkung der Kurven, das EKG, auf eine lichtempfindliche Platte. Dieses Instrument bedeutete eine Revolution, da es auch Stromstärken im Millivoltbereich registrieren konnte.

1905 führte Einthoven die „Telekardiographie" ein: Mithilfe eines Telefonkabels übertrug er die am Patienten abgeleiteten Herzströme in sein 1,5 Kilometer entferntes Labor, wo sie aufgezeichnet wurden. Ein Jahr später publizierte er die erste Systematik über normale und pathologische Elektrokardiogramme und beschrieb dabei unter anderem die Links- und Rechtsbelastung von Vorhöfen und Kammern, zum ersten Mal die U-Welle, ferner gesplittete QRS-Komplexe, ventrikuläre Extrasystolen, den ventrikulären Bigeminus, Vorhofflattern und den „Herzblock" (AV-Block).

Einthoven erhielt 1924 den Nobelpreis für die „Entdeckung des Mechanismus des Elektrokardiogramms", ein Begriff, den er eingeführt hatte.

1906 berichtete **M. Cremer** in Deutschland über die erste transösophageale EKG-Ableitung, die er mithilfe eines Schwertschluckers aufzeichnete.

Der weithin berühmte Kardiologe **Sir Thomas Lewis** (1881–1945), Abb. 13) veröffentlichte 1911 in England den Lehrbuchklassiker „The Mechanism of the Heart Beat", das er Willem Einthoven und James Mackenzie widmete.

Um diese Zeit beschrieb er die erste Beobachtung von Vorhofflimmern am geöffneten Thorax eines Pferdes. Allerdings war diese Arrhythmie bereits 1863 von Marey (s.o.) als sogenannter Mitralpuls beim Menschen erwähnt worden. Es ist ferner das Verdienst von Lewis, das Vorhofflimmern gegen das Vorhofflattern abgegrenzt zu haben. Gekrönt wird seine Arbeit durch die in den 1920er-Jahren ausgearbeitete Theorie des „circus movement" beim Vorhofflattern. Was die damals schwierige Kunst der EKG-Interpretation anbelangt, so ist Lewis Anmerkung auf der Jahrestagung der British Medical Association 1919 charakteristisch, mit der er sein Publikum belehrte: *„Sie werden besser Experten im Gebrauch einfacher Mittel als konfuse Verehrer von Instrumenten, die sich ganz oder teilweise dem Verständnis der Allgemeinheit entziehen."*

Am Prinzip der Elektrokardiografie hat sich seit Einthoven nichts mehr geändert, dafür jedoch umso mehr an den Geräten. Mitsamt den Komponenten der Stromversorgung füllte sein Gerät noch ein ganzes Zimmer; es wog 270 Kilogramm und musste von fünf Personen bedient werden.

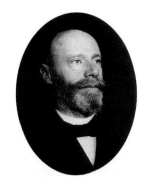

Abb. 11: Willem Einthoven (1860–1927, Foto 1906)
(Quelle: Wikipedia, Urheber unbekannt)

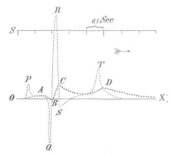

Journal of the History of Medicine : April 1971

Abb. 12: EKG-Ableitung durch Einthoven: Die Buchstaben A, B, C, D wurden von Einthoven mit P, Q, R, S, T überschrieben. ECG recording by Einthoven: he changed the letters A, B, C, and D to P, Q, R, S, and T.
(Quelle: Willem Einthoven: Über die Form des menschlichen Electrocardiogramms. Pflüg. Arch. ges. Physiol. 1895; 60: 101–103, zitiert nach: James R. Henson: J. Hist. Med; April 1971: 181–186)

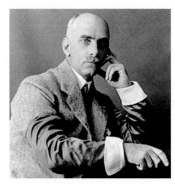

Abb. 13: Sir Thomas Lewis (1881–1945)
(Quelle: Creative-Commons)

Anhang

Noch Anfang der 1920er-Jahre war die Anfertigung eines EKG, etwa mit dem Edelmann'schen Saitengalvanometer (Abb. 14) eine schwierige Kunst.

Der deutsche Kardiologe **Arthur E. Weber** (1879–1975), Leiter der medizinischen Abteilung des Balneologischen Instituts zu Bad Nauheim (Abb. 15), gab in seinem Buch über die Elektrokardiografie im Jahr 1926 eine ausführliche Arbeitsanleitung, die sich über 14 Seiten erstreckte und das Maß an Geduld und Fingerfertigkeit erahnen lässt, das für die Ableitung eines guten EKG erforderlich war:

> „Erst nachdem die Beleuchtung genau hergerichtet ist, kann man sich an (...)
> 3. Das Einziehen der Fäden begeben. Diese Arbeit ist nicht ganz leicht und muss vom Anfänger unbedingt zunächst mit einem dickeren Draht geübt werden."
> Es folgt im Weiteren eine 13 Punkte umfassende Anleitung der einzelnen Handgriffe, so unter anderem:
> „1. Türe und Fenster sorgfältig schließen, damit nicht etwa ein plötzlicher Windstoß den Faden zerreißt."
> oder:
> „4. Den Schraubenverschluss der äußeren Fadenbüchse behutsam öffnen und die innere Fadenbüchse langsam herausziehen, dabei nicht gegen den Faden atmen!"

Zur Ableitung wurde damals noch vielfach mit dem Elektrodenstuhl und einem Vierzellenbad gearbeitet (Abb. 16, s. S. 337). Weber ersetzte den Stuhl durch folgendes Verfahren:

> „Die Extremitäten werden mit breiten Handtüchern, die mit recht warmer Kochsalzlösung getränkt und die die ganze linke Wade bzw. die beiden Unterarme und noch z.T. die Oberarme bedecken, in einfacher Lage umhüllt; mit 1 oder 2 weiteren Touren wickelt man Leinensäckchen von den ungefähren Maßen 5 : 20 cm an. Diese sind mit einem Brei aus Bolus alba, mit konzentrierter Zinksulfatlösung angerührt, gefüllt. Dazu kommt noch ein amalgamierter Zinkstab, dessen oberes Ende die zugebundene Öffnung des $ZnSO_4$-Tonsäckchens überragt."

Erst in der Mitte der 1920er-Jahre, als die Röhren- und Verstärkertechnik einen rasanten Aufschwung erlebte, konnte auch die Struktur der EKG-Apparate davon profitierten. Ab 1930 standen fahr- und tragbare Systeme zur Verfügung; sie wurden über eine Batterie mit Strom versorgt und wogen nur noch 20 Kilogramm. Der erste Elektrokardiograf mit Direktausschrieb folgte 1932 („Hellige Tintenschreib-Elektrokardiograph").

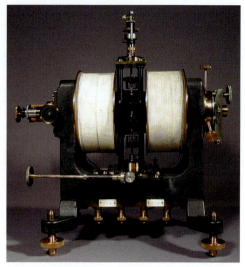

Abb. 14: Saitengalvanometer der Firma Edelmann, München, 1895 (Museumsgalerie Institut für Physikalische Chemie – Universität Innsbruck).
Dieses hochempfindliche Gerät war bis 22.8.1938 an der Medizinischen Universitäts-Klinik in Innsbruck als „Elektrocardiograph" in Verwendung.
String galvanometer made by Edelmann company, Munich, 1895 (Institute of Physical Chemistry University of Innsbruck, Austria). This sensitive instrument was used as „Elektrocardiograph" at Innsbruck university hospital until 22.8.1938.
(Quelle: Institut für Physikalische Chemie – Universität Innsbruck)

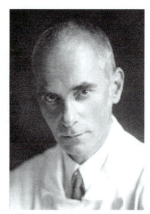

Abb. 15: Arthur E. Weber (1879–1975)
(Quelle: Historisches Archiv der Deutschen Gesellschaft für Kardiologie)

Durch die Entwicklung der Halbleitertechnik wurden die Geräte ab 1948 noch kleiner und handlicher. Die ersten voll automatisierten EKG-Geräte konnte man in Deutschland ab 1963 erwerben. Aus dem Einkanalausdruck, mit dem Einthoven bis 1930 nur die Extremitätenableitungen registrierte, wurde die computerisierte Echtzeitauswertung von zwölf Standardableitungen, derer wir uns heute so bequem und selbstverständlich bedienen.

Nach mehr als 100 Jahren Entwicklung, vielen Zweifeln und Rückschlägen ist heute die Bedeutung des EKG für Diagnose und Therapie von Herzerkrankungen sowie zur Analyse von Herzrhythmusstörungen konkurrenzlos anerkannt. Hatte der Erfinder und Zweifler A. D. Waller noch 1911 erklärt, dass „*das EKG im klinischen Betrieb wahrscheinlich nicht von extensivem Nutzen sein wird, außer bei einigen seltenen Anomalien der Herzaktionen*", war Thomas Lewis 1912 der Meinung, dass „*die Zeit gekommen sei, eine Untersuchung des Herzens als unvollständig zu erklären, wenn diese neue Methode nicht beachtet*" würde. Im Todesjahr von F. N. Wilson 1952 war die klinische Bedeutung des EKG dann endgültig unumstritten.

Das durch die verschiedenen EKG-Ableitungsmodalitäten, die innerhalb der ersten 30 Jahre des 20. Jahrhunderts entwickelt worden waren, entstandene Chaos machte 1938 eine gemeinsame Konferenz von Amerikanern, Engländern und Iren erforderlich: Ein Komitee der damals führenden EKG-Spezialisten (unter anderem Wilson, Barnes, Katz, Levine, Bardee und White) war bemüht, eine diesbezügliche Einigung herzustellen. In den folgenden Jahren wurden durch die Standardisierung von Nomenklatur und diagnostischen Kriterien die heute gebräuchlichen Definitionen hinsichtlich EKG-Ableitungsmodus und EKG-Zuordnung zu klinischen Erkrankungen geschaffen. War die EKG-Ableitung in den Anfängen – und noch zu Zeiten Einthovens mit den drei Extremitätenableitungen –

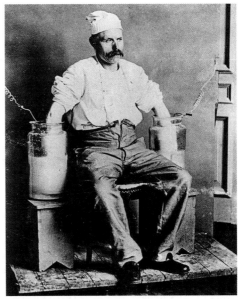

Abb. 16: EKG-Ableitung bis in die 1920er-Jahre
ECG recording until the 1920s
(Quelle: Einthoven W, Le Telecardiogramm. Arch. Int. Physiol. 1906;4:132)

überwiegend zur Diagnostik von Arrhythmien genutzt worden, so wurden mit der Implementierung der präkordialen Ableitungen durch **Frank Wilson** in den 1930er-Jahren die Voraussetzungen geschaffen, eine Vielzahl von Erkrankungen – insbesondere von myokardialen Ischämien – differenziert zu beurteilen.

Durch die Grundlagenforschung mit Darstellung der Membrantheorie und der Lehre von Aktionspotenzialen wurden Theorie und Praxis in Einklang gebracht und jegliche Zweifel über die Sinnhaftigkeit einer EKG-Ableitung zur Klärung von Herzerkrankungen und Rhythmusstörungen endgültig ad acta gelegt.

Tab. 1 gibt einen Überblick über die Entwicklung elektrokardiografischer Ableitungstechniken und elektrophysiologischer Untersuchungstechniken.

Tab. 1: Entwicklung von elektrokardiografischen Ableitungstechniken und elektrophysiologischen Untersuchungstechniken
Development of electrocardiographical recording techniques and electrophysiological diagnostic technologies

1903	Willem Einthoven	Einführung der Extremitätenableitungen
1912	Willem Einthoven	Beschreibung der Extremitätenableitungen in einem gleichschenkligen Dreieck
1931	Frank N. Wilson	Unipolare Brustwandableitungen
1920	Hubert Mann	Vektorkardiografie
1938	Wolfgang Nehb	Bipolare Brustwandableitungen
1942	Emanuel Goldberger	Unipolare verstärkte (augmentierte) Extremitätenableitungen
1945	Jean Lenégre, P. Maurice	Intrakardiale EKG-Ableitung aus dem rechtem Vorhof und Ventrikel
1948	Rune Elmquist	Erster Tintenstrahldrucker mit Transkription von analogen physiologischen Signalen („Mingograph"), entwickelt mithilfe der Vorläuferfirma von Siemens
1941–1948	Arthur M. Master, B. S. Oppenheimer	Dosierter Belastungstest (2-Stufen-Test) mit Registrierung von Herzfrequenz und Blutdruck; ab 1948 mit EKG-Ableitung; Erstellung von Normalwerten

Anhang

Tab. 1 *(Fortsetzung)*

1949	Norman Jefferis Holter	„Langzeit-EKG-Ableitung („Holter"): 75 Pfund schwere, auf dem Rücken zu transportierende EKG-Maschine zur kontinuierlichen radiotelemetrischen Übertragung von EKG-Signalen
1951	P. N. G. Yu, R. A. Bruce	Belastungstest auf motorgetriebenem Laufband mit Steigungswinkel
1953	Dirk Durrer	Bi- und multipolare Nadeln zur Ableitung von intramyokardialen Signalen zur Aufklärung des Mechanismus des Erregungsablaufs bei Arrhythmien
1956	Ernest Frank	Korrigiertes orthogonales Ableitungssystem
1957	G. Giraud, P. Puech	Intrakardiale EKG-Ableitungen (erstmals bei einem Patienten mit Fallot-Tetralogie)
6.12.1957	C. Walton Lillehei, Earl Bakken	Schrittmacherversorgung eines Kindes mit komplettem AV-Block (portable externe Batterie; s. auch S. 352)
1958	J. Alanis, H. Gonzales, E. Lopez	Tierexperimentelle Ableitung von His-Potenzialen mittels Nadelelektroden
8.10.1958	Rune Elmquist, Åke Senning	Erste Implantation eines vollständig in den menschlichen Körper eingebetteten Schrittmachers mit myokardialen Elektroden und Batterie in der hinteren Rektusscheide (Patient Arne Larsson, der bis 1983 insgesamt 23 Schrittmacherbatterie-Wechsel benötigte)
1960	Bernard Lown	Transthorakale Defibrillation (zuvor ca. 28 Einzelberichte); Einführung der R-Triggerung
1961	J. S. Gilson	EKG-Aufzeichnung mit Magnetbändern über vier bis fünf Stunden
1961	Hubert Pipberger	Beginn der Computeranalyse des EKG, das in den 1970er-Jahren in den klinischen Gebrauch eingeführt wurde
1960–1971	Hein Wellens	Epimyokardiale EKG-Ableitung; elektrische Stimulation des Herzens
1967	H. Watson, D. Emslie-Smith, K. G. Lowe	Ableitung des His-Bündel-EKG beim Menschen
1969	B. J. Scherlag	Einführung der His-Bündel-EKG-Ableitung in die Klinik mit Elektrodenkathetern
1968	F. R. Cobb, W. C. Sealy et al.	Chirurgische Unterbrechung einer akzessorischen Bahn (Kent-Bündel)
1982–1983	M. M. Scheinman, F. Morady et al.; J. J. Gallagher et al.	Transvenöse katheterinterventionelle Ablation der AV-Region und des His-Bündels mit mehreren hochenergetischen Einzel-DC-Schocks bis 100 Joule: Kontrolle der Arrhythmie in 60 bis 90 Prozent der Fälle, jedoch auf Kosten eines AV-Blocks I–III° (zum Teil konsekutive Schrittmacherimplantation)
1982–1984	J. D. Fisher et al; W. M. Jackman et al; D. E. Ward, J. Camm; M. M. Scheinman, F. Morady; H. Weber, L. Schmitz	Erste Erfolge mit transvenöser Katheterablation von akzessorischen Bahnen, initial über den Koronarvenensinus und mit Einzelschockabgaben (kumulativ bis 900 Joule), später Ablation von links gelegenen Bahnen außerhalb des Koronarsinus sowie von rechtsseitigen Bahnen
1983	P. C. Gillette, T. Garson	Katheterinterventionelle His-Bündel-Ablation bei Kindern; erste Katheterablation einer junktional-ektopen Tachykardie mit Gleichstrom bei einem Kind
1985	M. J. Silka, P. C. Gillette, A. Garson	Katheterinterventionelle Ablation einer rechtsatrialen ektopen Tachykardie
1987	M. Borggrefe, G. Breithardt et al.	Einführung der alternierenden Radiofrequenzenergie zur Katheterablation
1991	W. M. Jackman et al., K. H. Kuck et al.	Radiofrequenzablation von akzessorischen Bahnen
1994	P. Bakker	Beschreibung der kardialen Resynchronisationstherapie (CRT) mit einem atrial-synchronisierten biventrikulären Schrittmachersystem zur Herzinsuffizienztherapie

Eine Übersicht über die Erstbeschreibung von wichtigen anatomischen und elektrokardiografischen Befunden gibt Tab. 2.

Tab. 2: Erstbeschreibung von wichtigen anatomischen und elektrokardiografischen Befunden
First specification of important anatomical and electrocardiographical diagnostic findings

1893 u. 1914	A. S. F. Kent	Beschreibung des AV-Knotens
1906	K. A. Ludwig Aschoff, Sunao Tawara	Anatomisch-histologische Beschreibung des AV-Systems und der Purkinje-Fasern
1910	J. B. Herrick	ST-Senkung bei Angina pectoris
1914	Karl F. Wenckebach	AV-Block II°/Typ 1
1916	Samuel A. Levine	Sinuatrialer Block
1920	H. E. B. Pardee	Infarkt-EKG
1924	Woldemar Mobitz	Interferenzdissoziation; AV-Block II°/Typ 2
1930	Louis Wolff, John Parkinson, Paul D. White	WPW-Syndrom
1933	Edward F. Bland, Joseph Garland, Paul D. White	Bland-White-Garland-Syndrom
1935	S. McGuinn, P. D. White	Akutes Cor pulmonale
1937, 1943/44	I. Mahaim, F. C. Wood et al., R. F. Öhnell	Beschreibung von verschiedenen akzessorischen Bahnen
1949	M. Sokolow, T. P. Lyon	Index zur Abschätzung der Linksherzhypertrophie in den Brustwandableitungen
1952	B. Lown, W. F. Ganong, S. A. Levine	LGL-Syndrom
1957	A. F. Jervell, F. Lange-Nielsen	Long QT-Syndrome mit Taubheit
1963/64	C. Romano, O. C. Ward	Long QT-Syndrome ohne Taubheit
ab 1967	Bernard Lown	Beschreibung des R- auf T-Phänomens, Klassifizierung der ventrikulären Herzrhythmusstörungen
1968	M. V. Rosenbaum	Hemi-Blockbilder
1992	Pedro und Josep Brugada	Brugada-Syndrom

Meister ihres Fachs

Stella van Praagh (1927–2006), Richard van Praagh (geb. 1930)

von Herbert E. Ulmer

Die Beschäftigung mit dem Namen van Praagh im Zusammenhang mit der Pädiatrischen Kardiologie führt zwangsläufig zu zwei Menschen, deren wissenschaftliches Leben nahezu symbiotisch verlaufen ist und deren menschliche Verbundenheit von ihren Freunden gelegentlich als eine lebenslange Romanze bezeichnet wurde.

Richard van Praagh wurde als Sohn einer ursprünglich in Mähren und in den Niederlanden beheimateten Familie im April 1930 in London, Ontario, Kanada geboren. Das Studium der Medizin in Toronto mussten sich Richard und sein Bruder Ian, ein späterer Gynäkologe, durch die verschiedensten Jobs, unter anderem auch als Totengräber, mitfinanzieren. 1954 schloss er dieses Studium an der Universität Toronto jedoch mit der Graduierung zum MD erfolgreich ab. Das Postgraduate-Training in Pädiatrie, Kardiologie und Pathologie dehnte sich dann über insgesamt zehn Jahre aus und führte Richard van Praagh von Toronto über Boston und die Mayo Clinic nach Baltimore. Hier wurde Richard eines Tages im Anschluss an einen seiner Fortbildungsvorträge von einer jungen Assistentin nicht nur mit intelligenten Fragen überhäuft, sondern auch von „*großen braunen Augen*" fasziniert – dies sollte der Beginn einer 44 Jahre andauernden Romanze sein. 1962 heirateten Richard van Praagh und Stella Zachariondaki (Abb. 1).

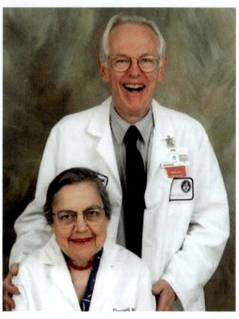

Abb. 1: Stella und/and Richard van Praagh (Quelle: Boston Children's Hospital Alumni Association Newsletter 2010)

Stella Zachariondaki, 1927 auf Kreta geborene Tochter einer Winzerfamilie, studierte Medizin in Athen und graduierte dort als Jahrgangsbeste 1952. Noch im selben Jahr emigrierte sie allein, das heißt ohne ihre Familie, in die Vereinigten Staaten. Hier setzte sie ihre Ausbildung von Anfang an mit Interesse für angeborene Herzfehler in New Jersey, Buffalo und Baltimore fort, wo sie unter anderem als Fellow bei Helen Taussig tätig war. 1962, zur Zeit ihrer Eheschließung mit Richard, war sie als kardiologisches Staff Member in Buffalo, New York, während er mit dem Schwerpunkt Pathologie in ihren ersten drei Ehejahre zunächst in Toronto, später in Chicago tätig war. Bemerkenswerterweise wurden innerhalb dieser drei Jahre alle drei Kinder der jungen Familie geboren.

In dieser Zeit der rapiden Entwicklung der neuen Subspezialität, der Pädiatrischen Kardiologie, in den frühen 1960er-Jahren, war eines der aufkommenden Probleme in diesem Bereich das Fehlen einer einheitlichen Nomenklatur und einer Klassifikation für angeborene Herzfehler, wodurch die Kommunikation und der wissenschaftliche Austausch hierüber erheblich erschwert waren. Während Richard bereits früh damit begonnen hatte, ein derartiges System zum eigenen Gebrauch zu entwickeln, gelang es Stella durch dessen Anwendung bei ihrer eigenen Arbeit darzustellen, dass es sich bei der Fallot-Tetralogie nicht wie bisher angenommen, um das zufällige gemeinsame Vorkommen von vier einzelnen Defekten, sondern um eine einzige, entwicklungsgeschichtlich bedingt zusammengehörige Malformation des Herzens handeln musste.

Es nimmt daher nicht wunder, dass Alexander Nadas (s. S. 342) die Gelegenheit wahrnahm, beide Wissenschaftler, Stella und Richard van Praagh, an das Children's Hospital der Harvard University nach Boston zu berufen, um das von ihm neu installierte Pediatric Cardiology Program zu entwickeln, und ihnen die Leitung der sogenannten Cardiac Registry übertrug. Die sich daraus entwickelnde außerordentlich fruchtbare Tätigkeit übten beide gemeinsam und ununterbrochen über nahezu 40 Jahre mit großem Erfolg aus, von 1965 bis zu ihrer ebenfalls gemeinsamen Emeritierung im Jahr 2002.

Richard van Praagh hatte bereits 1964 erstmals sein System eines sogenannten „segmentalen Situs" zur Beschreibung der Morphologie komplexer angeborener Herzfehler, zum Beispiel bei der Dextrokardie, vorgestellt und es nun 1972 in seiner grundlegenden Arbeit „The Segmental Approach to Diagnosis of Congenital Heart Disease" publiziert – jetzt jedoch erweitert zur Anwendung auf alle angeborenen Herzfehler. Das zentrale Prinzip beruht auf der Unterteilung des Herzens in drei Segmente, die Vorhöfe, die Kammern und die großen Gefäße sowie ihrer räumlichen Beziehung zueinander.

Etwa zur gleichen Zeit entwickelte Robert Anderson in Großbritannien ebenfalls ein segmentales Ordnungsprinzip des Herzens, wobei jedoch nicht die Position des „segmentalen Situs" ausschlaggebend war, sondern die „sequenzielle Konnektion" der einzelnen Segmente des Herzens. Diese beiden Schulen der kardialen Nomenklatur waren trotz einiger Ähnlichkeiten anfangs stark polarisiert und wurden in ihren Differenzen von ihren Vätern heftig umkämpft, ohne dass jedoch die gegenseitige Achtung der beiden Kontrahenten voreinander darüber in die Brüche gegangen wäre. Es bedurfte allerdings der Gründung einer eigenen „International Society for Nomenclature of Paediatric and Congenital Heart Disease" (2005) zur Vereinheitlichung der verschiedenen Nomenklaturen in einem einzigen Code. Eine erste Version hiervon erschien schließlich erstmals 2015 (Abb. 2).

Stella und Richard van Praagh veröffentlichten in 40 Jahren gemeinsam über 200 wissenschaftliche Originalarbeiten sowie Bücher und Beiträge in Lehrbüchern, was Stella in der Ansprache zu ihrer gemeinsamen Emeritierung 2002 zu der augenzwinkernden Bemerkung veranlasste: *„Dickie, you and I have proved, that a husband and a wife really can work together."* Richard und Stella führten auch danach ein offenes und außerordentlich gastfreundliches Haus, das sowohl für Stella's heimatliche Backkünste und griechischen Wein bekannt war als auch wegen einer hohen menschlichen und philosophischen Gesprächskultur geschätzt wurde.

Gemeinsam erhielten beide 1999 den Award for Cardiovascular Pathology und wurden 2004, ebenfalls gemeinsam, mit dem Paul Dudley White Award der American Heart Association ausgezeichnet.

Am 3. Juni 2006 verstarb Stella van Praagh, drei Tage nach einem akuten Schlaganfall. Richard van Praagh war es zumindest bis 2015 noch möglich, trotz schwerer eigener Erkrankung weiterhin Einladungen auf internationale Kongresse anzunehmen und in seinem unvergleichlichen Ostküstenstil anregende Übersichtsvorträge zu halten.

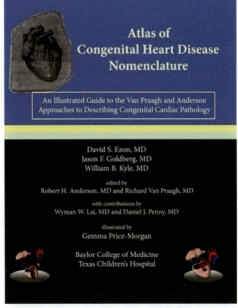

Abb. 2: Gemeinsame Version des/Collaborative Version of Atlas of Congenital Heart Disease von van Praagh/Anderson 2015
(Quelle: Create Space Independent Platform)

Meister ihres Fachs

Alexander S. Nadas (1913–2000)

von Herbert E. Ulmer

Obwohl völlig unterschiedlich hinsichtlich ihres Wesens, ihrer Herkunft sowie ihrer Entwicklung und Arbeitsweise, wird in nahezu allen medizinhistorischen Darstellungen neben Helen Taussig (s. S. 27) stets Alexander S. Nadas als einer der wichtigsten Gründungsväter der Pädiatrischen Kardiologie genannt.

Alexander Sandor Nadas (Abb. 1), geboren am 12. November 1913, aufgewachsen in einer künstlerischen Familie in Budapest, hat dort an der Semmelweis-Universität im Jahr 1937 sein Medizinstudium erfolgreich abgeschlossen. Aufgrund der sich abzeichnenden politischen Entwicklung in Europa hatte er jedoch bereits zuvor, 1935, einen Antrag auf ein Visum für die Immigration in die USA gestellt, wohin er am zweiten Weihnachtsfeiertag 1938 aufbrach. In New York musste er 1939 mit dem ECFMG zunächst die auch noch heute erforderliche medizinische Zulassungsprüfung ablegen. In der Bibliothek traf er auf die junge Bibliothekarin Elizabeth McClearon, *„a tall, slender, beautiful, blond, southern-voiced American girl, and that was what I wanted!"*. Zwei Jahre später wurde sie seine Frau, für 53 gemeinsame Jahre.

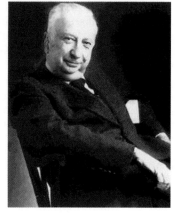

Abb. 1: Alexander S. Nadas
(Quelle: Pediatric Cardiology 2001, 22: 179)

Obwohl er die Pädiatrie schon zu Hause in Ungarn überhaupt nicht geliebt hatte, führte ihn der Weg der ihm zugeordneten Stellen als Resident über Cleveland und Boston nach Detroit, wo er sich erstaunlicherweise gerade diesem Fach mit Hingabe verschrieb. 1945 konnte er dort, an der Wayne State University die zweite medizinische Abschlussprüfung in seinem Leben mit dem MD erfolgreich ablegen.

Während des Krieges war, allgemein unverstanden, dem bakteriologisch interessierten, sehr jungen Internisten Charles A. Janeway die Direktion des Children's Hospital in Boston übertragen worden, was dort zu einer großen Unruhe geführt hatte. Hierhin wollte Alexander S. Nadas nicht zurück, sondern richtete sich in Greenfield, etwa 100 Kilometer westlich von Boston eine kinderärztliche Praxis ein. Allerdings führte ihn sein Weg aus eigenem Antrieb über nahezu fünf Jahre, etwa zweimal im Monat zu den Grand Rounds des Boston Children's Hospital. Der zunehmenden Bedeutung des Fachs Kardiologie folgend, fiel nun auch hier, wo der Chirurg Robert E. Gross (s. S. 250) 1938 mit der Ligatur eines persistierenden Ductus arteriosus die erste Operation eines angeborenen Herzfehlers durchgeführt hatte, der Entschluss, einen damals sogenannten „Cardiac Service" für Kinder am Children's Hospital einzurichten. Diese Aufgabe wurde Alexander S. Nadas angetragen, die dieser 1950 zunächst in kleinem Maßstab in Angriff nahm.

Die Entwicklung dieser Abteilung erfolgte dann jedoch umso rascher und zielgerichtet, sodass daraus drei Jahrzehnte später die größte und eine der renommiertesten Einrichtungen der Welt für Pädiatrische Kardiologie geworden war. Heute sind mehr als 40 Fulltime Kinderkardiologen, über 40 Clinical und Research Fellows aus der ganzen Welt an der Klinik direkt oder in dem zugehörigen wissenschaftlichen Forschungsbereich tätig. Die Ursache für diese Entwicklung war zweifellos in der einzigartigen Persönlichkeit von Alexander Nadas zu finden. Neben seiner bemerkenswerten Selbstdisziplin war wohl sein bedeutendstes Talent, die Fähigkeit, wichtige Entwicklungen frühzeitig zu erkennen, für deren Nutzung funktionsfähige Organisationsstrukturen zu schaffen, für die erfolgreiche Realisierung die geeigneten Menschen zu finden und diese zu erfolgreichen Teams zusammenzuführen. Neben Abraham M. Rudolph (s. S. 98), seinem ersten Fellow, ließ er weitere junge Pädiater zu Spezialisten in der Elektrokardiografie, im Herzkatheter und der Angiokardiografie, der Elektrophysiologie und in Interventioneller Kardiologie ausbilden. Für die neu geschaffene Einrichtung einer speziellen kardiologischen Pathologie konnte er 1960 Richard und Stella van Praagh (s. S. 340) gewinnen. Im Scherz wurden diese neu geschaffenen Einrichtungen am Boston Children's Hospital gelegentlich auch als „Nadas Cardiology Enterprise" bezeichnet (Abb. 2).

Sein großes eigenes Wissen über alle Bereiche der Pädiatrischen Kardiologie fasste er 1956/57 während eines Sabbaticals in Groningen in den Niederlanden in dem historischen Einmannlehrbuch „Pediatric Cardiology" zusammen, einem kinderkardiologischen Standardwerk, das noch heute von seinen Nachfolgern der zweiten Generation unter seinem Namen als „Nadas' Pediatric Cardiology" immer wieder neu aufgelegt wird.

In den späten 1960er-Jahren hatte die Bostoner Gruppe deutlich gemacht, dass Kinder mit angeborenen Herzfehlern korrekt diagnostiziert und in einzelnen Fällen auch operativ behandelt werden konnten. Da dies in den anderen Neuengland-Staaten jedoch nicht überall möglich war, wurde von der National Health Care ein Programm gefördert, „The Regional Infant Cardiac Program", an dem sich die anderen Kliniken Neuenglands orientieren und beteiligen konnten. Die Erfahrungen mit diesem Programm und seinen Nachfolgern stellen noch heute in vielen Ländern ein Modell für überregionale Maßnahmen eines kinderkardiologischen Qualitätsmanagements dar.

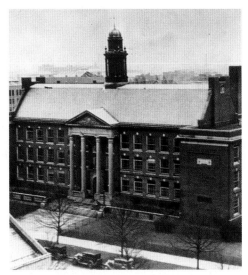

Abb. 2: Am Boston Children's Hospital wurde ab 1950 ein „Cardiac Service für Kinder" eingerichtet – später gelegentlich auch als „Nadas Cardiology Enterprise" bezeichnet.
At the Boston Children's Hospital the first "Cardiac Service for Kids" was established in the 1950s – in later years sometimes called „Nadas Cardiology Enterprise".
(Quelle: The Boston Globe, 1999)

In Zusammenarbeit mit dem Chirurgen Aldo Castaneda, dem Nachfolger von Robert Gross, der die Frühtotalkorrektur angeborener Herzfehler bei Neugeborenen und jungen Säuglingen propagierte und vorantrieb, holte Nadas auch die Neonatologen und die Intensivmediziner nach dem Konzept der gegenseitigen Ergänzung ins kardiologische Boot: *„We have to be allies in the general body of cardiology."*

Unabhängig von seinem aktiven Unternehmungsgeist war Alexander S. Nadas ein Arzt mit einem starken humanitären Hintergrund, der sich auch zu Fragen aus dem ethisch-moralischen Problemkreis äußerte: *„The ethic aspect of pediatric cardiology is what should precede and remain after the technical aspects have been mastered."*

1984 verließ Alexander S. Nadas die Harvard Universität in den Ruhestand. Die Harvard Medical School richtete zu seinen Ehren einen nach ihm benannten Lehrstuhl und eine regelmäßige Alexander Nadas Lecture ein. Er selbst nahm, mit vielen Ehren bedacht, weiterhin am lokalen und internationalen wissenschaftlich-kardiologischen Leben teil. Am Abend des 15. Mai 2000 verstarb Alexander Sandor Nadas im Alter von 86 Jahren im Schlaf in seinem Haus in Needham, Massachusetts.

Meister ihres Fachs

Robert M. Freedom (1941–2005)

von Herbert E. Ulmer

Als „Bob" Freedom im Oktober 2001 nach 26-jähriger Zugehörigkeit und 15 Jahren als Leiter der Division of Cardiology des Hospital for Sick Children (HSCH), Toronto, Ontario, Kanada, aus gesundheitlichen Gründen in den Ruhestand ging, war es für die Welt der Kinderkardiologie klar, dass es seit dem Beginn dieses Fachgebiets in den 1950er-Jahren nur wenige klinische Vertreter dieses Fachs mit einer vergleichbar weitreichenden Bedeutung gegeben hatte wie **Robert Mark Freedom** (Abb. 1).

Geboren am 27. Februar 1941 in Baltimore an der amerikanischen Ostküste verbrachte er zusammen mit seinem Zwillingsbruder Gary eine harte Kindheit im Westen der USA, in Südkalifornien. Nach dem Abschluss der Los Angeles Medical School durchlief er eine allgemeinpädiatrische, eine kinderkardiologische und eine pathologische Ausbildung an der Harvard University in Boston unter Alexander Nadas, mit speziellem Interesse für Morphologie, Herzkatheterismus und Angiokardiografie.

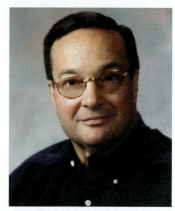

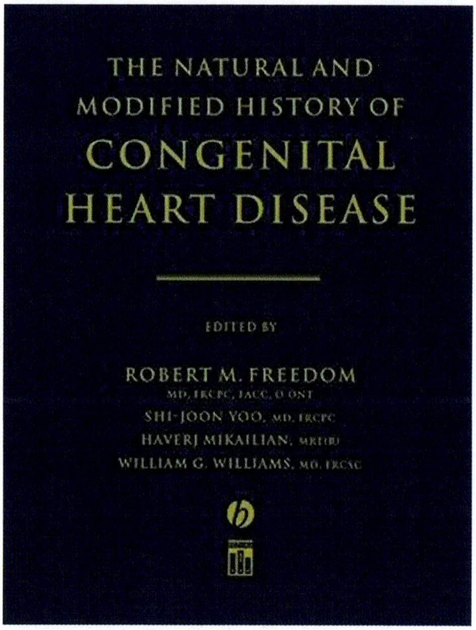

Abb. 1: Robert M. Freedom (Quelle: Cardiology in the Young 2005, 15: 206)

1974 folgte er seinem Mentor und Förderer Richard Rowe über Baltimore als Leiter der Kinderkardiologischen Diagnostik an das HSCH nach Toronto. Innerhalb weniger Jahre verfasste er mehrere grundlegende und bis heute gültige umfangreiche Standardlehrbücher und Monografien. Gleichzeitig nahm er die Professuren für Pädiatrie, Pädiatrische Kardiologie und Diagnostic Imaging wahr. 1985 wurde er als Nachfolger seines verehrten Lehrers Dick Rowe zum Direktor des HSCH Toronto berufen. Dieses wuchs unter ihm zu einem der größten und bedeutendsten kinderkardiologischen Zentren mit zahlreichen Fellows aus allen Ländern dieser Welt heran. Mit seiner großen persönlichen Erfahrung und seinem bekannten, enzyklopädischen Wissen war Bob Freedom einer der gefragtesten Referenten auf Kongressen und Konferenzen weltweit. Allein seine letzte und unvergessliche Edition von „Natural and Modified History of Congenital Heart Disease" (Abb. 2) aus dem Jahr 2003 enthält 268 Seiten ausschließlich mit Referenzen.

Abb. 2: Bob Freedoms „Natural and Modified History of Congenital Heart Disease" (Quelle: Wiley-Blackwell, November 2003)

2000 erfüllte sich einer seiner größten persönlichen Wünsche: die Verleihung der kanadischen Staatsbürgerschaft. Seinen weiterhin aktiven Ruhestand verbrachte er in Halifax, Nova Scotia, wo er am 7. Mai 2005 an den Spätfolgen eines lebenslang ertragenen Diabetes mellitus verstarb.

Meilensteine der Entwicklung

Alfred Blalock (1899–1964) und Vivien T. Thomas (1910–1985)

von Herbert E. Ulmer

Die sogenannte „Blue Baby Operation", die erstmals im November 1944 am Johns Hopkins Hospital in Baltimore durchgeführt wurde, ist wie wohl kein anderer Eingriff zum Symbol dafür geworden, dass die Herzmedizin die Schwelle in eine andere Dimension überschritten hatte. Hierfür bedurfte es allerdings des Aufeinandertreffens dreier Menschen und Charaktere, wie sie wohl unterschiedlicher kaum hätten sein können: des Chirurgen Alfred Blalock, seines technischen Assistenten Vivien Thomas und der Kinderkardiologin Helen Taussig (s. S. 27).

Alfred Blalock (Abb. 1) wurde am 5. April 1899 in Culloden, Georgia, geboren, einem Ort mit damals 334 Einwohnern, als das erste von fünf Kindern einer Familie aus einer der großen Baumwolldynastien in den Südstaaten.

Schon früh entwickelte er das charakteristische Bild eines Südstaatlers mit einem smarten Wesen, einem gepflegten, attraktiven Äußeren, einer ruhigen, sanften Sprache, aber dennoch in der Lage, hiermit auf eine effektive Weise seine Meinung durchzusetzen. Weggefährten und Lehrer des jungen Alfred hielten ihn nicht für einen ausgesprochen fleißigen, jedoch intelligenten und „sozial umgänglichen" Schüler und Studenten. Noch während seiner Studienzeit musste er sich 1921 wegen einer Hydronephrose einer linksseitigen Nephrektomie unterziehen. Dies vermochte ihn jedoch nur vorübergehend von einem aktiven Clubleben als Tennis-Champion, erfolgreichem Golfer und aktivem „Ladies' Man" an der Universität abzuhalten. Da sein Abschluss an der University of Maryland in Baltimore 1922 jedoch nicht ausreichend war, um eine seinen Wünschen entsprechende chirurgische Stelle am Johns Hopkins Hospital zu erringen, ging er 1925 zusammen mit seinem lebenslangen engen Freund Tinsley Harrison, dem späteren Herausgeber des weltbekannten Lehrbuchs „Harrison's Principles of Internal Medicine" als erster chirurgischer Resident an die damals neu ausgerichtete Medical School der Vanderbilt University in Nashville, Tennessee. Seinen bemerkenswerterweise lebenslang wissenschaftlich orientierten Interessen folgend, konnte er dort ein eigenes chirurgisches Labor zur Erforschung der Ursachen und Behandlung des traumatischen Schocks etablieren. Die segensreichen und vor allem praktisch anwendbaren Ergebnisse machten ihn rasch bekannt und halfen, vielen Menschen das Leben zu retten.

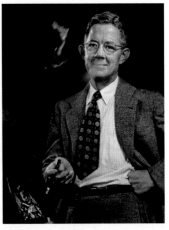

Abb. 1: Alfred Blalock
(Quelle: Cardiology in the Young 2009, 19: 119)

Das Auftreten einer schweren Lungentuberkulose mit wiederholten Eingriffen und Sanatoriumsaufenthalten, unter anderem auch in der Schweiz, unterbrach seine Karriere für zwei lange Jahre, bis er 1928 wieder nach Nashville zurückkehren und seine Arbeit fortsetzen konnte. Das Jahr 1930 brachte ihn dann aber mit zwei, sein weiteres Leben bestimmenden Menschen zusammen. Am Neujahrstag 1930 stellte er Vivien Thomas, einen farbigen Housekeeper als seinen persönlichen Laborhelfer ein und im Oktober 1930 heiratete er Mary Chambers O'Bryan, eine attraktive Südstaatenschönheit aus der Verwaltung der Universität.

Fachlich und rhetorisch begabt, entwickelte sich Blalock zunehmend zu einem mutigen und innovativen Chirurgen und Lehrer. 1938 wurde er zum Professor of Surgery der Vanderbilt University ernannt. Wissenschaftlich befasste er sich in engster Zusammenarbeit mit Vivien Thomas, der sich in chirurgischen Techniken als außerordentlich talentiert erwiesen hatte, inzwischen mit der Erstellung eines Tiermodells zur Erzeugung einer pulmonalen Hypertension durch verschiedene intrathorakale Gefäßanastomosen. Es gelang ihnen zwar hierdurch, einen höheren pulmonalen Blutfluss, aber keine Druckerhöhung zu erzeugen.

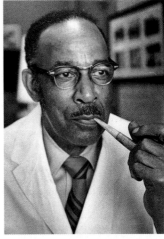

Abb. 2: Vivien T. Thomas
(Quelle: The Washingtonian, Longform-Atavist)

1941 wurde Alfred Blalock, nach Absagen mehrerer anderer Kandidaten und nicht ohne Widersprüche, zum Chairman des Departments of Surgery der Johns Hopkins University in Baltimore gewählt, dem Lehrstuhl, an dem er 16 Jahre zuvor als Assistent nicht angenommen worden war. Eine seiner Bedingungen war die Übernahme seines großen chirurgischen Forschungslabors, einschließlich dessen technischen Leiters Vivien Thomas, eines Farbigen.

Anhang

Vivien Theodore Thomas (Abb. 2) wurde am 29.August 1910 in New Iberia, Louisiana, als Enkel eines ehemaligen Sklaven geboren. So konnte er zunächst auch nur die sogenannte „Cotton-Picking High School" besuchen.

Nach der Weltwirtschaftskrise musste er jedoch seine Hoffnung auf eine weitere Ausbildung aufgeben und die Stelle einer Reinigungskraft in den experimentellen Labors der Vanderbilt University annehmen. Dort begegnete er 1930 Alfred Blalock, dem sein sorgfältiger Umgang mit den Geräten im Labor aufgefallen war. Blalock bildete Thomas zu seinem zunehmend unverzichtbaren Laborgehilfen aus, der bald alle erforderlichen chirurgischen Techniken besser beherrschte als Blalock selbst. Dies führte dazu, dass Blalock ein neues chirurgisches Experiment zwar konzipierte, welches dann aber von Thomas vom praktischen Tierversuch bis zur Auswertung der Daten selbstständig durchgeführt wurde. Thomas wurde, wie sich bald herausstellen sollte, für Blalock im Labor unersetzlich und es begann eine mehr als drei Jahrzehnte andauernde erfolgreiche Zusammenarbeit. Aufgrund der unterschiedlichen rassischen Herkunft konnte zur damaligen Zeit zwischen den beiden Männern jedoch nie eine soziale Freundschaft entstehen. So durfte Thomas beispielsweise seine Arbeitsstätte, das Gebäude der Universität, nie durch den Haupteingang, sondern immer nur über den Hintereingang betreten.

Helen Brooke Taussig, geboren im Mai 1898 in Cambridge, Massachusetts, war, den Gegebenheiten folgend, um als Frau praktisch in der Medizin tätig sein zu dürfen, 1923 gezwungenermaßen nach Baltimore gekommen (s. S. 27). Ihr von Anfang an bestehendes Interesse für angeborene Herzfehler hatte sie 1930 dort zur Leiterin eines eigens darauf spezialisierten Bereichs, der sogenannten „Harriet Lane Clinic" der Johns Hopkins Universität gemacht. Mit der ersten erfolgreichen Ligatur eines persistierenden Ductus arteriosus durch den Chirurgen Robert E. Gross in Boston (s. S. 250) begannen sich neue therapeutische Möglichkeiten für angeborene Herzfehler abzuzeichnen. Nach Helen Taussigs Erfahrungen überlebten Kinder mit einer Fallot-Tetralogie bei zusätzlicher Persistenz eines Ductus arteriosus deutlich länger als die anderen sogenannten „Blue Babys". Sie verfolgte daher die Vorstellung, durch operatives Anbringen eines künstlichen Ductus vielen dieser Kinder helfen zu können. Als sie dieses Vorhaben 1942 dem Chirurgen Robert Gross vom Boston Children's Hospital vortrug, lehnte dieser den vorgeschlagenen Eingriff brüsk ab. 1943 nahm Helen Taussig dann erstmals von den chirurgischen Möglichkeiten im eigenen Hause durch Alfred Blalock Kenntnis. Mit dem smarten Südstaatler hatte die groß gewachsene, zarte Lady mit ihrem gepflegten New-England-Dialekt bis dahin kaum Kontakt gehabt, bis sie nun von seinen früheren Erfahrungen mit aortopulmonalen Shunts im Tierversuch erfuhr. Auf ihr Drängen hin nahmen Blalock und vor allem Thomas, diese Versuche erneut auf, wenn auch nun mit einer anderen Zielsetzung.

Die chirurgische Technik der Operation, zwischen der Arteria subclavia und einem Ast der Pulmonalarterie eine Anastomose herzustellen, hatte sich nach mehr als 100 Experimenten im Labor zunehmend als machbar erwiesen, als das weitere Vorgehen eine dramatische Entwicklung nahm. – Unter den Patienten Helen Taussigs befand sich die inzwischen 15 Monate alte und dabei nur 4,5 kg schwere **Eileen Saxon**, die sich wegen ihres Herzfehlers, einer Fallot-Tetralogie mit schwerer Zyanose seit ihrem vierten Lebensmonat, in der Klinik unter einem Sauerstoffzelt aufhielt.

Im November 1944 hatte jedoch die Versorgung ihres Blutes mit Sauerstoff derart lebensbedrohliche Ausmaße angenommen, dass nahezu täglich mit ihrem Ableben gerechnet werden musste. Am Abend zuvor wurde daher notfallmäßig der 29. November 1944 für den ersten klinischen Einsatz der bis dahin nur experimentell erprobten Operation festgesetzt (Abb. 3).

Am frühen Morgen wurde Eileen in den Operationsraum 706 des Johns Hopkins Hospitals gebracht. Die Narkose wurde von Marel Harmel mit getropftem Äther und Beutelbeatmung mit der Hand durchgeführt. Blalock als Operateur stand linker Hand sein 1. Assistent William Longmire (später UCLA) zur Seite, der 2. Assistent Denton Cooley (später Texas Heart, Houston) stand ihm gegenüber, durch seine Körperlänge kaum zu übersehen, rechts neben ihm Helen Taussig. Obwohl alle bereitstanden, weigerte sich Blalock, mit der Operation zu beginnen, bevor nicht Vivien Thomas, der erst aus dem Labor geholt werden musste, unmittelbar hinter ihm stand. Blalock selbst hatte die Operation zuvor erst ein einziges Mal im Tierversuch durchgeführt, im Gegensatz zu Thomas, der nach hunderten von Experimenten mit jedem Handgriff bestens vertraut war. Praktisch gesehen ließ sich Alfred Blalock bei Eileens Operation von Vivien Thomas somit verbal die Hand führen. Nach einer linksseitigen Thorakotomie wurde die linke A. subclavia mit dem dünnen linksseitigen Pulmonalisast anastomosiert. Die Operation dauerte zwei Stunden. Die Zyanose hatte sich gebessert, Eileen hatte überlebt. Die nächsten beiden Wochen waren durch wiederholte Pneumothoraces und eine pulmonale Infektion erschwert. Danach verbesserte sich der Allgemeinzustand des Mädchens so, dass es Anfang Januar 1945 nach Hause entlassen werden konnte. Im Laufe des Jahres nahm die Zyanose jedoch erneut wieder zu, sodass der gleiche Eingriff bei Eileen am 1. August 1945, nun auf der rechten Seite, noch einmal durchgeführt werden musste. Diese erneute Belastung war für das Mädchen jedoch zu viel. Eileen Saxon verstarb am fünften postoperativen Tag.

Das Prinzip der Operation, die sogenannte „Blalock-Taussig-Anastomose", hatte sich jedoch als richtig und machbar erwiesen. Die beiden nächsten Patienten, die schon im Februar, kurz nach Eileen, erfolgreich operiert worden waren, überlebten etliche Jahre. Im ersten Jahr 1945 operierte die Gruppe in Baltimore 247 Kinder, mit einer Letalität von nur 23 Prozent.

Meilensteine der Entwicklung

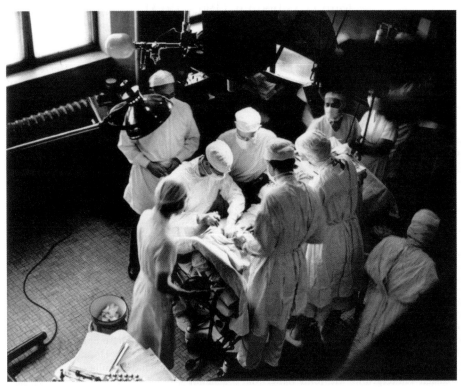

Abb. 3: Die erste/The first Blue-Baby-Operation, Baltimore 29.11.1944
(Quelle: Alan Mason Chesney Medical Archives)

Die Publikation der ersten drei Fälle erfolgte unter den Autoren Alfred Blalock und Helen Taussig und erschien bereits am 19. Mai 1945 im Journal of the American Medical Association (JAMA). Der entscheidende Anteil von Vivien Thomas hieran wurde darin mit keinem Wort erwähnt. Das Johns Hopkins Hospital, das sich bis dahin von jeglicher Publicity ferngehalten hatte, wurde nun plötzlich zu einem Zentrum der kardiologischen Welt. Es gab kein Land der Erde, aus dem nicht wenigstens einige Ärzte nach Baltimore kamen. 1947 erlebten Alfred Blalock und Helen Taussig einen wahren Triumphzug anlässlich einer Einladungsreise nach London, Stockholm und Paris, um die Operation in Europa einzuführen. Im Guy's Hospital in London operierte Blalock zehn Blue Babys in Folge, ohne einen einzigen Todesfall. Als er im Royal College of Surgeons einen Vortrag hielt, standen die Leute bis auf die Straße Schlange, und die „Show" musste am nächsten Tag noch einmal wiederholt werden.

An der kommenden Entwicklung der Chirurgie angeborener Herzfehler, wie später zum Beispiel mit der Herz-Lungen-Maschine, hatte zwar die Johns Hopkins Universität weiteren Anteil, Alfred Blalock selbst hat jedoch nie eine Operation am offenen Herzen durchgeführt.

Die Vielzahl von Auszeichnungen, Präsidentschaften und Ehrenmitgliedschaften von Universitäten aus den Vereinigten Staaten und Europa, die Alfred Blalock zuteilwurden, ist kaum zu benennen. Dennoch blieb er unverändert seiner Arbeit am Johns Hopkins Hospital der School of Medicine in Baltimore bis zu seiner Emeritierung im Mai 1964 treu. Nur wenige Monate später, am 15. September 1964 erlag er jedoch einem Urogenitalkarzinom, wohl einer Spätfolge seiner in den 1920er-Jahren durchgemachten Grunderkrankung in diesem Bereich.

Vivien Thomas blieb nach Blalocks Tod noch 15 Jahre auf seiner Stelle tätig. Er begann damit, in dem Labor, dessen Direktor er inzwischen geworden war, andere Techniker, aber auch Chirurgen, wie zum Beispiel Denton Cooley, in seiner Operationsmethode und anderen chirurgischen Techniken praktisch auszubilden. 1976 verlieh ihm die Johns Hopkins Universität eine Ehrendoktorwürde, allerdings nicht in Medizin, sondern in den Rechten, da er keinen medizinischen Grad aufzuweisen hatte. Dennoch wurde er gleichzeitig in den Lehrkörper der Medical School aufgenommen und sein Portrait im Foyer neben dem Alfred Blalocks aufgehängt. Thomas schrieb eine später sehr bekannte Autobiografie „Partners of the Heart", die später auch erfolgreich verfilmt wurde. Er verstarb am 26. November 1985 an einem Pankreaskarzinom, wenige Tage vor Erscheinen seines Buches.

Meilensteine der Entwicklung

John H. Gibbon jr. (1903–1973)

von Herbert E. Ulmer

Um operative Eingriffe am offenen Herzen vornehmen zu können, bedarf es in der Regel außergewöhnlicher Maßnahmen oder besonderer Geräte, die vorübergehend die Aufgaben des Herzens und der Lunge sicher übernehmen können. Bereits in der ersten Hälfte des 20. Jahrhunderts wurden hierzu die unterschiedlichsten Versuche unternommen, eine damals schon so bezeichnete Herz-Lungen-Maschine zu entwickeln. Rückblickend hat sich dabei der Ansatz des Chirurgen John Gibbon aus Philadelphia als am brauchbarsten herausgestellt.

John Heysham Gibbon jr. (Abb. 1) wurde am 29. September 1903 als erstes von vier Kindern einer sehr angesehenen Familie aus einer alten medizinischen Dynastie in Philadelphia geboren. Mütterlicherseits lässt sich die Familie zurückverfolgen bis zu William Penn, einem der Gründerväter des Staates Pennsylvania. Von väterlicher Seite war John die fünfte Generation akademischer Ärzte und Chirurgen in Philadelphia, die auf das Engste mit dem dortigen Jefferson Medical College (JMC) verbunden war. Nach seiner Graduation als B. A. 1923 in Princeton schloss Gibbon 1927 sein Medizinstudium am JMC in Philadelphia mit dem M. D. ab. Noch zwei Jahre zuvor hatte sein Vater große Schwierigkeiten, seinen literarisch ambitionierten Sohn davon abzubringen, das Medizinstudium abzubrechen und freier Schriftsteller zu werden. Während seines ganzen weiteren Lebens war John Gibbon allerdings stets als ein strenger Meister der Sprache und Rhetorik bekannt, was andererseits jedoch seiner späteren Tätigkeit als langjähriger Herausgeber der renommierten medizinischen Monatsschrift „Annals of Surgery" sehr zugutekam.

Nach einer vorübergehenden Beschäftigung mit Physiologie begann „J. H. G. jr.", der von allen aus unerfindlichen Gründen „Jack" genannt wurde, Anfang 1930 als Research Fellow an der Harvard University bei Edward D. Churchill, einem Pionier der Thoraxchirurgie. Diese Entscheidung sollte richtungweisend für sein ganzes Leben werden. Im Labor traf er auf Mary Hopkinson, eine Laborantin Churchills, die als Tochter einer alteingesessenen New-England-Familie einen vergleichbaren sozialen Hintergrund wie John hatte. Mary, genannt „Maly", war die Tochter eines bekannten Kunstmalers der Zeit und hatte zuvor in Paris Piano studiert, bevor sie, fasziniert von dem Medium Medizin, 1927 die Stelle einer Laborassistentin bei Dr. Churchill in Boston annahm. Von Maly erlernte Jack, wie alle anderen Fellows im Labor, die basalen Fähigkeiten der praktischen Chirurgie und einiges mehr. Die Heirat von Jack und Maly am 14. März 1931 war der Beginn einer 42 Jahre andauernden liebevollen Gemeinschaft und einer professionellen Zusammenarbeit, die außerdem mit vier Kindern gesegnet war.

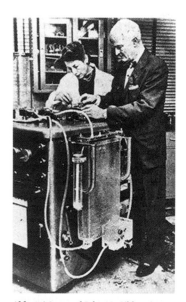

Abb. 1: Mary und John H. Gibbon im Labor
Mary und John H. Gibbon at the laboratory
(Quelle: J. Card. Surg. 2004, 19: 65)

Ein weiteres entscheidendes Erlebnis für John H. Gibbons weiteres Leben hatte sich bereits im Oktober 1930 ereignet, als Dr. Churchill bei einer 53-jährigen Patientin vergeblich versuchte, mit einer Notoperation einen großen lebensbedrohlichen Embolus aus der Pulmonalarterie zu entfernen. Von diesem Tag an ließ John der Gedanke an eine maschinelle extrakorporale Oxygenation nicht mehr los. Die Vormittage verbrachte er im OP, die Nachmittage und Abende zusammen mit seiner Frau im Labor (Abb. 1). Die Forschungsgelder waren so knapp, dass die Maschinen hauptsächlich aus alten Fertigteilen aus Second-Hand-Shops stammten, und manches Versuchstier nachts in den Straßen Bostons „gefunden" wurde. 1935 fand noch in Harvard eine erste Demonstration der Ergebnisse statt, wobei die Perfusionszeiten allerdings noch sehr kurz waren. Im Frühjahr desselben Jahres kehrte Gibbon als Assistant Professor, zusammen mit seiner Frau als Laborassistentin, wieder an das University Hospital nach Philadelphia zurück.

In den Kriegsjahren ab 1942 war Gibbon erfolgreich im südpazifischen Raum eingesetzt. Dabei nutzte er allerdings die Zeit auch, um die Südpazifischen Meisterschaften im Schachspiel zu erringen, dem Spiel, das er sehr liebte.

Gibbon kehrte 1946 nach Philadelphia zurück und wurde am Jefferson Medical College Professor für Chirurgie, eine Position, die er bis zu seiner Emeritierung im Jahr 1967 innehatte. Obwohl Gibbon sich selbst immer als Allgemeinchirurg sah, verlor er das Ziel, eine Herz-Lungen-Maschine zu konstruieren und zu bauen, nicht aus den Augen. Einer seiner begeisterten Studenten hatte private Beziehungen zu Thomas J. Watson, dem Generaldirektor der Firma IBM, und stellte einen Kontakt zwischen den beiden einflussreichen Männern her. Watson war, obwohl IBM, keinerlei wirtschaftliches Interesse an einer solchen Maschine hatte, von deren potenziellen Möglichkeiten derartig fasziniert, dass er Gibbon nicht nur finanzielle Mittel, sondern auch drei seiner besten Ingenieure, zur technischen Ausarbeitung über Jahre hinweg vollamtlich abstellte. Unabhängig davon sollten alle Patentrechte beim JMC verbleiben. Während sich die sogenannte „Gibbon-IBM-I" nur für Tierversuche eignete, war das „IBM-Model-II" (Abb. 2) bereits bald bereit zum Einsatz beim Menschen. Beim ersten Patienten, einem 15 Monate alten Jungen, der im Februar 1952 operiert wurde, fand sich intraoperativ jedoch nicht der vermutete Vorhofseptumdefekt, sondern autoptisch ein großer persistierender Ductus Botalli, woran der Junge noch intraoperativ verstorben war.

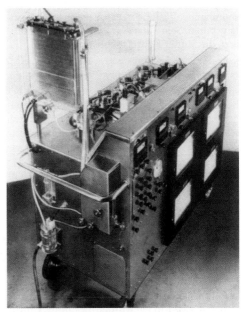

Abb. 2: „IBM-Model-II" – die erste Herz-Lungen-Maschine, die bei der erfolgreichen Operation am Herzen Cecilia Baveloks zum Einsatz kam.
IBM-Model-II" – the first heart-lung machine which was successfully used during Cecilia Bavelok's cardiac surgery.
(Quelle: WIRED, Texas Heart Institute Journal)

Am 6. Mai 1953 wurde der zweite Versuch unternommen: Bei der 18-jährigen Cecilia Bavelok sollte ein bedeutsamer ASD, der zuvor diagnostisch ausreichend gesichert worden war, operativ verschlossen werden. Die Maschine ersetzte die Herz-Kreislauf-Funktion über 26 Minuten problemlos, und der große Defekt konnte direkt verschlossen werden. Das Mädchen erholte sich rasch und konnte nach 13 Tagen die Klinik verlassen. Außer einer kleinen internen Feier im Labor folgten jedoch kaum öffentliche Reaktionen, lediglich in der Laienpresse (New York Times, 8.5.1953, und Times Magazine, 18.5.1953). Den einzigen erfolgreichen und die beiden anschließenden Fehlversuche berichtete Gibbon erst 1954 in einem lokalen medizinischen Journal. Unverständlicher Weise hatte auch das JMC kein Interesse am Ausbau der Herzchirurgie. Nach diesen fünf Fällen führte John Gibbon selbst keine einzige Operation mehr am offenen Herzen durch. Herzchirurgen aus aller Welt, vor allem John Kirklin an der Mayo Clinic, übernahmen danach Gibbons Maschine zur Weiterentwicklung bis heute.

In den folgenden Jahren wurden Gibbon jedoch weltweit zahlreiche Anerkennungen entgegengebracht und eine Vielzahl hoher Auszeichnungen verliehen. Nach seiner Emeritierung im Jahr 1967 wandte er sich völlig von der Medizin ab und widmete sich ganz der Literatur, der Malerei und dem Tennis. Obwohl durch einen bereits zuvor erlittenen Infarkt gewarnt, starb John Gibbon akut am 5. Mai 1973 an einem Re-Infarkt während eines Tennisspiels mit seiner Frau Maly im Alter von 69 Jahren, wenige Monate vor dem 20-jährigen Jubiläum seiner epochemachenden Operation.

Meilensteine der Entwicklung

Clarence Walton Lillehei (1918–1999)

von Herbert E. Ulmer

Clarence Walton Lillehei (Abb. 1) wurde am 23. Oktober 1918 als erster von vier Söhnen einer in der dritten Generation aus Norwegen stammenden Familie in Minneapolis, Minnesota geboren. Sein Vater war ein bekannter Zahnarzt, die Mutter Konzertpianistin.

Nachdem „Walt", wie er wegen der Gleichheit seines Vornamens mit dem seines Vaters auch später stets genannt wurde, seine zunächst gehegte Absicht, auch Dentist zu werden, aufgegeben hatte, wandte er sich, wie später auch zwei seiner Brüder der Medizin zu. Ab 1935 studierte er an der Universität von Minnesota und erwarb dort 1939 seinen Bachelor-of-Surgery-Grad, im selben Jahrgang mit seinem Studienfreund John W. Kirklin, dem später bekannten Herzchirurgen an der Mayo Clinic. Walt setzte seine Studien an der Medical School der Universität von Minnesota fort und erwarb dort

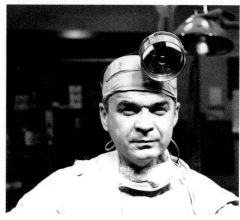

Abb. 1: Clarence Walton Lillehei
(Quelle: University of Minnesota, Lillehei Heart Institute)

insgesamt fünf Grade (BS, MB, MD, MS und PhD). Im Juni 1942 wurde er zum Militärdienst eingezogen, den er bis Februar 1946 in Nordafrika und in Italien ableistete. Nach seiner Rückkehr wurde er in ein Förderprogramm des University Hospital zur chirurgischen Weiterbildung aufgenommen. Im selben Jahr heiratete er Kathrin Ruth Lindberg, Tochter einer Familie aus Schweden, die er bereits fünf Jahre zuvor als Research Nurse in seinem Labor kennengelernt hatte. Zwei Söhne ihrer späteren vier Kinder wurden bekannte Chirurgen. Im Juli 1949, noch während der Ausbildung, wurde ihm von Prof. Owen Wangensteen, dem Chairman für Chirurgie und ebenfalls norwegischer Abstammung, ein Lehrauftrag an der Universität übertragen.

Zunächst hatte Walt jedoch einen anderen Weg zu beschreiten. Eine im Februar 1959 von ihm selbst entdeckte Schwellung an der linken Halsseite stellte sich als ein Lymphosarkom der Parotisdrüse heraus. Mit einer anzunehmenden Überlebenschance von zehn Prozent ließ er sich den Tumor von seinem Chef Wangensteen und seinem Teamkollegen Richard Varco am 1.Juni 1950 in einer großen Operation entfernen. Er ist 31 Jahre alt und Vater eines eben 16 Monate alten ersten Sohnes. Es folgten umfangreiche Bestrahlungen, Walt Lillehei überlebte diesen Tumor – zunächst ohne Folgen.

Am 1. Juli 1951 wurde in Minneapolis, finanziert durch Spenden, das erste spezielle Herzzentrum der Welt eröffnet. Von den 80 Betten waren zunächst nur acht für herzchirurgische Patienten vorgesehen. Walts Nachbar im Laborbereich, John F. Lewis, gelang unter der Assistenz Lilleheis am 2. September 1952 der erste erfolgreiche Verschluss eines Vorhofseptumdefekts bei einem fünfjährigen Mädchen in sogenannter Inflow Occlusion und externer Hypothermie. Die mit diesem Verfahren für den intrakardialen Teil der Operation zur Verfügung stehende Zeit von drei Minuten war jedoch zu kurz für die Korrektur komplexerer Anomalien des Herzens. Lillehei suchte daher nach einer „biologischen" Lösung, wobei, vergleichbar einer Plazenta, ein zweiter Mensch mit seinem Herzen und seiner Lunge vorübergehend die Aufgaben der Oxygenation und Zirkulation für den Patienten übernehmen sollte. Dabei wird die Femoralarterie des Spenders über einen dünnen Plastikschlauch mit der Arteria carotis des Patienten verbunden und gleichzeitig dessen Vena jugularis mit der Femoralvene des Spenders. Mit einer kleinen, in den arteriellen Schenkel des Systems eingebrachten Pumpe wurde diese sogenannten Crossed Circulation kontrolliert und reguliert.

Meilensteine der Entwicklung

Bereits während der Tierversuche, in denen das Verfahren unkompliziert verlief, wurden seitens der Chirurgen erhebliche Bedenken gegen den geplanten Einsatz am Menschen erhoben. Der Eingriff sei ethisch nicht vertretbar und wohl die einzige Operation in der Chirurgie, die mit einer potenziellen Letalität von 200 Prozent einherginge.

Unterstützung für die klinische Anwendung erhielt Walt Lillehei jedoch von seinem Mentor, dem visionären Leiter der Allgemeinchirurgie Owen Wangensteen. Am 26.März 1954 wurde die Crossed Circulation erstmals bei dem 15 Monate alten Gregory Glidden zum Verschluss seines hämodynamisch bedeutsamen Ventrikelseptumdefekts erfolgreich eingesetzt. Als Spender fungierte der blutgruppengleiche Vater des Jungen. Gregory war das 13. Kind einer Familie, die gerade drei Jahre zuvor eine 13-jährige Tochter an einem unbehandelten VSD verloren hatte. Der Junge wurde von Hand beatmet, mit Cyclopropan anästhesiert und intraoperativ lediglich durch intermittierende Blutdruckmessungen und einem EKG überwacht. Der zwölf Millimeter große Defekt wurde mit Einzelknopfnähten direkt verschlossen, die Dauer der Cross Circulation betrug 19 Minuten. Gregory (und sein Vater) überlebten den Eingriff kreislaufstabil. Am siebten postoperativen Tag entwickelte Gregory jedoch eine pulmonale Infektion, an der er am elften Tag nach der Operation verstarb – gerade einmal vier Wochen später wurde das 14. Kind der Familie geboren.

Das Verfahren wurde jedoch kontinuierlich weiter etabliert, und das Team operierte bald zwei bis drei Kinder pro Woche, mit einer Überlebensrate von knapp 60 Prozent. Am 6.August 1954 wurde damit der erste atrioventrikuläre Septumdefekt, am 31. August 1954 die erste Fallot-Tetralogie totalkorrigiert. Im ersten Jahr operierten Lillehei, Cohen und Varco 45 Kinder erfolgreich mit dieser Technik. Am 3. März 1955 setzte das Team in Minneapolis jedoch erstmals die inzwischen an der Mayo Clinic verbesserte Gibbon'sche Herz-Lungen-Maschine anstatt der Crossed Circulation ein.

Neben der Chirurgie angeborener Herzfehler war Walt Lillehei auch Pionier in der Herzklappen- und Herzschrittmacherchirurgie. 1960 feierte er mit seinem Team seine 1000. Operation am offenen Herzen. Als er 1967 nicht zum Nachfolger des emeritierten Owen Wangensteen bestimmt wurde, ging er Ende des Jahres als Chairman und Surgeon in Chief an das Cornell Medical Center nach New York und wurde dort rasch zum Pionier der Transplantationschirurgie. Wegen zunehmender Eigenwilligkeiten in seiner chirurgischen Tätigkeit und des nachlässigen Umgangs mit Verwaltungsangelegenheiten wechselte er im April 1970 vom Cornell Medical Center zum New York Hospital. Im Dezember 1973 gab Walt Lillehei, im Alter von 55 Jahren, wegen fortschreitender Augenprobleme als Folge der früheren Bestrahlungen seine aktive chirurgische Tätigkeit ganz auf und bekleidete in den Jahren bis 1999 die Position des medizinischen Direktors bei der Firma St. Jude Medical. 1975, im selben Jahr in dem er nach Minnesota zurückkehrte, wurde Walt Lillehei in einem aufsehenerregenden Prozess wegen eines Steuervergehens aus den 1960er-Jahren hart bestraft. Über Jahre hinweg wurde er daraufhin von seinen chirurgischen Kollegen geschnitten, bis er 1979 von seinen Freunden John Kirklin, Denton Cooley und Norman Shumway rehabilitiert und als „One of the Immortals in Cardiac Surgery" geehrt wurde.

Am 9. Juli 1999 stirbt Clarence Walton Lillehei im Alter von beinahe 81 Jahren in Minneapolis an einer Krebserkrankung der Prostata.

Meilensteine der Entwicklung

Åke Senning (1915–2000) und William T. Mustard (1914–1987)

von Herbert E. Ulmer

Die Transposition der großen Arterien (TGA) ist der häufigste angeborene Herzfehler mit primärer Zyanose. Ohne frühzeitige medizinische Hilfe sterben mehr als 80 Prozent der Betroffenen meist schon in der Neugeborenenperiode. Bis in die Mitte des letzten Jahrhunderts gab es für diese Kinder keine therapeutische Option. Unterschiedliche operative Ansätze, die für die Korrektur dieses Herzfehlers bis dahin versucht wurden, hatten ein hohes Letalitätsrisiko und waren nicht erfolgreich gewesen. Erst durch die chirurgische Erweiterung der Lücke im Vorhofseptum nach Blalock-Hanlon beziehungsweise durch die Ballonatrioseptostomie nach Rashkind (s. S. 174) konnte ab 1964 zunächst eine Stabilisierung durch eine vorübergehende Verbesserung der Oxygenierung erreicht werden, die bei diesen Kindern über einige Monate Bestand hat.

Die erste entscheidende Verbesserung der Langzeitprognose brachte die Entwicklung einer Vorhofumkehroperation, der sogenannte „atriale Switch", 1957 zunächst durch den schwedischen Herzchirurgen Åke Senning beziehungsweise durch ein operationstechnisch einfacheres Verfahren nach William T. Mustard 1963 in Toronto.

Åke Senning (Abb. 1) wurde am 14. Dezember 1915 als Sohn eines Tierarztes in Rättvik, Schweden, geboren. Nach Abschluss des Medizinstudiums im Jahr 1944 war er zunächst als praktischer Arzt tätig, schloss dann aber eine Weiterbildung in Orthopädie und Neurochirurgie an.

Clarence Crafoord, der 1944 in Stockholm als erster Chirurg eine Aortenisthmusstenose erfolgreich korrigiert hatte, nahm Senning 1948 in seine herzchirurgische Gruppe auf, um sich mit einer klinisch einsetzbaren Herz-Lungen-Maschine zu befassen. Diese kam 1953 auch erstmals bei der erfolgreichen Entfernung eines atrialen Myxoms zum Einsatz. 1956 folgte Senning Clarence Crafoord als Leiter einer neu geschaffenen Abteilung für Experimentelle Chirurgie an das Karolinska Institut der Universität nach Stockholm. Nach mehreren fehlgeschlagenen Versuchen einer anatomischen Korrektur der TGA durch eine einfache Umsetzung der beiden großen Arterien entwickelte Senning eine neuartige „funktionelle Korrektur" mittels einer Umleitung des Blutflusses in Vorhofebene durch eine technisch anspruchsvolle Lappenplastik aus Vorhofgewebe, die bald als sogenannte TGA-Korrektur nach Senning bezeichnet wurde.

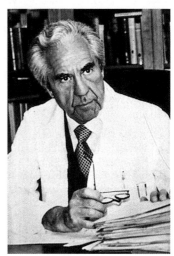

Abb. 11: Åke Senning
(Quelle: Klinik für Visceral- und Thoraxchirurgie Zürich [Medienabteilung])

Der Eingriff gelang erstmals am 1. Oktober 1958 bei einem achtjährigen polnischen Jungen mit einer TGA, bei dem als Säugling bereits eine Vorhoflücke geschaffen worden war. Der Patient überlebte 20 Jahre ohne kardiale Probleme und verstarb dann an den Folgen einer bakteriellen Endokarditis der Trikuspidalklappe. Die Senning-Operation erwies sich jedoch chirurgisch als so anspruchsvoll, dass sie nur an wenigen Herzzentren der Welt mit eigener großer Erfahrung in Kinderherzchirurgie durchgeführt werden konnte.

Sennings große Reputation in der chirurgischen Welt wurde jedoch wohl eher gefördert durch die im selben Monat, im selben Jahr und in derselben Klinik erstmals erfolgreich durchgeführte Implantation eines permanenten Herzschrittmachers bei einem jungen Erwachsenen mit totalem AV-Block. 1961 nahm Åke Senning einen Ruf als Direktor des herzchirurgischen Zentrums Zürich in der Schweiz an, den er ununterbrochen und mit großem Erfolg bis zu seiner Emeritierung im Jahr 1985 innehatte. Am 21. Juni 2000 verstarb er in Zürich nach langer Krankheit, wenige Monate vor seinem 85. Geburtstag.

Meilensteine der Entwicklung

William Thornton Mustard (Abb. 2) kam am 8. August 1914 in der kanadischen Kleinstadt Clinton, Ontario, zur Welt, verbrachte jedoch seine Kindheit, seine Studienzeit sowie nahezu die gesamte spätere Zeit seines Lebens in Toronto. Nach dem Abschluss seines Studiums 1937 war er zum damaligen Zeitpunkt mit gerade einmal 23 Jahren der jüngste Arzt in Kanada. Die von ihm begonnene Weiterbildung in Chirurgie, speziell der orthopädischen Chirurgie, hatte er noch nicht abgeschlossen, als er als Militärarzt in Belgien eingesetzt wurde, allerdings nicht bevor er zuvor noch Elise Dunbar Howe geheiratet hatte, mit der er später sieben Kinder haben sollte. Sein außergewöhnliches chirurgisches Talent ermöglichte es ihm, 1944 eine neuartige Gefäßoperation bei verwundeten Soldaten einzuführen, für die er, als einer der wenigen Kanadier mit dem Order of the British Empire ausgezeichnet wurde.

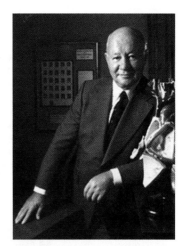

Abb. 2: William Thornton Mustard (Quelle: UHN, Peter Munk Cardiac Centre Toronto, Canada [Media Centre])

Nach dem Ende des Zweiten Weltkriegs kehrte Mustard als Orthopäde an das Hospital for Sick Children (HSCH) nach Toronto zurück. Es wird berichtet, dass er dort bis 1952 alle orthopädischen Operationen der Klinik durchgeführt habe. Dabei entwickelte er eine spezielle Operation, nach der es möglich war, dass von Poliomyelitis geschädigte Kinder wieder gehen konnten – eine Operation, die in die orthopädischen Lehrbücher als „Mustard-Operation" eingegangen ist.

Die rasante Entwicklung der Pädiatrischen Kardiologie, an seiner Klinik vertreten von seinem persönlichen Freund John Dow Keith, veranlasste ihn schließlich jedoch, sich, wohl auch in Erinnerung an eine frühere vierwöchige Hospitation bei Alfred Blalock in Baltimore, mit großem Einsatz und raschem Erfolg der Chirurgie angeborener Herzfehler zuzuwenden. John Keith: *„Well, Bill always was a quick learner."* 1957 übernahm William Mustard konsequenterweise auch die Leitung der Herzchirurgie am HSCH in Toronto.

Zurückgreifend auf Tierexperimente von Harold Albert, Chicago, modifizierte Mustard die funktionelle Vorhofumkehroperation bei der TGA durch das Einsetzen eines einfachen Patches aus autologem Perikard in die vergrößerte Vorhoflücke. Diese wesentlich einfachere Technik verbesserte die Operationsergebnisse im Vergleich zur Senning-Operation so erheblich, dass diese sogenannte „zweite Mustard-Prozedur" innerhalb kürzester Zeit ihren Siegeszug um die ganze Welt antrat. Die erste erfolgreiche Operation dieser Art fand am 16. Mai 1963 in Toronto bei einem 18 Monate alten Mädchen statt. An Maria Surnoski, damals ein Waisenkind, war im Alter von drei Wochen eine Blalock-Hanlon-Operation durchgeführt worden. Bei der Vorhofumkehr wurde dann ein zusätzlicher VSD verschlossen. Das Risiko der Mustard-Prozedur war nach Kurzem deutlich geringer, sodass die Senning-Operation zumindest vorübergehend seltener war und die Mustard-Prozedur gelegentlich sogar von Åke Senning durchgeführt wurde. Maria Surnoski ist verheiratet, hat drei Kinder zur Welt gebracht und ist heute mit über 50 Jahren noch immer berufstätig. Sie wird inzwischen vom Toronto Congenital Cardiac Center betreut. Weltweit gibt es heute etwa 40 000 Menschen mit TGA und dieser Operation.

Im Juni 1976 wurde William T. Mustard im Alter von 62 Jahren emeritiert. Sein Nachfolger wurde George Trusler, der erste von Mustard in Toronto ausgebildete Herzchirurg. Am 11. Dezember 1987 erlitt William Mustard im Alter von 73 Jahren während eines Urlaubs in Naples, Florida, einen akuten Herztod, der wohl im Zusammenhang mit seiner ihm bekannten Aortenstenose stand, die er jedoch nie hatte operieren lassen wollen.

Meilensteine der Entwicklung
Adib D. Jatene (1929–2014)
von Herbert E. Ulmer

Zahlreiche Versuche, die Transposition der großen Arterien (TGA) anatomisch zu korrigieren, das heißt das Umsetzen von Aorta und Pulmonalarterie, kombiniert mit der Implantation der Koronararterien in die Neo-Aorta als sogenannte arterielle Switch-Operation, waren den atrialen Switch-Operationen von Åke Senning beziehungsweise William T. Mustard (s. S. 352) um 1960 bereits um Jahrzehnte vorausgegangen. Allerdings mit durchgehend negativen Ergebnissen, sodass dieser Ansatz lange Zeit als undurchführbar galt. – Dieser Meilenstein der Chirurgie angeborener Herzfehler blieb dem Brasilianer Adib D. Jatene bis zum Jahre 1975 vorbehalten.

Adib Domingos Jatene (Abb. 1) wurde als Sohn libanesischer Einwanderer am 4. Juni 1929 in Xapuri, einer Kleinstadt im Nordwesten Brasiliens am Rande des Regenwaldes, geboren.

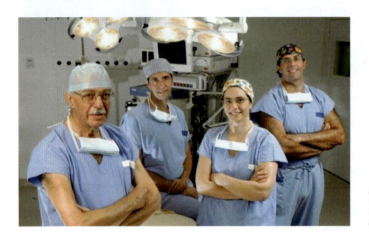

Abb. 1: Adib Domingos Jatene und seine „kardiologische Familie" (Quelle: Rev.Bras.Circ.Cardiovascular 2014, 29 (4): 437)

Sein Vater, der dort als Kautschuksammler tätig war, starb zwei Jahre nach der Geburt seines Sohnes an Gelbfieber. Als Adib zehn Jahre alt war, siedelte seine Mutter mit allen Kindern in die Großstadt Uberlândia in der Region Minas Gerais, ganz im Südosten des Landes, über, um ihren Kindern eine bessere Schulbildung zu ermöglichen. Nachdem Adib zunächst Ingenieur hatte werden wollen, entschied er sich 1948, inzwischen in São Paulo, im letzten Moment doch für ein Studium der Medizin, das er 1953 im Alter von 23 Jahren erfolgreich abschloss. Bereits zwei Jahre zuvor, im vierten Studienjahr, hatte er sich seinem lebenslangen Vorbild und späteren Mentor Prof. Jesus Zerbini folgend, der Herzchirurgie verschrieben, für die er sich auch bereits im Jahr 1954 zertifizierte. Im selben Jahr heiratete er Aurice Biscegli, mit der er vier Kinder haben sollte. Die beiden Söhne wurden später Herzchirurgen, eine der beiden Töchter Kinderkardiologin in São Paulo.

1955 wurde Adib Jatene im Alter von 26 Jahren nach Uberlândia berufen, um dort die pathologische Anatomie zu lehren und gleichzeitig eine Abteilung für Herzchirurgie aufzubauen. Hier begann er auch eine Herz-Lungen-Maschine zu entwickeln, ein Projekt, das er nach seiner Rückberufung nach São Paulo, zunächst als 1. Assistent seines großen Mentors Jesus Zerbini fortsetzte und bald erfolgreich abschließen konnte. 1962 wurde er daraufhin zum ersten Chefarzt des neu gegründeten São Paulo Heart Institute berufen. Neben seiner umfangreichen klinischen Tätigkeit als Herzchirurg nutzte er dort auch weiterhin sein ausgeprägtes technisches Talent zur Entwicklung, Herstellung und Vermarktung von modifizierten Herzklappen, Herzschrittmachern und speziellen kardiochirurgischen Instrumenten, deren Einkauf im Ausland für Brasilien zu dieser Zeit wirtschaftlich nicht möglich gewesen wäre. So stammte beispielsweise die erste Aortenklappe, die 1965 in Brasilien von ihm selbst implantiert wurde, aus seinem eigenen „Workshop".

Meilensteine der Entwicklung

Das operative Spektrum dieser großen Herzklinik beinhaltete neben dem zweifellos größten Anteil von koronaren Bypassoperationen, Klappenoperationen und der Implantation von Herzschrittmachern auch die Chirurgie angeborener Herzfehler, wenn auch in weitaus geringerem Umfang. Jatene war auch für diesen Bereich zuständig. Was das Problem einer anatomischen Korrektur der TGA anging, war er davon überzeugt, dass das Problem, wie bereits tierexperimentell von Harold Albert in Chicago erprobt, nur durch den gleichzeitigen Transfer der Koronararterien auf die Neo-Aorta zu lösen sei. Seine Kenntnisse in der pathologischen Anatomie dieser Herzen und seine zwangsläufig großen Erfahrungen in der Koronarchirurgie ließen ihn hoffen, mit einer anatomischen Korrektur der TGA vor allem langfristig ein besseres Ergebnis zu erreichen als mit der funktionellen Vorhofumkehr nach Senning beziehungsweise Mustard.

Am 8. Mai 1975 führte Adib Jatene in São Paulo die erste arterielle Switch-Operation bei einem elf Tage alten weiblichen Neugeborenen mit TGA und VSD durch. Drei Tage nach dem sechsstündigen Eingriff verstarb das Mädchen zwar an einem postoperativen Nierenversagen – es hatte sich jedoch gezeigt, dass der Eingriff prinzipiell möglich war! Der zweite Patient, ein 40 Tage alter Junge, ebenfalls mit zusätzlichem VSD, überlebte die anatomische Totalkorrektur und konnte ohne weitere Komplikationen drei Wochen postoperativ nach Hause entlassen werden. Unglücklicherweise verstarben die nächsten fünf Patienten an frühen postoperativen Problemen, da die Möglichkeiten einer postoperativen Intensivpflege in diesem Altersbereich an Jatenes Klinik noch sehr begrenzt waren.

Die beiden ersten Patienten wurden noch 1975 in einer brasilianischen Zeitschrift publiziert. Die ersten sieben Fälle präsentierte Jatene 1976 vor der American Association for Thoracic Surgery. Trotz der initialen Todesfälle wurde die arterielle Switch-Operation bei TGA sehr schnell als ein Meilenstein der Chirurgie angeborener Herzfehler anerkannt. Die Vorteile dieses Verfahrens lagen auf der Hand: Der rechte Ventrikel wird von seiner Aufgabe, lebenslang als Systemventrikel zu dienen, befreit, und die gefürchteten Langzeitprobleme wie die lebensbedrohlichen Herzrhythmusstörungen nach Vorhofoperationen konnten nicht auftreten. Heute ist die arterielle Switch-Operation bei der TGA, mit allen inzwischen eingebrachten Modifikationen, von einzelnen komplexen Konstellationen abgesehen, weltweit die Methode der ersten Wahl.

Zu diesem Zeitpunkt war Adib Jatene 46 Jahre alt, aber noch nicht auf dem Gipfel seiner Karriere. 1982 wurde er als Nachfolger seines Lehrers Jesus Zerbini als Ordinarius auf den Lehrstuhl der größten Herzklinik Brasiliens, der Universität in São Paulo berufen, die er 17 Jahre leitete. Er ist Autor und Co-Autor von mehr als 700 wissenschaftlichen Arbeiten, Mitglied von 32 medizinischen Gesellschaften und hat 178 Titel und Ehrungen in mehr als zehn Ländern dieser Erde erhalten. Seit Beginn seines Studiums war Jatene an einer Verbesserung des Gesundheitssystems seines Heimatlandes Brasilien interessiert. So verwundert es nicht, dass er nach einer Tätigkeit als Staatssekretär für Gesundheit in der Region São Paulo, zunächst 1992 und später noch einmal 1996–1998, in zwei Regierungen das Amt des Gesundheitsministers von Brasilien innehatte.

Als er 1999 mit 70 Jahren emeritiert wurde, dachte er nicht an Ruhestand, sondern nahm seine chirurgische Aktivität, zusammen mit seinen beiden Söhnen Fabio und Marcello, inzwischen selbst anerkannte Herzchirurgen, und seiner Tochter Iada, einer Kinderkardiologin, an einer ehemals von ihm gegründeten privaten Non-Profit-Klinik in São Paulo wieder auf und war dort bis über sein 80. Lebensjahr hinaus aktiv.

Im November 2014, nach seinem 85.Geburtstag, erlitt Adib Domingos Jatene zu Hause in São Paulo einen Herzinfarkt, zu dessen Behandlung er noch selbst telefonisch den Notarzt verständigte, an dessen Folgen er jedoch am 14. November 2014 verstarb.

Meilensteine der Entwicklung

William I. Norwood (geb. 1941)

von Herbert E. Ulmer

Das hyopoplastische Linksherzsyndrom (HLHS) ist einer der wenigen angeborenen Herzfehler, für die es noch in den 1970er-Jahren keine chirurgische Option für eine definitive Korrekturoperation gab. Auch Palliationen hatten in der Regel keinen anhaltenden Erfolg, sodass fast ausnahmslos alle Kinder mit diesem Defekt noch in der Neugeborenenphase verstarben.

Untrennbar verbunden mit dem HLHS wird der Name **William Imon Norwood jr.** (Abb. 1) bleiben. Norwood, 1941 in Stephens, Arkansas, als Sohn eines Chemikers geboren, wuchs in Los Alamos, New Mexico, auf, wo sein Vater am nuklearen Manhattan-Programm der US-Army unter Robert J. Oppenheimer arbeitete.

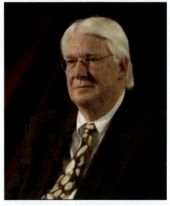

Abb. 1: William Imon Norwood jr.
(Quelle: YouTube-Interview)

Nach Williams Graduation zum MD an der University of Colorado und einem Internship in Minneapolis, Minnesota, folgte er 1971 seinem Mentor, dem dortigen Kardiochirurgen Aldo Castaneda, der als Nachfolger von Robert Gross (s. S. 250) an das Children's Hospital nach Boston berufen worden war. Zunächst als Chief Resident, ab 1976 als Faculty Member nahm Norwood an der notwendigen und erfolgreichen Erneuerung der ehemals führenden Kinderherzchirurgie in Boston teil. Da die meisten der komplexen Fälle jedoch von Castaneda selbst behandelt wurden, machte sich unter den jüngeren, nachfolgenden Herzchirurgen, wie zum Beispiel von Roger Mee berichtet, *„eine gewisse Frustration"* breit. Zusammen mit dem Kinderkardiologen Peter Lang nahm William Norwood daher mit der Rückendeckung Castanedas bereits früher einmal in Boston begonnene Versuche eines operativen Vorgehens beim HLHS (Abb. 2) wieder auf. Nach ersten, wenig ermutigenden Erfahrungen 1979 mit einer Shuntverbindung vom rechten Ventrikel zur deszendierenden Aorta, gelangen dann bis 1982 mit einem innovativen Verfahren, der vollständigen Versorgung der Aorta über den Stamm der Pulmonalarterie, erste erfolgreiche funktionelle Korrekturen, die vom Prinzip her weitgehend der heutigen Stufe I der sogenannten Norwood-Operation entsprachen. Die initiale Letalität lag damals noch bei mehr als 50 Prozent und die Langzeitprognose war unvorhersehbar. Ein alternatives operatives Verfahren gab es allerdings nicht. In der medizinischen Szene, selbst innerhalb der Bostoner Klinik, wurde jedoch die sogenannte Norwood-Prozedur von nicht mehr als etwa einem Drittel der Kardiologen und Kardiochirurgen für ethisch und moralisch vertretbar gehalten.

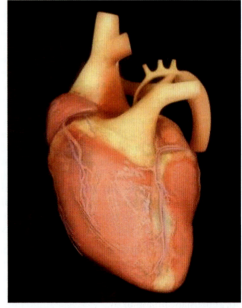

Abb. 2: Hyopoplastisches Linksherzsyndrom (HLHS)
Hypoplastic left heart syndrome (HLHS)
(Quelle: WSPCHS)

Norwoods eigene Position in dieser Diskussion für die nächsten Jahrzehnte war: *„Innovation requires more than clever ideas but a firm belief and undying conviction, that if it can be done once, it can* *be done again and again, – and better and better."* Mit seiner Operation hatte Norwood jedoch gegen ein altes Paradigma der Chirurgie angeborener Herzfehler verstoßen: *"... to create anatomy as close to normal as possible. If it looks normal, it will function normally."*

Von nun an wurde in Boston jede Woche mindestens eine solche Operation durchgeführt. Erst nach der ersten erfolgreichen Herztransplantation bei einem Neugeborenen durch Leonard Bailey in Loma Linda, Kalifornien, im November 1985 hatte sich eine Alternative für Kinder mit HLHS eröffnet, die sich jedoch bald ebenso als eine palliative Maßnahme erwies und die bis heute eine vergleichbare ethische Diskussion unterhält wie die Norwood-Prozedur.

1984 wurde William Norwood zum Direktor der Kardiochirurgischen Klinik des Children's Hospital in Philadelphia berufen, eine Position, die er über zehn Jahre innehatte. Die erneuerte Kinderherzchirurgie prosperierte. Was Norwood von seinem Charakter und seiner gewohnten Arbeitsweise her jedoch benötigte, mehr als er bekam, war ein höheres Maß an Autonomie. So war es nach seinen eigenen Worten die große bürokratische Trägheit einer Universitätsverwaltung, die aus seiner Sicht jeder Entwicklung unzuträglich war, und ihn 1994, im Alter von 53 Jahren seinen Abschied von Philadelphia nehmen ließ.

Zusammen mit seinem ehemaligen Mentor Aldo Castaneda, der zu dieser Zeit in Boston emeritiert wurde, eröffnete er in Genolier bei Genf eine private Herzklinik für Kinder mit angeborenen Herzfehlern, die bald aus der ganzen Welt in die Schweiz geschickt wurden. Die Dauer dieser glücklicheren Phase im Leben des William Norwood war allerdings nur kurz, da Aldo Castaneda wegen einer Krebserkrankung 1997 die Klinik verließ und sich in seine Heimat Guatemala zurückzog.

Für eine Rückkehr in die USA lagen Norwood mehrere exzellente Angebote vor, so unter anderem die Leitung der Cleveland Clinic in Ohio. Weitaus attraktiver als sich wiederum in die Zwänge einer Universitätsverwaltung zu begeben, erschien es ihm jedoch, das Angebot der privaten Nemours-Stiftung anzunehmen, im Rahmen ihres Klinikums in Wilmington, Delaware, eine Kinderherzklinik nach seinen eigenen Vorstellungen einzurichten, mit allen Freiheiten des Budgets, der Personalgestaltung und des zukünftigen Programms. Innerhalb weniger Jahre nach 1997 hatte er es geschafft, dass diese Einrichtung bereits einen der vordersten Plätze im Ranking der besten Kliniken in den USA belegte. William Norwood fühlte sich auf dem Gipfel seiner Karriere.

Mit medico-legalen Problemen administrativer Art, zum Beispiel der formalen Dokumentation präoperativer Aufklärungen oder eventuell intraoperativ individuell anzupassenden medizinischen Maßnahmen, war Norwood schon aus früheren Zeiten, vor allem aus Philadelphia vertraut. *"I modify all my surgery all the time. Regulation would immediatelly stop medical progress."* Die Verwendung eines zum damaligen Zeitpunkt von der FDA noch nicht zertifizierten speziellen Stents und die nicht mehr nachweisbare Aufklärung der Mutter hierüber, führte zu einem in der lokalen und nationalen Presse viel beachteten Malpractice-Prozess, der im Februar 2003 zu einer unerwartet abrupten Beendigung des Arbeitsverhältnisses des weltweit anerkannten Herzchirurgen und seines kardiologischen Kollegen John Murphy mit der Nemours-Foundation führte.

Eine neue Tätigkeit hat der damals 62- und heute 77-jährige William I. Norwood nicht mehr aufgenommen. Ein Platz in der Geschichte der innovativen Kinderherzchirurgie ist ihm dennoch sicher, auch wenn die nach ihm benannte Operation oder eine ihrer inzwischen zahlreichen Modifikationen gezeigt hat, dass sie keinen endgültig kurativen, sondern mehr einen langfristig palliativen Effekt aufweist, auch wenn dieser unter heutigen Bedingungen über einige Jahrzehnte anhalten kann.

Pioniere der Kinderkardiologie

Pionier der dreidimensionalen Bildgebung des Herzens – Nikolaus Schad (1924–2007)

von Frank Uhlemann

Wenn heute die dreidimensionale Darstellung von Herz und großen Gefäßen selbstverständlich für die Planung und Durchführung von Operationen und Interventionen sowie deren Nachkontrollen ist, muss man an Nikolaus Schad, den Pionier dieser Form der Bildgebung erinnern (Abb. 1).

Nikolaus Schad wurde in Neapel als Sohn des renommierten Malers Christian Schad und seiner Frau Marcella geboren. Er wuchs in München auf, studierte Medizin und promovierte 1951 mit einer Arbeit über den diagnostischen Wert des Röntgenbildes.

Danach war er am Züricher Kantonsspital unter Leitung des Kinderkardiologen Ettore Rossi tätig. 1958 kam Schad im Rahmen seiner chirurgischen Facharztausbildung (Pädiater, Kardiologe, Chirurg und Radiologe) nach Stuttgart ans Olgahospital. Danach kehrte er nach Zürich zu Åke Senning zurück und war dort für alle präoperativen Angiokardiografien verantwortlich (Habilitation 1967). 1968 folgte er einem Ruf an die Washington University in St. Louis, Missouri, als Leiter der kardiologischen Sektion des radiologischen Instituts. 1973 kehrte er nach Europa zurück, zunächst an das radiologische Institut in Passau. 1986 folgte er einem Ruf als Direktor des radiologischen Instituts der Universität in Siena, Italien, und war dort bis zu seiner Emeritierung 1996 tätig.

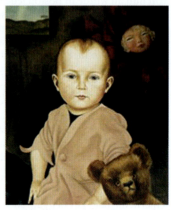

Abb. 1: Nikolaus Schad als Kind
Nikolaus Schad as a child
(Quelle: Gemälde von Christian Schad, Privatbesitz)

Nikolaus Schad faszinierte von Beginn an die Bildgebung des Herzens mit den durch zunehmend komplexer werdende Therapiemöglichkeiten immer diffizileren Fragestellungen. Seine Berufsbezeichnungen wechseln immer wieder zwischen „Radiocardiologist" und „Cardioradiologist".

In Zürich entwickelte er gemeinsam mit J. P. Stucky die Technik eines Highspeed-Injektors mit EKG-getriggerter intermittierender Kontrastmittelinjektion. Damit war es möglich, schonend in der Diastole mit deutlich vermindertem Kontrastmittelvolumen funktionelle Untersuchungen des Herzens durchzuführen (Eidgenössische Technische Hochschule Zürich und Firma Contraves als Contrac-, später Firma Siemens als Simtrac-Spritze; Abb. 2, Abb. 3, Abb. 4).

Gleichzeitig realisierte er gemeinsam mit der Firma Bosch eine motorgetriebene Drehmulde für Patienten im Herzkatheterlabor. Sämtliche Entwicklungsschritte von Injektionsspritze und Drehmulde wurden von 1962 bis 1971 im Olgahospital Stuttgart erprobt und in die klinische Routine eingeführt. Jeweils freitags kam Schad nach Stuttgart und führte gemeinsam mit dem Stuttgarter Team die Rotationsangiokardiogra-

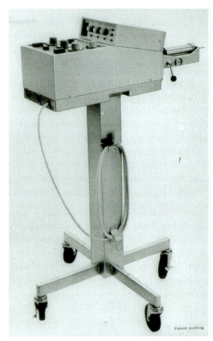

Abb. 2: Contraves Highspeed-Injektor für intermittierende Kontrastmittelinjektion nach Stucky-Schad-Wellauer
Contraves high-speed injector for intermittent contrast injection according to Stucky-Schad-Wellauer
(Quelle: [3])

fien durch. Samstags fuhr das Team mit Projektor nach München und demonstrierte Werner Klinner die Ergebnisse zur Planung des operativen Vorgehens (Abb. 5).

Damit war in einer Ära der Einebenen-Bildakquisition – erstmals weltweit – eine echte dreidimensionale Detaildarstellung morphologischer und funktioneller Informationen von Herz und großen Gefäßen möglich geworden. In Stuttgart wurden in den Jahren 1962 bis 1968 ca. 40 Prozent aller Angiokardiografien in 3-D-Rotationstechnik durchgeführt.

Durch die Einführung von biplanen Durchleuchtungs- und Akquisitionstechniken geriet in den Folgejahren die dreidimensionale Technik zunächst wieder in Vergessenheit und erlebt erst seit den 1990er-Jahren mit den neuen technischen Möglichkeiten eine Renaissance. Heute wird sie immer mehr zum diagnostischen Standard.

Nikolaus Schad blieb in seinem gesamten Arbeitsleben der kardialen Bildgebung treu und arbeitete vor allem auf den Gebieten der kardialen Isotopendiagnostik, Digitalisierung von Angiokardiografiebildern und der virtuellen Computerrekonstruktionen der Ventrikelfunktion.

Es ist auch heute noch spannend und wichtig zu erkennen, wie technische Möglichkeiten, interdisziplinäres Denken und persönliches „Brennen" für ein Thema bahnbrechende medizinische Entwicklungen initiieren können.

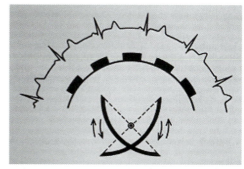

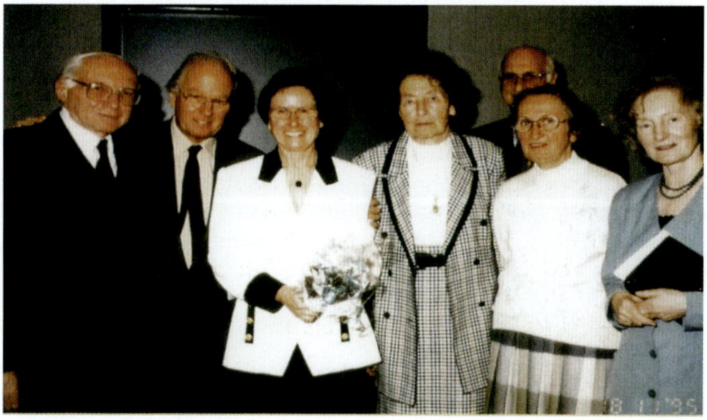

Abb. 3: Injektionsschemata mit Rotation
Injection schemes with rotation
(Quelle: [3])

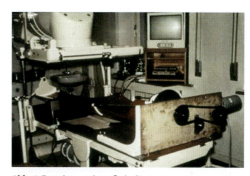

Abb. 4: Rotationsangiografie in Stuttgart
Rotational angiography in Stuttgart
(Quelle: Privatfoto R. Quintenz)

Abb. 5: Nikolaus Schad (l.) mit dem Stuttgarter Team um Renate Quintenz (3. v.l.)
Nikolaus Schad (l.) and the team in Stuttgart with Renate Quintenz (3. f.l.)
(Quelle: Privatfoto R. Quintenz)

Anhang

Literatur
References

[1] Künzler R, Schad N. Atlas der Angiokardiographie angeborener Herzfehler, Thieme, Stuttgart 1960
[2] Schad N, Künzler R, Onat T. Differentialdiagnose kongenitaler Herzfehler, Thieme, Stuttgart 1963
[3] Schad N. Die intermittierende Kontrastmittelinjektion in das Herz, Thieme, Stuttgart 1967
[4] Schad N, Fleming W. Colour Atlas of First Pass Functional Imaging of the Heart, Springer 1987

Personenregister
Index of Persons

A

Abbott, Maude Elisabeth   12, 26–28, 252, 303, 303
Abdul-Khaliq, Hashim   18, 106, 111, 142, 161, 172, 173, 284, 315
Adrian, B.   107
Akintuerk, Hakan   49, 209, 322
Akutsu, Tetsuzo   274
Alanis, J.   338
Albert, Harold M.   254, 263, 270, 355
Amplatz, Kurt   69, 70, 204, 312
Anderson, Robert H.   43, 178, 260, 341
Andrus, E. C.   36
Anke, Fritz   265
an-Nafis, Ibn   58
Apitz, Christian   109, 320
Apitz, Jürgen   20, 22, 29, 30, 33, 34, 43, 60, 61, 69, 72, 92, 109, 113, 132, 153, 197, 206, 309, 311
Arndt, Anne-Karin   73
Arndt, Florian   73
Arnold, Gunther   64
Arnold, Raoul   74, 109, 188
Aschoff, K. A. Ludwig   339
Asfour, Boulos   173

B

Baethke, Ingeborg   121, 122
Bahlmann, Jens   120, 123, 124
Bailey, Leonard   272, 273, 357
Bakken, Earl   263, 338
Bakker, P.   338
Baldwin, J. S.   13
Ballowitz, L.   18
Bamberger, Philipp   16
Barnard, Christiaan N.   271–273
Barratt-Boyes, Brian G.   258
Bartel, Joachim   18, 39, 42, 46, 92, 107, 306
Bauer, Jürgen   109
Bauer, Ulrike M.   161, 164, 170, 173, 185, 215, 284
Baumgartner, Helmut   173
Bavelok, Cecilia   349
Bayer, Otto   15, 196, 307
Becker, Anton   260
Becker, Paul   20, 39, 46, 48, 108
Beckmann, Andreas   278
Beerbaum, Philipp   20, 106, 110, 173, 185–188, 316
Begg, Alexander   27
Bein, Georg   18, 30, 107
Beitzke, A.   30
Bender, F.   17, 18
Bendig, L.   44
Benson, Woodrow   221
Berger, Felix   18, 20, 61, 106, 107, 142, 173, 312
Berger, H.   21
Bergman, Tobern   330
Bernard, Claude   193
Bernhard, Alexander   254
Bernsau, Ulrich   110
Bertram, Harald   110
Bette, L.   17, 18
Beuren, Alois J.   17–19, 21, 22, 28, 30, 36, 37, 92, 93, 109, 177, 197, 221, 231, 265, 270, 307, 311, 319
Bharati, Saroja   260
Bigelow, Wilfred Gordon   15, 254, 255
Billroth, Theodor   303
Bing, Richard J.   36, 13
Bircks, Wolfgang   252, 254, 266
Birèàk, J.   43
Biscegli, Aurice   354
Björnstad, P. G.   43
Blalock, Alfred   6, 12, 27, 28, 93, 208, 215, 251–253, 270, 280, 290, 305, 345–347, 352, 353
Bland, Edward F.   339
Bleese, Niels   261
Bleichröder, Fritz   193
Blömer, H.   17, 18
Bock, Hieronymus   330
Bock, Karl H.   17–19, 39, 42, 44, 45, 52, 53, 55, 111, 307
Böhne, Martin   72
Bonham-Carter, Dick   3, 118, 291
Bonhoeffer, Karl   193
Bonhoeffer, Philipp   205, 312
Bor, I.   16
Borggrefe, M.   338
Borst, Hans G.   2, 3, 8, 9, 16, 252, 254, 257, 258, 266
Botnar, René   186
Boulton, Matthew   330
Bourgeois, Maurice   20, 30, 108
Brachmann, Johannes   142
Breithardt, Günther   90, 142, 173, 282, 285, 338
Brennecke, Rüdiger   111
Bretschneider, Hans J.   36, 261
Breuer, Johannes   18, 20, 107, 113
Briedigkeit, Walter   107
Brock, Russell C. Sir   253, 254, 280, 290
Brockmeier, Konrad   62, 110, 111
Brode, Peter   20, 43, 61, 110, 113, 135, 207
Brom, Gerard   300
Broustet, Pierre   301
Bruce, R. A.   338
Brugada, Josep   339
Brugada, Pedro   339
Bücherl, Emil S.   16, 240, 254, 257, 272, 275, 277
Buchhorn, Rainer   74, 109, 325
Buckberg, Gerald   261
Buheitel, Gernot   74, 108
Bühlmeyer, Konrad   17, 18, 22, 29, 30, 69, 90, 92, 112, 183, 308, 311
Bull, B.   242, 261
Burgemeister, Gerhard   16–18, 21, 22, 39, 46, 107
Bürsch, Joachim H.   61, 18, 109, 111, 153, 310
Businova, I. A.   44

C

Cabrol, Christian   271
Caldwell, Richard   58
Camm, J.   338
Capot, Richard C.   36
Carrell, Alexis   12, 274
Castaneda, Aldo R.   44, 46, 259, 270, 343, 356, 357
Castellanos, A.   13
Cesalpino, Andrea   58
Cesnjevar, Robert   62
Chapman, Carleton   28
Charles I., König   58
Chauveau, Auguste   193
Cheatham, John   205, 312
Choussat, Alain   301
Churchill, Edward D.   348
Ciżmárová, E.   43
Cobb, F. R.   338
Columbo, Realdo   58
Cooley, Denton A.   272, 275, 346, 347, 351
Cooper, Joel   273
Cormack, Allan M.   191
Cournand, André   13, 192, 195
Crafoord, Clarence   12, 253, 254, 352
Cremer, Joachim   62
Cremer, M.   335
Cribier, Alain   205
Cushing, Harvey Williams   148

D

da Vinci, Leonardo   12
Dähn, Dietrich   122, 123

Personenregister

Dähnert, Ingo   18, 61, 62, 111
Dalla Pozza, Robert   112
Dapper, Friedhelm   49
Darwin, Charles   330
Darwin, Erasmus   330, 331
de Haan, Fokko   284
de Villeneuve, V.   43
de Vivie, Rainer   90, 284
DeBakey, Michael   274
Deeg, Karl-Heinz   61, 108
De Leval, Marc   301
Demikhov, Wladimir P.   274
Derks, A.   18
Derom, Fritz   272
Derra, Ernst   14–16, 89, 196, 253–256, 258, 266, 280
Descartes, René   59
Dexter, William   13
Diebold, Isabel   112
Dieckhoff, Josef   38, 46
Diekmann, Leonhard   112
Dillard, D. H.   258
Diller, Gerhard   229, 245
Dittrich, Sven   18, 61, 62, 108, 149, 181, 190, 303, 305, 311, 315, 324, 327
Doerr, Wiilhelm   260
Döhlemann, Chr.   18
Dost, Friedrich H.   38, 46
Dotter, Charles Th.   204, 218
Dressler, Franz   18, 107
Dressler, Marie   251
Driscoll, David J.   245
du Bois-Reymond, Emil Heinrich   332, 333
Dubourg, George   300, 301
Dubowy, Karl-Otto   69, 128, 129, 244
Durrer, Dirk   338
Dymnicka, S. K.   43

E

Edler, Inge   177, 181
Edwards, Jesse   212, 216, 260
Effert, Sven   177, 181
Eichhorn, Joachim G.   110, 74
Eicken, Andreas   74, 112, 312
Einthoven, Willem   332, 334–337
Elmquist, Rune   263, 337, 338
Emmel, Mathias   111
Emmrich, Karl   39, 49, 56, 268
Emmrich, P.   232
Emslie-Smith, D.   338
Endrys, J.   43
Esmaeli, Anoosh   109
Ewert, Peter   112, 187, 188, 196, 207, 209, 212, 215

F

Fabecic-Sabadi, V.   43
Fabricius, Hieronymus   58, 59
Falkowski, J.   44

Fanconi, Guido   14
Feigenbaum, Harvey   177
Fekete-Farkas, P.   44
Fick, Rudolph   193
Fiehring, Hermann   20, 39, 48
First, T.   14, 15, 19, 39, 43
Fischer, Gunther   111
Fisher, J. D.   338
Folkerts, Irm   135
Fontan, Edouard   301
Fontan, Francis M.   300, 301
Forlanini, Carlo   148
Forßmann, Bernd   192, 195
Forßmann, Renate   193, 195
Forßmann, Werner   13, 19, 89, 192–195, 197, 205
Forssmann, Wolf Georg   195
Foth, Rudi   73
Frank, Ernest   337, 338
Frank, Günther   212, 221
Franz, Christian   107, 111
Fratz, Sohrab   74, 112, 187, 188, 189, 316
Fredriksen, Per Morten   245
Freedom, Gary   344
Freedom, Robert M.   344
Freund, Matthias   112
Frey, Emil K.   12, 253
Fuchs, Leonhard   330

G

Galal, Omar   108
Gall, Franz   266
Gallagher, J. J.   338
Galm, Christoph   113
Galvani, Luigi   332
Ganong W. F.   339
Garcia, A.   13
Garland, Joseph   339
Garson, Arthur Jr.   220, 221, 338
Gehl, H.   257, 258
Gehrmann, Josef   112
Geier, Torben   142
Gerbode, Frank   254
Gerleve, H.   115
Gibbon, John H., jr.   16, 348, 349, 256, 280
Gibbon, Mary   348, 349
Gibbs, John   209
Gibson, S.   253
Gilbert, William   332
Gildein, Hans-Peter   109
Gillette, P. C.   338
Gillor, Alex   62
Gilson, J. S.   338
Giraud, G.   338
Gittenberger-de Groot, A. C.   43
Glidden, Gregory   351
Glöckler, Martin   74, 108, 316
Goerttler, Kurt   260
Goldberger, Emanuel   337
Goldstein, L.   43
Gonzales, H.   338

Gore, W. L.   72, 73
Gorenflo, Matthias   18, 62, 110
Goswell, Thomas   333
Götze, Otto   195
Grabitz, Ralph G.   18, 61, 72, 106, 110, 142, 173, 210, 312
Graham, Gerald R.   3, 21, 22, 43, 69, 70, 118, 119, 231
Graser, Fritz   21, 22, 69
Gravenhorst, Verena   73
Grävinghoff, Lutz   20, 62, 110, 113
Greiffenhagen, Gerald Siehe Graham, Gerald R.   118
Greil, Gerald   113, 186
Grenda-Kosiec, K.   43
Grob, M.   14
Grohmann, Jochen   207
Gross, Robert E.   12, 27, 93, 250–253, 280, 342, 343, 346
Grosse-Brockhoff, Franz   14, 15, 17, 196, 197, 255
Gruner, Gerhard   39, 52
Grüntzig, Andreas R.   204, 206, 218, 311
Grütte, Eberhard   121
Gummert, Jan   278
Gütgemann, Alfred   254, 257
Gutheil, Hermann   18, 22, 29, 30, 108, 306

H

Haas, Nikolaus A.   18, 309, 106, 112
Hacke, Paul   73
Hagel, Karl-Jürgen   49, 109
Hager, Alfred   112, 244, 326
Hagl, Siegfried   252
Hahnl, Steffi   138
Haider, A.   73
Hales, Stephen   193
Hambsch, Jörg   74
Hammelmann, Horst   258
Hanlon, C. Rollins   270
Hanrath, Peter   90, 106
Hansen, Jan Hinnerk   111
Hardy, James D. D.   272, 273
Harinck, E.   43
Harken, Dwight   263
Harmel, Marel   346
Harrison, Tinsley   345
Hart, Chris   73
Hartwig, Amadeus   107
Harvey, Joan   58
Harvey, Thomas   58
Harvey, William   58, 59, 192
Hasche, Eberhard   39, 49
Hausdorf, Gerd   18, 20, 74, 107, 109, 110, 209, 307, 308, 312, 317
Hauser, Michael   112
Häusler, Hans-Jürgen   111
Haverich, Axel   8, 277
Haworth, S. G.   43
Hebe, Joachim   313

Heberer, Georg 258
Heck, Wilhelm 13, 18, 305
Hegemann, Gerd 258
Hehrlein, Friedrich W. 325
Heilman, S. 264
Heimann, Gerhard 106
Heintzen, Paul H. 17, 18, 21, 22, 29, 30, 32, 33, 35, 61, 62, 69, 89, 92, 94, 111, 179, 202, 231, 310
Hellner, Hans 253
Henschel, Werner 121, 122, 123, 153
Hentrich, Frank 108
Herberg, Ulrike 107
Herbst, Martin 19, 34, 39, 52, 53, 55, 56, 212, 267, 268, 307
Herrick, J. B. 339
Herrison, Jules 148
Herterich, Reinhard 159
Hertz, Carl H. 177
Hess, John 24, 62, 92, 112, 185, 189, 282, 284, 309, 312, 326
Hessling, Gabriele 110, 221
Hetzer, Roland 9, 162, 173, 240, 260, 272, 275, 276, 325
Heusch, Andreas 20, 108, 113
Heusch, Karl 194
Heymann, Michael 98
Higgins, CHarles 182
Hikasa, Y. 258
Hilber, Hermann 16, 18
Hilgenberg, Fritz 17, 18, 22, 30, 43, 112, 231
Hill, Vivian 214, 244, 247
Himmelstein, A. 13
Hitz, Marc Philipp 319
Hockerts, Th. 17, 18, 21, 22
Hofbeck, Michael 20, 61, 62, 65, 67, 72, 85, 108, 113, 159, 160, 173
Hoffmann, Julien 98, 99
Hoffmann, Walter 18, 30, 61, 111
Hoffmeister, Eberhard 266
Hofstetter, Roland 18, 61, 62, 69, 70, 85, 106, 109
Hogendoorn, Margrit 138
Holter, Norman Jefferis 338
Hopkinson, Mary → Siehe Gibbon, Mary 348
Hoppe, Jörg D. 66
Horst, Jan Pit 46, 74
Hort, W. 22
Horvát, R. 43
Horváth, E. 44
Hösch, Olga 72
Hounsfield, Godfrey N. 190, 191
Hövels-Gürich, Hedwig 106, 128, 131, 321
Howe, Elise Dunbar 353
Hroboová, V. 43
Hubbard, John P. 93, 250
Hučín, B. 43
Huth, Hans Joachim H. 39, 56

I
Ivanitzky, A. V. 44

J
Jackman, W. M. 338
James I., König 58
Janeway, Charles A. 342
Janker, Robert 14, 196, 198, 199, 201
Janoušek, J. 18, 43
Janoušek, Jan 111
Jarvik, Robert K. 274
Jatene, Adib D. 5, 270, 354, 355
Jatene, Fabio 355
Jatene, Iada 355
Jatene, Marcello 355
Jeger, Ernst 252
Jerosch-Herold, Michael 187
Jervell, A. F. 339
Joachim, D. 22, 30, 32, 33, 35, 39, 42
Johnson, Lyndon B. 28
Jongbloed, J. 257
Joppich, Gerhard 16, 19, 34, 36, 69, 91
Jorch, Gerhard 112
Judkins, Melvin 218
Jung, Olaf 122, 123
Jüngst, Bodo K. 20, 61, 232
Jux, Christian 18, 109, 112, 317

K
Kaemmerer, Harald 90, 142, 173, 282, 284, 326
Kahl, Hans 122, 123
Kalkowski, Heinz 56
Kallfelz, Hans Carlo 1–3, 6, 9, 11, 14, 15, 17–20, 22, 29, 30, 43, 69, 70, 89, 90, 92, 107, 110, 120, 132, 135, 142, 196, 221, 230–232, 282, 284, 311, 321
Kalmar, Peter 267, 278
Kamarás, J. 44
Kampmann, Ch. 20
Kantrowitz, Adrian C. 272
Katona, M. 44
Katz, Louis 118
Kaulitz, Renate 110
Kawalec, W. 43
Kececioglu, Deniz 20, 106, 109, 112, 173, 177, 315
Keck, Ernst W. 17, 18, 22, 30, 33, 66, 92, 110, 308
Kehl, Hans-Gerd 112, 112
Keith, John Dow 353, 353
Kelvin, Lord → Siehe Thomson, William 333
Kent, A. S. F. 338, 339
Kerst, Gunter 106, 113
Keuchen, Roland 138
Keutel, Jürgen 18, 20, 61, 107, 109, 177–179, 181

Keuth, B. 21, 21
Khalil, Markus 111
Khan, Jean 205
Kienast, Wolfgang 20, 39, 42, 56, 60, 113, 153
King, Terry 204, 312
Kinzel, Peter 18, 38
Kirby, M. L. 72, 318
Kirklin, John W. 16, 254, 257, 268, 269, 280, 349–351
Kirsch, U. 261
Kisch, Bruno 89
Kiss, A. 44
Klaassen, Sabine 106, 173, 319
Kleideiter, Ulrich 309
Klein, Helmut 221
Kleinschmidt, Hans 13, 16
Klemperer, Georg 193
Klinke, Karl F. 13, 14, 16, 46, 305
Klinner, Werner 252, 254, 265, 266, 269
Knipping, Hugo Wilhelm 244, 247
Knirsch, Walter 323
Koch, Andreas 108, 123, 313, 324
Koch, G. 22
Kohl, Thomas 112
Köhler, Wolfram 20, 38, 39, 42, 47, 49, 108
Kolb, Heike 138
Kolff, Willem 274
Koller, S. 22
Kollmann, W. 20
Koncz, Josef 22, 36, 93, 94, 254, 265, 266, 270, 322
Konertz, Wolfgang 209
Kopecká, B. 43
Körfer, Rainer 61, 277
Korotkow, Nikolai Sergejevic 147, 148
Kouwenhoven, W. B. 238
Kozlik-Feldmann, Rainer 110, 112
Kramer, Hans-Heiner 18, 34, 35, 61, 62, 65, 74, 85, 108, 111, 160, 173, 303, 310, 317–319, 320–326
Krämer, Johannes 73
Krasemann, Thomas 112
Krause, Ulrich 109
Krauss, Hermann 254
Krauß, Karl 194
Kreuder, Jochen G. 109
Krian, Arno 281, 321
Kriebel, Thomas 20, 109, 111
Krogmann, Otto N. 20, 107, 108
Kruck, Irmtraut 173
Kubicka, K. 43
Kuck, K. H. 338
Kuhlgatz, Gerd 56
Kühne, Titus 106, 187, 188, 316
Künzler, Ralph 306

L
Ladd, William Edwards 250, 251
Laënnec, René Théophile 146, 148

Personenregister

Lammers, Astrid 112
Lampé, A. E. 36
Lang, Dieter 20, 61, 113
Lang, Nora 73
Lang, Peter 356
Lange, Lothar 107
Lange, Peter E. 18, 20, 34, 61, 69, 70, 92, 106, 107, 111, 115, 132, 162, 163, 173, 187, 284, 310, 312, 314, 320, 321, 325, 326
Lange-Nielsen, F. 339
Langer, A. 264
Lank, Betty 251
Lanman, Thomas 250
Larsson, Arne 338
Lasch, H. G. 22
Laser, Kai T. 106
Latus, Heiner 73
Lauterbur, Paul C. 182
Lawrenz, Wolfgang 245
Lê, Trong-Phi 20, 107, 208, 312
Lecompte, Yves 271
Leipold, R. 123
Leitz, Knut H. 252, 267, 281
Lemburg, P. 232
Lenégre, Jean 337
Lev, Maurice 260
Levine, Samuel A. 337, 339
Lewin, Louis 193
Lewis, John F. 255, 350
Lewis, Thomas, Sir 335, 337
Lezius, Albert 254
Liersch, Rüdiger 61, 108, 113
Liersch, W. 20
Liljestrand, G. 192
Lillehei, Walton C. 16, 254, 255, 257, 258, 260, 263, 268, 269, 280, 338, 350, 351
Lind, John 21, 22
Lindberg, Ch. 274
Lindberg, Kathrin Ruth 350
Lindemann, Heinrich 109
Lindenau, Karl-Friedrich 39, 53
Linder, Fritz 254, 256, 258
Lindinger, Angelika 43, 85, 71, 111, 306, 313
Linneweh, Friedrich 32
Linzbach, Alfred J. 260
Liotta, Domingo 274
Lippmann, Gabriel 333
Löb, W. 193
Lock, Jim 204
Loeweneck, Hans 254
Logoteta, Jana 72, 111
Löhr, Berthold 22, 265
Löhr, Wilhelm 266
Longmire, William P. 254, 346
Longmuir, Patricia 245
Loogen, Franz 15, 196, 283, 307
Lopez, E. 338
Löser, Hermann 112
Loßnitzer, Dirk 284
Lotzkes, Hildegard 15, 17, 18, 110, 196

Lowe, K. G. 338
Lower, Richard R. 271
Lown, Bernard 338, 339
Lubarsch, Otto 193
Lück, Sabrina 74
Luhmer, Ingrid 221
Lundström, N. R. 44
Lurz, Philipp C. B. 75
Lutz, M. 110, 113, 115
Lyon, T. P. 339

M

Macartney, Fergus J. 43
Mackenzie, James 335
Mahaim, I. 339
Mann, Hubert 337
Männer, Jörg 260
Mansfield, Peter 182, 189
Marey, Etienne-Jules 148, 193, 333, 335
Martini, Paul 14
Master 337
Matteucci, Carlo 332
Maurice, P. 337
McClearon, Elizabeth 342
McCrindle, Bryan 245
McGuinn, S. 339
McIlroy, Malcolm 244
McMichael, John 195
Mebus, Siegrun 173
Mee, Roger B. 271, 356
Meessen, Hubert 260
Meierhofer, Christian 188
Meinertz, Thomas 137, 139, 142
Meisner, Hans 252, 258
Melrose, Denis G. 261
Menner, Klaus 22, 109
Mennicken, Udo 111
Messmer, Bruno 321
Messroghli, Daniel 106
Meyer, Hans 20, 29, 38, 60, 61, 67, 106, 108, 132, 150
Meyer-Lenz, Johanna 1, 29, 38, 51, 60
Michel, D. 17, 18, 39
Michel-Behnke, Ina 62, 109
Miera, Oliver 74
Miller, Robert 119
Miller, William W. 203, 213, 270
Mills, Noel 204
Mir, Thomas S. 72, 110, 321, 324
Mirowski, M. 264
Mobitz, Woldemar 339
Mocellin, Rolf 20, 30, 43, 109, 112, 245
Mohr, Friedrich W. 142
Mohri, Hitoshi 258
Moldenhauer, KLaus 64
Moosmann, Julia 65, 75
Morady, F. 338, 338
Morch, John 282
Motsch, K. 107
Motz, Reinald 112

Mower, M. 264
Mücke, Dietmar 46, 306
Mühler, Eberhard 106, 179
Müller-Brunotte, H. P. 110
Munro, John 12
Murdock, William 330
Mustard, William T. 225, 270, 352–355

A

Nadas, Alexander Sandor 98, 305, 340, 342–344
Nagdyman, Nicole 106
Nauman, H. 13
Nehb, Wolfgang 337
Netz, Heinrich 18, 61, 65, 85, 101, 109, 112, 159, 160, 325
Neudorf, Ulrich 108
Neuhaus, Gerhard 14
Neuhaus, Karl Ludwig 206
Neuhaus, Klaus 311
Neunhoeffer, Felix 73
Ninova, P. 43
Nissen, Rudolf 253, 265
Nitsch, K. 13
Nock, Hermine 138
Nordmeyer, Johannes 106
Norman, Jessy 291
Norozi, Kambiz 110
Norwood, William I., jr. 356, 357
Nürnberg, Jan-Hendrik 34, 107
Nußbaum, Claudia 73

O

Oberhänsli, I. 44
Oberhoffer, Renate 113, 159, 293, 297
O'Bryan, Mary Chambers 345
Oelert, Hellmut 1–4, 7, 252, 270, 321
Öhnell, R. F. 339
Onat, Teoman 306
Onnasch, Dietrich 111
Oppenheimer, B. S. 337
Oppenheimer, Robert J. 356
Orr, Marie Lou 250
Osler, William, Sir 26, 303
Otto, Hans-Siegfried 15–18, 46, 107, 129
Ovroutsky, Stanislav 106

P

Page, Frederick 333
Palmer, Alice 334
Palmer, George 334
Panzner, Rainer 39, 51
Pardee, H. E. B. 339
Park, Edwards 27
Parkinson, John 339
Parlasca, Christioph 114, 115
Patzer, Helmut 46

Paul, Thomas   14, 18, 22, 30, 32, 33, 35, 39, 46, 48, 61, 62, 108–110, 160, 179, 182, 202, 215, 216, 220, 221, 263, 306, 313, 317
Pecina, Dana Viola   74
Peiper, Albrecht   16, 38
Peltonen, J.   21
Pereiras, R.   13
Perloff, Joseph K.   282
Petko, Colin   72, 111
Peuster, Matthias   20, 106, 113
Pfefferkorn, Joachim R.   43, 112
Photiadis, Joachim   173
Pickardt, Thomas   170
Pillekamp, Frank   73, 108, 111
Pipberger, Hubert   338
Platnauer, Jane → Siehe Somerville, Jane   290
Plenert, Wolfgang   46
Pohl, Volker   107
Poiseuille, Jean Léonard Marie   148
Polonius, Michael J.   66, 278
Pöpke, Sabrina   161
Porstmann, Werner   204, 205, 218, 219
Potts, Wills J.   253
Povýšilová, V.   43
Priestley, Joseph   330
Puech, P.   338

Q

Quaegebeur, Jan   270, 300, 321
Quintenz, Renate   20, 61, 113

R

Ram, W.   123
Rammos, Spyros   108
Rashkind, William J.   5, 44, 94, 174, 175, 203, 204, 270, 311, 352
Rastan, Huschang   270
Rastelli, Giancarlo C.   271
Rathke, Wolfgang A. K.   254
Rauch, Ralf   113
Rautenburg, Hans W.   18, 21, 22, 23, 29, 30, 32–35, 43, 69, 94, 109, 231
Redel, Dierk A.   18, 20, 107, 179, 206, 208, 309, 311, 315
Reeps, H.   39, 46, 56
Rehbein, Fritz   13, 254
Reich, Bettina   109
Reich, O.   43
Reichart, Bruno   272
Reisinger, W.   107
Reitz, Bruce   273
Rengier, Fabian   74
Reybrouck, Tony   245
Richards, Dickinson W.   13, 192, 193
Richter, Helmut   39, 111
Rickers, Carsten   72, 110, 187, 188, 316

Riesenkampff, Eugénie   188
Riva-Rocci, Scipione   147, 148
Rodewald, Georg   22, 252, 254, 265–267, 278
Roeder, Norbert   68
Romano, C.   339
Rönnebeck, Edith   138
Rosenbaum, M. V.   339
Ross, Donald   263, 291
Rossi, Ettore   14, 16, 119
Rowe, Richard   37, 344
Rubio-Alvarez, V.   203, 214
Rudolph, Abraham Morris   21, 22, 98, 99, 342
Rudolph, Colin   99
Rüenbrink, Kai   135, 138
Rupp, Stefan   72, 109
Rupprath, Gerhard   20, 109, 111, 206, 311

S

Salameh, Aida   111
Šamanek, M.   43
Sanderson, John B.   333
Sandhage, Klaus   18, 30
Sarikouch, Samir   187, 189, 316, 321
Satter, Peter   266
Sauer, U.   43, 69, 71
Sauerbruch, Ferdinand   194
Saunders, W. B.   305
Sax, Rohna   98, 99
Saxon, Eileen   346
Schad, Nikolaus   20, 22, 306, 358, 359
Schaede, Adalbert   14, 196
Schäfer, Karl-Heinz   16
Schäfers, Hans J.   61
Schaudig, Alfred   261
Scheewe, Jens   322
Scheinman, M. M.   338
Scheld, Hans H.   181, 272, 325
Scherlag, B. J.   338
Schickendantz, Sabine   69, 71, 128
Schiffmann, Holger   109
Schirmer, Karl Robert   124, 123
Schlensak, Christian   142, 173, 284
Schlesinger, Arthur, Jr.   59
Schlez, Marc   123, 142
Schlosser, Volker   254, 266
Schmaltz, Achim A.   11, 20, 29, 31, 60–62, 64, 65, 68, 71, 75, 85, 101, 106, 108, 113, 115, 132, 153, 155, 156, 160, 161, 170, 173, 177, 178, 206, 309–311
Schmidt, Helmut   20, 39, 42, 49, 108
Schmidt, Klaus O.   20, 108
Schmidt-Mende, Manfred   257, 258
Schmidt-Redemann, Burkhard   109

Schmitt, Boris   73, 74
Schmitt, Katharina   72, 106, 324
Schmitz, Lothar   107, 221, 338
Schneider, Heike   109
Schneider, Martin B. E.   20, 107, 113, 207
Schneider, Peter   18, 39, 42, 55, 60, 61, 111
Schneider, Richard   193
Schnick, Tilman   73
Schöber, Johannes   112
Schober, Karl Ludwig   39, 50, 252, 267, 268
Schoedel, Wolfgang   15, 255
Schranz, Dietmar   18, 49, 109, 205, 209, 307, 312, 322, 324
Schreiber, Reinhard   112
Schubert, Stephan   106
Schumacher, Gebhard   20, 112, 308
Schwaiger, Max   185, 254
Sealy, W. C.   338
Sebening, Fritz   269, 271
Sebening, Walter   207, 254, 261, 266
Seehase, Matthias   73
Seer, O. R.   39
Seghaye, Marie-Christine   106, 321, 324
Sellors, Thomas H.   253
Senning, Åke   46, 49, 214, 225, 263, 270, 338, 352–355, 358
Serfling, Joachim   39, 46, 268
Serveto, Miguel   58
Sewering, Hans J.   32
Shumway, Norman E.   271, 351
Siclari, Francesco   221
Sieg, Katharina   110
Siegried von Basch   148
Sieverding, Ludger   113, 182, 183, 316
Sievers, H. H.   34, 310, 321
Sigler, Matthias   72, 109, 210, 313, 317
Silka, M. J.   338
Silverman, Norman   98, 177
Singer, Helmut   18, 61, 69, 70, 108, 153, 309
Škovránek, J.   43
Slavkov, T.   43
Smith, S.   253
Sokolow, M.   339
Somerville, Jane   279, 282, 290, 291
Somerville, Walter   290
Spohn, Kurt   257
Spreer, Ferdinand   19, 25, 55, 307
Springer, Friede   162, 164
Squarcia, U.   43
Stapenhorst, Kurt   266
Stark, Jarda   3
Starr, Albert   263
Stein, Jörg-Ingolf   62, 159
Steinmetz, M.   72

Personenregister

Steno, Nicolaus 12
Stern, Heiko 112, 182
Stickl, H. 22
Stiller, Brigitte 20, 61, 62, 65, 106, 109, 215, 230
Stöber, E. 22
Stocker, F. 44
Stoermer, Joachim 20, 21, 22, 30, 32, 33, 35, 91, 94, 108, 109, 177, 305
Stokes, Jonathan 330
Struss, Fritz 268
Sturm, Katja 138
Sunder-Plassmann, Paul 263
Surnoski, Maria 353
Sweeney, Lorraine 250, 251
Sykosch, Heinz-Joachim 263
Syska, Joachim 110

T

Tarnok, Attila 74, 111
Taufic, Mansur 255
Taussig, Frank W. 27
Taussig, Helen Brooke 6, 12, 19, 26–28, 36, 37, 93, 208, 215, 251–253, 291, 305, 340, 342, 345–347
Tawara, Sunao 339
Teichmann, G. 20, 39
Tekulics, P. 44
Terhoeven, Peter 114, 115
Thiene, Gaetano 260
Thies, Wolfgang R. 72
Thomas, Vivien T. 220, 221, 253, 345–347
Thomson, William 333
Thoren, Kl. 22
Toka, Okan 108
Tomova, S. 43
Trenckmann, Heinz 19, 55, 307
Trowitzsch, Ekkehard 61, 110, 159
Trübel, Hubert 113
Trusler, George 353
Tuffier, M. Theodore 252
Tùma, S. 43
Tutarel, Oktay 173, 324
Tynan, M. 43

U

Übermuth, Herbert 254, 267
Übing, Anselm 111, 112, 320
Uhlemann, Frank 20, 38, 113
Ullrich, Otto 15, 16
Ulmer, Herbert E. 18, 49, 61, 66, 71, 109, 110, 140, 153
Ulrich, Sarah 75

Unger, Ernst 193, 194
Urban, Andreas E. 62
Ursinus, Wolfgang 39, 48, 49

V

van Praagh, Ian 340
van Praagh, Richard 37, 260, 340–342
van Praagh, Stella 37, 340–342
Varco, Richard 255, 350, 351
Veldman, Alex 109
Verney, Robert 92
Vesalius, Andreas 58
Vestweber, Martin 140
Vettermann, H. 18, 30, 108
Vierordt, Karl 148
Vietor, Karl 111
Vilmar, Karsten 66
Vítek, B. 43
Vogel, Michael 112
Voges, Inga 72, 111
Vogt, Johannes 18, 61, 109, 112
Vogt, Manfred 112
von Bernuth, Götz 17, 20, 30, 43, 60, 61, 106, 113, 153, 179, 321
von Gise, Alexander 73
von Harnack, Gustav-Adolf 32
von Jan, Veronika 49
von Löwenich, Volker 232
von Ruehl, G. 230
von Volta, Alessandro Giuseppe Antonio Anastasio, Graf 332
Vossschulte, Karl 254, 265

W

Wagner, Gisbert Joachim 17, 18, 39, 42, 46, 50, 51, 60, 69, 71, 110
Waller, Augustus Desiré 332–334, 337
Waller, Augustus Volney 333
Wallgren, E. 43
Wangensteen, Owen 350, 351
Ward, D. E. 338
Ward, O. C. 339
Warnes, Carole 282
Warnke, Harry 39, 46, 49, 214, 268
Wasserman, Karl 244, 245, 247
Waterston, David 3, 118, 291
Watson, H. 338
Watson, Thomas J. 349
Watt, James 330
Webb, Gary D. 282
Weber, Arthur E. 89, 336
Weber, Helmut 189, 221, 338
Weber, J. 22

Wedgwood, Josiah 330
Wegner, Philip 75
Weidenbach, Michael 111
Weigel, Jessika 138
Weil, Jochen 18, 62, 68, 101, 106, 110, 112, 153, 155–157, 196, 204, 309, 310, 324
Weishaar, Egon 262
Weißbach, Günther 53
Wellens, Hein 338
Welte, Karl 110
Wenckebach, Karl F. 339
Wenner, J. 21
Wessel, Armin 35, 61, 72, 109–111, 315, 316, 318
Wessel, J. 20
Wesselhoeft, Hadwig 109
Weyand, Michael 61
White, Paul D. 337, 339
Wiggers, Carl 118
Wild, F. 115
Will, Joachim 221
Williams, J. C. P. 37
Wilson, F. N. 337
Wimmer, M. 29, 231
Winter, Klaus 115, 245, 253
Wippermann, Carl-Friedrich 35, 316
Wippermann, Friederike 293
Withering, William 330, 331
Wolf, Cordula 75
Wolf, Dieter 17, 18, 21, 30, 110
Wolff, Louis 339
Wollersheim, Sonja 74
Wolter, Hans H. 15, 307
Wood, F. C. 339
Wood, Paul 290, 291
Woodward, Paul 279

Y

Yacoub, Magdi, Sir 5, 321, 270
Yeh, Yu-Hang 257, 258
Yelbuz, Mesut Talat 72, 74, 110, 318
Yu, P. N. G. 338

Z

Zachariondaki, Stella → Siehe van Praagh, Stella 340
Zartner, Peter 108, 208
Zenker, Rudolf 16, 196, 252, 254, 257, 258, 262, 265, 266, 269, 280
Zerbini, Jesus 354, 355
Zindler, Martin 15, 254, 255, 261
Zuckermann, Rudolf 17, 18, 39, 50, 306